全国中医药行业高等职业教育"十三五"规划教材

外科护理

（第二版）

（供护理、助产专业用）

主　编 ◎ 肖　凡

中国中医药出版社
·北　京·

图书在版编目（CIP）数据

外科护理/肖凡主编. —2 版. —北京：中国中医药出版社，2018.8

全国中医药行业高等职业教育"十三五"规划教材

ISBN 978 - 7 - 5132 - 4908 - 9

Ⅰ. ①外…　Ⅱ. ①肖…　Ⅲ. ①外科学 - 护理学 - 高等职业教育 - 教材

Ⅳ. ①R473.6

中国版本图书馆 CIP 数据核字（2018）第 079895 号

中国中医药出版社出版

北京市朝阳区北三环东路 28 号易亨大厦 16 层

邮政编码　100013

传真　010 - 64405750

山东百润本色印刷有限公司印刷

各地新华书店经销

开本 787×1092　1/16　印张 28.5　字数 582 千字

2018 年 8 月第 2 版　2018 年 8 月第 1 次印刷

书号　ISBN 978 - 7 - 5132 - 4908 - 9

定价　88.00 元

网址　www.cptcm.com

社 长 热 线　010 - 64405720

购 书 热 线　010 - 89535836

维 权 打 假　010 - 64405753

微信服务号　zgzyycbs

微商城网址　https：//kdt.im/LIdUGr

官 方 微 博　http：//e.weibo.com/cptcm

天猫旗舰店网址　https：//zgzyycbs.tmall.com

如有印装质量问题请与本社出版部联系（010 - 64405510）

中医药职业教育是我国现代职业教育体系的重要组成部分，肩负着培养新时代中医药行业多样化人才、传承中医药技术技能、促进中医药服务健康中国建设的重要职责。为贯彻落实《国务院关于加快发展现代职业教育的决定》（国发〔2014〕19号）、《中医药健康服务发展规划（2015—2020年）》（国办发〔2015〕32号）和《中医药发展战略规划纲要（2016—2030年）》（国发〔2016〕15号）（简称《纲要》）等文件精神，尤其是实现《纲要》中"到2030年，基本形成一支由百名国医大师、万名中医名师、百万中医师、千万职业技能人员组成的中医药人才队伍"的发展目标，提升中医药职业教育对全民健康和地方经济的贡献度，提高职业技术院校学生的实际操作能力，实现职业教育与产业需求、岗位胜任能力严密对接，突出新时代中医药职业教育的特色，国家中医药管理局教材建设工作委员会办公室（以下简称"教材办"）、中国中医药出版社在国家中医药管理局领导下，在全国中医药职业教育教学指导委员会指导下，总结"全国中医药行业高等职业教育'十二五'规划教材"建设的经验，组织完成了"全国中医药行业高等职业教育'十三五'规划教材"建设工作。

中国中医药出版社是全国中医药行业规划教材唯一出版基地，为国家中医中西医结合执业（助理）医师资格考试大纲和细则、实践技能指导用书、全国中医药专业技术资格考试大纲和细则唯一授权出版单位，与国家中医药管理局中医师资格认证中心建立了良好的战略伙伴关系。

本套教材规划过程中，教材办认真听取了全国中医药职业教育教学指导委员会相关专家的意见，结合职业教育教学一线教师的反馈意见，加强顶层设计和组织管理，是全国唯一的中医药行业高等职业教育规划教材，于2016年启动了教材建设工作。通过广泛调研、全国范围遴选主编，又先后经过主编会议、编写会议、定稿会议等环节的质量管理和控制，在千余位编者的共同努力下，历时1年多时间，完成了83种规划教材的编写工作。

本套教材由50余所开展中医药高等职业教育院校的专家及相关医院、医药企业等单位联合编写，中国中医药出版社出版，供高等职业教育院校中医学、针灸推拿、中医骨伤、中药学、康复治疗技术、护理6个专业使用。

本套教材具有以下特点：

1. 以教学指导意见为纲领，贴近新时代实际

注重体现新时代中医药高等职业教育的特点，以教育部新的教学指导意

见为纲领，注重针对性、适用性以及实用性，贴近学生、贴近岗位、贴近社会，符合中医药高等职业教育教学实际。

2. 突出质量意识、精品意识，满足中医药人才培养的需求

注重强化质量意识、精品意识，从教材内容结构设计、知识点、规范化、标准化、编写技巧、语言文字等方面加以改革，具备"精品教材"特质，满足中医药事业发展对于技术技能型、应用型中医药人才的需求。

3. 以学生为中心，以促进就业为导向

坚持以学生为中心，强调以就业为导向、以能力为本位、以岗位需求为标准的原则，按照技术技能型、应用型中医药人才的培养目标进行编写，教材内容涵盖资格考试全部内容及所有考试要求的知识点，满足学生获得"双证书"及相关工作岗位需求，有利于促进学生就业。

4. 注重数字化融合创新，力求呈现形式多样化

努力按照融合教材编写的思路和要求，创新教材呈现形式，版式设计突出结构模块化，新颖、活泼，图文并茂，并注重配套多种数字化素材，以期在全国中医药行业院校教育平台"医开讲－医教在线"数字化平台上获取多种数字化教学资源，符合职业院校学生认知规律及特点，以利于增强学生的学习兴趣。

本套教材的建设，得到国家中医药管理局领导的指导与大力支持，凝聚了全国中医药行业职业教育工作者的集体智慧，体现了全国中医药行业齐心协力、求真务实的工作作风，代表了全国中医药行业为"十三五"期间中医药事业发展和人才培养所做的共同努力，谨此向有关单位和个人致以衷心的感谢！希望本套教材的出版，能够对全国中医药行业职业教育教学的发展和中医药人才的培养产生积极的推动作用。需要说明的是，尽管所有组织者与编写者竭尽心智，精益求精，本套教材仍有一定的提升空间，敬请各教学单位、教学人员及广大学生多提宝贵意见和建议，以便今后修订和提高。

国家中医药管理局教材建设工作委员会办公室
全国中医药职业教育教学指导委员会
2018 年 1 月

《外科护理》作为全国中医药行业高等职业教育"十三五"规划教材之一，由全国中医药职业教育教学指导委员会、国家中医药管理局教材建设工作委员会统一规划、宏观指导，中国中医药出版社具体组织，来自全国 13 所本科、高等职业院校及医院从事外科护理教学的教师和临床一线的专家联合编写，供中医药高等职业教育教学使用。本教材的编写突出教材在人才培养质量中的作用，注重职业教育专业与生产需求、课程内容与职业标准、教学过程与生产过程"三对接"，以适应现代社会对于护理人才岗位能力和职业素质的需要，体现基础理论知识适度、技术应用能力强、知识面较宽的特点。

外科护理是护理、助产等专业的主干课程，主要针对外科常见疾病，突出整体护理理念，注重对知识运用和基本技能应用能力的培养，也注重外科新技术的相关护理知识介绍，从临床护理岗位实际出发，重点阐述疾病的临床表现、护理诊断和护理措施，简化对疾病的病因与发病机制、诊断和治疗的介绍。教材根据知识的完整性进行模块化处理，各模块中依据知识点的不同进行项目化区分，其中按需设有知识链接、案例导入等，以拓展学生视野，突出临床能力培养；考纲摘要、复习思考部分与护士执业资格考试相吻合。本教材还编写了与临床密切相关的实训内容，突出临床实用性。

本教材的编写分工如下：模块一由肖凡编写；模块二、十四由姚壮编写；模块三、四、七由李广霞编写；模块五、六、二十（部分）由杨琴编写；模块八由张晓霞编写；模块九、十三、十七由夏春红编写；模块十由张丹编写；模块十一由涂惠琼编写；模块十二由谭庆编写；模块十五由熊炜编写；模块十六、二十（部分）由周瑛编写；模块十八由段明贵编写；模块十九由郭丹编写；模块二十一由迟永娥编写。

尽管在编写过程中各位编者努力工作，但难免存在疏漏，恳请各院校师生在使用过程中提出宝贵意见和建议，以便再版时修订提高。

《外科护理》编委会

2018 年 3 月

目

录

模块一

绪　论

扫一扫，看课件

项目一　外科护理的范畴及发展史

一、外科护理的范畴

外科护理是一门将外科学和护理学相结合的综合性临床应用型学科，它研究的是如何对外科疾病患者进行生理、心理、社会、文化等方面的整体优质护理。随着学科间的交叉发展，外科护理的内容不断得到充实，既包括外科学理论，也包括护理学基础理论和操作，以及基础医学、护理伦理学、护理心理学、护理人文关怀学、医疗法规等医学和人文科学知识。

外科护理的服务对象包括创伤患者、器官移植患者、感染患者、肿瘤患者、结石患者、畸形患者、功能障碍患者等。外科护理是在尊重患者的需要和权利的基础上，提高患者的生命质量，从而达到促进健康、预防疾病、恢复健康、减轻痛苦的目标。为适应整体优质护理的发展需求，外科护理的目标不仅局限于维护和促进个体健康水平，还面向家庭和社区，促进全人类健康水平的提高。

随着外科学的迅猛发展，外科学专业不断细化，外科护理的工作也随之细化，呈现出专科化、精细化的趋势。

二、外科护理发展简史

外科护理是护理学的主要分支之一，其形成和发展与外科医学紧密相关。

我国古代医学起源较早。史书记载：早在旧石器时代就已经有用石器治疗疾病的记录，春秋时期的扁鹊和三国时期的华佗用酒和麻沸散作麻醉剂止痛，对患者实施手术治疗。早期外科学的操作内容主要限于刀箭伤的处理、伤口清创、排脓等方面，外科护理工作主要是为配合外科操作的敷料准备、辅助包扎、生活护理等内容；承担外科护理工作的既可以是从医者，也可以是家庭女性，但受社会地位的影响，女性往往只能承担生活照料的职责。

西医学起源于 16 世纪欧洲的文艺复兴。17 世纪后，西医学摆脱了宗教和神学的束缚，西医外科学也有了初步的发展。但是外科操作中不可避免的出血、疼痛和反复出现的伤口感染现象无法得到良好控制，外科实践也因此而停滞不前。直到 19 世纪中叶，伴随着病理学、解剖学和实验外科学等基础医学学科的建立，止血技术、麻醉镇痛技术、无菌操作技术和输血技术出现和发展，解除了外科学发展中的障碍，促使外科学飞跃发展。与此同时，英国人弗洛伦斯·南丁格尔通过对克里米亚战争中受伤的士兵进行悉心的护理，将受伤士兵的死亡率从 42% 降到了 2.2%，用极具说服力的数字向全世界人民展示出护理工作的重要性和魅力。南丁格尔借此创建了护理学，外科护理也因此得到萌芽。

中国现代护理专业萌芽于鸦片战争时期，大英帝国的入侵为传教士进入中国大陆打开了大门。传教士在传播宗教文化的同时，也创建了医院和学校，将护理专业也传入中国。早期对护士的培训主要在医院进行，以短期集中的形式进行，培训教师大多是外国人。1949 年新中国成立后，我国医学开始步入正轨，护理学也逐步得到发展和完善。护理学的工作理念由以往的"以疾病和患者为中心的护理"转变为"以人的健康护理为中心"；护士的角色也由以前的看护者转变成了集护理、教育、管理和研究于一身的综合型护理工作者；护士的工作范围由医院内扩展为医院内外，家庭、社区和社会也成为护理工作场所；护理的对象也由患者转变为全人类；护理专业学科地位也由临床医学附属二级学科转变为独立的一级学科。

随着医学技术和医学器械的不断进步，外科学在疾病诊治方面的广度和深度都得到了不同程度的拓展，同时也将外科护理推入了一个新领域。外科护士必须紧跟临床新技术的发展脚步，为实现全人类的健康而奋斗。

项目二　外科护士应具备的素质

外科疾病具有突发性、进展快、病情重等特点，要求医护人员反应迅速、准确，并能准确操作各种仪器。外科工作劳动强度大，外科手术更是要求医护人员能以饱满的精神状态持续工作。因此，要成为一名合格的外科护士，必须实现全面发展。

一、具备高度的责任心和强烈的使命感

护士的职责是救死扶伤，恢复健康和减轻痛苦。护士的工作与患者的生命健康息息相关，护理工作是非常严肃而谨慎的。护士在护理工作中的粗心大意，可能使患者错失最佳

抢救时机，甚至影响患者一生的生活质量。因此外科护士在工作中必须时刻具备高度的责任心和强烈的使命感，全心全意为患者服务，爱岗敬业、认真负责。

二、具备崇高的职业道德修养

时刻谨记并践行南丁格尔宣言的内容，热爱护理工作，能吃苦耐劳，甘于奉献，积极投身于维护人类健康的护理事业中。关心、爱护患者，视患者如亲人，想患者之所想，急患者之所急。树立良好的医德医风，不做任何违反职业道德和法律法规的操作，积极维护职业声誉。

三、具有扎实的专业知识基础和刻苦钻研的精神

外科疾病种类繁多，病情急迫，要求外科护士必须掌握牢固的专业知识，才能迅速对患者的病情进行准确的判断和护理。外科护士还应了解最新的医疗动态，刻苦钻研，顺应临床护理工作要求，提高护理水平。

四、具备良好的身体素质和心理素质

健康的身体是开展正常工作的前提和基础。外科护理工作劳动强度大、节奏快，良好的身体素质有助于护士以饱满的工作状态迎接突如其来的大抢救和持续性的高强度工作。健康的心理状态也是护士工作的必备因素，乐观开朗、自信沉稳、宽容豁达的胸怀有助于正确处理工作中的情绪变化，与患者和同事建立良好的工作关系。

项目三 如何学习外科护理

一、树立高度的专业认同感和浓厚的学习兴趣

护理专业学生必须热爱护理行业，树立稳固的职业思想，甘愿为护理事业献身，才会对护理专业知识产生浓厚的学习兴趣，激发学习动机，投入时间和精力好好学习护理专业课程，为投身护理事业打下扎实的专业基础。

二、用现代整体护理观念作指导

现代医学观认为，人的健康不仅仅是指身体上的完好无损，还包括生理、心理和社会等方面都处于良好的状态。护士为患者提供护理服务时，不仅要看到患者的疾患，还应关注患者的心理、社会和文化等特点。护士在进行护理学习和实践时，应当用现代整体护理观念指导自我，严格要求自我，掌握好专业知识和心理、社会、文化知识，全面提高综合

素质。当患者对疾病不了解而迷茫时，外科护士可利用专业知识为患者进行健康宣教；当患者因恐惧手术而出现心理问题时，外科护士可结合心理学知识缓解患者焦虑，增强治疗信心；当患者因文化差异而不习惯住院环境时，外科护士可运用多元文化知识为患者提供个性化的护理措施，让患者体验至院如归的舒适。

三、注意理论联系实践

外科疾病变化快，且局部病变容易引起全身反应，外科护士必须具备敏锐的观察力和对疾病发展的预判能力，才能对疾病的变化做到早发现、早治疗，避免不良后果发生。外科护士只有掌握扎实的理论知识，才能了解疾病变化的病因和病理，准确观察和记录患者的病情。外科护士将掌握的理论知识应用于临床实践，思考临床工作中为何同种疾病患者会有不同的临床表现，同一护理措施对不同患者会产生不同的效果，不同患者对护理期望值会有什么不同等问题，才能根据患者情况制定针对性的护理措施，做到因患施护。临床医学的进步推动着新的治疗方法和新仪器的出现，也不断对临床疾病产生新认识，并同时促进护理技术的提高。外科学习是没有止境的，外科护士要不断学习新的理论知识，将理论与临床实践相结合才能不断提高发现问题、分析问题、解决问题的能力，以适应临床发展需要。

体液失衡患者的护理

扫一扫，看课件

【学习目标】

1. 掌握：正常人体体液的组成和分布；临床常见的脱水类型；低钾血症、高钾血症、代谢性酸中毒的概念；各种体液失衡患者的护理措施。

2. 熟悉：各种体液失衡患者的临床特点、治疗原则。

3. 了解：正常人体体液平衡及调节；各种体液失衡的病因、辅助检查、常见的护理问题和健康教育。

项目一　体液的概述

体液是人体内液体的总称，其主要成分是水和电解质。体液平衡是维持机体进行正常代谢、内环境稳定和各器官生理功能的基本保证，包括水、渗透压、电解质、酸碱的平衡。外科患者常因创伤、感染、手术及外科疾病等导致体内水、渗透压、电解质和酸碱平衡的失调。一旦失调，机体内环境的稳定性将随之发生变化，引起一系列病理生理改变，若失调程度超过人体的代偿能力，则可产生严重后果，甚至危及生命。

一、正常人体体液组成及分布

（一）体液组成

体液的主要成分是水和电解质，由细胞内液和细胞外液组成。细胞外液中最主要的阳离子是 Na^+，主要的阴离子是 Cl^-、HCO_3^- 和蛋白质。细胞内液中的主要阳离子是 K^+ 和 Mg^{2+}，主要阴离子是 HPO_4^{2-} 和蛋白质。细胞外液和细胞内液的渗透压相似，正常值为 $290 \sim 310mmol/L$。

（二）体液分布

1. **细胞内液** 大部分位于骨骼肌内，成年男性的细胞内液约占体重的40%，而女性约占35%。

2. **细胞外液** 又可分为血浆和组织间液，男、女的细胞外液均占体重的20%，其中血浆量约占5%，组织间液量约占15%。绝大部分的组织间液能迅速地与血浆或细胞内液进行交换并取得平衡，这在维持机体的水和电解质平衡方面具有重要作用，故称其为功能性细胞外液。另有一小部分的组织间液，如胸腔液、心包液、脑脊液、关节液等，仅有缓慢地交换和取得平衡的能力，这在维持体液平衡方面的作用极小且慢，故称其为无功能性细胞外液，仅占体重的1%～2%。

体液分布除以细胞内液和细胞外液区分外，还可以三个间隙的分布表示：第一间隙容纳细胞内液；第二间隙容纳功能性细胞外液；第三间隙容纳无功能性细胞外液。

（三）体液含量

人体内体液总量因年龄、性别、体重而有所差异。成年男性体液量约占体重的60%，成年女性体液量约占体重的55%，两者均有±15%的变化幅度；小儿的体液量占体重的比例较高，婴幼儿可高达70%～80%。体液量占体重之比随年龄增长而下降，14岁以后的体液量占体重的比例与成人相似。这主要与肌肉组织含水量高（75%～80%）、脂肪组织含水量少（10%～30%）有关。

二、正常人体体液平衡及调节

（一）水平衡

水的平衡对内环境的稳定起着非常重要的作用。人体每天通过饮水、进食、代谢氧化生水维持水分的摄入量，通过粪便、尿液排泄和隐性失水（呼吸和皮肤蒸发）维持水分的排出量，两者保持动态平衡（表2-1）。

表2-1 正常人体每天水分的出入量

摄入途径	摄入量（mL）	排出途径	排出量（mL）
饮水	1500	尿液	1500
食物含水	700	皮肤蒸发	500
代谢氧化生水	300	呼吸蒸发	350
		粪便	150
合计	2500		2500

（二）电解质平衡

正常情况下，人体摄入的电解质经消化道吸收并参与体内代谢，大多由尿液排出，少量由汗液及粪便排出。维持体液平衡最主要的电解质是 Na^+ 和 K^+。

1. Na^+ 占细胞外液中阳离子总数的 90%，血清钠的正常值为 135~150mmol/L。正常成人对钠的需要量为 6~10g/d，主要来自食物中的食盐。摄入过量时，多数通过肾脏排出。肾脏对钠的排泄特点是多吃多排、少吃少排、不吃几乎不排，故患者禁食也不易发生低钠血症。

2. K^+ 机体 K^+ 总量的 98% 在细胞内，血清钾的正常值为 3.5~5.5mmol/L。正常成人对钾的需要量为 3~4g/d，主要来自于含钾的食物。K^+ 经消化道吸收，多数通过肾脏排出体外。肾脏对钾的排泄特点是多吃多排、少吃少排、不吃也排，故患者禁食、进食减少或尿量增多时均易发生低钾血症。

（三）渗透压平衡

渗透压包括晶体渗透压和胶体渗透压。晶体渗透压主要来自于体液中的晶体物质，特别是电解质，如 Na^+。晶体物质不能随意透过细胞膜，所以晶体渗透压对于维持细胞内外的水平衡极为重要。胶体渗透压主要来自于血浆中的蛋白质，特别是白蛋白。血浆蛋白一般不能透过毛细血管壁，所以血浆胶体渗透压对于维持血管内外的水平衡有重要作用。

（四）体液容量及渗透压平衡的调节

体液容量与渗透压平衡的调节通过神经 - 内分泌系统和肾脏进行。

1. **体液容量平衡的调节** 当细胞外液减少导致循环血量发生变化时，机体通过肾素 - 血管紧张素 - 醛固酮（ADS）系统进行调节。血容量减少，肾小球滤过率相应下降，肾素分泌增加，催化血浆中的血管紧张素原转化为血管紧张素 Ⅰ 和 Ⅱ，后者刺激肾上腺皮质分泌 ADS，促进远曲小管和集合管对 Na^+、水的重吸收，使得尿量减少，血容量增加；反之，当血容量增多时，肾素释放减少，使 ADS 分泌减少，远曲小管和集合管对 Na^+、水的重吸收减少，尿量增多，血容量恢复。

2. **渗透压平衡的调节** 机体失水，细胞外液渗透压增高，刺激下丘脑 - 垂体后叶 - 抗利尿激素（ADH）系统，产生口渴感，机体主动饮水；同时，ADH 分泌增加，使肾小管对水分的重吸收增加，尿量减少，使水分保留于体内而达到降低细胞外液渗透压的作用。反之，体内多水，细胞外液渗透压降低，口渴反射被抑制；ADH 分泌减少，肾小管对水分的重吸收减少，尿量增多，使已降低的细胞外液渗透压升高。ADH 对体内水分变化反应灵敏，当血浆渗透压较正常值增加或减少 2% 时，其分泌就出现相应变化，以维持人体水分的动态平衡。

此外，肾素和醛固酮亦参与体液平衡的调节。当血容量减少和血压下降时，肾素释放增加，从而刺激 ADS 的分泌，促进 Na^+ 的重吸收和 K^+、H^+ 的排泄。随着 Na^+ 重吸收的增加，水的重吸收也增加，从而使细胞外液量增加。

体液失衡时，多先通过下丘脑 - 垂体后叶 - 抗利尿激素系统恢复和维持体液正常的渗透压，而后通过肾素－血管紧张素－醛固酮系统恢复和维持血容量。但是当血容量锐减、血浆渗透压降低时，前者对 ADH 分泌的促进作用远强于后者对 ADH 分泌的抑制作用，机体会以牺牲渗透压为代价，优先满足血容量的恢复，从而保证重要脏器的血流灌注。

（五）酸碱平衡及调节

机体正常的生理活动和新陈代谢需要一个酸碱适宜的体液环境。机体在代谢过程中，不断产生酸性和碱性物质，使体液中的 pH 值发生变化。为了使体液酸碱度始终维持在正常范围（pH 值 7.35~7.45），人体通过血液的缓冲系统、脏器调节（肺的呼吸和肾的排泄）来完成对酸碱的调节。

1. 血液缓冲系统　血液中有很多缓冲对，其中以 HCO_3^-/H_2CO_3 最为重要。HCO_3^- 的正常平均值为 24mmol/L，H_2CO_3 为 1.2mmol/L，当 HCO_3^-/H_2CO_3 保持于 20∶1 时，无论 HCO_3^- 和 H_2CO_3 的绝对值高低，血浆的 pH 仍然可维持于 7.40 左右。

2. 肺　肺主要通过调节 CO_2 的排出量来调节酸碱平衡。延髓的中央化学感受器对脑脊液中 CO_2 和 pH 变化非常敏感。当 pH 降低时，CO_2 刺激呼吸中枢，呼吸加深加快，促进肺排出 CO_2 以缓解酸中毒；反之，pH 上升时，CO_2 减少，呼吸中枢抑制，呼吸变浅变慢，CO_2 排出减少以缓解碱中毒。

3. 肾　肾主要通过"排酸保碱"来调节酸碱平衡。其机制为：①$Na^+ - H^+$ 交换，排出 H^+；②HCO_3^- 的重吸收；③产生 NH_4^+，并与 H^+ 结合形成 NH_4^+ 后而排出 H^+；④尿液的酸化而排出 H^+。

综上所述，当体内酸碱失衡时，机体首先通过血液缓冲系统进行代偿，其作用最迅速；肺通过排出 CO_2 降低体内挥发性酸的含量；肾脏对酸和碱均具有调节能力，其作用最迟，但调节得最彻底，且持续时间长。

项目二　水钠代谢失调患者的护理

📖 案例导入

李某，男，42 岁，体重 65kg。肠梗阻术后第 2 日，禁食，持续胃肠减压。自述头晕、四肢无力、尿量减少。体格检查：T37℃，P114 次/分，BP78/56mmHg，R21 次/分；尿量 25mL/h，口不渴。辅助检查：血清 Na^+132mmol/L，血清 K^+3.0mmol/L。

问题：①该患者是何种类型的水、电解质平衡失调？②目前主要的护理诊断是什么？③应采取哪些护理措施？

细胞外液中水和钠的关系极为密切，一旦发生代谢失调，失水和失钠常常同时存在；但不同病因导致的失水和失钠的程度、病理生理变化、临床表现和护理措施会有所不同。临床上常将水钠代谢失调分为高渗性脱水、等渗性脱水、低渗性脱水和水中毒四种类型。不同类型脱水的特征归纳如下（表2-2）。

表2-2 不同类型脱水的特征

脱水类型	丢失成分	典型疾病	临床表现	实验室检查
高渗性脱水	钠＜水	食管癌梗阻	口渴明显	血 Na^+ ↑
等渗性脱水	钠、水等比例	急性肠梗阻	舌干、不渴	血 Na^+ 正常
低渗性脱水	钠＞水	慢性肠梗阻	神志差，不渴	血 Na^+ ↓

一、四种类型水钠代谢失调概述

（一）高渗性脱水

高渗性脱水（hypertonic dehydration）又称原发性脱水，水、钠同时丢失，但失水多于失钠，细胞外液呈高渗状态，血清钠的值高于正常范围。

【病因】

1. **水分摄入不足**　如食管癌致吞咽困难，危重患者入水量不足，经鼻胃管给予高浓度肠内营养液或静脉注射大量高渗液体等。

2. **水分丧失过多**　如高热患者大量汗出、大面积烧伤暴露疗法致创面蒸发大量水分、糖尿病患者因血糖未控制导致高渗性利尿等。

【病理生理】

高渗性脱水时，细胞外液渗透压高于细胞内液，水分由细胞内液向细胞外液转移，导致细胞内、外液量均减少，且以细胞内液减少为主。严重时，脑细胞可因脱水而发生功能障碍。

机体对高渗性脱水的代偿体现在：①细胞外液的高渗状态刺激位于视丘下部的口渴中枢，患者出现渴感而主动饮水，以增加体内水分，降低细胞外液渗透压；②高渗状态可引起 ADH 分泌增多，致使肾小管重吸收水分增加，尿量减少，使细胞外液的量和渗透压得以恢复；③未能及时去除病因，循环血量显著减少，可引起醛固酮分泌增加，加强对钠、水的重吸收，从而维持血容量。

【临床表现】

高渗性脱水一般可分为3度，临床表现因脱水程度不同而异。

1. **轻度脱水**　脱水量占体重的2%～4%。患者最突出的表现是口渴，无其他临床表现。

2. **中度脱水** 脱水量占体重的 4% ~ 6%。患者极度口渴、乏力、烦躁、唇干舌燥、皮肤弹性差、眼窝凹陷、尿少和尿比重增高。

3. **重度脱水** 脱水量大于体重的 6%。除上述症状外，患者可出现脑功能障碍的表现，如躁狂、幻觉、谵妄甚至昏迷。

【辅助检查】

血清钠 >150mmol/L；红细胞计数、血红蛋白、血细胞比容轻度升高；尿比重升高。

【治疗要点】

尽早去除病因，防止体液继续丢失。补液时应遵循"补水为主、补钠为辅"的原则。鼓励患者饮水，不能口服的经静脉输入 5% 葡萄糖溶液或 0.45% 的氯化钠溶液，以补充丢失的液体。

值得注意的是，高渗性脱水患者虽然血清钠浓度高，但实际的情形是机体仍有缺钠，只是由于脱水更多，导致血钠浓度升高。因此，给高渗性脱水患者补液时，只补水分，不补钠盐，有导致低钠血症的危险。

（二）等渗性脱水

等渗性脱水（isotonic dehydration）又称急性脱水或混合性脱水，是外科最常见的脱水类型。水和钠成比例丢失，失水约等于失钠，细胞外液的渗透压和血清钠的值均在正常范围内。

【病因】

常因急性体液丧失引起，丧失的体液成分与细胞外液基本相同。

1. 消化液的急性丧失，如肠外瘘、大量呕吐、腹泻等。

2. 体液丧失在第三腔隙及液体积聚于损伤区，如腹膜炎、肠梗阻、广泛的软组织损伤、大面积烧伤等。

【病理生理】

等渗性脱水时细胞外液（包括循环血量）迅速减少，刺激肾入球小动脉壁压力感受器及远曲小管致密斑的钠感受器，引起肾素－血管紧张素－醛固酮系统兴奋，醛固酮分泌增加，促进肾远曲小管对 Na^+ 和水的重吸收，代偿性地使细胞外液量得以恢复。由于丧失的液体成分与细胞外液基本相同为等渗性，细胞内、外液的渗透压并无明显变化，细胞内液不会代偿性地向细胞外转移。但若体液失衡持续时间较久且未得到及时补充，细胞内液也会逐渐外移，导致细胞内脱水。

【临床表现】

1. **缺水表现** 口唇干燥、眼窝凹陷、皮肤弹性降低、少尿，但口渴不明显。

2. **缺钠表现** 患者有头昏、厌食、恶心、软弱乏力等症状，若短时间内体液丧失达体重的 5%，可出现心率加快、脉搏减弱、血压不稳或降低、肢端湿冷等血容量不足的症状；当体液继续丧失达体重的 6% ~7% 时，休克症状明显，常伴有代谢性酸中毒。若丧失的体液是大量胃液，H^+ 大量丢失，可并发代谢性碱中毒。

【辅助检查】

Na^+、Cl^- 一般无明显变化；红细胞计数、血红蛋白、血细胞比容均明显升高；尿比重升高。

【治疗要点】

去除原发病因，防止和减少体液继续丢失。因丢失的是等渗性液体，所以应补充等渗性的平衡盐溶液或等渗盐水。平衡盐溶液的电解质含量与血浆相似，用来治疗等渗性脱水比较理想和安全。常用的平衡盐溶液有乳酸钠溶液加复方氯化钠溶液（1.86% 乳酸钠溶液和复方氯化钠溶液之比为 1:2）与碳酸氢钠溶液加等渗盐水溶液（1.25% 碳酸氢钠溶液和等渗盐水之比为 1:2）两种。注意：等渗盐水中 Cl^- 含量高于血清含量，大量补充时有导致高氯性酸中毒的危险。另外，纠正脱水后排钾量会有所增加，血清钾浓度因细胞外液量增加而被稀释降低，故应注意预防低钾血症的发生，一般在血容量补充至尿量达到 40ml/h 后开始补钾。

（三）低渗性脱水

低渗性脱水（hypotonic dehydration）又称慢性脱水或继发性脱水。水和钠同时丢失，但失钠多于失水，细胞外液呈低渗状态，血清钠的值低于正常范围。

【病因】

1. 胃肠道消化液持续性丢失，如反复呕吐、长期胃肠减压或慢性肠瘘，大量钠随消化液排出。

2. 大面积创面的慢性渗液。

3. 治疗性原因：应用排钠利尿剂如氯噻酮、依他尼酸（利尿酸）等后，未及时补给适量的钠盐；治疗等渗性脱水时过多补水而忽略补钠。

【病理生理】

低渗性脱水时，细胞外液渗透压低于细胞内液，细胞外液向细胞内转移，造成细胞内水肿和细胞内低渗状态，脑组织对此改变非常敏感，可出现进行性加重的意识障碍。

低渗性脱水时细胞外液呈低渗状态，导致 ADH 分泌减少，肾小管重吸收水分减少，尿量增多，从而使细胞外液渗透压增高。但此代偿的结果是细胞外液量进一步减少，当影响到循环血容量时，机体将以牺牲渗透压为代价，优先保持和恢复血容量，此时肾素 - 血管紧张素 - 醛固酮系统兴奋，远曲小管对 Na^+ 和水的重吸收增加；同时，ADH 分泌增加，水分重吸收增加，尿量减少。若循环血量继续减少超过机体代偿能力而无法维持血容量时，将出现休克。

【临床表现】

低渗性脱水可分为三度，细胞外液减少所致的血容量下降是主要特点，临床表现随缺钠程度不同而异。

1. **轻度缺钠** 血清钠在 130～135mmol/L。患者出现疲乏、头晕、手足麻木、厌食、软弱无力、尿量正常或增多、尿比重降低。

2. **中度缺钠** 血清钠在 120～130mmol/L。患者除有上述临床表现外，还伴恶心、呕吐、脉搏细速、血压不稳定或下降、脉压变小、浅静脉萎陷、视力模糊、站立性晕倒等表现，尿少、尿中几乎不含氯和钠。

3. **重度缺钠** 血清钠在 120mmol/L 以下。患者出现严重周围循环衰竭、低血容量性休克，表现为神志不清、肌痉挛性抽搐痛、腱反射减弱或消失，出现木僵甚至昏迷。

【辅助检查】

血清钠 <135mmol/L；红细胞计数、血红蛋白量、血细胞比容及血尿素氮值均有升高；尿比重 <1.010，尿 Na^+ 和 Cl^- 明显减少，中度或重度缺钠者尿中几乎不含 Na^+ 和 Cl^-。

【治疗要点】

去除病因，积极处理原发病，静脉输注高渗盐水（5% 氯化钠溶液）或含盐溶液，以恢复渗透压和血容量。对于轻、中度缺钠的患者，一般补充 5% 葡萄糖氯化钠溶液；重度缺钠的患者，先输晶体溶液，如复方氯化钠溶液、等渗盐水，后输胶体溶液，如右旋糖酐和血浆。补足血容量后，再静脉滴注高渗盐水，进一步恢复细胞外液的渗透压。

低渗性脱水的补钠量可按下列公式计算：需补钠量（mmol/L）=〔正常血钠值（mmol/L）－测得血钠值（mmol/L）〕×体重（kg）×0.6（女性为 0.5）。必须强调的是，绝对依靠公式决定补钠量是不可取的，公式仅作为安全补钠剂量的估计和参考。

（四）水中毒

水中毒（water intoxication）又称稀释性低钠血症。总入水量 >排出水量，大量水分潴留在体内，导致循环血量增多和血浆渗透压下降，较少见。

【病因】

1. 各种原因如休克、心功能不全导致的 ADH 分泌过多。

2. 肾功能不全，不能有效排出多余水分。

3. 静脉补充水分过多或大量摄入不含电解质的液体。

【病理生理】

由于摄入水分过多或排出过少，细胞外液量骤增，血清钠被稀释而浓度降低，细胞外液的渗透压下降，细胞外液向细胞内转移，结果使细胞内、外液量都增加而渗透压均降低。同时，细胞外液量增多抑制醛固酮分泌，使远曲小管和集合管对 Na^+ 重吸收减少，尿中排 Na^+ 增加，血清钠浓度进一步降低，细胞外液渗透压降低更明显。

【临床表现】

按起病的急缓程度，分为急性和慢性两类。

1. 急性水中毒 起病急，脑细胞肿胀和脑组织水肿导致颅内压增高，从而引起一系列神经、精神症状，如头痛、躁动、谵妄、惊厥甚至昏迷。

2. 慢性水中毒 因其往往被原发疾病的症状所掩盖，所以临床表现不典型。可出现体重增加、恶心、呕吐、嗜睡、泪液和唾液增多等，一般无凹陷性水肿。

【辅助检查】

血红细胞计数、血红蛋白量、血细胞比容、血浆蛋白量均降低；红细胞平均容积增加和红细胞平均蛋白浓度降低。

【治疗要点】

水中毒一经诊断，立即停止水分摄入。必要时静脉输注高渗盐水或利尿剂，以促进水分的排出。一般可用渗透性利尿剂，如20%甘露醇或25%山梨醇200mL快速静脉滴注。

二、水钠代谢失调患者的护理

【护理评估】

1. 健康史

（1）一般资料 评估患者的年龄、近期体重变化和生活习惯。老年人对疾病所致体液失衡的代偿能力相对较弱，易诱发等渗性缺水；短期内体重迅速减轻，提示有水钠缺失；根据近期饮食、饮水及运动情况，评估水钠代谢失调的原因。

（2）既往史 有无腹泻、糖尿病、消化道梗阻、肠瘘等病史；有无快速输注高渗性液体、长期胃肠减压、应用利尿剂或强效泻剂等治疗史。

2. 身体状况

（1）水钠代谢失调的症状和体征 ①生命体征：血容量不足可导致体温下降、心率加快、脉搏细速、呼吸急促、血压不稳或降低；呼吸困难，亦可能为体液过多所致肺水肿所引起。②神经系统症状：患者的意识状况，有无感觉异常如刺痛感、乏力等。③皮肤黏膜：体液不足时，眼窝凹陷、口唇干裂、皮肤弹性下降。用手轻捏手背或前臂皮肤，松开后不能立即恢复原状，即表示皮肤弹性下降；若持续20~30秒后再恢复原状，常提示严重体液不足。④静脉充盈程度：颈静脉在去枕平卧时若不充盈则提示细胞外液量不足；手背静脉在手下垂5秒内不见充盈，提示细胞外液量明显减少。

（2）辅助检查 主要评估患者血清Na^+浓度、尿比重，以及血红细胞计数、血红蛋白量、血细胞比容等。

3. 心理–社会支持状况 主要评估患者及家属的经济状况、对疾病的认知程度、心理反应、承受能力，以及对治疗和护理的配合程度。

【主要护理问题】

1. 体液不足或体液过多 与吞咽困难、禁食、高热、呕吐、腹泻、胃肠减压、大面积烧伤暴露疗法和肾功能不全等体液摄入不足、丢失过多或水分摄入过多、排出不足等有关。

2. 营养失调，低于机体需要量 与禁食、呕吐、腹泻及大面积烧伤创面感染等导致的摄入不足和分解代谢旺盛有关。

3. 有受伤的危险 与脱水导致的感知觉或意识障碍有关。

4. 有皮肤完整性受损的危险 与水肿和微循环灌注不足有关。

5. 潜在并发症 如休克、酸碱平衡失调、低钾血症、肺水肿、颅内压增高、脑疝等。

【护理措施】

1. 维持正常的体液量

（1）去除病因 采取有效预防或治疗措施，积极处理原发疾病，避免因水分摄入不足或丧失过多而引起水、钠代谢失调。

（2）补充液体 对已出现体液不足的患者，应根据其临床表现和辅助检查的结果，遵医嘱及时、正确地补液。

1）补液量 包括生理需要量、已经损失量和继续损失量三部分。①生理需要量：一般成人生理需要量为 2000～2500mL/d，其简易计算方法为：体重的第 1 个 10kg×100mL/（kg·d）＋其余体重×20mL/（kg·d）。②已经损失量：又称累积损失量，指在制定补液计划前已经损失的液体量。轻度脱水需补充的液体量为体重的 2%～4%，中度为 4%～6%，重度为 6% 以上。③继续损失量：又称额外损失量，是治疗过程中继续丢失的体液量，包括内在性失液和外在性失液。内在性失液为丧失在第三腔隙的体液，如胸腔（腹腔）内积液、胃肠道积液等，虽失液量多，症状重，但并不出现体重减轻，因此须根据病情变化估计补液量；外在性失液为出汗、呕吐、腹泻、胃肠减压、体液引流、消化道瘘、创面渗出等丧失的体液，应按不同部位消化液中所含电解质的特点，尽可能等量、等质地补充。体温每升高 1℃，以 3～5mL/kg 标准补充液体；中度出汗者，按丢失 500～1000mL体液计算（含钠 1.25～2.5g）；大量出汗，湿透一套内衣裤，按丢失 1000mL 体液计算；气管切开患者每日经呼吸道丢失的体液按 800～1000mL 计算。

纠正体液失调的关键在于第一天的处理，临床上补液一般遵循以下原则：

第一天补液量 = 生理需要量 +1/2 累积损失量

第二天补液量 = 生理需要量 + 剩余累积损失量 + 前一天继续损失量

第三天补液量 = 生理需要量 + 前一天继续损失量

2）补液种类 补液的种类取决于水、钠代谢失调的类型。遵循"缺什么、补什么"的原则。①生理需要量：成人对盐、糖的日需量是：氯化钠 4～6g，约为生理盐水 500mL；

氯化钾 3 ～4g，约为 10% 氯化钾 30 ～40mL；5% ～10% 葡萄糖溶液。②已经损失量：高渗性缺水以补充水分为主；等渗性缺水补充等渗盐溶液；低渗性缺水以补充钠盐为主。③继续损失量：根据实际损失体液的成分进行补充。

3）补液速度 补液速度取决于体液丧失的速度、药物性质及重要器官的功能状态。应遵循"先快后慢"的原则。即第一个 8 小时补充总量的 1/2，其余 1/2 在后 16 个小时内均匀输入。补液期间注意观察并准确记录 24 小时出入液量，同时监测有无循环负荷过重如呼吸水泡音、呼吸困难、中心静脉压升高、心搏过速等表现。

4）补液原则 口服补液安全、便捷，应尽量采用。如需静脉补液，应注意遵循"先盐后糖、先晶后胶、液种交替、尿畅补钾"的原则。

（3）疗效观察 补液过程中应严密观察补液效果，注意不良反应。①24 小时液体出入量，其中尿量是反应微循环灌注的重要指标；②生命体征：血压、脉搏、体温的改善情况；③精神状态：如烦躁、淡漠、嗜睡等症状的改善情况；④缺水征象：如口渴、皮肤弹性下降、眼窝凹陷的改善程度；⑤缺钠征象：手足麻木、视力模糊、直立性晕倒的改善情况；⑥辅助检查：血常规、血清电解质变化、尿常规等。

（4）体液量过多的护理

1）去除病因及诱因 ①停止可能继续增加体液量的各种治疗，如大量应用低渗液或清水洗胃、灌肠等；②对易引起 ADH 分泌过多的高危患者，如疼痛、失血、休克、大手术或急性肾功能不全者，严格遵医嘱补充液体，切忌过量、过速；③肾衰竭者应严格控制入液量，量出为入。

2）纠正体液过多 ①严格控制水分的摄入量。②对重症水中毒患者，应遵医嘱给予高渗液体和利尿剂，以排除体内过多的水分；治疗期间注意观察病情变化和尿量，若因钾离子丢失而引起低钾血症，应及时给予补钾。

3）病情观察 注意观察患者有无肺水肿或脑水肿的表现，及时评估其进展程度。

2. 改善营养状况 水、钠代谢失调的患者常因原发疾病而出现呕吐、腹泻、食欲下降，从而影响营养摄入。故应鼓励患者进食含有丰富蛋白质、糖类、维生素和膳食纤维的食物，并注意摄入足够的水分，必要时给予肠内外营养支持。

3. 避免意外受伤

（1）定时监测血压 水、钠代谢失调的患者可因缺水导致血压偏低。告知血压偏低或不稳定的患者在改变体位时动作宜慢，避免因直立性低血压造成眩晕而跌倒受伤。

（2）建立安全活动模式 水、钠代谢失调导致骨骼肌收缩乏力、活动无耐力，水中毒引起颅内压增高导致意识障碍，均使得患者有意外受伤的危险。护士应与患者及家属共同制定活动时间、量及形式，患者除在床上主动活动外，也可由他人协助在床上做被动运动，避免长期卧床导致废用性肌萎缩。

（3）加强安全防护 移去环境中的危险物品，减少意外伤害的可能。对于各种原因导致的意识障碍患者，应加床栏保护、适当约束及加强监护，以免发生意外。

4. 维持皮肤完整性 对于缺水的患者，注意观察皮肤的弹性、口唇干裂等脱水的表现；对于水中毒的患者，注意观察水肿的部位、程度及发生的时间。指导患者养成良好的卫生习惯，避免发生口腔黏膜炎症或溃疡。对有严重口腔黏膜炎症者，每 2 小时进行一次口腔护理，按医嘱给予药物治疗；对于不能饮水者，鼓励患者漱口，必要时润唇；对于虚弱或意识障碍者，应协助其翻身，避免局部皮肤长期受压，经常按摩骨隆突处，促进局部血液循环，防止出现压疮。

5. 并发症护理 密切观察有无休克、酸碱平衡失调、低钾血症、肺水肿、颅内压增高、脑疝等并发症的发生，一旦发现，及时报告医师，予以处理。

【健康教育】

1. 出汗较多时，及时补充水分及含盐饮料。

2. 有进食困难、呕吐、腹泻等易导致体液失调症状者，应尽早诊治。

3. 急性肾功能不全或心肺功能不全者，应严格控制摄入水量，并严密监测尿量。

项目三　钾代谢失调患者的护理

钾是细胞内最主要的电解质，细胞外液的含钾量仅为总量的 2%。正常血清钾浓度为 3.5 ~ 5.5mmol/L。钾的生理功能主要包括：参与和维持细胞的正常代谢；维持细胞内液渗透压、酸碱平衡、神经肌肉组织的兴奋性及心肌正常功能等。钾代谢异常有高钾血症（hyperkalemia）和低钾血症（hypokalemia），临床上以低钾血症常见。

一、低钾血症

血清钾浓度低于 3.5mmol/L，即为低钾血症。

【病因】

1. 摄入不足 如长期禁食或进食不足而未及时补充钾盐。

2. 丧失过多 如呕吐、腹泻、胃肠道引流、肠瘘等造成的肾外丢失，以及醛固酮增多症、急性肾衰竭多尿期、应用排钾利尿剂等。

3. 体内钾分布异常 K^+ 向细胞内转移，如大量输注葡萄糖和胰岛素造成合成代谢增加、代谢性碱中毒、低钾性周期性麻痹发作等。

【临床表现】

1. 肌无力 是低钾血症最早的临床表现。一般先是四肢软弱无力，后累及躯干和呼吸肌，一旦呼吸肌受累，可致呼吸困难甚至窒息；严重者可有腱反射减弱或消失、软瘫。

2. 消化道功能障碍 因胃肠蠕动缓慢，出现厌食、恶心、呕吐、腹胀等肠麻痹表现，严重者可致肠蠕动消失。

3. 心脏功能异常 主要表现为传导阻滞和节律异常。可出现心律不齐、血压下降，严重缺钾者可导致心脏收缩期停搏。

4. 代谢性碱中毒 低钾时，K^+从细胞内移向细胞外，为了维持电荷平衡，细胞外的Na^+和H^+移向细胞内（每移出 3 个 K^+，即有 2 个 Na^+ 和 1 个 H^+ 移入），使细胞外液的H^+浓度下降；同时，肾远曲小管 $Na^+ - K^+$ 交换减少，$Na^+ - H^+$ 交换增加，排 H^+ 增加，尿液呈酸性（反常酸性尿）。患者因而出现头晕、躁动、昏迷、面部和四肢抽动、口周和手足麻木等低钾性碱中毒的表现。

【辅助检查】

血清钾 < 3.5mmol/L。典型的心电图改变为 T 波降低、增宽、双相或倒置，ST 段下移，Q - T 间期延长；如出现 U 波，则更有诊断价值。

【治疗要点】

寻找和去除引起低钾血症的病因，减少或终止钾的继续丧失。如术后鼓励患者及早恢复饮食，积极治疗造成呕吐、腹泻的原发病，食用含钾丰富的饮食；对严重低钾血症或出现明显并发症者，及时补钾。临床上常用的钾制剂是 10% 氯化钾。

二、高钾血症

血钾浓度高于 5.5mmol/L，即为高钾血症。

【病因】

1. 摄入过多 如口服或静脉补钾过多、大量使用含钾药物、大量输入保存期较久的库血等。

2. 排出减少 如急、慢性肾衰竭，应用保钾利尿剂如螺内酯（安体舒通）、氨苯蝶啶，盐皮质激素分泌不足等。

3. 体内钾分布异常 细胞内 K^+ 的移出，如溶血、挤压综合征、大面积烧伤、代谢性酸中毒等。

【临床表现】

1. 神经肌肉应激性改变 患者很快由兴奋转入抑制状态，表现为神志模糊、感觉异常和肢体软弱无力等。

2. 微循环障碍 常见于病情较重的患者，表现为皮肤苍白、发冷、青紫、低血压等。

3. 心血管系统症状 常有心动过缓或心律不齐，严重者可出现舒张期心搏骤停。

【辅助检查】

血清钾 > 5.5mmol/L。心电图可有异常变化，典型的心电图改变为：T 波高而尖，Q -

T间期延长；随后出现QRS增宽，P-R间期延长。

【治疗要点】

高钾血症有导致患者心搏骤停的危险，除积极治疗原发病、恢复肾功能外，一经诊断应及时做如下处理：

1. **禁钾**　立即停用一切含钾的药物和食物。

2. **转钾**　①输注5%碳酸氢钠溶液（先静脉注射60～100mL，再静脉滴注100～200mL），碱化细胞外液，促使K^+转入细胞内；②予25%葡萄糖液100～200mL，每5g糖加入胰岛素1U，静脉滴注，促进糖原合成，促使K^+转入细胞内。

3. **抗钾**　如心电图显示情况严重、出现心律失常时，可用10%葡萄糖酸钙20mL加等量25%葡萄糖溶液缓慢静脉推注，必要时可重复，从而拮抗K^+对心肌的毒性作用。

4. **排钾**　静脉推注呋塞米（速尿）40mg，加速肾脏排钾；口服阳离子交换树脂或保留灌肠，促进消化道排钾；肾功能不全或上述治疗无效时，可采用腹膜透析或血液透析。

三、钾代谢失调患者的护理

【护理评估】

1. **健康史**

（1）一般情况　年龄、性别、精神状态、饮食习惯。

（2）既往史　评估是否存在导致钾代谢失调的各种因素，如长期禁食、腹泻、肾衰竭、挤压伤、酸碱代谢紊乱、应用排钾利尿药等；有无手术史、创伤史。

（3）家族史　有无低钾性周期性麻痹病史者。

2. **身体状况**

（1）症状与体征　评估患者有无四肢软弱无力、呼吸困难等神经肌肉兴奋性降低和肌力改变的情况，有无消化道功障碍和心脏功能异常。

（2）辅助检查　血清钾浓度和心电图改变。

3. **心理-社会支持状况**　了解患者及家属对疾病的认知程度、心理反应和承受力。

【主要护理问题】

1. **活动无耐力**　与钾代谢失调和肌无力有关。

2. **有受伤的危险**　与四肢肌肉软弱无力、眩晕及意识不清有关。

3. **潜在并发症**　心律失常、心搏骤停。

【护理措施】

1. **恢复血清钾水平，增强活动耐受力**

（1）加强监测　每小时测血电解质1次，发现有低钾或高钾血症征象时，应立即通知医生并配合处理。重度低钾者，每 1 小时或 2 小时监测动脉血气 1 次，若发现代谢性碱中毒，应及时予以纠正。

（2）对症护理

1）低钾血症 ①遵医嘱予止吐、止泻等，以减少钾的继续丢失。②若病情许可，指导患者选择含钾丰富的食物（新鲜水果、蔬菜、蛋、奶、肉类、橘子汁、番茄汁等）和口服氯化钾。口服钾虽然安全，但会刺激胃黏膜引起恶心、呕吐等反应，服用时需大量饮水或在饮水后服用为宜。

2）高钾血症 ①告知患者禁食含钾高的食物或药物；②大量输血时，避免输入久存的库血；③注意保证足够的热量摄入，避免体内蛋白质、糖原的大量分解而释放钾离子。

（3）控制血钾水平

1）低钾血症 静脉补钾的原则是：①尽量口服补钾：常选用 10% 氯化钾或枸橼酸钾溶液口服，同时鼓励患者进食含钾丰富的食物；②尿畅方可补钾：尿量超过 40mL/h 或 500mL/d 方可补钾，以免钾蓄积在体内，引起高钾血症；③总量不能过多：一般每日补钾 40～80mmol，以每克氯化钾等于 13.4mmol 钾计算，每天总量不超过 3～6g；④浓度不能过高：每升输液中含钾量不能超过 40mmol/L，即 1L 液体中最多能加入 10% 氯化钾 30mL；⑤速度不能过快：一般每分钟不超过 60 滴（20mmol/L），静脉补钾时如速度过快，可使血清钾浓度在短期内升高许多，将有致命危险；⑥禁止静脉推注：以免钾骤然升高，导致心脏骤停。

2）高钾血症 ①指导患者停用含钾药物和食物；②遵医嘱用药拮抗心律失常、降低血钾水平；③透析患者做好透析护理，详见内科护理相关章节。

（4）注意观察 观察原发疾病是否得以有效控制；警惕血栓性静脉炎的发生，一旦发生立即停止滴注并局部热敷。

2. 防止意外受伤 患者因肌无力特别是四肢软弱而易发生受伤的危险。护士应与患者及家属共同制定活动计划，避免因长期卧床而致失用性肌萎缩；同时，使用床挡防止患者坠床。

3. 预防并发症

（1）严密观察病情，如患者肢体肌力、呼吸困难等症状是否改善。

（2）监测患者的血钾浓度、心电图及意识状况，以便及时发现并发症的发生。若应用较大剂量钾静脉滴注时，加强心脏监护。①若患者心电图发生变化，出现 T 波高尖、QRS 波群增宽等，同时出现低血压、苍白、眩晕、盗汗及呼吸困难等临床表现，应立即停止补钾，积极配合医生治疗；②若出现心搏骤停，应做好心肺复苏的急救和复苏后的护理。

【健康教育】

1. 长期禁食、频繁呕吐、腹泻及持续胃肠减压者，应及时补钾，以防低钾血症的发生。

2. 肾功能减退或长期使用抑制排钾利尿剂者，限制含钾药物及食物的摄入，同时监测血钾浓度，以防高钾血症的发生。

项目四　酸碱平衡失调患者的护理

📖 案例导入

王某，男，52岁。因急性腹膜炎入院治疗。自述腹痛难忍。体格检查：T39℃，P118次/分，BP80/60mmHg，R28次/分，呼气有烂苹果味。动脉血气分析显示：pH7.30，HCO_3^- 13mmol/L，$PaCO_2$ 20mmHg。

问题：①该患者出现了何种类型的酸碱平衡失调？②目前主要的护理诊断是什么？③应采取哪些护理措施？

反映机体酸碱平衡的3个基本因素是 PH、HCO_3^- 及 $PaCO_2$。其中，HCO_3^- 反映代谢性因素，HCO_3^- 原发性减少或增加，可引起代谢性酸中毒或代谢性碱中毒；$PaCO_2$ 反映呼吸性因素，$PaCO_2$ 原发性减少或增加，可引起呼吸性酸中毒或呼吸性碱中毒。人体动脉血 pH 的正常范围是 7.35～7.45。原发性的酸碱平衡失调可分为代谢性酸中毒、代谢性碱中毒、呼吸性酸中毒、呼吸性碱中毒四种。但在疾病发展的过程中，往往出现多种混合型的酸碱平衡失调而使病情变得复杂。

一、代谢性酸中毒

代谢性酸中毒（metabolic acidosis）是由各种原因引起的体内酸性物质积聚或产生过多，或 HCO_3^- 丢失过多而致，是外科临床最常见的酸碱失调。

【病因】

1. **酸性物质积聚或产生过多**　①各种原因（如严重损伤、感染性休克）致急性循环衰竭、组织缺血缺氧时，无氧酵解增强，机体产生大量乳酸，发生乳酸性酸中毒；②糖尿病或长期不能进食者，因体内脂肪分解代谢加速，产生大量酮体，引起酮症酸中毒。

2. **碱性物质丢失过多**　如腹泻、胆瘘、肠瘘或胰瘘等致碱性消化液丧失，造成 HCO_3^- 排出过多。

3. **肾功能不全**　肾功能障碍时，肾脏排酸保碱的能力下降，内生性 H^+ 不能排出体外，HCO_3^- 吸收减少，导致酸中毒。见于急慢性肾功能不全、肾小管性酸中毒或应用肾毒药物。

【病理生理】

代谢性酸中毒时，体内 HCO_3^- 减少，H_2CO_3 相对增加，机体通过以下方式进行代偿：①血液缓冲系统：细胞外液中增多的 H^+ 可迅速被体内的 HCO_3^- 所缓冲，生成 H_2CO_3，挥发出 CO_2 由肺排出。②肺的呼吸：体内 H^+ 浓度升高可引起呼吸中枢兴奋，表现为呼吸加深加快，加速排出 CO_2，使动脉血 $PaCO_2$ 降低。③肾的排泄：肾小管上皮细胞的碳酸酐酶和谷氨酰胺酶活性增加，促进 H^+ 和 NH_3 结合形成 NH_4^+ 后排出；此外，$NaHCO_3$ 重吸收也增加。④细胞代偿：细胞外液中过多的 H^+ 进入细胞内，与细胞内的缓冲物质结合，K^+ 移出以维持细胞内外的电解质平衡，故代谢性酸中毒常伴有高钾血症。

【临床表现】

轻度代谢性酸中毒可无明显表现，重者症状明显。

1. 呼吸代偿　最典型的表现是呼吸加深加快，呼吸频率甚至可达 40～50 次/分，呼出气体带有酮味。

2. 心血管系统表现　酸中毒时，周围血管对儿茶酚胺的敏感性下降，可出现面颊潮红、口唇樱桃红色，缺氧时可有发绀；心肌收缩力下降，可出现心率加快、血压偏低、心律失常。

3. 中枢神经系统表现　可有疲乏、眩晕、嗜睡、感觉迟钝或烦躁不安，重者可神志不清或昏迷，腱反射减弱或消失。

【辅助检查】

1. 血气分析　代偿期，血浆 pH 可在正常范围，但 HCO_3^-（正常值 22～27mmol/L）和 $PaCO_2$（正常值 35～45mmHg）有一定程度的降低；失代偿期，血浆 pH 和 HCO_3^- 明显下降，$PaCO_2$ 正常或代偿性降低。

2. 其他　常合并高钾血症，尿呈强酸性。

【治疗要点】

1. 应将积极处理原发病，消除引起代谢性酸中毒的病因放在治疗的首位。

2. 纠正酸中毒：①较轻的酸中毒（血浆 HCO_3^- 为 16～18mmol/L）经消除病因和补液治疗后可自行纠正，不必用碱剂治疗。②重症酸中毒（血浆 HCO_3^- <15mmol/L）在补液的同时用 5% $NaHCO_3$ 溶液治疗，但应遵循"宁酸勿碱"的补碱原则。首次补给 5% $NaHCO_3$ 溶液 100～250mL 不等，用后 2～4 小时复查动脉血气分析和血浆电解质浓度，根据检验结果决定是否继续输注及输注量。

需要注意的是：酸中毒时离子化的 Ca^{2+} 增多，即使患者有低钙血症，也可暂不出现手足抽搐。酸中毒纠正后，离子化的 Ca^{2+} 减少，患者则会出现手足抽搐，应及时静脉注射 10% 葡萄糖酸钙。此外，过快纠正酸中毒还可引起大量 K^+ 转移到细胞内，导致低钾血症。

因此，在纠正酸中毒的同时还应及时补钾。

二、代谢性碱中毒

代谢性碱中毒（metabolic alkalosis）是由各种原因引起体内 H^+ 丢失过多或 HCO_3^- 增多所致。

【病因】

1. **H^+ 丢失过多** 如严重呕吐、长期胃肠减压等，导致胃液中大量的 H^+、Cl^- 丢失，这是外科患者发生代谢性碱中毒最常见的原因；长期应用袢利尿药或噻嗪类利尿药抑制肾近曲小管对 Na^+、Cl^- 的重吸收，但并不影响肾远曲小管内 Na^+ 和 H^+ 的交换。所以，排出的 Cl^- 比 Na^+ 多，重吸收的 Na^+ 和 HCO_3^- 增多，引起低氯性碱中毒。

2. **HCO_3^- 摄入过多** 长期服用碱性药物、治疗代谢性酸中毒时注射过多的 $NaHCO_3$、输注大量库血（抗凝剂入血后可转化成 HCO_3^-），均可使 HCO_3^- 重吸收增多致碱中毒。

3. **低钾性碱中毒** 低钾时，K^+ 从细胞内转向细胞外，同时细胞外 H^+ 及 Na^+ 进入细胞内，导致细胞内的酸中毒和细胞外的碱中毒。同时，低钾还会使远曲小管 $Na^+ - K^+$ 交换减少，$Na^+ - H^+$ 交换增加，使 H^+ 排出增多，出现反常性酸性尿。

【病理生理】

代谢性碱中毒时，机体通过以下方式进行代偿：①肺的呼吸：血浆 H^+ 浓度下降抑制呼吸中枢，导致呼吸变浅变慢，CO_2 排出减少，$PaCO_2$ 升高，从而保持血浆 pH 值在正常范围。②肾的排泄：肾小管上皮细胞的碳酸酐酶和谷氨酰胺酶活性降低，H^+ 和 NH_3 的生成减少，H^+ 的排出减少；同时，HCO_3^- 的重吸收减少，经尿排出增多，从而使血浆 HCO_3^- 减少。③细胞代偿：细胞外液的 H^+ 浓度降低，细胞内液的 H^+ 移出进行代偿，作为交换，细胞外的 K^+ 进入细胞内，故代谢性碱中毒常伴有低钾血症。

【临床表现】

轻者常无明显症状，有时可出现呼吸变浅变慢，或精神方面的异常，如嗜睡、精神错乱或谵妄等；严重时可因脑和其他器官的代谢障碍而发生昏迷。可伴有低钾血症和低钙血症的表现。

【辅助检查】

1. **血气分析** 代偿期，血浆 pH 值可在正常范围，但 HCO_3^- 有一定程度的增高；失代偿期，血浆 pH 和 HCO_3^- 明显增高，$PaCO_2$ 正常或代偿性增高。

2. **其他** 伴有低氯血症、低钾血症、低钙血症。

【治疗要点】

1. 积极治疗原发疾病，碱中毒的纠正不宜过于迅速，一般不要求完全纠正，治疗的关键是去除病因。

2. 逐步纠正碱中毒：①轻度的低氯性碱中毒，可输注等渗盐水或葡萄糖盐水，既可补充细胞外液量，又可补充 Cl^-。②严重代谢性碱中毒（pH > 7.65，血浆 HCO_3^- 为 45 ~ 50mmol/L），可应用稀盐酸溶液（将 1mmol/L 盐酸 150mL 溶入 1000mL 生理盐水或 5% 葡萄糖溶液中，所得盐酸溶液浓度为 0.15mmol/L），经中心静脉导管缓慢滴入（25 ~ 50mL/h），中和过多的 HCO_3^-。

需要注意的是：①稀盐酸溶液严禁经周围静脉输入，以防渗漏导致皮下组织坏死，输注速度不宜过快；②代谢性碱中毒患者多伴有低钾血症，在尿量超过 40mL/h 后，可予以补钾。

三、呼吸性酸中毒

呼吸性酸中毒（respiratory acidosis）是由于肺泡通气及换气功能减弱，体内生成的 CO_2 不能充分排出，致使血中 $PaCO_2$ 增高而引起高碳酸血症。

【病因】

1. **呼吸道阻塞或肺部疾病** 如喉头水肿、支气管异物、急性肺水肿、慢性阻塞性肺病、肺炎、肺组织广泛纤维化、重度肺气肿等。

2. **呼吸中枢抑制或呼吸麻痹** 如全身麻醉过深、镇静剂过量、中枢神经系统损伤、重症肌无力、重度低钾血症等。

3. **胸部活动受限** 如严重胸壁损伤、严重气胸、胸腔积液。

此外，呼吸机管理不当也是呼吸性酸中毒的病因之一。

【病理生理】

机体对呼吸性酸中毒的代偿能力有限，主要通过以下方式进行代偿：①血液缓冲系统：血液中 H_2CO_3 与 Na_2HPO_4 结合，形成 $NaHCO_3$ 和 NaH_2PO_4；NaH_2PO_4 从尿中排出，使血液中的 H_2CO_3 减少。但是此代偿作用较弱。②肾的排泄：酸性环境使肾小管上皮细胞中的碳酸酐酶和谷氨酰胺酶活性增加，H^+ 和 NH_3 的生成增加，$H^+ - Na^+$ 交换及 H^+ 和 NH_3 合成 NH_4^+，使 H^+ 排出增多，$NaHCO_3$ 重吸收增加。但此代偿过程较缓慢。③细胞代偿：是急性呼吸性酸中毒最重要的代偿方式，呼吸性酸中毒往往伴随高钾血症。

【临床表现】

患者常出现胸闷、呼吸困难、躁动不安、头痛及发绀等缺氧症状；严重者可有血压下降、谵妄、昏迷等。严重脑缺氧可致脑水肿、颅内压增高、脑疝甚至呼吸骤停。严重酸中毒所致的高钾血症可致心搏骤停。慢性呼吸性酸中毒的临床表现常被原发疾病所掩盖，只有严重的 CO_2 潴留才出现上述症状。

【辅助检查】

血气分析示血液 pH 值下降，$PaCO_2$ 明显增高，血浆 HCO_3^- 可正常或代偿性增高。

【治疗要点】

积极治疗原发疾病，如解除呼吸道梗阻、使用呼吸兴奋剂等。若因呼吸机使用不当致呼吸性酸中毒，应调整呼吸机参数，促使潴留体内的 CO_2 排出，以改善机体的通气和换气功能。必要时行气管插管或气管切开术，并使用呼吸机辅助呼吸。一般将吸入氧浓度控制在 60% ~ 70%。酸中毒严重者，适当使用氨丁三醇（THAM），既可增加 HCO_3^- 浓度，也可降低 $PaCO_2$。

四、呼吸性碱中毒

呼吸性碱中毒（respiratory alkalosis）是由于肺泡通气过度、CO_2 排出过多，致使体内 $PaCO_2$ 降低而引起低碳酸血症。

【病因】

凡引起过度通气的因素均可导致呼吸性碱中毒，如癔症、忧虑、疼痛、发热、感染、创伤、低氧血症、中枢神经系统疾病、肝衰竭、呼吸机辅助通气过度等。

【病理生理】

呼吸性碱中毒时，机体主要通过以下方式进行代偿：①肺的呼吸：$PaCO_2$ 下降抑制呼吸中枢，导致呼吸变浅变慢，CO_2 排出减少，血中 H_2CO_3 代偿性增高。但这种代偿很难维持，可使机体缺氧。②肾的排泄：肾小管上皮细胞分泌 H^+ 减少及 HCO_3^- 的重吸收减少，使 HCO_3^- 代偿性降低，从而维持血浆 pH 在正常范围。③细胞代偿：呼吸性碱中毒时，细胞内 H^+ 转出，细胞外 Na^+、K^+ 转入，易导致低钾血症。

【临床表现】

患者多无明显症状，部分可出现呼吸急促、眩晕甚至意识障碍。因碱中毒可使血钙降低，患者可有手、足和口周麻木及针刺感，肌震颤及手足抽搐的表现。危重患者发生急性呼吸性碱中毒，常提示预后不良，或将发生急性呼吸窘迫综合征。

【辅助检查】

血气分析示血液 pH 值升高，$PaCO_2$ 明显降低，血浆 HCO_3^- 代偿性降低。

【治疗要点】

在积极治疗原发疾病的同时对症治疗。可用纸袋罩住口鼻，增加呼吸道无效腔，以减少 CO_2 的呼出，或让患者吸入含 5% CO_2 的氧气，从而增加血液 $PaCO_2$。如是呼吸机使用不当造成的通气过度，应调整呼吸频率及潮气量；癔症患者，可给予镇静药物；手足抽搐者，可予 10% 葡萄糖酸钙缓慢静脉推注。

五、酸碱平衡失调患者的护理

【护理评估】

1. 健康史 评估患者有无导致酸碱失调的疾病或诱因存在，如腹泻、肠瘘、胰瘘、严重呕吐、长期胃肠减压、电解质失调、急性肺水肿及过度通气等；有无过量使用酸性或碱性药物；有无手术史或既往发作史等。

2. 身体状况

（1）症状和体征 患者呼吸频率、节律、深度及气味有无异常；心律和心率是否正常，有无发绀；有无头痛、嗜睡或昏迷；有无体液及电解质失调的表现等。

（2）辅助检查 重点评估患者动脉血气分析结果和电解质水平。

3. 心理-社会支持状况 评估患者及家属对疾病的认知程度、心理反应和承受力。

【主要护理问题】

1. 低效性呼吸型态 与呼吸困难、颅脑疾病、呼吸道梗阻有关。

2. 意识障碍 与代谢性酸中毒抑制脑代谢活动、呼吸性酸中毒缺氧引起脑水肿有关。

3. 潜在并发症 高钾血症、低钾血症、低钙血症等。

【护理措施】

1. 维持正常的气体交换形态

（1）密切观察 密切监测患者的呼吸频率、节律、深度、气味及呼吸困难的程度，以便及早发现并及时处理。氨丁三醇在治疗呼吸性酸中毒的过程中，若应用剂量过大、注射过快，可抑制呼吸；同时，在体内代谢生成碳酸氢盐，经由肾排出亦增加肾脏负担，尤应加强观察。

（2）改善患者通气情况 对于呼吸性酸中毒者解除呼吸道梗阻、调节呼吸机参数、协助医师行气管插管或气管切开等；给予低流量吸氧，因为高流量吸氧可减弱呼吸中枢对缺氧的敏感性，从而抑制呼吸。长期提供高浓度氧可出现呼吸性碱中毒。

（3）体位 病情允许时协助患者取半坐卧位，以增加横膈活动幅度，有利于呼吸。

（4）促进排痰 指导患者深呼吸及有效咳嗽排痰的技巧和方法。对于气道分泌物较多的患者，给予雾化吸入，以湿化痰液，利于排痰。

2. 改善患者意识状态

（1）加强对患者生命体征、水电解质和血气分析结果的动态监测，以便及时发现导致意识障碍的原因，并给予相应的处理。

（2）采用音乐、语言呼唤、皮肤刺激等方法改善意识，同时加强患者基础护理。

3. 预防并发症 密切观察患者的生命体征、意识状态、面色、尿量，持续监测动脉血气和电解质水平，警惕高钾血症、低钾血症、低钙血症、休克等并发症的发生，一旦发生，立即通知医生，并积极配合抢救治疗。

【健康教育】

1. 积极控制导致酸碱代谢失衡的原发疾病和诱因。

2. 呕吐、腹泻、高热者应及时就诊。

3. 注意保持呼吸通畅，胸腹部手术患者应做深呼吸、咳嗽、排痰训练。尽量避免过度换气或换气不足。

考纲摘要

1. 体液组成及分布；体液平衡及调节；酸碱平衡及调节。

2. 等渗性缺水、低渗性缺水、高渗性缺水、水中毒的病因、病理生理、临床表现、辅助检查及处理原则、护理评估及相应护理措施、健康教育。

3. 低钾血症、高钾血症的病因、临床表现及处理原则、护理评估及相应护理措施、健康教育。

4. 钙、镁和磷代谢异常的病因、病理生理、临床表现、辅助检查及处理原则、护理措施。

5. 代谢性酸中毒、代谢性碱中毒、呼吸性酸中毒、呼吸性碱中毒的病因、病理生理、临床表现、辅助检查及处理原则、护理评估、相应护理措施、健康教育。

复习思考

1. 简述静脉补钾的原则。

2. 简述降低血钾水平的措施。

3. 简述调节机体酸碱平衡的途径。

4. 案例讨论

张某，男，39 岁。因全身 40% Ⅱ度烧伤入院。患者全身乏力、眼窝凹陷、皮肤弹性差。查体：T39℃；P108 次/分，弱；BP80/60mmHg；R22 次/分。24 小时尿量 300mL，尿色黄，尿比重 1.02；血清钠浓度为 140mmol/L。请回答：

（1）该患者发生了哪种类型的体液失衡？

（2）最主要的护理诊断有哪些？

（3）如何实施护理？

扫一扫，知答案

外科营养支持患者的护理

扫一扫，看课件

【学习目标】

1. 掌握：肠内、肠外营养支持的供给方法及护理。
2. 熟悉：肠内营养的适应证、禁忌证；胃肠外营养输注方法。
3. 了解：肠内、肠外营养制剂的分类。

项目一　外科营养支持概述

营养支持（nutritional support，NS）是指在饮食摄入不足或不能进食的情况下，通过消化道或静脉将特殊制备的营养物质送入患者体内的营养治疗方法。机体良好的营养状态和正常代谢是维持生命活动的重要保证。营养不良或代谢紊乱可影响组织及器官功能，甚至导致器官功能衰竭。目前，营养支持已成为外科应激患者有效的治疗手段之一。

一、外科患者代谢的特点

人体内的能量来源有糖、蛋白质和脂肪。糖原储备有限，饥饿状态下仅供 12 小时需要；蛋白质是机体各器官、组织的重要组成部分，一旦消耗则影响脏器的正常功能；只有脂肪是饥饿状态时的能量来源。外科损伤应激后的神经 – 内分泌变化，使体内的三大营养素处于分解代谢增强而合成降低的状态。

1. **糖代谢**　糖异生活跃，葡萄糖生成明显增加；胰岛素分泌受抑制，机体对胰岛素反应降低。

2. **蛋白质**　机体蛋白质分解加速，尿氮排出量增加，出现负氮平衡。

3. **脂肪**　体内脂肪被动用，氧化利用率增加，脂肪分解明显增加。

4. **其他**　水、电解质及酸碱平衡失调；微量元素、维生素代谢紊乱。此种情况下，适当的营养支持是创伤、感染时维持代谢的必备条件。

二、营养评定

营养评定是由专业人员对患者的营养代谢、机体功能等进行全面检查和评估，是评估营养支持治疗效果的客观指标。

1. 病史 有无慢性消耗性疾病、手术创伤、感染等应激状态，观察摄食量及体重的变化，有无呕吐、腹泻等消化道症状。

2. 人体测量

（1）体重 是评价营养状况的重要指标。短时间内出现的体重变化受多种因素影响，因此，应根据患者病前 3~6 个月的体重变化加以判断。若实际体重为标准体重 90% 以下时，则视为体重显著下降。

（2）体质指数（BMI） $BMI = 体重（kg）／身高^2（m^2）$。中国成人 BMI 正常参考值为 18.5~23，小于 18.5 为消瘦，大于 23 为超重。

（3）其他 肱三头肌皮褶厚度是测定体内脂肪储备的指标；上臂肌围是用来判断骨骼肌或体内瘦体组织群的量。

3. 实验室检测

（1）血浆蛋白 是临床上常用的营养评价指标之一，它可以反映机体蛋白质营养状况、疾病的严重程度和预测手术的风险程度。常用的血浆蛋白指标有白蛋白、转铁蛋白及前白蛋白。

（2）氮平衡 可以动态反映体内蛋白质的平衡情况。当氮的摄入量大于排出量时，为正氮平衡；反之则为负氮平衡。机体处于正氮平衡时，合成代谢大于分解代谢；而负氮平衡时，分解代谢大于合成代谢。在经口进食情况下，氮平衡的计算公式为：

$$氮平衡（g／d）=24 小时氮摄入量 - 24 小时氮排出量$$

（3）免疫指标 当机体营养不良时常伴有免疫功能的降低。包括体液免疫和细胞免疫两方面。①周围血液总淋巴细胞计数：低于 $1.5 \times 10^9/L$，提示营养不良；②迟发型皮肤超敏试验：在双前臂不同部位皮内注射 5 种抗原，24~48 小时后观察反应以了解免疫功能。

三、营养支持的基本指征

有下列情况之一时，应为患者提供营养支持：①短时间内体重下降大于正常体重的 10%；②血浆白蛋白 $<30g/L$；③连续 7 天以上不能进食；④营养不良已明确；⑤具有营养不良风险或可能发生手术并发症的高危患者。

项目二　肠内营养支持患者的护理

肠内营养（enteral nutrition，EN）指经胃肠道，包括经口或喂养管，提供维持人体代谢所需营养素的一种方法。肠内营养支持时营养素的吸收、利用更符合生理，有助于维持肠黏膜结构和屏障功能的完整性。

一、肠内营养适应证与禁忌证

1. 适应证　凡有营养支持指征、胃肠道有功能并可利用的患者都有指征接受肠内营养支持。包括：①吞咽和咀嚼困难；②意识障碍或昏迷致无进食能力；③消化道疾病稳定期，如消化道瘘、短肠综合征、炎症性肠病和胰腺炎等；④高分解代谢状态，如严重感染、手术、创伤及大面积烧伤患者；⑤慢性消耗性疾病，如结核、肿瘤等。

2. 禁忌证　包括肠梗阻、消化道活动性出血、腹腔或肠道感染、严重腹泻或吸收不良、休克等。

二、肠内营养制剂及分类

肠内营养制剂不同于通常意义的食品，是指已经加工预消化，更易于消化和吸收或不需消化即可吸收的营养制剂。

1. 按营养素的预消化程度分类　肠内营养制剂分为大分子聚合物和要素膳两大类。

（1）大分子聚合物　包括：①自制匀浆膳。可用牛奶、鱼、肉、水果、蔬菜等食物配制，具有自然食物良好口感的优点，不足之处在于家庭制备时不能保证完整的营养成分，且营养素含量难以精确计算。②大分子聚合物制剂。所含的蛋白质系从酪蛋白、乳清蛋白或大豆蛋白等水解、分离而来；糖类通常是淀粉及其水解物形式的葡萄糖多聚体；脂肪来源于植物油。大分子聚合物制剂可经口摄入或经喂养管注入，适于胃肠功能完整或基本正常者。

（2）要素膳　该制剂是氨基酸或多肽类、葡萄糖、脂肪、矿物质和维生素的混合物，营养全面，无渣，不需消化可直接被胃肠道吸收、利用，但口感较差。适于消化功能弱的患者。该类配方的渗透压高，能吸引游离水进入肠腔而易产生腹泻，故应用时需加强护理。

2. 按配方成分分类　肠内营养制剂又分为用于营养支持的平衡制剂和用于治疗作用的特殊制剂。

（1）平衡制剂　多用于单纯营养不良患者的营养支持。

（2）特殊制剂　指在常用配方中增加或去除某种营养素以满足特殊疾病状态下患者代

谢的需要。可分为两类：一类系根据遗传或代谢性疾病特点设计，较少见；另一类系根据某些疾病，如肝、肾功能障碍或衰竭的患者而设计，目的在于将衰竭脏器的代谢负荷减至最低或纠正脏器功能障碍所致的代谢异常，具有支持和治疗的双重作用。

三、肠内营养的给予途径与方式

肠内营养的给予途径有经口和管饲两种。可依据营养剂的类型、患者耐受程度加以选择，多数患者因经口摄入受限或不足而采用管饲。

（一）给予途径

1. **经鼻胃管或胃造瘘** 适用于胃肠功能良好的患者。鼻胃管多用于仅需短期肠内营养支持者，胃造瘘适用于需较长时期肠内营养支持的患者。

2. **经鼻肠管或空肠造瘘** 适用于胃功能不良、误吸危险性较大或消化道手术后必须胃肠减压，又需长期肠内营养支持者。

（二）给予方式

根据喂养管尖端所在位置和胃肠道承受能力，选择分次或连续输注方式。

1. **分次给予** 适用于喂养管尖端位于胃内及胃肠功能良好者。分次给予又分为分次推注和分次输注，每次量为 100～300mL。分次推注时，每次入量在 10～20 分钟完成；分次输注时，每次入量在 2～3 小时完成，每次间隔 2～3 小时；可视患者耐受程度加以调整。

2. **连续输注** 适用于胃肠道功能和耐受性较差、导管尖端位于十二指肠或空肠内的患者。

四、肠内营养支持患者护理

【护理评估】

1. **健康史及相关因素** 评估患者的年龄、饮食状况及既往病史，如有无手术史、严重感染和慢性消耗性疾病等。

2. **身体状况** 患者有无恶心呕吐、腹泻、腹痛、腹胀和腹膜刺激征等，有无脱水、感染、消瘦等征象；了解患者的体重、血清蛋白及细胞免疫功能等检查结果，以评估患者的营养状况及其对营养支持的耐受程度。

3. **心理－社会支持状况** 患者及其家属对营养支持的认知程度和经济承受能力等。

【主要护理问题】

1. **有误吸的危险** 与患者意识、体位、营养管移位等有关。

2. **腹胀、腹泻** 与营养液的浓度、温度、输注速度及患者对营养液的耐受能力等有关。

3. 潜在并发症 感染。

【护理措施】

1. 预防误吸

（1）妥善固定喂养管 经鼻胃管喂养时，应将喂养管妥善固定于面颊部，以避免鼻胃管移位至食管而导致误吸。

（2）取合适的体位 根据喂养管位置及病情，置患者于合适的体位。伴有意识障碍、胃排空迟缓、经鼻胃管或胃造瘘管输注营养液的患者应取半卧位，以防营养液反流和误吸。经鼻肠管或空肠造瘘管滴注者可取随意卧位。

（3）估计胃内残留量 在每次输注肠内营养液前及期间（每间隔 4 小时）抽吸并估计胃内残留量，若残留量每次大于 100～150mL，应延迟或暂停输注；必要时加用胃动力药，以防胃潴留引起反流而致误吸。

（4）加强观察 若患者突然出现呛咳、呼吸急促或咳出类似营养液的痰液，应怀疑因喂养管移位并致误吸的可能，应鼓励和刺激患者咳嗽，以排出吸入物和分泌物。

2. 防止腹胀、腹泻

（1）控制营养液的浓度 从低浓度开始滴注营养液，再根据患者胃肠道适应程度逐步递增，以避免营养液浓度和渗透压过高引起的胃肠道不适、肠痉挛、腹胀和腹泻。

（2）控制输注量和速度 营养液宜从少量开始，250～500mL/d，在 5～7 天内逐渐达到全量。交错递增量和浓度将更有利于患者对肠内营养的耐受。输注速度以 20mL/h 起，视适应程度逐步加速并维持滴速为 100～120mL/h。以输液泵控制滴速为佳。

（3）保持营养液适宜的滴注温度 营养液的滴注温度以接近正常体温为宜，过烫可能灼伤胃肠道黏膜，过冷则刺激胃肠道，引起肠痉挛、腹痛或腹泻。可在输注管近端自管外加热营养液，但需防止烫伤患者。

（4）用药护理 某些药物，如含镁的抗酸剂、电解质等可致肠痉挛和渗透性腹泻，须经稀释后再经喂养管注入。

（5）避免营养液污染、变质 营养液应现配现用；保持调配容器的清洁、无菌；悬挂的营养液在较低的室温下放置时间小于 6～8 小时，若营养液含有牛奶及易腐败成分时，放置时间应更短；每天更换输液器；避免因营养液污染而导致腹泻。

3. 避免鼻黏膜和皮肤的损伤
长期留置鼻胃管或鼻肠管者，应每天用油膏涂拭鼻腔黏膜，起润滑作用；对胃、空肠造瘘者，应保持造瘘口周围皮肤干燥、清洁。

4. 观察和预防感染性并发症

（1）吸入性肺炎 误吸导致的吸入性肺炎多见于经鼻胃管营养支持者。原因多见于营养管移位、胃排空迟缓、体位不当，造成营养液反流等。预防措施：妥善固定营养管，防止发生移位；对胃排空迟缓、由鼻胃管或胃造瘘输注营养液的患者取半坐卧位，防止反流和误吸。一旦出现呛咳、咳出营养液样物，胸闷或呼吸急促，护士应鼓励患者咳嗽并吸出误吸物，必要时经气管镜清除误吸物。

（2）肠道感染 在配置营养液时，注意无菌操作；配置的营养液暂时不用时应放冰箱保存，以免变质而引起肠道感染。

（3）腹膜炎 多见于经空肠造瘘管输注营养液者。若患者突然出现腹痛、胃或空肠造瘘管周围有类似营养液渗出，或腹腔引流管引流出类似营养液的液体，应怀疑喂养管移位，营养液进入腹腔。立即停输营养液并报告医师，协助医师及时处理。

5. 保持喂养管通畅 喂养管阻塞的常见原因：①营养液未调匀；②药丸未经研碎即注入喂养管；③添加药物与营养液不相容，形成凝结块；④营养液较黏稠、流速缓慢，黏附于管壁；⑤管径太细。为避免喂养管阻塞，于输注营养液前、后及连续管饲过程中每间隔 4 小时及特殊用药前应用 30mL 温开水或生理盐水冲洗喂养管。药丸经研碎、溶解后直接注入喂养管，避免营养液与药物不相容而凝结成块，黏附于管壁或堵塞管腔。

【健康教育】

1. 饮食不足和营养不良对机体可能造成危害。

2. 经口进食或肠内营养有助于维持胃肠道功能。

3. 在给予营养支持的过程中，应保持营养均衡，保证足够的能量、蛋白质和维生素的摄入。

4. 指导携带营养管的患者及其家属学会自我护理及喂养。

项目三 肠外营养支持患者的护理

肠外营养（parenteral nutrition，PN）系指通过静脉途径提供人体代谢所需的营养素。当患者被禁食，所需营养素均经静脉途径提供时，称为全胃肠外营养（total parenteral nutrition，TPN）。

一、肠外营养适应证与禁忌证

1. 适应证 当外科患者出现下列情况且胃肠道不能充分利用时，可考虑提供肠外营养支持：①营养不良；②胃肠道功能障碍；③因疾病或治疗限制不能经胃肠道摄食；④高分解代谢状态，如严重感染、灼伤、创伤或大手术前后；⑤抗肿瘤治疗期间不能正常饮食者。

2. 禁忌证 ①严重水电解质、酸碱平衡失调；②出凝血功能紊乱；③休克。

二、肠外营养制剂

主要包括能量物质（糖类和脂类）、氨基酸、维生素、微量元素和矿物质等。

1. **葡萄糖** 是肠外营养时主要的非蛋白质能源之一，成人需要量为 $4 \sim 5g/$（kg·d）。当供给过多或输入过快时，部分葡萄糖可转化为脂肪沉积于肝脏，导致脂肪肝；故每天葡萄糖供给量不宜超过 $300 \sim 400g$，占总能量的 $50\% \sim 60\%$。为促进合成代谢和葡萄糖的利用，一般 $8 \sim 10g$ 葡萄糖给予 1U 胰岛素（可从 10g 葡萄糖：1U 胰岛素开始，再按血糖、尿糖的监测结果调整胰岛素用量）。

2. **脂肪** 脂肪乳剂是肠外营养的另一种重要能源。临床应用意义在于提供能量和必需脂肪酸，维持细胞膜结构和人体脂肪组织的恒定。临床常用的脂肪乳剂有长链甘油三酯（LCT）与中链甘油三酯（MCT）。临床上对于危重患者、肝功能不良者常选用中长链脂肪乳剂混合液。

除上述两类脂肪乳剂外，如含有橄榄油或鱼油的新型脂肪乳剂，对维护机体免疫功能、减少炎症反应和血栓形成等有一定的临床价值。脂肪乳剂的供给量占总能量的 $20\% \sim 30\%$，成人常用量为 $1 \sim 2g/$（kg·d）。

3. **氨基酸** 是构成肠外营养配方中的氮源，用于合成人体蛋白质。分平衡型与非平衡型。平衡型氨基酸溶液所含必需与非必需氨基酸的比例符合蛋白质合成和人体基本代谢所需，适用于多数营养不良患者；非平衡型氨基酸溶液的配方多系针对某一疾病的代谢特点而设计，兼有营养支持和治疗的双重作用。氨基酸的供给量为 $1 \sim 1.5g/$（kg·d），占总能量的 $15\% \sim 20\%$。

近年来，谷氨酰胺（glutamine，Gln）在营养支持中的作用受到重视，谷氨酰胺属非必需氨基酸。在严重感染、手术、创伤等应激状态下，内源性产生的 Gln 不能满足机体需求，严重缺乏时将影响器官功能。故对需要营养支持的患者来说，Gln 应视为条件必需氨基酸。目前已有谷氨酰胺双肽制剂用于静脉营养支持。

4. **维生素** 是参与人体代谢、调节和维持内环境稳定所必需的营养物质。维生素的种类较多，按其溶解性可分为水溶性和脂溶性两大类。前者包括维生素 B 族和维生素 C，后者包括维生素 A、D、E、K。水溶性维生素在体内无储备，因此静脉营养支持时应每日给予，脂溶性维生素在体内有一定储备，短期禁食者一般不会缺乏。长期静脉营养支持时常规提供多种维生素。

5. **微量元素** 机体所需的微量元素锌、铜、铁、硒、铬、锰、钼等。短期禁食者可不予补充，静脉营养支持超过 2 周时须重视微量元素补充。

三、肠外营养液的输注途径与输注方式

（一）输注途径

肠外营养液的输注途径包括经周围静脉和中心静脉途径。当短期（<2周）、部分补充营养或中心静脉置管和护理有困难时，可经周围静脉输注；但当长期、全量补充时，则以选择中心静脉途径为宜。

（二）输注方式

1. **全营养混合（total nutrient admixture，TNA）输注**　即将每天所需的营养物质在无菌环境（层流室和层流台）中按次序混合入由聚合材料制成的输液袋或玻璃仪器后再输注。TNA又称全合一（all in one，AIO）营养液，强调同时提供完全的营养物质和有效利用。其优点：①以较佳的热氮比和多种营养素同时进入体内，增加节氮效果；②简化输液过程，节省护理时间；③降低代谢性并发症的发生率；④减少污染机会。

2. **单瓶输注**　在不具备以TNA方式输注条件时，采用单瓶输注方式。但由于各营养素非同步输入，不利于所供营养素的有效利用。此外，若单瓶输注高渗性葡萄糖或脂肪乳剂，可因单位时间内进入体内的葡萄糖或脂肪酸量较多而增加代谢负荷，甚至并发与之相关的代谢性并发症，如高糖或高脂血症。单瓶输注时氨基酸宜与非蛋白质能量溶液合理间隔输注。

四、肠外营养支持患者护理

【护理评估】

1. **健康史及相关因素**　评估患者的年龄、饮食状况，有无手术外伤史、严重感染和慢性消耗性疾病等既往病史。

2. **身体状况**　患者外周血管是否良好，是否存在影响静脉穿刺的因素。患者生命体征是否正常，有无脱水、感染、消瘦等征象。了解患者的体重、血清蛋白及细胞免疫功能等检查结果，以评估患者的营养状况及其对肠外营养支持的耐受程度。

3. **心理－社会支持状况**　患者及其家属对肠外营养支持的认知程度和经济承受能力等。

【主要护理问题】

1. 潜在并发症，包括气胸、胸导管损伤、空气栓塞、导管移位、导管源性感染、糖或脂肪代谢紊乱、血栓性浅静脉炎。

2. 不舒适，与长时间输注静脉营养液有关。

3. 有体液失衡的危险。

【护理措施】

1. 静脉置管并发症

（1）气胸　当患者于静脉穿刺时或置管后出现胸闷、胸痛、呼吸困难、同侧呼吸音减弱时，应疑有气胸的发生；应立即通知医师并协助处理。

（2）血管损伤　在同一部位反复穿刺易损伤血管，表现为局部出血或血肿形成等，应立即通知医师并压迫局部。

（3）胸导管损伤　多发生于左侧锁骨下静脉穿刺时。穿刺时若见清亮的淋巴液渗出，应退针或拔除导管；偶可发生乳糜瘘，多数患者可自愈，少数需做引流或手术处理。

（4）空气栓塞　锁骨下静脉穿刺时，应置患者于平卧位、屏气；置管成功后及时牢固连接管道；输液结束应旋紧导管塞。一旦疑有空气进入静脉，立即置患者于左侧卧位以防空气栓塞。

2. 输注营养液期间的并发症

（1）导管移位　锁骨下或其他深静脉穿刺置管后，可因导管固定不妥而移位。临床表现为呼吸不畅或患者感觉颈、胸部酸胀不适，X 线透视可明确导管位置。一旦发生导管移位，应立即停止输液、拔管，并进行局部处理。

（2）感染　长期深静脉置管和禁食、TPN，易引起导管源性感染和肠源性感染，须加强观察和预防。

（3）血栓性浅静脉炎　多发生于经外周静脉输注营养时。主要原因：①静脉管径细小，高渗营养液不能得到有效稀释，血管内皮受到化学性损伤；②导管跨越关节时导管与静脉壁的碰触致静脉受到机械性损伤。可见输注部位的静脉呈条索状变硬、红肿、触痛，少有发热现象。一般经局部湿热敷、更换输液部位或外涂可经皮吸收的具有抗凝、消炎作用的软膏后逐步消退。

3. 营养液的配置和管理　营养液配制应在空气层流室、按无菌操作技术配置；TNA液配制后若暂时不输注，保存于 4℃ 冰箱内；输注前 0.5 ~ 1 小时取出，室温下复温后再输注；保证配置的营养液在 24 小时内输完，避免某些成分降解或产生颗粒沉淀；TNA 液输注系统和输注过程应保持连续性，期间不宜中断，以防污染。

4. 导管护理　每天消毒静脉置管部位、更换敷料，加强局部护理。若患者发生不明原因的发热、寒战、烦躁不安，应考虑导管性感染，应及时通知医师，协助拔除导管并做微生物培养和药物敏感试验。避免经导管抽血或输血；输液结束时，可用肝素稀释液封管，以防血凝块堵塞导管。

5. 尽早肠内营养或经口饮食　使用 TPN 患者可因长期禁食，胃肠道黏膜缺乏食物刺激和代谢的能量等因素而致肠黏膜结构和屏障功能受损，通透性增加，导致肠内细菌和内毒素易位，从而并发肠源性全身性感染。故在患者胃肠功能恢复或允许进食的情况下，鼓励患者经口饮食。

6. 代谢紊乱

（1）糖代谢紊乱　当单位时间内输入的葡萄糖量超过人体代谢能力和胰岛素相对不足时，患者可出现高血糖，甚至非酮性高渗性高血糖性昏迷。主要表现为血糖异常升高，严重者可出现渗透性利尿、脱水、神志改变，甚至昏迷。出现以上情况时，护士应立即报告医师并协助处理；停输葡萄糖溶液或含有大量糖的营养液；输入低渗或等渗氯化钠溶液，内加胰岛素，使血糖逐渐下降；注意避免因血浆渗透压下降过快所致的急性脑水肿。若因突然停输高渗葡萄糖溶液而出现反应性低血糖，则主要表现为脉搏加速、面色苍白、四肢湿冷和低血糖性休克；应立即协助医师积极处理，输注葡萄糖溶液。故肠外营养支持时葡萄糖的输入速度应小于 $5mg/（kg \cdot min）$。当发现患者出现糖代谢紊乱征象时，先抽血送检血糖值，再根据结果予以相应处理。

（2）脂肪代谢紊乱　脂肪乳剂输入速度过快或总量过多并超过人体代谢能力时，患者可发生高脂血症或脂肪超载综合征；后者表现为发热、急性消化道溃疡、血小板减少、溶血、肝脾肿大、骨骼肌肉疼痛等。一旦发现类似症状，应立即停输脂肪乳剂。对长期应用脂肪乳剂的患者，应定期做脂肪廓清试验以了解患者对脂肪的代谢、利用能力。通常20%的脂肪乳剂250mL需输注4～5小时。

【健康教育】

1. 长期摄入不足或因外伤、感染导致的营养不良的患者，应及时到医院就诊。

2. 营养不良的患者在出院时，告知患者增加饮食摄入量及平衡膳食，并定期到医院复诊。

考纲摘要

1. 手术创伤后三大营养素的代谢特点；营养不良的类型和临床表现；营养支持的基本指征。

2. 肠内营养及其途径、输注方式；肠内营养患者的护理及并发症的预防。

3. 肠外营养及其输注途径、输注方式；肠外营养患者的护理及并发症的预防。

复习思考

1. 简述肠内营养支持患者腹泻的护理。

2. 简述肠外营养支持的护理要点。

扫一扫，知答案

模块四

麻醉患者的护理

扫一扫，看课件

【学习目标】

1. 掌握：常见麻醉的围麻醉期护理要点。

2. 熟悉：麻醉后苏醒期的护理要点；麻醉中患者的观察要点。

3. 了解：常见麻醉的实施方法及所用药物；常见麻醉前用药的目的；麻醉的分类与特点。

案例导入

某患者，男，45岁，教师。刺激性干咳，偶有少量咯血3个月，近日出现胸痛入院，查体：T36℃，P72次/分，BP110/70mmHg；X线检查发现左肺有块状阴影。血常规检查示：白细胞5×10^9/L，中性粒细胞65%。诊断：肺癌。医嘱：择期在全麻下行左肺全切术。患者以往健康，无手术史，惧怕疼痛，担心手术愈合，对手术有所顾虑。

问题：①该患者目前主要的护理问题有哪些？②针对患者存在的护理问题，如何做好麻醉前护理？

项目一　麻醉概述

麻醉是应用药物或其他方法，使机体或机体的一部分痛觉暂时消失，保证患者手术安全，为手术创造良好条件的一门医疗技术。麻醉学是研究临床麻醉、急救复苏、重症监测治疗和疼痛治疗的一门学科，其中临床麻醉是麻醉学的主要内容。理想的麻醉，要求做到安全、无痛和适当的肌肉松弛。手术是离不开麻醉的，但是麻醉药物及麻醉方法对机体的生理功能却有不同程度的干扰，有时还会发生意外，甚至危及生命。因此护理人员应熟悉麻醉的基本知识，对麻醉有一个全面的认识，做好麻醉前准备、麻醉中配合，为手术和麻醉的顺利进行创造更为良好的条件。

不同的麻醉药物及麻醉方法对机体的生理功能有着不同程度的干扰。为提高患者麻醉中的安全性，避免麻醉意外的发生，减少麻醉后的并发症，必须根据麻醉药物种类和麻醉方法做好麻醉前的准备工作。护士应知麻醉分类与麻醉前准备是保障患者手术顺利进行的重要措施之一。

根据麻醉作用部位和所用药物的不同，可将麻醉分为局部麻醉和全身麻醉两大类。

一、局部麻醉

局麻药作用于外周神经，使躯体某部位的感觉神经传导功能被暂时阻滞，该神经所支配的区域痛觉消失，产生局限性的麻醉区，称为局部麻醉（local anesthesia）。

（一）常用局部麻醉药物

根据其化学结构的不同，常用局部麻醉药物可分为酯类和酰胺类。临床常用的酯类局麻药有普鲁卡因、氯普鲁卡因、丁卡因等，酰胺类局麻药有利多卡因、布比卡因、罗哌卡因等。酯类局麻药和酰胺类局麻药的起效时间和作用时效有所不同。酯类局麻药，如普鲁卡因进入人体，可引起过敏反应，用药之前要做皮肤过敏试验；而酰胺类局麻药在肝脏内被酰胺酶分解，不形成半抗原，过敏反应极为罕见。

根据局麻药作用维持时间的长短，可分为短效局麻药、中效局麻药和长效局麻药。一般将作用时间短的普鲁卡因称为短效局麻药，作用时间稍长的利多卡因称为中效局麻药，作用时间长的丁卡因、布比卡因、罗哌卡因称为长效局麻药。

（二）常用局部麻醉方法

1. 表面麻醉　利用局麻药的渗透作用，将渗透性强的局麻药施于黏膜表面，使其透过黏膜阻滞浅表的神经末梢，产生麻醉作用，称为表面麻醉。通常用 1%～2% 丁卡因或 2%～4% 利多卡因溶液喷雾或涂敷在鼻、口腔、咽喉黏膜表面，使局部痛觉消失。眼科表面麻醉用 0.5% 丁卡因或 1% 利多卡因。

2. 局部浸润麻醉　沿手术切口将局麻药按组织层次由浅入深注射到组织中，使神经末梢发生传导阻滞，称为局部浸润麻醉。是应用最广的局部麻醉方法。常用 0.5%～1% 普鲁卡因、0.25%～0.5% 利多卡因。如无禁忌，局麻药中加入少量肾上腺素，可降低其吸收速度，延长麻醉时间，并减少出血。

3. 区域阻滞麻醉　将局麻药注射在手术区四周及基底部的组织中，使通向手术区的神经末梢和细小的神经干阻滞，称为区域阻滞麻醉。常用 0.5%～1% 普鲁卡因、0.25%～0.5% 利多卡因。

4. 神经干（丛）阻滞麻醉　将局麻药注射到神经干（丛）周围，使其所支配的区域产生麻醉作用。例如颈丛神经阻滞、臂丛神经阻滞，分别用于颈部手术和上肢手术等。常用 1%~2% 利多卡因、0.5%~0.75% 丁卡因。

5. **椎管内阻滞麻醉** 椎管内阻滞麻醉是将局麻药选择性注入椎管内的某一腔隙中，使部分脊神经的传导功能发生可逆性阻滞的麻醉方法。根据局麻药注入腔隙的不同，分为蛛网膜下腔阻滞和硬脊膜外腔阻滞（图 4-1）。椎管内麻醉由于麻醉用药和麻醉技术特点，临床将其单列为一种麻醉方法。

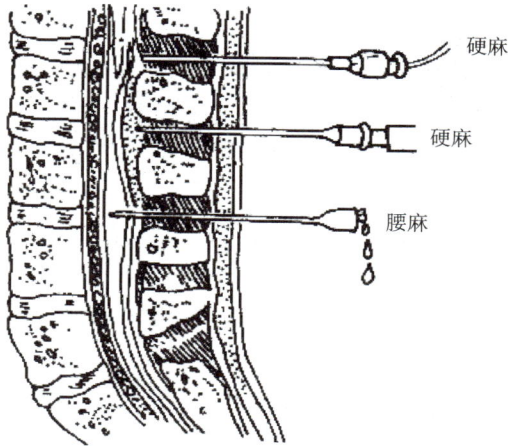

图 4-1　椎管内麻醉

（1）蛛网膜下腔阻滞（腰麻）　将局部麻醉药注入蛛网膜下腔，阻滞部分脊神经的传导功能而引起相应支配区域的麻醉作用，称为蛛网膜下腔阻滞，又称腰麻。腰麻中如果仅阻滞骶神经，则称鞍区麻醉。

1）适应证与禁忌证　腰麻的优点是止痛完善，肌松弛良好，操作简便，适用于手术时间在 2~3 小时以内的下腹部、盆腔、下肢和肛门会阴等部位手术。中枢神经系统疾病、穿刺部位皮肤感染或脊柱畸形、休克、脓毒症应列为禁忌。对老年人、孕妇、高血压等患者应严格控制用药量，谨慎使用。

2）常用药物　普鲁卡因、丁卡因和布比卡因，均为纯度较高的白色结晶。用 5% 葡萄糖注射液或脑脊液溶化，其比重高于脑脊液，称重比重液；用注射用水溶化，其比重低于脑脊液，称轻比重液。临床多用重比重液。

3）麻醉方法　①体位：患者侧卧在手术台上，背部与手术台面垂直，一般多用重比重液，故手术侧要向下。取低头、弓腰抱膝姿势，充分伸展脊椎棘突间隙，以便穿刺（图 4-2）。②穿刺：两侧髂嵴最高点的连线为第四腰椎的棘突，确定穿刺点。一般可在第 3、4 或第 4、5 腰椎间隙穿刺。用碘酊、乙醇消毒穿刺点及周围 15cm，铺无菌孔巾。在局部浸润麻醉下，用腰椎穿刺针垂直依次刺入皮肤、皮下组织、棘上韧带、棘间韧带和黄韧带，再进针刺破硬脊膜和蛛网膜，拔出针芯，有脑脊液滴出，说明穿刺成功。随后将一定浓度及剂量的局麻药液经腰椎穿刺针注入蛛网膜下腔。③测平面：注药后即将患者转为仰卧位；1分钟后下肢就会发热，乃因交感神经纤维首先被阻滞而血管扩张，接着下肢皮肤麻木说明感觉纤维阻滞，运动纤维阻滞时，患者下肢软弱无力，无法自主运动，当下肢感觉麻木，即可用针刺皮肤来测定麻醉平面。应根据手术需要，利用麻醉药液比重高于脑脊液的特点，在5～10分钟内改变患者体位以调节麻醉平面。

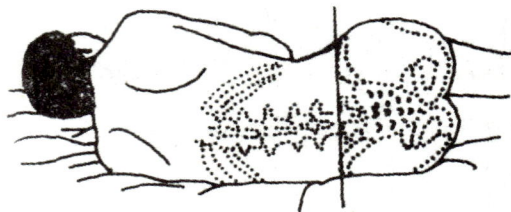

图4-2 腰麻体位与穿刺定位

（2）硬脊膜外腔阻滞（硬麻）　将局麻药注入硬脊膜外腔，阻滞部分脊神经的传导，使其所支配区域的感觉和运动功能消失的麻醉方法，称为硬脊膜外腔阻滞（epidural block），又称硬膜外麻醉。硬脊膜外腔穿刺成功后，可经穿刺针置入导管，并将导管留置在硬脊膜外腔中，每隔一定时间从导管注入局麻药，以维持麻醉，直到手术完毕将导管拔除，因此硬脊膜外腔麻醉不受手术时间限制。

1）适应证与禁忌证　由于麻醉药只阻滞硬脊膜外腔中的脊神经根，麻醉效果表现为节段性，故在脊柱的颈、胸、腰、骶各部位几乎都可进行穿刺和麻醉。适用于颈、胸壁、腹部、会阴和四肢的各种手术，尤其对上腹部手术更为适宜。禁忌证与腰麻基本相同。

2）常用药物　①利多卡因：优点是起效快，5～12分钟发挥作用，在组织内浸透能力强，阻滞准确，麻醉效果好；缺点是作用持续时间较短，仅1.5小时左右。临床常用浓度为1%～2%，成人一次最大用量为400mg。②丁卡因：一般10～15分钟起效，维持时间可达3～4小时，常用浓度为0.25%～0.33%，成人一次最大用量为60mg。③布比卡因：4～10分钟起效，作用时间较长，可维持4～6小时，常用浓度为0.5%～0.75%。

3）麻醉方法　患者的麻醉体位与腰麻相同，穿刺针较腰麻穿刺针为粗，如需留置导管则用勺形头穿刺针。在局部浸润麻醉下，针头依次穿过皮肤、皮下组织、棘上和棘间韧带，当穿过黄韧带时有突然落空感，经测试有负压现象，回抽无脑脊液流出，证明确在硬脊膜外腔内，即可将局麻药注入。如果手术时间较长，需持续给药，可将导管从穿刺针内插入，待导管超出勺状针头3～4cm时，即可拔出穿刺针，将导管留置在硬脊膜外腔内，外用胶布妥善固定（图4-3）。一般先给试探剂量，观察5～10分钟，若无腰麻征象（下肢发热、麻木、脚趾活动障碍），血压、脉搏平稳，即可按手术需要给药。

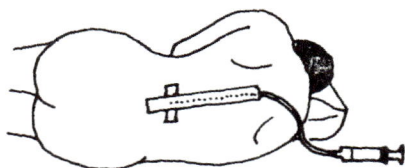

图 4-3　硬脊膜外阻滞导管胶布固定

二、全身麻醉

全身麻醉（general anesthesia）是麻醉药物经呼吸道吸入或经静脉、肌内注射进入人体，对患者的中枢神经系统产生暂时性抑制，使患者呈现意识及全身痛觉消失，反射活动减弱和一定程度的肌肉松弛状态的一种麻醉方法，简称全麻。全身麻醉是临床上最常使用的麻醉方法，能满足全身各部位手术的需要，其安全性、舒适性均优于局部麻醉。

（一）常用的吸入麻醉药

1. **氟烷**　作用快，用量小，恢复迅速，对呼吸道无刺激。缺点是有扩张血管和抑制心肌的作用，可引起血压下降和心动过缓；对肝脏有损害；肌松作用不够。

2. **恩氟烷**　诱导和苏醒迅速，麻醉效能好，麻醉期间血压和心律稳定；但过深时可引起呼吸抑制和血压下降；有明显的肌松弛作用。

3. **异氟烷**　诱导和苏醒迅速，对肝肾毒性低，对心血管功能影响小，有肌松作用，手术后副作用少。缺点是抑制呼吸，可引起高热，而且价格昂贵。

4. **氧化亚氮**　也称笑气，麻醉作用弱，必须与其他吸入麻醉药合用。毒性小，对循环系统无抑制作用，不刺激呼吸，对肝肾无影响。

5. **乙醚**　麻醉性能强，安全界限广，分期明显，易于掌握。但以下情况禁用或慎用：①乙醚对呼吸道有刺激，故呼吸道急、慢性炎症患者禁用；②乙醚可增高颅内压，故不宜用于颅内手术；③乙醚对肝、肾功能有抑制作用，故术前肝、肾功能损害者慎用；④乙醚麻醉可升高血糖和出现代谢性酸中毒，故糖尿病酸中毒患者禁用。

（二）吸入麻醉方法

经呼吸道吸入挥发性麻醉药物，产生全身麻醉的方法称吸入麻醉。患者肌肉松弛，痛觉消失。

1. **开放式吸入麻醉**　将挥发性液体麻醉药（如乙醚等）点滴在特制的麻醉面罩纱布上，患者吸入药物的挥发气体而进入麻醉状态。此法简单易行，但药液消耗大，呼吸道分泌物多，且对呼吸不易控制，目前很少采用。

2. **密闭式吸入麻醉**　指在药物诱导下，将特制气管导管经口腔插入气管内，连接麻醉机吸入麻醉药而产生麻醉的方法。给患者戴上特制的面罩或施行气管内插管（图 4 -

4)，并将其与麻醉机的呼吸皮管相连。患者的吸气和呼气完全通过麻醉机控制，由麻醉机供氧并输给麻醉药，呼出的 CO_2 可被麻醉机内的钠石灰装置吸收（图4-5）。其优点是：①便于保持呼吸道通畅；②便于进行辅助呼吸或控制呼吸，是开胸手术必用的麻醉方法，也适用于危重患者的抢救；③不受手术体位及手术操作的限制；④易控制麻醉药用量及麻醉深度。

（1）显露声门　　　　　　　　（2）气管内置管

图4-4　气管内插管

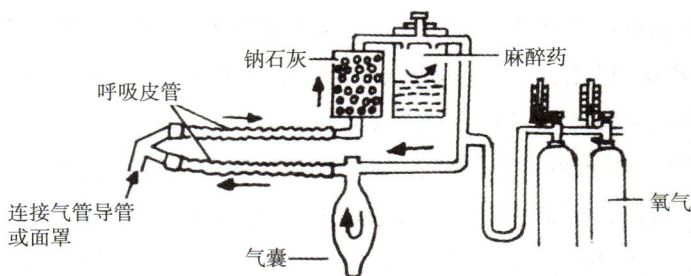

图4-5　密闭式麻醉机构造示意图

（三）常用的静脉麻醉药

1. 硫喷妥钠　是一种超短效的巴比妥类药物，静脉注入1分钟，就可引起大脑抑制，但很快就转移到脂肪组织中去，大脑中药物浓度减低，麻醉随即变浅，因此需要小量反复注射。由于药物发挥作用快，消失也快，患者醒后无任何不适，麻醉效果佳。但有下列副作用，应加注意：①有抑制交感神经和兴奋迷走神经的作用，麻醉时刺激咽、喉、支气管及气管等处，均可引起反射性喉痉挛，因此喉部手术禁用此药麻醉。麻醉前用足量阿托品，对于预防喉痉挛有一定作用。②能抑制呼吸中枢，如注药稍快即可引起呼吸暂停，有呼吸道阻塞和呼吸困难者禁用。

2. 氯胺酮　是近年来临床上广泛应用的快速作用麻醉药。其药理作用有以下几个特点：①属分离性麻醉药，临床上出现痛觉消失后而意识部分存在，这种意识和感觉分离的现象称为分离麻醉。②能兴奋交感神经，使心率增快，血压升高，故对高血压、心脏病、颅内高压和青光眼等患者应忌用。③无肌松弛作用，多用于浅表手术。④麻醉中唾液分泌增多，术前须用阿托品。⑤苏醒期短，醒后可有复视、幻觉现象，合用安定药可减少此副作用。

3. 异丙酚 具有镇静、催眠作用，有轻微镇痛作用。苏醒迅速，苏醒后无后遗症。副作用：①对静脉有刺激作用；②对呼吸抑制作用较硫喷妥钠强，必要时应行人工辅助呼吸；③麻醉后恶心、呕吐的发生率为2%～5%。临床主要用于全麻静脉诱导，与其他药物复合应用于麻醉维持。

4. 咪达唑仑 具有较强的镇静、催眠、抗焦虑、抗惊厥及肌松弛作用；其镇静、催眠作用约为地西泮的1.5～2倍；起效快，半衰期较短；可作为麻醉前用药、麻醉辅助用药；也常用于全麻诱导。

5. 常用肌松弛药 能阻断神经－肌肉传导功能而使骨骼肌松弛。根据作用机制的不同，肌松药分为两类，即去极化肌松药和非去极化肌松药。去极化肌松药以琥珀胆碱为代表，起效快，肌松完全且短暂，主要用于全麻时的气管插管；非去极化肌松药以筒箭毒碱为代表，主要用于麻醉中辅助肌松。

6. 常用麻醉性镇痛药 临床上最常用的是芬太尼，属于人工合成的强镇痛药，作用强度是吗啡的50～100倍。大剂量用药可出现呼吸抑制和胸壁肌肉强直，对循环无明显抑制。剂量超过$50\mu g/kg$时可缓解插管和手术刺激引起的应激反应。芬太尼静脉复合全麻时，用量为$30～100\mu g/kg$，常用于心血管手术的麻醉。以往也有使用吗啡的，但副作用较大，目前临床已很少使用，仅用于术前用药和硬膜外镇痛。

（四）静脉麻醉方法

自静脉注入麻醉药，通过血液循环作用于中枢神经系统而产生全身麻醉的方法，称为静脉麻醉。

1. 氯胺酮静脉麻醉 分次肌内注射法，通常仅用于小儿短小手术的麻醉，常用量为$4～10mg/kg$肌内注射。静脉给药的适用范围同上，但剂量小，通常首次量为$1～2mg/kg$，追加量为首次量的1/2～3/4。

2. 异丙酚静脉麻醉 用于麻醉诱导时，按$2～2.5mg/kg$缓慢静脉注射，同时严密监测血压，若血压下降明显，应立即停药或在肌松弛药辅助下行气管插管；也可用于静脉麻醉，异丙酚诱导后，以$2～12mg/（kg·h）$持续给药，同时辅以麻醉镇痛药和肌松药。

（五）复合麻醉

1. 全静脉复合麻醉 静脉麻醉诱导后，采用静脉镇静药、麻醉性镇痛药和肌松药复合应用，以间断或连续静脉注射法维持麻醉，这样既可发挥各种药物的优点，又可克服其不良作用，达到一个好的麻醉效果。

2. 静吸复合麻醉 全静脉麻醉的深度缺乏明显标志，给药时机较难掌握。因此，一般在静脉麻醉的基础上，于麻醉渐浅时，间断吸入挥发性麻醉药。这样既可维持相对麻醉稳定，又可减少吸入麻醉药的用量，且有利于麻醉后迅速苏醒。

项目二 麻醉患者的护理

一、麻醉前护理

【用药】

麻醉前用药可以达到以下作用：①消除患者紧张、焦虑及恐惧心理，稳定患者情绪，有利于进入麻醉状态；②抑制呼吸道腺体分泌，减少唾液分泌，有利于保持呼吸道通畅；③对抗某些麻醉药的毒副作用和一些不利的神经反射，使麻醉过程平稳；④提高痛阈，增强麻醉镇痛效果。常用的药物有以下几种：

1. 巴比妥类 有镇静、催眠作用，可使患者情绪安定，减轻紧张心理，并能减少局麻药毒性反应，故为各种麻醉前常用药物。常用苯巴比妥钠（鲁米那，phenobarbital），成人剂量0.1g，麻醉前30分钟肌内注射。

2. 安定药 能抑制大脑边缘系统，使患者情绪安定，记忆消失和肌肉松弛，并有预防和治疗局麻药中毒的作用。成人常用地西泮（安定，diazepam）5～10mg，氟哌利多（氟哌啶，droperidol）5mg，麻醉前30分钟肌内注射。

3. 抗胆碱药 抑制腺体分泌，有利于保持呼吸道通畅，为吸入性麻醉前不可缺少的药物，还有防止迷走神经反射亢进的作用，故亦用于椎管内麻醉前。常用阿托品（atropine）0.5mg或东莨菪碱（scopolamine）0.3mg，麻醉前30分钟肌内注射。由于能抑制汗腺分泌，提高基础代谢率，故甲状腺功能亢进症、高热、心动过速等患者不宜使用。

4. 镇痛药 此类药提高痛阈，有较强镇痛作用，可增强局部麻醉和针刺麻醉的效果，与全身麻醉药合用时有协同作用，可减少全身麻药用量；椎管内麻醉前使用，能减轻腹腔内脏的牵拉痛，因而对以上几种麻醉都适用。成人常用哌替啶（杜冷丁，pethidine）50～100mg肌内注射，或吗啡（morphine）5～10mg皮下注射。吗啡有抑制呼吸的作用，故小儿、老年人应慎用，孕妇及呼吸功能障碍者禁用。

5. 其他用药 根据患者情况给予相应药物。如支气管哮喘患者给予氨茶碱，有过敏史者应用苯海拉明或异丙嗪，糖尿病患者使用胰岛素等。

【护理评估】

1. 健康史 了解患者既往有无中枢神经系统、心血管系统及呼吸系统疾病史，近期有无应用强心、利尿、抗高血压、降血糖、镇静、镇痛、激素等药物史，有无药物过敏史，既往麻醉及手术史。

2. 躯体方面 重点评估心、肺、肝、肾等重要器官的功能状况，患者的营养状况及水、电解质酸碱平衡情况，牙齿有无缺少、松动或义齿，局麻穿刺部位有无感染，脊柱有无畸形及活动受限。

3. **心理 - 社会支持方面** 了解患者的情绪状态和性格特征，对疾病、手术和麻醉的认知程度，对麻醉前准备、麻醉中配合的认知程度，患者的经济状况和家人的情感支持程度等。

【常见护理问题】

1. **焦虑、恐惧** 与缺乏麻醉知识、担心麻醉意外、惧怕疼痛等因素有关。

2. **知识缺乏** 缺乏有关麻醉前准备及麻醉配合知识。

【护理措施】

1. **心理护理** 面对即将到来的麻醉和手术，焦虑和恐惧是患者常见的情绪反应。根据患者的年龄、文化层次等具体情况，讲解麻醉前准备、麻醉方案、手术方案、麻醉和手术中的注意事项，以及可能遇到的不适并做适当交代，消除患者对麻醉的恐惧与不安心理，以保证良好的身心状态，确保麻醉与手术的顺利实施。

2. **提高机体对麻醉和手术的耐受力** 改善患者的营养状况，纠正各种生理功能紊乱，使重要脏器的功能处于较好的状态，为麻醉创造条件。

3. **胃肠道准备** 择期手术应常规禁食，成人麻醉前应常规禁食 12 小时，禁饮水 4~6 小时。小儿术前应禁食（奶）4~8 小时，禁饮 2~3 小时，以防止麻醉后胃内容物反流，从而引起窒息和吸入性肺炎。

4. **局麻药过敏试验** 目前规定普鲁卡因使用前，应常规做皮肤过敏试验。

此外，根据医嘱执行麻醉前用药。

【健康教育】

1. 术前向患者讲解麻醉方法和手术过程，消除患者的顾虑。

2. 指导患者自我调控，保持情绪稳定。

3. 指导患者练习麻醉、手术时体位，便于手术中配合。

二、麻醉中护理

麻醉中护理主要是巡回护士配合麻醉师监测患者生命体征，保持静脉输液通畅，维持循环系统和呼吸系统功能，配合麻醉师处理麻醉反应和手术风险，为手术安全创造条件，保证手术顺利进行。

（一）局部麻醉药的毒性反应与过敏反应

1. **常见原因** ①浓度过高、用量过大；②误将局麻药液注入血管内；③局部组织血运丰富，吸收过快；④患者体质衰弱，耐受力低；⑤肝功能严重受损，局麻药代谢障碍；⑥药物间相互影响使毒性增高。

2. 毒性反应表现

（1）兴奋型　较多见。患者中枢神经兴奋，轻者表现为精神紧张、出冷汗、呼吸急促、心率加快；重者有肌肉震颤、谵妄、狂躁、血压升高，甚至意识丧失、发绀、惊厥、心律失常；倘惊厥不止，可发生窒息而心跳停止。

（2）抑制型　较少见，但后果严重。表现为嗜睡、昏迷、呼吸浅慢、发绀、血压下降、脉搏徐缓、心律失常，甚至呼吸心跳停止。

3. 急救　立即停止用药，确保呼吸道通畅并给吸氧。兴奋型患者可用地西泮肌内或静脉注射，平卧休息后即可好转；抽搐和惊厥患者应立即静脉注射硫喷妥钠、气管插管和人工呼吸等。抑制型患者可面罩吸氧，人工呼吸，静脉输液加适当的血管收缩剂以维持循环功能；如有呼吸心跳停止，应立即进行心肺复苏。

4. 预防措施

（1）限量用药，一次用量普鲁卡因不可超过1g，利多卡因不可超过0.4g，丁卡因不可超过0.1g。

（2）麻醉前应用地西泮、巴比妥类、抗组织胺类药物。

（3）缓慢注药，注药前要回抽，避免误入血管。

（4）每100mL局麻药中加入0.1%肾上腺素0.1mL（总量不超过0.5mL），减慢局麻药物的吸收并能延长麻醉作用时间。但指（趾）神经阻滞麻醉、心脏病、高血压、甲状腺功能亢进的患者、老年人，则不宜加肾上腺素。

5. 局部麻醉药过敏反应的护理　麻醉前询问有无药物过敏史，并做局麻药皮肤过敏试验。一旦发生过敏反应，应立即进行抗过敏处理。

（二）椎管内麻醉中并发症及处理

1. 血压下降，心动过缓　腰麻时被阻滞区域交感神经被阻滞，迷走神经相对亢进所致。如血压下降者，加快输液速度，增加血容量，必要时静脉注射麻黄碱15mg；如有明显心动过缓，静脉注射阿托品0.5mg以提升心率。

2. 呼吸抑制　常见于麻醉平面过高，胸段脊神经阻滞，表现为肋间肌麻痹、胸式呼吸减弱、潮气量减少、咳嗽无力、缺氧发绀；麻醉平面升到颈部，膈神经麻痹，则出现严重呼吸困难。如出现呼吸抑制，应面罩加压吸氧或立即施行气管插管、人工呼吸、维持循环功能等抢救措施。

3. 全脊髓麻醉　是硬膜外麻醉最危险的并发症。系硬膜外麻醉时不慎穿破硬脊膜，致超量局麻药误入蛛网膜下腔而产生异常广泛的阻滞。患者首先感到呼吸困难，随即呼吸停止、血压下降、意识丧失。一旦发生，应立即面罩加压给氧，并紧急气管插管维持呼吸，同时快速输液，给升压药，维持循环功能。

（三）全身麻醉中的并发症

1. 呼吸系统并发症

（1）呼吸暂停　见于应用硫喷妥钠或氯胺酮麻醉施行门诊手术，而未行气管插管者；也见于全身麻醉拔管后，由于麻醉药的残余作用导致呼吸暂停。

（2）呼吸道梗阻

1）舌后坠　麻醉后患者下颌肌肉松弛，舌根后坠，引起上呼吸道不全梗阻而产生鼾声。

2）呼吸道内分泌物积聚　麻醉药物的刺激、术前未用阿托品、术前有呼吸道感染等均可使呼吸道分泌物增多。患者呼吸困难、发绀、喉部有痰鸣音。

3）喉痉挛　麻醉过浅或异物触及喉头，均可诱发喉痉挛。患者吸气困难、发绀、喉部发出高调鸡鸣音。

4）喉头水肿　多发生于婴幼儿及气管内插管困难者，也可因手术刺激喉头引起。表现为呼吸困难、发绀。

2. 循环系统并发症

（1）低血压　当麻醉患者的收缩压下降超过基础值的30%或绝对值低于80mmHg时，即为低血压。麻醉前血容量不足、电解质紊乱、酸碱平衡失调、手术中大量失血等原因，均可使患者对麻醉的耐受性降低，而血压下降。手术中牵拉内脏也可引起反射性低血压。

（2）高血压　当麻醉患者的收缩压高于基础值的30%或高于160mmHg时，即为高血压。与麻醉前患者有原发性高血压，或麻醉过浅、镇痛药用量不足、未能及时控制手术刺激引起的应激反应有关。

（3）心律失常　麻醉过浅或过深、缺氧及二氧化碳蓄积，可引起心动过速；内脏牵拉可引起心动过缓。原有心功能不全的患者，麻醉中可发生心律失常，甚至心搏骤停。

3. 中枢神经系统并发症

（1）高热与惊厥　常见于小儿，由于婴幼儿的体温调节中枢尚未发育完善，体温极易受环境温度的影响。小儿麻醉时体温的监测极为重要。高热惊厥时应立即处理，抢救延误，可致呼吸和循环功能衰竭而死亡。

（2）苏醒延迟或不醒　全麻后患者苏醒时间与麻醉药种类、麻醉深浅度、有无呼吸和循环系统并发症等因素密切相关。若患者术后长时间昏睡不醒、瞳孔散大、神经反射活动消失等，即应考虑中枢神经系统发生了较严重的损害。此外，在麻醉变浅，即将苏醒时，患者常出现躁动不安和幻觉。如患者眼球活动，睫毛反射恢复，瞳孔稍大，呼吸加快，甚至有呻吟、躁动，是即将苏醒的表现。

三、麻醉后护理

（一）蛛网膜下腔阻滞手术后护理

1. 体位　为预防麻醉后头痛，手术后应常规去枕平卧6~8小时。

2. 病情观察　遵照医嘱密切监测生命体征变化并做好记录。保持各种引流管通畅，并观察引流液颜色、量和性状。观察肢体的感觉和运动情况，如有异常应及时报告医生。

3. 腰麻后尿潴留　主要因支配膀胱的骶神经被阻滞后恢复较慢，下腹部、肛门或会阴部手术后切口疼痛，以及患者不习惯卧床排尿等所致。可热敷下腹部、诱导排尿、改变体位，必要时针灸足三里、三阴交、阴陵泉等穴位，仍不能自行排尿时，应给予导尿。

4. 腰麻后头痛　腰麻后头痛多在术后1~2天内开始，第3天最剧烈。头痛部位不定，但以枕部最多，顶部和额部次之。头痛的特点是坐起时加剧，平卧时减轻。但也有不受体位变化的影响而持续头痛的。头痛的原因有两种可能：①穿刺针太粗，留下针孔，脑脊液不断流失，颅内压降低所致。预防措施：麻醉时选用细针穿刺，技术熟练，穿刺一次成功，手术后去枕平卧6~8小时，以减少脑脊液流失。②麻醉药液不纯、穿刺时将皮肤上碘酊带入脑脊液、穿刺时出血等原因，造成对脑膜的刺激引起头痛。预防措施：麻醉时选用精制纯净的局麻药，避免穿刺时出血，皮肤消毒时脱碘彻底等。

（二）硬脊膜外阻滞手术后护理

1. 体位　平卧6小时后，即可按手术部位安置卧位。

2. 病情观察　遵照医嘱密切监测生命体征变化并做好记录；保持各种引流管通畅并观察引流液量、颜色和性状；观察肢体的感觉和运动情况；如有异常应及时报告医生。

3. 感觉运动异常　脊神经根损伤，多由于穿刺不当所致。术后患者主诉躯体局部感觉异常，运动障碍，应及时报告医生。

4. 硬膜外血肿　穿刺时穿破血管而引起出血，血肿压迫脊髓可造成暂时性或永久性麻痹或截瘫。患者有下肢的感觉、运动障碍。小血肿可自行吸收，大血肿需手术清除。

5. 硬膜外脓肿　穿刺时无菌操作不严格，可引起硬膜外腔感染并形成脓肿。出现头痛、呕吐、颈项强直等脑膜刺激症状，同时伴有寒战、高热。应用抗生素治疗，必要时手术切开椎板排脓。

（三）全身麻醉手术后护理

1. 体位　去枕平卧，头偏向一侧，避免口腔分泌物、呕吐物吸入气道引起窒息。麻醉清醒、血压平稳后根据手术部位安置卧位。

2. 维持呼吸功能　主要是保持呼吸道通畅，有效供氧。具体措施是：

（1）防治误吸　呕吐可发生于麻醉诱导期或麻醉苏醒期，呕吐可导致窒息或吸入性肺炎。应密切观察呕吐先兆，如发现恶心、唾液分泌增多且频繁吞咽时，立即将患者头偏向一侧，以利呕吐物排出，同时迅速清理口、鼻腔内残留物；若呕吐物已进入呼吸道，应诱发咳嗽或行气管插管，彻底吸除呼吸道内异物。

（2）舌后坠　舌后坠时可听到鼾声，用手托起下颌，使下颌门齿咬合于上颌门齿之前，鼾音即消失。必要时放置口咽通气导管，呼吸道梗阻解除。

（3）呼吸道分泌物积聚　呼吸伴有水泡音时，及时吸痰，保持呼吸道通畅。

（4）喉痉挛的处理　立即去除诱因，加压给氧，如不能缓解，可用粗注射针头经环甲膜处刺入气管并吸氧；仍不能解除者，需静脉注射肌肉松弛剂如琥珀胆碱后行气管插管，以麻醉机控制呼吸。轻度喉头水肿可静脉注射皮质激素，严重者应气管切开。

3. 维持循环功能　保持静脉输液通畅，监测血压、脉搏、心率及心电图、中心静脉压等，发现异常及时报告医生，并遵医嘱做相应处理。如调整输血、输液速度，使用升压药或抗心律失常药物等。

4. 维持体温正常　手术后患者体温低，应注意保暖。小儿发生高热和惊厥，应给予吸氧，立即物理降温，特别是头部降温，以防脑水肿。

5. 防止意外损伤　麻醉恢复过程中，患者可能出现躁动，对躁动不安者需加上床挡，以防止坠床。适当约束双手，以防拔除输液管或引流管等。

6. 密切观察病情　遵照医嘱监测血压、脉搏、呼吸、意识、瞳孔，以及肢体感觉与运动、心电图和血氧饱和度，并详细记录，直至患者完全清醒，生命体征稳定。有条件的医院可先入住麻醉复苏室或 ICU 病房监护。全身麻醉手术后恢复到以下指标可转入普通病房：①神志清醒，能正确回答问题；②呼吸平稳，能深呼吸及有效咳嗽；③动脉血氧饱和度大于 95%，血压、脉搏平稳半小时以上；④心电图无严重心律失常。

项目三　术后疼痛患者护理

一、术后疼痛概述

手术后疼痛是人体对组织损伤和修复过程的一种复杂生理、心理反应，几乎可见于所有的术后患者，是每一位术后患者必须面对的问题。手术后疼痛是一种伤害性刺激，可引起一系列的病理生理改变，给患者带来身心痛苦，严重影响着术后患者的康复和生命质量。有效的术后镇痛有利于患者早期下床活动，促进胃肠功能恢复，减少并发症的发生，加速患者康复进程。

二、常见术后镇痛的方法

传统术后镇痛是在患者感觉到疼痛痛苦时，护士根据医嘱给予解热镇痛药或阿片类镇痛药。这种由于对术后疼痛认知的误区而导致疼痛治疗的非主动性，护士和患者对疼痛治疗的给予和接受都存在着非主动性，不能做到及时、有效镇痛。现代术后镇痛的理念是尽可能完善地控制术后疼痛，使患者感觉不到疼痛痛苦，患者参与镇痛方法的选择。如患者自控镇痛、硬膜外置管镇痛及持续外周神经阻滞镇痛等新型镇痛装置和技术，其具体方法是：①持续镇痛，以镇痛泵持续输入小剂量镇痛药。②患者自控镇痛，在持续镇痛的基础上，患者根据自身疼痛感受，自我控制给药时机和剂量，是一种新型止痛技术。它包括患者自控静脉镇痛，以阿片类药物为主；患者自控硬膜外镇痛，以局麻药物为主；患者自控皮下镇痛，注入皮下或神经干旁阻滞，以局麻药物为主。

三、常见术后镇痛的并发症及护理

【护理评估】

1. **心理状况**　随着原发病的解除和安全度过麻醉及手术，患者心理上有一定程度的解脱感，但又因担心疾病的病理性质、手术所致的正常结构和生理功能改变，或担忧手术对今后生活、工作及社交带来的影响，以至于疼痛的加剧，可使患者再次出现焦虑。因此，术后及时有效的心理评估和针对性的心理支持，可减轻患者疼痛程度。

2. **身体状况**　主要是通过评估患者术后生命体征，了解患者对术后疼痛的耐受力及疼痛程度。

3. **手术治疗状况**　手术切口部位有无渗血、渗液、感染，敷料包扎松紧度；引流管安放位置及引流是否通畅，防止因引流管位置不当或引流不畅所致疼痛；石膏、夹板固定松紧度，防止由于固定过紧影响血液循环，导致组织缺血引起的疼痛。

4. **疼痛程度评估**　护理人员应根据患者的手术部位、文化水平、性格特质等选择适用于患者的评价工具。语言评价量表适用于术后可以进行语言交流的患者；Wong Banker面部表情法适用于儿童术后疼痛的评估；数字评价量表可以精确、动态地评价术后镇痛效果及患者疼痛的改变。

根据世界卫生组织对疼痛程度评估标准和术后患者的表现，术后疼痛程度可分为以下4级：①0级（无痛）：患者咳嗽时出现伤口疼痛；②1级（轻）：轻度可忍受的疼痛，能正常生活，睡眠基本不受干扰，咳嗽时感到切口轻度疼痛，但能有效咳嗽；③2级（中）：中度持续性疼痛，患者不敢咳嗽，怕轻微振动，睡眠受干扰，需要用镇痛药；④3级（重）：强烈而持续的剧烈疼痛，睡眠受到严重干扰，需要镇痛治疗。

【护理措施】

1. 根据患者的心理状态与病情，护士适当讲解术后疼痛的一般知识，使其出现不适时有所准备，建立信念，提高对疼痛的耐受性；指导患者学会适合自己的非药物镇痛措施，如缓慢节律呼吸法、活动时保护伤口方法、松弛法等，以便患者术后出现疼痛时能主动使用。

2. 定时评估疼痛性质、程度。疼痛评估的关键是疼痛的部位、性质、程度、持续时间及间隔时间，其次包括使疼痛加剧和缓解的因素，以及疼痛发作时的周围环境。护理人员需注意倾听患者的疼痛主诉，并应加强对患者疼痛感受的主动询问，同时根据患者文化水平、手术特点及身体情况选择合适的疼痛评估工具，以便对患者疼痛特点进行科学、全面的判断，选择有效的镇痛措施。

3. 消除诱发疼痛的因素。创造安静、舒适的病室环境，调节光线，减少噪声，去除异味，保持病室适宜温度和湿度；加强心理护理，维持患者情绪稳定，正确认知术后疼痛；分散患者注意力，如播放患者喜好的乐曲、相声，朗读优秀的文艺作品，或与家属、朋友相聚等；根据手术部位指导患者选择能降低手术切口张力的体位，保持合适的体位姿势；定时检查敷料、石膏、夹板的松紧度是否适宜。避免因以上因素诱发患者疼痛。

4. 妥善固定引流管，避免引流管在引流口处反复摩擦，引起患者不适或疼痛；指导患者采取合适体位，避免因体位不当引起不适；保持引流管通畅，避免因引流不畅引起患者疼痛；护士讲解放置引流管的作用及注意事项，取得患者的认同和配合，也可增加患者舒适感。

5. 术后镇痛的并发症及护理：①恶心、呕吐：对延髓呕吐中枢化学感受区的兴奋作用可能是引起恶心、呕吐的主要原因。术后呕吐可增加腹压，加剧手术切口疼痛，引发切口出血，故出现呕吐时应及时处理。一般是给予胃复安肌内注射，同时使患者采取平卧位，头偏向一侧，防止呕吐物吸入气道。②呼吸抑制：最危险的不良反应为直接作用于脑干，抑制呼吸中枢，导致呼吸衰竭，开始表现为呼吸频率减慢，继而通气量减少，呼吸运动不规则，最后出现呼吸抑制，每分钟呼吸频率小于 10 次，甚至停止。故呼吸监测是自控镇痛护理的关键。镇痛期间一旦发生上述表现，应立即报告医师，采取急救措施。③内脏运动减弱：尿潴留多发生于镇痛治疗后的 24～48 小时，可留置尿管到镇痛结束。镇痛药物会减慢胃肠蠕动，造成患者便秘，可常规使用通便药。④皮肤瘙痒：阿片类药物诱发组胺释放而引起皮肤瘙痒，给予抗组胺类药物可缓解症状。

6. 镇痛不佳或患者需要更为复杂地调整剂量时，要与麻醉科人员联系。

【健康教育】

1. 向患者及其家人讲解疼痛对机体可能产生的不利影响及术后镇痛的重要意义。

2. 鼓励患者一旦发生疼痛要及时表达。向患者说明何时表达疼痛反应及如何表达，疼痛反应包括疼痛强度、性质、持续时间和部位；并说明这些主诉将成为疼痛治疗的依据，护士将根据主诉所反映的疼痛特点采取必要的护理措施。

3. 告知患者大部分术后疼痛可以缓解，并且有多种镇痛方法可供选择，患者有权享受术后无痛经历，纠正其以往认为的术后疼痛是"理所当然"的错误观念。

4. 纠正患者及其家属及部分护士对镇痛药的错误认知，告知他们只要正确地使用镇痛药，极少会出现药物依赖问题。

5. 向患者及其家属介绍自我缓解疼痛的方法，在镇痛药治疗的同时辅助使用其他方法缓解疼痛，如使用放松、想象、音乐、按摩、冷敷和热疗等方法。

6. 向接受自控镇痛治疗的患者及其家属讲述给药方式、时机和镇痛泵运行是否正常的判断方法，告知患者应在感觉疼痛开始时自行给药，以达到良好的镇痛效果。

7. 告知患者及其家属镇痛药物不良反应的表现，一旦发现需立即与医务人员联系，进行救治处理。

考纲摘要

1. 全身麻醉的分类和护理。
2. 局部麻醉的分类；局部麻醉的方法；局部麻醉的护理要点。
3. 麻醉恢复期患者的监护和管理。

复习思考

1. 麻醉前患者常见护理诊断有哪些？
2. 麻醉前常用药物有哪些？
3. 椎管内麻醉的并发症有哪些？怎么处理？

扫一扫，知答案

模 块 五

围手术期患者的护理

扫一扫，看课件

【学习目标】

1. 掌握：术前常规准备内容、手术日晨护理、急症手术护理；术后护理问题及护理措施；术后并发症的护理措施。

2. 熟悉：术前健康教育；手术区皮肤准备；患者重要脏器的评估；术后并发症的临床表现。

3. 了解：围手术期的概念；手术分类；术后并发症的病因病理。

案例导入

陈某，男，54岁。因"肛门肿物脱出伴疼痛1天"由门诊拟"混合痔"收入院，完善术前检查后在腰麻下行 TST 术。患者有高血压病史5年余，常用利血平等降压治疗，目前血压170/100mmHg。有慢性支气管炎病史2年余，咳嗽咳痰。否认药物过敏史，否认手术史。

问题：①该患者术前有哪些护理问题？②术前还需做哪些特殊准备？③患者入院后有不安的表现，该如何护理？

项目一 概 述

【概念】

围手术期也称手术全期，指患者入院确定接受手术治疗开始到手术治疗基本结束的时间。分三个阶段，即手术前期、手术中期（手术期）和手术后期。手术前期指从患者入院确定手术治疗到进入手术室接受手术这段时期。手术中期指从送患者到手术室实施麻醉，到患者接受预定手术的过程。手术后期指患者进入恢复室，终止于患者从手术相关的各种应激中恢复，手术治疗结束的时期。

手术是治疗外科疾病的一种重要方法，治愈疾病的同时也会有各种并发症和后遗症。外科护士在围手术期的主要职责有：术前全面评估患者的身心状况，采取措施使患者具备耐受手术的良好的身心条件；术中确保患者安全和手术的顺利实施；术后帮助患者尽快地恢复生理功能，防止各种并发症，实现早日全面康复的目标。

【分类】

1. 根据手术时限分类 根据手术时限，可分为以下三种类型：

（1）择期手术 手术实施的迟早不会影响治疗效果，应做好充分的术前准备。如胃十二指肠溃疡的胃大部切除、疝气修补等。

（2）限期手术 手术时间虽然可以选择，但有一定的限度，不宜过久延迟，应该在一段时间内尽可能地做好充分的术前准备。如各种恶性肿瘤根治术。

（3）急症手术 需在短时间内手术，按照病情的轻重缓急重点做好必要的术前准备；情况紧急的要立即紧急手术，抢救患者生命。如脾破裂等。

2. 根据手术目的分类 根据手术目的，可分为以下四种类型：

（1）诊断性手术 目的是帮助医生确定或证实可疑诊断。例如淋巴结活检、乳腺肿物针吸活检和剖腹探查术。

（2）治疗性手术 目的是对病变、受损或先天畸形的组织器官进行修补或切除，达到治疗的目的；或是对有缺陷的器官进行修补，以改善其外形或增进其功能。例如乳癌根治手术、阑尾切除术、肠穿孔修补术、骨折的复位与内固定术、腭裂修补术。

（3）姑息性手术 目的是减轻无法治愈疾病的症状。例如为减轻疼痛，给晚期癌性疼痛患者实施的交感神经切除术；为解决进食问题，给晚期胃癌患者实施的胃空肠吻合手术。

（4）美容性手术 目的是改善外形，以患者的个人喜爱为其主要实施理由，是它与其他手术的主要区别。如隆乳手术、重睑手术、去皱手术等。

项目二 手术前患者的护理

【护理评估】

1. 健康史 具体包括现病史、既往史、手术史、用药史、药物过敏史和个人史。

2. 身心状况

（1）生理状况 年龄、营养状况、体液平衡状况、感染情况，以及重要器官功能，如心血管功能、呼吸功能、神经系统功能、肾功能、肝功能、血液功能及内分泌功能。

（2）心理-社会支持状况 心理状况、家庭社会状况。

3. 诊断检查

（1）实验室检查　血、尿、大便常规；肝肾功能、电解质、血糖等生化检查；凝血功能情况；血型和交叉配血试验等。

（2）心电图检查　了解心功能情况，必要时做 24 小时心电监护。

（3）针对性检查　肺功能检查，血气分析检查，了解 X 线、B 超、CT 等检查情况，评估患者的病变部位、大小、范围、性质等。

【常见护理问题】

1. **焦虑、恐惧**　与对医院环境陌生，担心疾病、麻醉、手术效果和预后，家庭经济情况，个人工作学习、生活及社会角色变化等有关。

2. **营养失调，低于机体需要量**　与患病后摄入不足、机体代谢增强、消耗过多等有关。

3. **体液不足**　与长期呕吐、腹泻和出血及液体摄取不足有关

4. **睡眠形态紊乱**　与担心疾病等有关。

5. **有感染的危险**　与患者抵抗力低下等有关。

6. **知识缺乏**　与缺乏麻醉、手术配合等相关知识有关。

【护理措施】

1. 术前健康教育

（1）向患者及家属讲解关于手术的相关知识。如麻醉的方法、手术名称、手术时间、手术后可能出现的不适等。

（2）向患者及家属讲解术前戒烟、正确膳食、皮肤准备、洗胃、灌肠、置胃管和导尿等的目的和意义。

（3）向患者及家属讲解术前检查方法的意义及如何配合，有无特殊准备及注意事项。

（4）指导患者保证足够的休息和睡眠，提高对手术的耐受力。

2. 心理护理

（1）术前患者可因缺乏疾病知识、惧怕手术或其他问题而产生焦虑、不安的心理因素，故外科护士应熟练运用心理学知识做好心理护理。

（2）了解和掌握患者及亲属对疾病诊断、治疗、护理的认识程度及思想状况，通过认真分析，采取积极的护理措施，去除患者的焦虑、紧张、恐惧、不安、消沉、悲观等不良心理反应。

（3）忽视对亲属的心理指导，取得亲属的理解和支持，使双方对手术治疗有正确的态度和健康的心理准备，以便与医护人员更好地配合。

3. 术前常规准备

（1）呼吸道准备　术后患者常因伤口疼痛，不愿做深呼吸或咳嗽排痰，再加上麻醉的

影响，易发生肺不张、肺炎。

1）指导深呼吸　训练患者做深呼吸运动，以利于肺泡的扩张，增加肺的通气量。①胸部手术者，指导其腹式呼吸，即先用鼻慢慢深呼吸，尽量使腹部隆起，并坚持 10～15 秒，呼气时缩唇，腹肌收缩，气体经口慢慢呼出。②腹部手术者，指导其胸式呼吸，即先用鼻慢慢深吸气，尽量使胸部隆起，呼气时尽量收缩胸腔，经口慢慢呼出。

2）指导咳嗽　指导患者学会有效咳嗽排痰。方法：让患者取坐位或半坐卧位，上身微向前倾。胸腹部手术患者，咳嗽时双手放在切口两侧，向切口方向按压来减轻切口张力。在排痰前，应先轻轻咳嗽几次，使痰液松动，再深吸一口气后，用力咳嗽，一般均可使痰液顺利排出。

3）戒烟　对有吸烟嗜好的患者，术前戒烟 2 周以上，以免呼吸道黏膜受到尼古丁的刺激而使痰液分泌过多，手术后发生痰阻气道的现象。

4）控制感染　若术前已有肺部感染或吐脓痰，术前 3～5 天，应口服或注射抗生素；痰液黏稠者，应用抗生素加糜蛋白酶做氧气雾化吸入，每日 2～3 次，雾化后拍背，帮助患者排痰。

5）控制哮喘　有哮喘的患者，术前一日可用地塞米松 0.5mg 做雾化吸入，一日 2～3 次，比口服给药的效果好，并可减轻支气管黏膜水肿，有利于痰液排出。

（2）胃肠道准备　目的是减少麻醉引起的呕吐和误吸，预防术中污染，减少术后腹胀和胃肠道并发症。

1）饮食　根据手术的种类、方式、部位、范围的不同，术前应给予不同的饮食。为防止因麻醉或手术过程中所致的呕吐而引起窒息或吸入性肺炎，胃肠道手术患者术前 1～2 日应给予少渣饮食，术前 12 小时禁食，术前 4～6 小时禁饮；非胃肠道手术患者一般不限制饮食，但在术前 12 小时禁食，术前 4～6 小时禁饮。

2）洗胃　幽门梗阻患者术前 3 日，每晚用温生理盐水洗胃，减少胃黏膜充血、水肿。

3）置胃管　胃肠道手术患者术前常规置胃管，减少术后腹胀和感染。

4）灌肠　除急诊手术患者严禁灌肠外，胃肠道手术患者术前晚用 0.5%～1% 肥皂水灌肠 1 次；直肠、结肠手术患者术前 2 日晚用 0.5%～1% 肥皂水灌肠 1 次，术前晚及手术日晨行清洁灌肠。

（3）手术区皮肤准备　皮肤准备的重点是充分清洁手术区域皮肤，但清洁皮肤仅能清除皮肤表面暂驻细菌，对常驻在皮肤深层的细菌，即使用消毒液亦难以清除。常驻在皮肤深层的细菌还可随汗腺、皮脂腺的分泌留于皮肤表面，形成新来的暂驻细菌，其数量与距皮肤准备的时间成正比。因此，皮肤准备越接近手术时间越好，一般在术晨准备。如皮肤准备时间超过 24 小时，应重新准备。此外，手术前一日还应洗头、理发、剪指（趾）甲，清洁皮肤后更换清洁的衣服。备皮用具首选一次性备皮刀或手术剪，剃去或剪除毛发，脱毛剂有些患者容易过敏。腹部手术和腹腔镜手术注意清洁脐部。

（4）术前适应性训练

1）术中特殊体位训练　要求在特殊体位下手术的患者（如甲状腺手术，术中取头后仰、颈部过伸姿势），术前2～3天应在医生指导下进行相应的训练。

2）床上排便练习　多数患者不习惯在床上排尿和排便，再加上手术创伤和麻醉的影响，术后容易发生尿潴留和便秘，尤其是老年男性患者更易发生尿潴留。术后需要较长时间卧床者，术前应进行卧床大小便的练习，可减少或避免术后尿潴留及便秘的发生。

3）床上肢体活动　如患者术后需长时间卧床，应指导患者进行肌肉的收缩活动和关节活动。为防止术后压疮的发生，术前应指导患者床上翻身活动。

4. 特殊患者术前准备

（1）营养不良　手术前应尽可能地改善营养状况，增强患者的抵抗力，提高手术的耐受力。可通过调整饮食或胃肠外营养给予纠正。血清蛋白在30～35g/L者，应有计划地给予高蛋白、高能量和高维生素饮食。若血清蛋白低于30g/L，可通过胃肠外补充营养。

（2）呼吸功能障碍　术前常规进行血气分析和肺功能监测，练习深呼吸和有效咳嗽，不应使用影响和抑制呼吸的药物。

（3）高血压　血压高于160/100mmHg时，术前应给予降压药，使血压稳定在一定水平，但并不要求降至正常后才做手术。

（4）心脏病　手术前鼓励患者积极配合治疗和护理，遵医嘱给予药物治疗，治疗期间观察药物的疗效和副作用。伴有心脏病的患者术前给予低盐和利尿药，纠正体液失衡；贫血患者术前应少量多次输血；急性心肌梗死患者发病6个月内不宜行择期手术，6个月以上无心绞痛发作者可在良好监控下实行手术；心力衰竭患者应在病情控制3～4周后再考虑手术。

（5）肝脏疾病　患有肝脏疾病的患者，术前需要长时间的准备。术前给予高糖、高维生素、高蛋白、易消化的饮食，改善营养状况；少量多次输入新鲜血及人体白蛋白，以纠正贫血、低蛋白血症，增加凝血因子，改善全身状况，增强手术耐受力。急性肝炎或严重肝功能损害者，除急症手术外，一般不宜做手术。

（6）肾脏疾病　肾脏疾病患者，应合理控制蛋白质等的摄入。

（7）糖尿病　糖尿病患者易出现切口感染和其他并发症。术前血糖水平在5.6～11.2mmol/L，尿糖（＋～＋＋）。原使用长效胰岛素或口服降血糖药者，术前均应改用皮下注射胰岛素，每4～6小时注射1次。手术应在当日尽早实施，尽量减少术前禁食时间。

5. 手术日晨护理

（1）测量体温、脉搏、呼吸、血压。如有感冒、发热或有其他病情变化，均应报告医生，考虑是否延期手术。

（2）排空小便。下腹部手术、盆腔内手术及手术在 4 小时以上者均应安置导尿管，要妥善固定。

（3）胃肠道手术及上腹部大手术者，应安置胃管。

（4）检查手术野皮肤准备是否符合要求。需植皮、整形、关节手术者，手术区皮肤用 70% 酒精消毒后，用无菌巾包扎。

（5）取下义齿、发夹、眼镜、手表、首饰等，将贵重物品及钱财交护士长保管。

（6）根据医嘱，于术前半小时注射术前药物。

（7）准备手术需要的病历、X 线照片、电子计算机断层扫描（CT）片、磁共振成像（MRI）片、引流瓶及药品等，随患者一起带入手术室。

6. **急诊术前准备** 应在抢救患者的同时，争取时间做好术前必要的准备。立即建立静脉输液通道，并嘱患者禁食禁饮。迅速做好血常规、尿常规、血型鉴定、配血、皮肤、药物过敏试验等。禁灌肠，禁给泻药，未明确诊断前禁服止痛剂。危重患者不做复杂的特殊检查，密切观察病情变化。

项目三　手术后患者的护理

【护理评估】

1. **手术情况** 了解手术和麻醉方式，术中失血失液量、用药情况、补液量等。

2. **身心情况**

（1）身体情况 患者的意识状况、生命体征、切口状况，是否放置引流管等。

（2）心理情况 手术是否顺利、手术治疗效果等对患者的心理影响较大；术后皮肤完整性、正常的生理结构与功能的破坏，术后出现不适或并发症等，都会影响患者的心理。

【常见护理问题】

1. **有窒息的危险** 与舌后坠、呕吐物或分泌物误吸等有关。

2. **低效型呼吸型态** 与疼痛、肺不张、气管和支气管阻塞等有关。

3. **清理呼吸道无效** 与痰液黏稠、切口疼痛不能有效咳嗽有关。

4. **疼痛** 与手术有关。

5. **体液不足** 与术中出血、失液或术后禁食、呕吐、引流等有关。

6. **尿潴留** 与麻醉后排尿反射受抑制或不习惯卧床排尿有关。

7. **有感染的危险** 与手术、呼吸道分泌物积聚、留置导尿管等有关。

8. **活动无耐力** 与切口疼痛、疲乏、体质虚弱等有关。

9. **便秘** 与麻醉药物影响、活动少、高纤维素食物摄取不足等有关。

10. **焦虑** 与对手术治疗及术后正常反应认识不足有关。

11. **皮肤完整性受损** 与术后长期卧床、活动受限等有关。

12. **知识缺乏** 缺乏对疾病的防治和术后活动锻炼知识。

【护理措施】

1. **一般护理** 根据麻醉要求、手术部位，铺好麻醉床，备好必要物品，如吸氧装置、心电监护仪等。当患者送回病房时，病房护士和手术室医护人员将患者安全平稳地搬运到准备好的麻醉床上，仔细了解术中情况。

2. **安置体位**

（1）根据麻醉方式安置体位 ①全身麻醉：去枕平卧，头偏向一侧，以防呕吐物或口腔分泌物吸入呼吸道；②硬脊膜外麻醉：平卧（不必去枕）6 小时；③蛛网膜下腔麻醉：去枕平卧 6～-8 小时，以防术后头痛。

（2）根据手术需要安置体位 ①颅脑手术后，如无休克或昏迷，取床头抬高 15°～30°头高脚低斜坡卧位；②颈、胸部手术后，采用高半坐卧位；③腹部手术后，采用低半坐卧位；④脊柱或臀部手术后，采用俯卧或仰卧位；⑤四肢手术后，抬高患肢。

3. **生命体征的观察** 一般手术后的患者，体温、脉搏、呼吸应每 4 小时测一次。大型手术有可能发生内出血而出现循环、呼吸不稳定者，每 15～30 分钟测一次，直至病情稳定后改为 1～2 小时测一次。如术后体温持续升高不退或术后 3 天又出现发热，应寻找发热原因，尤其应警惕手术切口、双肺及尿路有无感染或其他并发症。脉搏、呼吸虽然随体温的变化而变化，但患者出现体液不足、失血、休克时，脉搏可增快变弱、脉压缩小、血压下降等；若出现脉搏增快、呼吸急促，也可能为心力衰竭的表现。患者的呼吸有时可因胸、腹带包扎过紧而受影响。所以当出现呼吸困难或急促时应先检查胸、腹带的松紧度，予以适当调整后，再继续观察有无呼吸道不畅等其他原因。

4. **伤口、引流物的观察** 手术后应观察伤口有无出血、渗血、渗液、敷料脱落及感染等征象。若伤口有渗血、渗液，应及时更换敷料，渗血可加压包扎止血；四肢伤口大出血时，可先用止血带紧急止血，然后再做进一步处理；若出血量较多，应立即通知医生，找出原因及时处理。对烦躁、昏迷患者和患儿，须使用约束带，防止自行抓脱敷料。大小便污染敷料后应立即更换，防止引起伤口感染。对植皮的患者应给予必要的制动措施。肢体手术应抬高患肢，促进静脉回流。术后应经常保持引流管通畅，防止引流管道阻塞、扭曲、折叠和脱落等。并严密观察和记录引流物的性状，发现有异常情况应立即与医生取得联系，以便及时处理。胃肠减压的胃管应通畅，做到有效减压。一般待患者有肛门排气、肠道功能恢复后，方可拔出。

5. **饮食和输液** 手术后患者的营养及水的摄入非常重要，它直接关系到患者的代谢功能和术后的康复。术后恢复饮食的时间可根据下列两种情况而定。

（1）非消化道手术 视手术大小、麻醉方式及患者对麻醉的反应来决定恢复饮食的时间。①局部麻醉和小手术患者：术后不会出现或很少出现全身性的反应。术后即可进食或依患者要求给予饮食。②蛛网膜下腔和硬脊膜外腔麻醉：在术后6小时可根据病情需要给予适当的饮食。③全身麻醉：术后需待患者麻醉清醒、恶心呕吐反应消失后先给流质饮食，以后视情况改为半流质或普食。④大手术患者：在术后2～3日内，由于消化功能减退，患者食欲下降，甚至出现恶心、呕吐，此时进食亦少。护士应向患者多做解释工作，讲明术后饮食的重要意义，根据患者的饮食习惯和要求，逐步过渡到正常饮食。

（2）消化道手术　一般在术后24～72小时禁食，待肠道功能恢复、肛门排气后，开始进术后流质，以后给流质饮食和半流质饮食。上消化道术后8～10天、下消化道术后4～5天可改为软食或普食。禁食期间，应经静脉补充水、电解质和营养；若禁食时间较长，可通过深静脉给予营养支持，以促进合成代谢；并做好出入量记录，以便评估患者水、电解质及营养代谢情况。当患者能经口进食，且能满足每天能量的需要，应及时停止静脉营养支持，减少并发症的发生。

6. 疼痛护理　麻醉作用消失后，患者便开始感到伤口疼痛，24小时内疼痛较为明显，24小时后逐渐减轻。小手术后可口服止痛剂；大手术后1～2日内，按医嘱每间隔4～6小时肌内注射哌替啶。尽管术后疼痛被视为常见症状，但个体差异确实很大。首先，护士应对患者的疼痛做出正确评估，必须观察患者的面部表情、活动、睡眠及饮食等疼痛的观察指标，根据情况全面评价镇痛效果，以便做出适当调整。切不可机械执行医嘱，更不可让患者"忍受"疼痛。

7. 恶心、呕吐、腹胀的护理　术后恶心、呕吐常为麻醉反应，待麻醉消失后，常自行停止。若持续不止或反复恶心、呕吐、腹胀，应根据患者的情况综合分析，是否存在水、电解质紊乱，糖尿病酸中毒，尿毒症，颅内高压，急性胃扩张，肠梗阻，腹膜炎等情况。

8. 口腔护理　术后由于患者活动受限，生活自理能力下降，禁食期间唾液分泌减少、浓缩，易堵塞唾液腺的开口，导致腮腺和颌下腺炎及口腔炎。故应为患者做好口腔护理，尤其是昏迷患者。口唇干裂者应涂搽甘油。口腔护理前，若发现口腔黏膜糜烂或有小白点，及时进行真菌培养或涂片检查等。即使开始进食，也需协助保持口腔卫生。

9. 早期活动　患者术后如无禁忌，应早期活动，以促进全身功能的恢复。早期离床活动可增加肺通气量，有利于肺的扩张和分泌物的排出，预防肺部并发症；可促进血液循环，有利于伤口愈合，防止压疮和下肢静脉血栓形成；还可促进胃肠蠕动，增进食欲，防止腹胀和肠粘连；亦有利于膀胱功能恢复，防止尿潴留的发生。

但对早期离床活动，患者常顾虑重重，怕引起伤口疼痛，怕伤口出血、裂开等。为此，护理人员应多做耐心解释，以取得患者合作。

早期活动应根据手术及病情的轻重和患者的耐受程度，逐渐增加活动范围及活动量，对术后近期或病情危重的卧床患者，应鼓励患者在床上做自主活动或协助其翻身、拍背，以及活动肢体、做深呼吸、咳嗽排痰等。在病情许可的情况下，鼓励并协助患者离床活动，先在室内扶床活动或缓慢步行，再酌情到室外活动或户外散步，每次活动不能过累，以患者满意舒适为宜。防止患者摔倒，若出现心慌不适、脉速、出冷汗等，应立即扶助患者平卧休息。全身衰弱、病情危重或行四肢关节手术需限制活动的患者，均不宜过早离床活动。

【健康教育】

因手术创伤的打击，术后活动量、进食量大减，绝大多数患者术后体重有所下降，自感身体虚弱，部分患者刚下床活动时感觉头昏、眩晕、四肢乏力，这些都会给患者增添心理负担。应帮助患者理解这些反应是术后正常现象，且一般为时短暂，不必为之顾虑。同一手术对不同患者来讲其心理反应及学习需求均有不同，不同手术对不同患者就更不相同，再加上每个患者的社会背景、经济条件、个性等个体差异，其心理反应及学习需求更为复杂。因此，要求护士有广泛的社会学、心理学及丰富的专业理论，针对每个患者所存在的心理生理状态，进行认真细致的分析，提供有针对性的个体化的心理支持和健康教育。

项目四 手术后并发症及护理

一、术后出血

【病因病理】

手术后出血可发生于术后 24 小时内（称为原发性出血）和术后 7～10 天（称为继发性出血）。

原发性出血的主要原因：术中止血不彻底、不完善，如结扎血管的缝线松脱；小血管断端的痉挛及血凝块的覆盖，使创面出血暂时停止而部分出血点被遗漏。

继发性出血是由于后期手术野的感染和消化液外渗等因素，使部分血管壁发生坏死、破裂所致。

【临床表现】

1. **原发性出血** 多开始于手术后的最初几小时。表浅手术后的原发性出血，表现为局部渗血多，并逐渐形成血肿，一般不引起严重后果，如疝修补术后的阴囊血肿。但发生于甲状腺术后的颈部血肿，可压迫气管引起呼吸困难，甚至可突然发生窒息。体腔内的原发性出血，引流管可流出大量鲜血；或术后短期内出现休克，虽经输血、补液处理，休克不见好转，甚至加重时，表示内出血量较大。

2. 继发性出血　术后1~2周内，化脓伤口深部突然出现血块或有鲜血涌出，或大量呕血、黑便、尿血和咳血，这些都是继发性出血的主要表现。严重的出血可发展为出血性休克，后果较严重。

【处理措施】

如为少量出血，仅伤口敷料或引流管内有少量鲜血，一般经更换切口敷料、加压包扎或全身使用止血剂即可止血。如出血量大，术后短期内出现胸闷、脉速、烦躁、面色苍白、上肢湿冷、呼吸急促、血压下降等内出血和休克的表现，除迅速加快输液、补血等，应立即报告医生，快速做好术前准备，再次手术止血。

【预防】

手术时严密止血，关闭体腔前确认手术野无活动性出血点；术中渗血较多者，必要时术后可应用止血药物；凝血功能异常者，可于围手术期输注新鲜全血、凝血因子等。

二、切口感染

【病因病理】

切口感染的发生与患者的体质和病变的性质有一定关系。腹部切口感染的病原菌具有内源性和混合性的特点，主要致病菌有金黄色葡萄球菌、链球菌、绿脓杆菌和大肠杆菌。近年来，肠道内的无芽胞厌氧菌，特别是脆弱类杆菌，受到临床的重视。切口感染发生的时间大多在术后7~10天，个别发生较晚，在3~4周后。

【临床表现】

手术后3~4天，已经正常的体温重新上升，应首先想到切口的感染。如同时出现切口的胀痛和跳痛，应立即进行检查。切口局部肿胀、发红、有明显的压痛，甚至有脓性分泌物由缝合针眼溢出，均说明已发生感染。少数患者可伴有全身症状，有时因感染的位置较深，不易早期发现。

【处理措施】

术后3~5日，当患者自述切口疼痛加重或减轻后又加重，伴体温升高、脉速、白细胞计数增高时，应立即检查伤口。若出现红、肿、压痛或有波动感，即可证实已出现感染。在感染早期局部给予热敷、理疗或用抗生素局部封闭，可使炎症吸收消失；如有脓肿形成，应拆除局部缝线、敞开切口、安放引流、定时更换敷料，争取二期愈合。

【预防】

预防切口感染的关键在于时刻严格遵守无菌技术，手术操作认真仔细，防止手术残留无效腔、出血，术后加强患者的营养护理，增强患者的抗感染能力和保持切口敷料的清洁、干燥，合理使用抗生素等。

三、切口裂开

【病因病理】

切口裂开主要发生在腹部的手术切口，裂开的时间大多在术后 1 周左右。切口裂开主要与下列因素有关：①年老体弱、营养不良、慢性贫血等，致术后切口愈合不佳；②切口局部张力过大，切口的血肿和化脓感染；③缝线过细、缝扎不紧、麻醉不满意的情况下缝合时，腹膜被撕破；④腹腔或胸腔内压力突然增高，如突然咳嗽、用力排便和呕吐、术后胃肠胀气等。

【临床表现】

患者在一次突然腹部用力后，随之切口疼痛并有血性渗出，有时甚至能听到切口崩裂的响声。严重时，有内脏由裂开的切口脱出，常见为大网膜和小肠袢，可发生休克。检查时可见腹部切口有不同程度的裂开，裂开可分为两大类：①完全性裂开：指腹壁各层组织均已裂开，伴内脏脱出；②部分性裂开：皮肤缝合完好，皮下各层裂开，故无内脏外露。

【处理措施】

如发现切口全层裂开，可安慰患者，卧床休息，立即用无菌生理盐水纱布覆盖，并用腹带包扎，立即通知医生回手术室重行缝合处理。如有内脏脱出，切勿在病床上将内脏还纳，以免造成腹腔感染。

【预防】

对年老体弱、全身营养状况差、血浆蛋白低的患者，在术前应加强营养支持，改善患者的体质状况；手术时用减张缝线，术后加强切口包扎、延缓拆线时间。如术后患者咳嗽、腹胀或排便困难，均应及时处理，对预防切口裂开有积极作用。

四、肺部并发症

【病因病理】

手术后肺部并发症中以肺不张最常见，原因是多方面的。长期吸烟的患者，常伴有慢性气管炎，呼吸道内分泌物较多。而术中及术后应用各种止痛药和镇静剂，又抑制了呼吸道的排痰功能。切口疼痛、术后胃肠胀气和长期卧床，使肺的扩张受到影响。过于黏稠的分泌物无力咳出时，可阻塞小支气管，所属肺泡内的空气被完全吸收后，肺组织萎陷。轻者仅限于肺底部，严重者有大块肺组织萎陷，使纵隔拉向患侧，引起呼吸功能障碍。肺不张常伴有肺部的感染，使病情更加严重。

【临床表现】

少数患者仅在胸片上显示有肺不张，可无任何自觉症状。多数患者表现为术后 2 ~ 3 天开始烦躁不安、呼吸急促、心率增快；严重者伴有紫绀、缺氧，甚至血压下降。患者常有咳嗽，但痰液黏稠不易咳出。合并感染时，出现体温升高、白细胞总数增加等。患侧肺叩诊实音，呼吸音消失，有时呈管状呼吸音。胸部透视或拍片即可确诊。

【处理措施】

应鼓励患者深吸气、咳嗽、排痰，并协助患者翻身、拍击背部，将阻塞的痰栓排出，尽快解除支气管阻塞，使不张的肺泡重新膨胀。对咳嗽无力或不敢用力咳嗽的患者，可用手指在胸骨切迹上方刺激气管，促使患者咳嗽；还可用导管插入气管，激发咳痰或抽吸痰液。对术后怕切口疼痛的患者，可用双手按压患者季肋部或切口两侧，限制胸或腹部活动的幅度，请患者先深吸一口气，再用力咳嗽，并做间断深呼吸。痰液黏稠不易咳出者，可用糜蛋白酶、抗生素做氧气雾化吸入，每日 2～3 次，既有利于痰液排出，又可提高肺静脉血氧浓度。如痰量持续增多，可做支气管镜吸痰，必要时做气管切开，更便于痰液抽吸。为防止肺炎的发生，应同时全身使用有效的抗生素。

【预防】

手术前训练深呼吸，腹部手术者需练习胸式深呼吸，胸部手术者应练习腹式深呼吸，以增进吸气功能；减少肺泡和支气管的分泌物，凡有吸烟习惯的患者，在手术前 2 周停止吸烟；原有支气管炎或慢性肺部感染及龋齿、牙周炎患者，术前应给予积极抗感染治疗；全麻患者，拔管前应将支气管内分泌液吸净，术后患者平卧、头偏向一侧，防止呕吐物吸入肺内；手术后鼓励患者定时咳嗽、深呼吸，协助排出支气管内分泌液；伤口疼痛者可适当使用止痛剂；术后切口包扎切勿过紧，以免限制呼吸，同时防止受凉、感冒。

五、尿路感染

【病因病理】

手术后泌尿系的任何部位均可并发感染，但以膀胱炎最为常见。各种原因所致的尿潴留，多次导尿和长期留置导尿管等，均容易引起膀胱炎。膀胱的感染又可沿输尿管逆行向上，蔓延到肾盂。

【临床表现】

单纯的尿道感染，主要表现为尿道和尿道口的疼痛，排尿时尤为明显，尿道有脓性分泌物。膀胱炎发生后，则出现膀胱刺激征，有时伴有排尿困难。如出现发冷、发热和肾区疼痛，则表示肾盂已有感染。

【处理措施】

嘱患者多饮水，使尿量保持在 1500mL 以上。同时使用有效抗生素，可根据细菌敏感试验选择用药。如残余尿在 500mL 以上，应放置导尿管做持续引流，每日冲洗膀胱。放置导尿管及冲洗膀胱时，一定要严格掌握无菌技术，以防止冲洗膀胱时带来新的感染或二重感染。

【预防】

早期及时处理尿潴留。凡术后 6~8 小时未排尿，耻骨上膀胱区叩诊有明显的浊音区者，应考虑有尿潴留存在。一旦发现尿潴留，除去器质性因素外，应积极鼓励患者、安慰患者，患者情况允许时，可扶其下床排尿并创造宁静环境，增强自行排尿的信心和勇气。亦可用物理方法协助患者排尿，必要时给予导尿，但一定要注意无菌技术。

六、下肢深静脉血栓形成

【病因病理】

下肢深静脉内血栓形成的有关因素：①术后长期卧床，下肢静脉回流缓慢；②手术创伤和组织破坏后，大量凝血物质进入血流；③盆腔和下腹部手术，可引起静脉壁的损伤，有利于血栓的形成；④严重的脱水，血液浓缩，血流缓慢。血栓好发于下肢的深静脉内，尤其是多见于左侧腓肠肌静脉丛内，栓子可向上蔓延到股静脉和髂静脉内。已经形成的血栓容易脱落，可引起肺梗死或致死性的肺动脉栓塞。

【临床表现】

一般无全身不适，初期局部体征也不明显；随后患者自觉小腿肌肉疼痛，下肢肿胀。如果髂、股静脉内形成血栓，则整个下肢严重水肿，皮肤发白或发绀，局部有压痛，浅静脉常有代偿性扩张。血管造影可以确定病变的部位。

【处理措施】

手术后应加强早期活动，尤其是下肢的自动或被动活动，加速下肢静脉回流。低分子右旋糖酐静脉点滴，对容易发生静脉栓塞的患者有一定预防作用。如证实为深静脉血栓形成，应卧床休息，抬高患肢，全身应用抗生素，局部理疗，并早期应用链激酶和尿激酶，对血栓的溶解有一定作用。

【预防】

为预防术后血栓性静脉炎的发生，患者在手术后应早期离床活动。双下肢多做屈伸活动，以加速静脉回流，防止血栓形成。对血液处于高凝状态的患者，可口服小剂量阿司匹林或复方丹参片等，以预防深静脉血栓形成。

✎ 考纲摘要

1. 手术前患者的护理评估、护理措施：心理准备、了解全身情况、术前常规准备、手术日晨护理；健康教育。

2. 手术后患者的护理评估、护理措施、术后并发症的预防及处理、健康教育。

复习思考

案例讨论

李某，女，45 岁。患十二指肠溃疡已 10 年。近一年来，每晚呕吐隔夜食物，体瘦，诊断为"十二指肠溃疡合并幽门梗阻"。入院后，每日输 5% 葡萄糖等渗盐水 1000mL、5% 葡萄糖 1500mL、氯化钾 3g。每晚洗胃已持续 2 天。定于次日上午 8 时在硬膜外麻醉下行胃大部切除术。

请回答：应为该患者做好哪些术前常规准备工作？

扫一扫，知答案

模块六
手术室管理及护理工作

【学习目标】

1. 掌握：手术室分区；器械护士和巡回护士的职责；手术人员准备及术中的无菌原则。

2. 熟悉：手术室的布局与要求；常用的基本手术器械、敷料、引流物品的名称及使用方法；手臂消毒的方法；手术衣、手套的穿戴法；手术体位的安置；手术护士的配合工作；手术区铺单方法。

3. 了解：手术室常见管理制度、物品分类、消毒的方法；手术人员的一般准备；接送患者的常见护理内容。

项目一　手术室的环境与管理

手术室是为患者进行手术治疗、诊断及抢救的场所，是医院重要的技术及设备集中部门。因此，手术室的布局必须合理，组织严密，参与手术的人员必须要有严格的无菌观念，以确保手术顺利地进行。

一、手术室的环境

（一）位置要求

手术室应设在安静、清洁、便于和相关科室联络的位置。手术间应尽量避免阳光直射，以朝北为宜，也可采用有色玻璃遮挡，以利于人工照明。手术室的朝向应避开风口，以减少室内尘埃密度和空气污染。

（二）手术间数量与面积

1. 手术间的数量　一般根据外科病床数量定，比例为 1 ：（20 ~ 25）。

2. **手术间的面积**　面积为 30～60m²，高为 2.9～3m，走廊宽为 2.5～3m。

（三）手术室各部分设计要求

1. **天花板、墙壁及地面**　坚实、平滑易清洁，连接处成弧形，最好有隔音设备、层流装置，以防手术间相互干扰和保持空气清洁。

2. **门**　采用自动门，门宽1.4m，便于平车出入。每个手术间应有两个门：一为接送患者，通往外走廊；另一为通往刷手间等清洁区。

3. **光源与电源**　手术室要有充足的光线。光源要求两种：一是室内照明灯；二是手术灯，应为无影、低温、聚光和可调。

4. **空调、空气净化装置**　手术室应设置空调、空气层流装置或其他冷暖设施及空气净化设施，使室温保持在 22～25℃，相对湿度在 50%～60%。

5. **医用气体吊塔**　吊塔内设有氧气、二氧化碳、氧化亚氮、压缩空气等气体接口，以及负压吸引接口、电源插座、仪器平台、通讯装置、废弃回收排放接口。每个终端要有明显标记，用不同颜色区别。

（四）手术室辅助用房及配备

1. **卫生通过用房**　包括换鞋处、更衣室、淋浴间、风淋室等。

2. **手术用房**　包括普通手术间、无菌手术间、层流净化手术间等。

3. **手术辅助用房**　包括洗手间、麻醉间、复苏间、清创间、石膏间等。

4. **消毒供应用房**　包括消毒间、供应间、器械间、敷料间等。

5. **实验诊断用房**　包括 X 线、内窥镜、病理、超声等检查室。

6. **教学用房**　包括手术观察台、闭路电视示教室等。

7. **办公用房**　包括医护办公室、医护值班室等。

（五）手术室分区

手术室须严格划分为限制区（无菌手术间）、半限制区（污染手术间）和非限制区，三区分隔开，限制区和非限制区的中间由半限制区过渡。

限制区包括无菌手术间、刷手间、无菌物品间、储药间等。半限制区包括急诊手术间或污染手术间、器械敷料准备间、麻醉准备间、消毒间。非限制区设更衣间、石膏间、标本间、污物处理间、麻醉复苏室和护士办公室、医护人员休息室、餐厅、手术患者家属休息室等。

（六）洁净手术室

洁净手术室是指采用空气净化技术使手术室内细菌浓度控制在一定范围，空气洁净度达到一定级别，是医院现代化的标志。空气净化技术有以下三种（见图 6-1）：

1. **水平层流**　在一个送风面上布满过滤器，空气经高效过滤，水平流进室内。

2. **垂直层流**　将高效过滤器装在手术室的顶棚内，垂直向下送风，两侧墙下部回风。

3. **乱流式层流** 气流不平行，方向不固定，流速不均匀，伴有交叉回旋的气流。

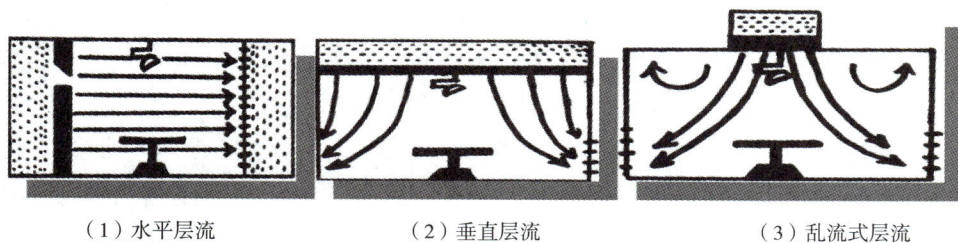

（1）水平层流　　　　　　（2）垂直层流　　　　　　（3）乱流式层流

图 6-1　空气净化技术

二、手术室的管理

建立完善的管理制度是落实和提高手术室工作质量的保证。

1. 凡进入手术室人员，必须更换洗手衣裤、口罩、帽子和鞋。手术毕，衣裤、口罩、帽、鞋须放到指定地点。

2. 手术室应严格执行无菌技术，患上呼吸道感染或面部、颈部、手部有感染者不可进入手术室。参观人员与手术者保持30cm的距离，站立不得高于手术者50cm，以免造成污染及影响手术操作。

3. 手术室应保持肃静，不可大声谈笑，禁止吸烟。

4. 手术室应遵循先做无菌手术，后做感染手术的原则。如急诊手术与常规手术安排冲突时，应优先安排急诊手术。

5. 参加手术人员应在术前20～30分钟到手术室做好准备工作，因故必须更改或停止手术，应预先与手术室联系。

6. 手术室内各种物品用后归还原处，做到定位、定数、定期检查。

7. 值班人员应坚守岗位，随时准备迎接急诊手术，不得擅离。

8. 室内一切器械、物品未经护士长许可不得擅自外借。

项目二　手术室的物品准备

一、物品的分类

（一）布巾类

手术室布类用品很多，用处很广，各种大小手术均需使用布类用品。常用的布类用品包括手术衣、各种规格的手术单及敷料类。

1. **手术衣**　手术衣分为大、中、小三号，用于遮盖手术人员未经消毒的衣着及手臂。

各型号的手术衣大小相对宽松，便于穿着，有利于保持无菌。手术衣穿上后要求上能遮住衣领，下能遮住膝部以下；前襟及腰部做成双层，防止手术时血液浸透，影响无菌要求；袖口用纯棉针织品制松紧口，便于手套腕部盖于袖口上。手术衣的颜色多选用浅蓝色或绿色。

2. 手术单　手术单用于手术时保护手术区不被污染。有大单、中单、桌巾、手术巾、颈部手术单、胸部手术单、腹部手术单等。各种手术单均为双层，并有各自的尺寸和折叠方法，用于铺盖手术野或无菌区。

3. 帽子、口罩　手术室均应戴圆顶帽。戴口罩应将带子系在脑后及颈后，以保证手术中不松脱。

对特殊感染患者的手术，可使用一次性无纺布制作的手术用品。

（二）敷料类

敷料类包括纱布和棉花制作的手术中所需物品。纱布和棉花均须脱脂，以增加吸水性，用于术中止血、拭血及切口的覆盖和伤口包扎。

1. 纱布类　根据手术的需要，制作成不同规格与不同形状的纱布敷料。

（1）纱布块　将毛边向里叠成方形的大、中、小纱布块。用于手术中拭血，切口覆盖。皮肤消毒、五官科手术、整形手术等小手术可用小纱布。

（2）纱布垫　多层纱布缝制而成。干纱布垫用于保护手术切口周围的皮肤，盐水纱布垫用于保护术中暴露的内脏。

（3）纱布条　多用于耳鼻腔内手术，长纱条多用于阴道、子宫出血及深部伤口填塞。

（4）纱布球　多用于组织分离、局部压迫止血等，如纱球、剥离子。

2. 棉花类　将医用脱脂棉做成各种手术中使用及覆盖切口的敷料。

（1）棉垫　是外用纱布覆盖制作而成的夹层敷料。常用于胸、腹部大手术后切口外层覆盖，以及其他创伤的加压包扎，以吸收渗血及分泌物，保护伤口。

（2）带线棉片　用于颅脑或脊椎手术时吸血，以保护脑及脊髓组织。棉片带线便于清点和取出。

（3）棉球及棉签　棉球多用于皮肤消毒。眼科手术用的棉球，可做成瓜子形。棉签用于涂擦药物或采集标本。

3. 特殊敷料　需要特别制作的敷料，如用于消毒止血的碘仿纱条，制成后无菌密闭保存。

（三）引流类

将体腔或组织间隙积聚的血液、脓液、分泌物或其他体腔积液引流于体外的方法，称为引流术。引流出的液体称为引流物。用于引流的物品很多，应根据手术部位的深浅、切口的大小及引流液的量和性质等，选用合适的引流用品（图6-2）。

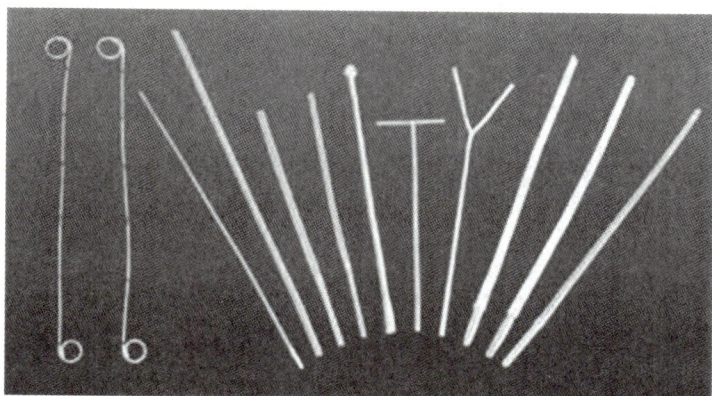

图 6-2 常见引流管

1. 橡胶类 橡胶类引流用品根据需要制作成片状、半管状和各种管状。

（1）橡皮片引流 是用乳胶制成橡皮片形引流用品，用于浅表组织引流。如甲状腺手术及身体其他部位的浅表手术后引流。

（2）半管引流 是用橡胶管制成的半管状引流用品，用于浅表手术后引流，如甲状腺手术后引流。

（3）管状引流 是橡胶制成的各种形状的引流管。常用的有普通引流管、"T"型管、蕈状管。普通引流管常用于体腔积液、积血引流，如腹腔引流、胸腔引流。"T"型管用于胆总管手术引流。蕈状管多用于膀胱手术引流。双腔或三腔引流管多用于腹腔脓肿及胃肠、胆或胰瘘等手术引流。

2. 烟卷式引流 是由橡皮管和纱布条制作而成。用于腹腔或深部组织引流。

3. 纱布引流条 常用的纱布引流条包括凡士林纱条、碘仿纱条、优苏尔纱条、浸有抗生素的纱条等。用于浅表部位的手术及感染伤口的引流，有促进肉芽生成和抗感染作用。

（四）器械类

手术器械是外科手术操作必备的用品，种类很多。手术室护士应熟悉每种手术器械的性能、使用方法、消毒和保管方法。

1. 一般手术器械 又称为普通手术器械。按其功能和用途分为以下几类：

（1）切割及解剖器械 手术刀、组织剪、线剪、骨剪及各种大小不等的剥离器。

（2）止血及钳夹器械 血管钳、手术镊、组织钳、肠钳、持针器等。

（3）牵引器及拉钩 用于牵开组织，暴露深部手术野，便于手术操作。常用的有皮肤拉钩、大小不等的"S"形拉钩、爪形拉钩、自动牵开拉钩等。

（4）探查及扩张器械 常用的有胆道探条、尿道探子和各种探针。用于脏器管道、窦道探查和扩大间隙等。

（5）异物钳　常用的有取石钳、气管异物钳、活体组织钳等。

2. 特殊器械　是指使用、保管及消毒要求比较高的手术器械。

（1）吻合器类　常用的有血管吻合器，食道、胃、直肠吻合器等。

（2）内镜类　常用的有膀胱镜、腹腔镜、胸腔镜、支气管纤维镜、子宫镜、关节镜等。

（3）精密仪器类　如手术显微镜、取皮刀、高频电刀、电钻、电锯、激光刀、体外循环机、心肺复苏仪等。

特殊器械、精密仪器应由专人负责保管，严格按操作规程处理。定期检查、保养和维修，保持性能良好。

3. 各专科手术器械　系指专门用于某一专科手术的器械。如脑外科手术器械、骨伤科手术器械、眼科手术器械、耳鼻喉手术器械、妇产科手术器械等。

（五）缝针及缝线

1. 手术缝针　缝针有三角针和圆针两类（图6–3）。两类针的型号很多，多为半圆形，直针使用较少。三角针用于缝合皮肤或韧带，圆针用于缝合肌肉、脏器、神经、血管等。

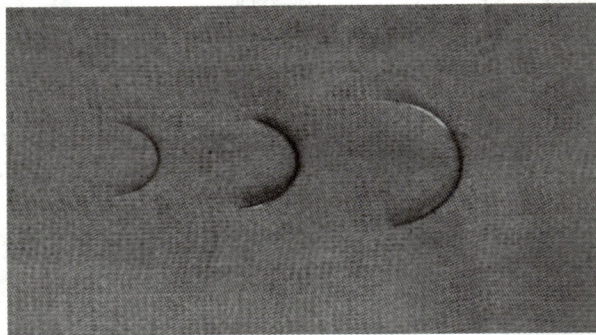

图6–3　手术缝针

2. 手术缝线　分为不可吸收和可吸收两类，用于术中缝合各类组织和脏器，使伤口愈合，也可用来缝或结扎血管。

（1）不可吸收线　有丝线、金属线、尼龙线等。丝线手术中使用最多，一般为黑色丝线，有粗细各种型号，使用前应浸湿，以增加拉力。金属线和尼龙线常用于减张缝合。

（2）可吸收线　包括天然线和合成线两种。天然线有肠线和胶原线。肠线分为普通肠线和铬制肠线两种。普通肠线由羊肠或牛肠黏膜下层组织制作而成，一般6～12天可被吸收；铬制肠线经过铬盐处理，经10～12天被吸收。肠线常用于子宫、膀胱、输尿管、胃、肠等黏膜层缝合。

二、物品的处理

（一）物品的灭菌方法

手术器械及物品的灭菌是预防手术感染最重要的环节。临床上常用的灭菌方法有以下几种：

1. 压力蒸汽灭菌　利用高温、高压杀灭器械或物品上一切微生物。其特点是杀菌可靠、经济、快速、灭菌效果好。主要适用于耐高温、耐湿的医用器械和物品的灭菌。

2. 低温灭菌技术　通过等离子体、化学灭菌方法达到灭菌的技术。

（1）环氧乙烷气体灭菌　环氧乙烷是第二代低温灭菌剂，杀菌力强、杀菌谱广，可杀灭各种微生物，对灭菌物品损害较小。适用于不耐湿、不耐热的器材。环氧乙烷存在毒性，灭菌后必须经过通风处理，消除滞留的毒性物质后才能使用。

（2）等离子体灭菌法　此方法的特点为作用迅速、杀菌可靠、作用温度低、清洁而无毒性残留。适用于内镜、不耐热器材、各种金属器械、玻璃等物品。

（3）戊二醛浸泡灭菌法　戊二醛具有很强的杀菌力，能在常温下达到灭菌水平，而且对金属基本无腐蚀。但其作用时间长（浸泡 10 小时才能达到灭菌要求），灭菌后的器材不宜保存；同时戊二醛对皮肤、黏膜有刺激，可引起皮炎、过敏等。

（二）物品的处理

1. 布类用品使用后，应及时清洗。若污染严重，尤其是若有经血液传播的疾病或恶性肿瘤患者手术用过的布类，应先做消毒处理，再清洗。所有布类用品均应折叠后经高压灭菌，在有效期内使用。

2. 各种敷料制作完成后，经高压蒸汽灭菌后供手术使用。用过的敷料，严格消毒后妥善处理。对感染性手术，尤其是特殊感染的手术用过的所有敷料，均应及时焚烧处理。

3. 手术器械均为金属类，多数为不锈钢制成。使用前应按各种手术的需要配备齐全，打包高压灭菌备用。每次使用后及时清洗干净，擦干，涂液状石蜡保护，特别是关节部位。刀片等锐利器械，不宜高温消毒，可用化学灭菌法消毒。

4. 各种内镜使用前用 0.1% 氯己定浸泡消毒 1 小时，用后在流水中冲洗，再用氯己定浸泡消毒 30 分钟。精密仪器一般禁止高温消毒，可用环氧乙烷气体灭菌 6 小时，或 2% 戊二醛浸泡消毒 10 小时。经化学气体及液体消毒的仪器，在使用前需用无菌生理盐水冲洗后方可使用。不可消毒的仪器或部位，可用无菌布套套上进行操作。

项目三　手术人员的准备

手术人员的无菌准备是避免患者伤口感染，确保手术成功的必要条件之一。手臂皮肤的细菌包括暂居和常驻两大类，暂居菌分布于皮肤表面，易被清除；常驻菌则深居毛囊、汗腺及皮脂腺等处，不易清除，且可在手术过程中逐渐移至皮肤表面。故手臂消毒后，还应穿无菌手术衣，戴无菌手套，防止细菌污染手术切口。

一、常规性准备

手术人员应保持身体清洁。进入手术室时，先换上专用鞋，再进入更衣室更衣；要除去饰物，自身衣服不得外露，将洗手衣扎入裤中，防止衣着宽大影响消毒隔离；戴上手术帽和口罩，要求遮盖住全部头发及口鼻；检查指甲，手臂皮肤无破损及感染。

二、手臂的消毒准备

指通过机械性刷洗及化学消毒方法，尽可能刷除双手及前臂的暂居菌和部分常驻菌。简称为外科洗手（详见模块二十项目一）。

项目四　患者的准备

一、一般准备

（一）接手术患者

1. 接送患者一律用手术室专用平车，外科手术科室平车接送至手术室非限制区，由手术室专用平车将患者接送出入手术室，注意安全。

2. 根据患者手术时间严格核对科别、床位、患者姓名、性别、住院号、诊断、手术名称及部位、麻醉方法等无误后，提前 30 分钟或 1 小时将患者接到指定手术间。

3. 检查患者术前准备是否完善。如患者是否皮肤清洁和更换清洁衣裤；是否取下义齿、发夹、贵重物品等；是否按医嘱注射术前用药和过敏试验；患者禁食情况；是否配血和测定出凝血时间；是否遵医嘱灌肠，插胃管、导尿管；家属是否签字等。无导尿管患者应嘱其排尿。

4. 检查手术所需用物是否准备好，如病历、配血单、输液器、胸腹带、特殊用药、X光片等，一并带入手术室。

5. 躁动患者要用约束带，小儿要有人陪护，防止坠床摔伤。

6. 患者进入手术室后必须戴清洁帽，巡回护士要核查患者病历、X 线片、物品等交接手续。

（二）送手术患者

1. 手术结束后，待生命体征平稳、病情允许时将患者随同其带来的一切用物送回病房，并与病室接班护士当面交清。由术者、麻醉医师、手术室护士一起护送患者，以防回病房途中发生意外。

2. 将患者送回病房时要向病房护士交接，包括做何种手术、麻醉方式、术中出血情况、尿量、伤口部位、各种引流管、输液情况、受压部位皮肤情况、生命体征，以及术后需特别注意观察的事项等。

3. 病房护士应携带血压计、听诊器等到床边，查对病区、床号、姓名，与医生、接送人员一起妥善安置患者至病床上。测量血压、脉搏、呼吸后填写于手术患者交接单上。

4. 交接无误后双方在交接单上签字，并保存于病历内。给予患者适当的心理安慰，向患者及家属交代术后卧位、伤口、引流管情况及疼痛处理方法等。

5. 将平车整理整齐放指定处。

二、手术体位准备

（一）安置原则

手术体位是指术中患者的位式，由患者的卧姿、体位垫的使用、手术床的操纵 3 部分组成。巡回护士安置手术体位时应考虑以下要求：

1. 患者安全舒适，骨隆突处要衬海绵垫或其他软垫，以免压迫性损伤。

2. 按手术要求，充分暴露手术野。

3. 不影响呼吸和循环功能，并且不影响麻醉师观察和监测。在胸、腹下面放置软垫时，垫与垫之间要留一定空间。

4. 妥善固定，避免神经、血管受压和肌肉扭伤、压疮等并发症。上肢外展不得超过90°，以免损伤臂丛神经；下肢要注意保护腓总神经。

（二）常见体位

1. 仰卧位 为最常见的体位。

（1）水平仰卧位 常用于胸部、腹部、下肢等手术。

（2）乳房手术仰卧位 患者仰卧位，手术侧靠近台边，肩胛下垫以卷折的中单，上臂外展，置于臂托上，对侧上肢用中单固定于体侧；其余与水平仰卧位相同。

（3）颈部手术仰卧位 患者仰卧位，手术台躯干部抬高 10°～20°，头板适当下落，颈后垫以圆枕，双肩下垫一肩垫，使头颈向后仰或转向健侧；其余与水平仰卧位相同。

2. 侧卧位 用于胸部手术和肾部手术。

3. **俯卧位**　用于脊柱及其他背部手术。

4. **膀胱截石位**　适用于会阴部、尿道、肛门部手术。

5. **半坐卧位**　适用于鼻及咽部手术。

常见体位详见模块二十项目三，见图6-4。

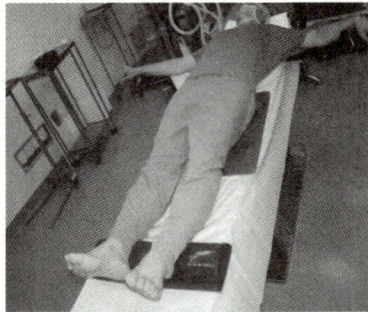

（1）仰卧位　　　　　　　　　　　　　　　　　（2）侧卧位

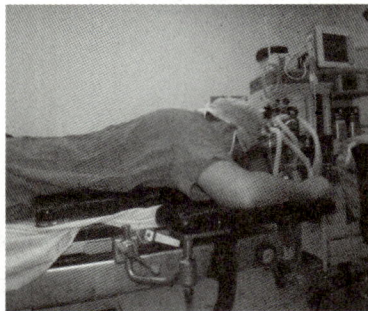
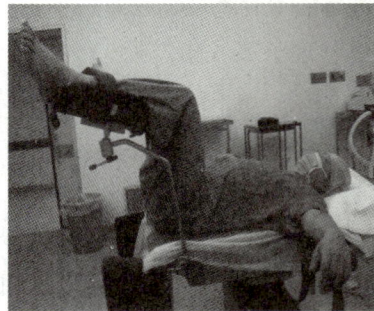

（3）俯卧位　　　　　　　　　　　　　　　　　（4）膀胱截石位

图6-4　常见体位

三、手术区皮肤消毒准备

根据手术患者的年龄和手术部位，手术野皮肤消毒可选用不同消毒剂。

（一）消毒液的选择

1. **婴幼儿皮肤消毒**　婴幼儿皮肤柔嫩，一般用75%乙醇、0.3%或0.5%碘伏消毒。

2. **普通消毒**　普通外科、颅脑外科、骨外科、心胸外科手术区皮肤消毒，宜用2%~3%碘酊消毒，待干后，再用75%乙醇脱碘；或用0.2%~0.5%碘伏消毒2遍，不需脱碘。

3. **会阴部手术消毒**　会阴部皮肤黏膜用0.2%~0.5%碘伏消毒2遍。

4. **五官科手术消毒**　面部皮肤用75%乙醇消毒2遍。口腔黏膜、鼻部黏膜用0.5%碘伏消毒。

5. 供皮区的皮肤消毒　用75%乙醇涂擦2~3遍。

6. 受损皮肤的消毒　烧伤和新鲜创伤的清创，先用无菌生理盐水反复冲洗，至创面清洁时拭干，再消毒。烧伤创面按其深度处理；创伤伤口用3%过氧化氢和0.02%~0.05%碘伏消毒，外周皮肤按常规消毒。

（二）消毒方法

1. 充分暴露消毒区域　尽量将患者衣服脱去，以免影响消毒效果。

2. 脱碘　使用碘酊消毒，待碘酊干后方可脱碘；否则，影响杀菌效果。

3. 消毒顺序　以切口为中心，由内向外、从上到下。若为感染伤口或肛门区消毒，则应由外向内，已接触边缘的消毒纱球，不得返回中央涂擦。

4. 消毒范围　同备皮范围，一般包括手术切口周围15~20cm的区域，如有延长切口应扩大消毒范围。

四、手术区铺单

手术区铺无菌单（巾），是手术区皮肤消毒后实施手术的必要步骤，也是手术室护士必须掌握的基本技能，铺单方法详见模块二十项目四。

项目五　手术中的无菌操作原则及手术配合

一、无菌操作

无菌操作应注意以下事项：

1. 穿好无菌手术衣和戴好手套，手臂应保持在胸前，高不过肩，低不过腰，双手不可交叉放于腋下。

2. 器械台面及术野平面以下视为有菌区，手术人员的手、器械等物品均不可放到该平面以下，否则视为污染。

3. 器械应从手术人员的胸前传递，不得从术者身后或头部传递，必要时从术者手臂下传递，手术人员不可随意伸臂横跨于手术区取器械。

4. 手术中如有手套破损或接触到有菌的地方或怀疑被污染，应更换无菌手套。前臂或肘臂被污染时应更换手术衣或加套无菌袖套，器械台或术野的无菌巾、布单一经浸湿，应加盖干的无菌单。

5. 限制参观人员，每室不超过4~6人，参观手术时不能站得太高、离手术者太近，不可在室内经常走动。

6. 术中切皮后应更换手术刀片和血垫。处理空腔脏器残端时，应用盐水纱布保护周围组织，并用碘伏消毒切口部位。已污染的剪刀、敷料等必须放于弯盘中，不能放回无菌区。缝皮前应冲洗切口，洗净手套上的血迹，去除手术薄膜，用75%酒精消毒皮肤后再行缝合。

7. 术中因故暂停进行 X 摄片时，应用无菌单将手术切口及手术区遮盖，防止污染。

8. 手术人员更换位置时，如两人临近，先由一人双手放于胸前后退一步，与交换者采用背靠背形式交换，如非临近，则由双方先面向手术台退出，然后交换。

9. 口罩潮湿后及时更换，手术人员咳嗽、打喷嚏时应将头转离无菌区，及时擦拭手术者的汗液，避免滴落在手术台上。

10. 术中关闭门窗，尽量减少开关门的次数。

二、手术配合

(一)器械护士

又称洗手护士或手术护士。在手术台上负责术中所需器械、物品和敷料的供给，主动配合手术医师完成手术。其工作范围只限于无菌区内，主要工作如下：

1. 术前一日访视患者，了解手术情况，填写术前访视单。了解手术的配合要点，并根据手术要求做好准备，以便术中密切配合。

2. 清理器械桌，按照手术通知单准备或核对次日手术器械包、敷料包及其他一切用品，注意认真查对有效期。

3. 手术当日洗手护士提前进入手术间，按核对制度核对患者。

4. 再次核对手术物品是否齐全和适用，发现遗漏及时补充。

5. 严格执行查对制度和无菌技术操作规程。

6. 洗手护士应提前刷手，穿戴无菌手术衣、手套。

7. 按程序整理器械桌，与巡回护士共同清点、核对手术器械、敷料和其他用物（图6-5）。

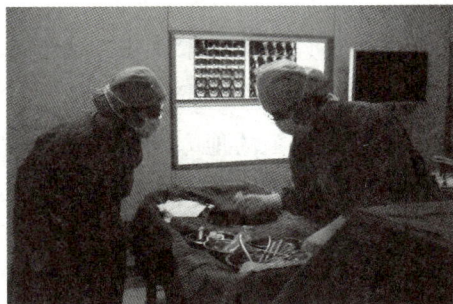

图6-5　清点、核对手术物品

8. 根据需要协助医师铺巾，协助医师穿无菌手术衣和戴手套。

9. 术中增添或掉落器械、敷料和其他用物，胸、腹、颅或深部手术于手术前、关闭体腔前及手术将完毕时，要及时告知巡回护士核对记录，严防异物遗留在体腔内。

10. 手术过程中集中精力，密切观察手术进程及需要，主动、迅速、正确地传递所需要的器械物品，及时收回用过的器械，擦拭血迹，整理有序，时刻保持功能状态，以保证手术安全进行。

11. 切下的游离组织、自体骨、异体骨等应妥善保管好，避免污染。术毕按常规处理，不得遗失。

12. 手术结束，协助手术医师擦净切口及引流管周围的血迹，包扎伤口。

13. 术毕，负责手术器械的刷洗、清点并与供应室护士交接。

（二）巡回护士

又称辅助护士，主要任务是在台下负责术中物品、器械、布类和敷料的准备和供给，主动配合手术和麻醉，根据手术需要，协助完成输液、输血及手术台上特殊物品、药品的供给。其工作范围是在无菌区以外，在患者、手术人员、麻醉师及其他人员之间巡回。同时监督手术团队其他成员的无菌操作。

1. 术前一日了解患者病情、手术名称、手术部位、术中要求及特殊准备等，并准备手术间物品。

2. 患者入室后，主动安慰患者，减轻其心理负担，戴隔离帽，逐项核对患者姓名、科别、年龄、床号、住院号、X 线片、手术部位、手术名称及手术时间。清点病室带来的物品，检查术前医嘱是否执行（重点是药物过敏试验、术前用药、禁食、备皮、灌肠等情况）；如有遗漏，应报告医生妥善处理。发现患者携带贵重或特殊物品（戒指、项链、假牙及其他钱物等），应取下交有关人员保管。

3. 根据医嘱进行输液、用药。协助麻醉医师工作。负责摆放手术体位，固定肢体。

4. 正确使用高频电刀，将负极板放于肌肉丰厚处（如大腿、臀部）。患者的皮肤不能直接接触手术床的金属部分，防止灼伤。若使用的是不锈钢板的负极板，应将其面上涂以导电胶或盐水。

5. 手术开始前，与器械护士共同清点器械、敷料等数目，并记录在登记本上。关体腔或深部组织及缝合至皮下时，再次清点复核。

6. 连接各种仪器电源、吸引器，帮助手术人员穿手术衣，摆脚踏凳，安排手术人员就位，调节灯光，清理污物桶。

7. 坚守岗位、履行职责，严格查对制度，术中执行口头医嘱前要复述一遍，防止用错药。重大手术应及时评估术中可能发生的意外，做好应急准备工作，及时配合抢救。

8. 保持手术间安静、有序，监督手术人员的无菌操作。管理参观人员，嘱其不要随意走动或进入非参观手术间。发现参观人员距无菌台、器械台＜30cm或影响手术操作时，应立即纠正。

9. 严密观察病情变化，保持输液通畅、体位正确、肢体不受压，定时开放止血带，随时调节室内温湿度等。必要时帮助术者擦汗。

10. 树立爱伤观念，操作时动作要轻。术中要关心爱护患者，注意保暖。应与非全麻患者加强言语沟通，安抚患者。

11. 负责手术切口包扎。护送患者回病房时，与病房护士交接注意事项。

12. 负责整理手术间，补充所需物品，更换手术床被服。若为特殊感染手术，按有关要求处理。

13. 术中更换巡回护士时，需与接班护士共同清点物品数目、交代病情及医嘱执行情况、病区随带物品等，并在登记本上签名，必要时通知术者。

考纲摘要

1. 手术室的布局与环境、人员配备和职能。

2. 手术室各种物品，包括布类用品、敷料类、引流物、缝线及缝针、器械类的准备、消毒及无菌处理。

3. 手术中的无菌操作原则；无菌桌的准备；手术区铺单法。

4. 患者的一般准备；手术体位；手术区皮肤消毒。

5. 手术人员的一般性准备；手臂的洗刷与消毒；穿无菌手术衣；戴无菌手套；穿全遮盖式手术衣及戴手套；连台手术更换手术衣及手套。

复习思考

1. 下列哪项违反手术进行中的无菌原则（　　）

  A. 洗手护士腰以下，肩以上视为有菌区

  B. 手术台边以下的器械不能使用

  C. 器械不能从手术者背后传递

  D. 手套接触非无菌区后，应用乙醇消毒

  E. 前臂碰触有菌物，应更换无菌手术衣或加套无菌袖套

2. 已穿好无菌手术衣，戴无菌手套，手术未开始，双手应置于（　　）

  A. 胸前部　　　　　　　　B. 腹前部　　　　　　　　C. 夹于腋下

  D. 双手下垂　　　　　　　E. 双手往后背

3. 手术区铺盖无菌布单，正确的是（　　）

A. 无菌巾先铺相对不洁区或操作者的对侧

B. 无菌巾铺下后不可由内向外再移动

C. 开腹手术的术野区至少铺单 2 层

D. 无菌单下垂手术台边缘至少 10cm

E. 术中手术巾单湿透时，应撤去重铺

扫一扫，知答案

模 块 七

外科休克患者的护理

扫一扫，看课件

案例导入

刘某，男，23岁。以"右上腹被汽车撞伤后2小时"为主诉急诊入院，患者诉口渴、上腹部疼痛。查体：T36.6℃，P96次/分，R20次/分，BP90/70mmHg；腹软，右上腹肋缘下有压痛，叩诊有移动性浊音。

问题：①该患者最可能是什么疾病？②常见护理问题是什么？③如何护理？

项目一　休克概述

外科休克是指机体受到严重创伤、大出血、严重感染等强烈因素袭击，有效循环血量骤减，组织灌注不足，细胞代谢紊乱，重要器官功能障碍的临床危急综合征。有效循环血量骤减是外科休克的前提，微循环障碍是休克发生的基础，休克的本质是细胞缺氧，肺、肾等重要器官功能受损是休克发展的必然结果。切断休克发生、发展的各个环节是治疗休克的重要手段；了解外科休克患者的病因、病理生理变化、临床表现及治疗要点是护理外科休克患者不可或缺的环节。

【病因与分类】

1. 低血容量性休克　主要因血容量骤减所引起。如上消化道出血、肝脾破裂、异位妊娠破裂及外伤引起大血管损伤等所致休克，称为失血性休克；大面积烧伤创面血浆渗出和严重腹泻、呕吐、肠梗阻等引起休克，称为失液性休克。严重外伤引起的创伤性休克亦属于低血容量性休克。

2. 感染性休克　是指严重感染时病原菌释放外毒素或内毒素，造成心肌损害、血管扩张和毒素对细胞的直接损害等复合因素的作用所引起的休克。常见于败血症、急性梗阻性化脓性胆管炎、急性化脓性腹膜炎、绞窄性肠梗阻等疾病。

3. 心源性休克　因心搏出量急剧减少所致，见于急性心肌梗死、心包填塞、心力衰竭等疾病。

4. 过敏性休克　当某些物质、药物或异体蛋白等进入过敏体质内，发生抗原抗体反应，致使外周小动脉和毛细血管床扩张而发生休克。

5. 神经源性休克　由于剧烈的疼痛、手术时过度牵拉内脏神经，或因椎管内麻醉广泛阻滞交感神经所致。

外科临床上以低血容量性休克和感染性休克最常见。

【病理生理】

1. 微循环变化

（1）微循环收缩期（缺血缺氧期）　当有效循环血量锐减时，血管内压力下降，刺激主动脉弓和颈动脉窦压力感受器，引起交感 – 肾上腺轴兴奋，释放大量儿茶酚胺及肾素 – 血管紧张素分泌增加等，使心跳加快、心排出量增加，以维持有效循环血量；选择性地使外周和内脏小血管收缩，以减少皮肤与肌肉、内脏等组织中的血液供应，而优先保证心、脑等重要器官的供血。由于毛细血管前括约肌强烈收缩，动静脉短路和直接通路的开放，使得外周血管阻力和回心血量均有所增加；毛细血管前括约肌的强烈收缩和后括约肌的相对开放有助于组织液回吸收，使血容量得到部分补偿。故此期称为休克代偿期。微循环此时的变化是"少灌多流"，组织仍处于低灌注、缺氧状态，故微循环收缩期又称微循环缺血期。

（2）微循环扩张期（淤血缺氧期）　当微循环血量继续减少，微循环的变化将进一步发展。长时间的、广泛的微动脉收缩，动静脉短路和直接通道开放，使进入毛细血管的血量继续减少。组织因严重缺氧处于无氧代谢状态，乳酸产生增多，又不能及时移除，使毛细血管前括约肌失去对儿茶酚胺的反应能力，微动脉及毛细血管前括约肌由收缩转为舒张，以致大量血液涌入毛细管网内，但毛细血管后括约肌对酸性物质的耐受性较强，仍处于收缩状态，故血液淤滞在毛细血管床中。毛细血管内静水压增高，管壁通透性增加，血浆向外渗出，血液浓缩、血流缓慢而逐渐停止，致使回心血量进一步减少，血压下降，重要脏器灌注不足，休克进入抑制期。微循环此时的变化是"多灌少流"，组织处于淤血缺氧期，微循环扩张期又称微循环淤血期。

（3）微循环衰竭期（DIC）　滞留在微循环内的血液，由于血液黏稠度增加和酸性血液的高凝特性，使红细胞和血小板发生凝集，在毛细血管内形成微血栓，引起弥散性血管内凝血（DIC）。广泛的凝血消耗了大量凝血因子，导致机体发生全身性的出血倾向。此时微循环血流灌注基本停止，细胞缺氧更加严重，酸性代谢产物和内毒素的产生使细胞内溶酶体膜破裂，释放出多种水解酶，造成组织细胞自溶、死亡，最终引起器官功能受损。此期称为休克失代偿期。

2. 代谢改变

（1）儿茶酚胺释放增多　休克时儿茶酚胺大量释放，促进胰高血糖素生成，抑制胰岛素的产生及其外周作用的发挥，加速肌肉和肝内糖原分解，以及刺激垂体分泌促肾上腺皮质激素，使血糖升高。休克时蛋白质分解加速，可使血尿素氮、肌酐、尿酸含量增加。

（2）醛固酮分泌增加　休克时因血容量降低，使抗利尿激素和醛固酮分泌增加；肾脏通过增加对钠和水的重吸收，保证血容量。

（3）代谢性酸中毒　体内葡萄糖的无氧糖酵解使丙酮酸和乳酸产生过多，加之肝脏灌流量减少，处理乳酸的能力减弱，使乳酸在体内的清除率降低，血液内含量增多，致酸碱平衡失调，出现代谢性酸中毒。

（4）细胞膜钠－钾泵功能失常　由于细胞缺氧，体内葡萄糖以无氧糖酵解供能，三磷酸腺苷产生减少，能量不足，细胞膜的钠－钾泵失去动力，表现为细胞内外离子及体液的分布异常，细胞外钾离子无法进入细胞内，而细胞外液则随钠离子进入细胞内，造成细胞外液减少和细胞过度肿胀、变性、死亡。

（5）细胞膜、线粒体膜、溶酶体膜受损　代谢性酸中毒等因素使细胞膜、线粒体膜、溶酶体膜的屏障功能受损时，可释放出大量引起细胞自溶和组织损伤的水解酶，其中最重要的是组织蛋白酶，可使组织蛋白分解而生成多种活性肽，对机体产生不利影响，进一步加重休克。

3. 重要器官继发性损害　休克时由于全身组织处于持续缺血、缺氧状态，组织细胞可发生变性、出血、坏死，导致脏器功能障碍，甚至衰竭。若两个或两个以上的重要器官或系统同时或序贯发生功能障碍或衰竭，称为多系统器官功能障碍或衰竭（MSOF），是导致休克患者死亡的主要因素。

（1）肺　休克时低灌注和缺氧可使肺毛细血管内皮细胞和肺泡上皮细胞受损。肺毛细血管内皮细胞受损，可致肺毛细血管壁通透性增加而造成肺间质性水肿。肺泡上皮细胞受损后，肺泡表面活性物质生成减少，使肺泡表面的张力升高，继发肺泡萎缩，并出现局限性肺不张。休克时萎缩的肺泡不能通气，而一部分尚好的肺泡又缺少良好的血液灌注，导致通气/血流比例失调，肺内分流，临床上表现为进行性呼吸困难和缺氧，称为急性呼吸窘迫综合征（ARDS）。

（2）肾　休克时肾皮质小血管收缩，肾髓质中动静脉短路分流增加，肾皮质血流锐减，尿量明显减少，可发展为急性肾功能衰竭（ARF）。

（3）心 冠状动脉灌流量的 80% 来源于舒张期。休克时心率加快，心脏的舒张期缩短或舒张压降低，冠状动脉灌流量减少，心肌因缺血缺氧而受损。此外，低氧血症、代谢性酸中毒及高血钾也可损害心肌。一旦心肌微循环内血栓形成，可引起局灶性心肌坏死和心功能衰竭。

（4）脑 儿茶酚胺对脑血管的作用很小，休克时脑血流量降低主要是动脉压过低所致。脑内小动脉平滑肌的舒缩，受血液二氧化碳分压和酸碱度的影响。当二氧化碳分压升高或酸碱度值降低时，脑血流量增加，而这种调节机能需要有一定的心排出量和平均动脉压才能起作用。因此，休克时持续性的低血压将引起脑部血液灌流不足，脑组织缺血缺氧，毛细血管周围胶质细胞肿胀；同时，毛细血管通透性升高使血浆外渗，引起脑水肿，导致颅内压增高甚至发生脑疝。

（5）肝脏及胃肠 休克时，内脏血管发生痉挛，肝脏血流减少，引起肝脏缺血、缺氧、血液淤滞，肝血管窦和中央静脉内微血栓形成，造成肝小叶中心坏死，甚至大片坏死，肝功能受损；肝脏代谢和解毒功能受到影响，可引起内毒素血症，加重代谢紊乱和酸中毒。胃肠道在休克时严重的缺血和缺氧可使胃黏膜缺血、糜烂、出血，临床上表现为上消化道出血；肠黏膜缺血缺氧可使肠黏膜上皮细胞屏障功能受损，肠道内细菌和毒素易位，并发肠源性感染和毒血症。

以上内脏器官继发性损害，特别是心、肺、肾功能的衰竭是造成休克死亡的主要原因。

【临床表现】

1. 休克早期 患者表现：口渴；神志清楚，精神紧张、兴奋或烦躁不安；皮肤苍白、湿冷；心率和呼吸增快，舒张压可升高，脉压减小；尿量正常或减少。此时若处理及时得当，休克可得到纠正；否则，病情继续发展，进入休克抑制期。

2. 休克期 患者表现：表情淡漠、反应迟钝，甚至可出现意识模糊或昏迷；皮肤黏膜由苍白转为紫绀，或出现花斑，四肢湿冷；呼吸浅速，脉搏细弱，血压进行性下降；尿少甚至无尿。

3. 休克晚期 上述症状继续恶化，可出现无脉搏、无血压、无尿，体温不升，意识丧失，皮肤黏膜有出血点、瘀斑，并有呕血、便血等内脏出血。此期往往继发重要脏器的功能衰竭而造成死亡。

【辅助检查】

1. 血常规检查 红细胞计数、血红蛋白量和血细胞比容的变化提示失血情况的发展。血细胞比容增高反映血液浓缩；白细胞计数增多和中性粒细胞比例更高，提示有感染存在。

2. 动脉血气分析 有助于了解有无酸碱平衡失调。休克时，肺过度换气，可致 $PaCO_2$ 低于正常；但换气不足时，$PaCO_2$ 明显升高。若 $PaCO_2$ 高于 60mmHg，吸入纯氧后仍无改善，应考虑 ARDS 的发生。

3. 血生化检查 包括肝、肾功能，血糖，血钾、钠、氯等电解质检查。可了解患者有无多器官功能障碍及体液代谢失衡情况。

4. 动脉血乳酸盐测定 反映细胞缺氧程度，正常值为 1.0～1.5mmol/L。休克时间越长，血流灌注障碍越严重，动脉血乳酸盐浓度就越高，提示病情严重，预后不良。

5. DIC 的监测 DIC 时，应测血小板、出凝血时间、纤维蛋白原含量、凝血酶原时间及其他凝血因子。当血小板低于 80×10^9/L、纤维蛋白原少于 1.5g/L，凝血酶原时间较正常延长 3 秒以上时，应考虑有 DIC。

6. 中心静脉压（CVP） 是指右心房或胸腔内上、下腔静脉内的压力，其变化可反映血容量和右心功能情况。正常值范围为 5～12cmH$_2$O，低于 5cmH$_2$O 表示血容量不足，高于 15cmH$_2$O 表示右心功能不全。

7. 肺毛细血管楔压（PCWP） 反映肺静脉、左心房和左心室的功能状态。PCWP 的正常值范围为 6～15mmHg，小于 6mmHg 反映血容量不足，高于 18mmHg 提示肺淤血。因此，临床上当发现 PCWP 增高时，即使 CVP 尚属正常，也应限制输液量，以免发生或加重肺水肿。

【治疗】

1. 治疗原则 休克的治疗原则是尽早去除引起休克的病因，尽快恢复有效循环血量，改善微循环，保护重要器官功能，防止多器官功能衰竭。

2. 治疗措施

（1）一般紧急措施 采取休克卧位，将头和胸部抬高 20～30°，下肢抬高 15～20°，以增加回心血量和改善呼吸。应及时清除呼吸道分泌物，保持呼吸道通畅。面罩吸氧，6～8L/min，以增加动脉血氧含量，减轻组织缺氧。呼吸困难严重者，可做气管插管或气管切开。休克患者应保持安静，减少搬动，以免加重休克。注意保暖，但不能局部加温，防止组织耗氧量增加和皮肤血管扩张引起的回心血量下降。

（2）补充血容量 补充血容量是纠正组织低灌注和缺氧的关键，也是抗休克的基本措施。迅速建立两条以上的静脉通道，如果周围静脉萎陷、穿刺困难时，可考虑做周围静脉切开，亦可锁骨下静脉穿刺置管，保证静脉通道畅通。连续监测动脉血压、尿量和中心静脉压，结合末梢循环情况，判断补充血容量的效果。一般先快速输入平衡盐溶液，达到补充血容量的目的，然后再输入扩容作用持久的胶体液，必要时进行成分输血。

（3）积极处理原发病 外科疾病引起休克，多存在需要手术处理的原发病，如内脏出血的控制、消化道穿孔的修补、坏死肠袢切除和脓液的引流等。在快速补充血容量的基础上及时处理原发病，才能从根本上控制休克。有时需在抗休克的同时施行手术，以保证抗休克的治疗效果。

（4）纠正酸碱平衡失调　休克时微循环障碍，组织缺氧，产生酸性产物，导致机体酸碱代谢失衡，最常见的是代谢性酸中毒。一般经积极扩容治疗，组织灌注改善后，轻度酸中毒可得到缓解。但严重休克酸中毒明显，仍需用碱性药物纠正酸中毒，常用5%碳酸氢钠静脉滴注，具体剂量视酸中毒程度和血气分析结果而定。

（5）应用血管活性药物　血管活性药物主要包括血管收缩剂、扩张剂及强心药。临床常用血管收缩剂有去甲肾上腺素、间羟胺和多巴胺；临床常用的血管扩张剂有酚妥拉明、酚苄明、阿托品等。血管扩张剂可以解除小动脉痉挛，关闭动静脉短路，改善微循环；但血管容量相对增加的同时亦可使血压下降，从而影响重要脏器的血液供应。故必须在补足血容量的基础上，再考虑使用血管活性药物。休克发展到一定程度、伴有不同程度的心肌损害时，应用强心药可增强心肌收缩力、减慢心率，常用多巴胺、多巴酚丁胺和毛花苷丙等。

（6）改善微循环　休克发展到DIC阶段，需用肝素抗凝治疗，一般用量为1.0mg/kg，每6小时一次。DIC晚期，纤维蛋白溶解系统亢进，可使用抗纤维蛋白溶解药如氨甲苯酸、氨基己酸等，以及抗血小板黏附集聚的药物如阿司匹林、低分子右旋糖酐等。

（7）皮质激素和其他药物的应用　皮质类固醇可用于感染性休克和其他较严重的休克，其主要作用是：①扩张血管，改善微循环；②防止细胞内溶酶体破裂；③增强心肌收缩力，增加心排血量；④增进线粒体功能，防止白细胞凝集；⑤促进糖异生，使乳酸转化为葡萄糖，减轻酸中毒。一般主张大剂量静脉滴注，一次滴完。

项目二　外科常见休克

一、失血性休克

【病因】

急性大量失血超过总血量的20%，即可引起失血性休克。常见于大血管破裂、腹部损伤引起的肝脾破裂、消化性溃疡出血、食管胃底静脉曲张破裂出血、妇产科疾病所引起的出血等。失血后是否发生休克，取决于失血的量和失血的速度。

【治疗】

1. **治疗原则**　迅速补充血容量，积极处理原发病以控制出血。

2. **治疗措施**　补充血容量，尽快建立两条以上静脉输液通道，根据血压和脉搏变化估计失血量。快速扩充血容量，45分钟内快速静脉滴注平衡盐溶液1000～2000mL，观察血压回升情况。而后根据血压、脉搏、中心静脉压、血红蛋白和血细胞比容等监测指标，决定是否补充全血或浓缩红细胞。在补充血容量的同时，要立即控制出血，如加压包扎、扎止血带、双气囊三腔管压迫止血等措施。若出血迅速、量大，难以有效止血，要积极手术止血。

二、感染性休克

【病因与分类】

感染性休克主要是细菌释放的外毒素或内毒素所致，可造成以下变化：①心肌损害，使心搏出量下降；②内毒素有类似组织胺和 5 – 羟色胺的作用，使血管扩张，血压下降；③毛细血管通透性增高，血浆渗出，血容量减少；④直接损害细胞，引起代谢障碍。故感染性休克是复合因素引起。

感染性休克常继发于各种严重感染，其中以释放内毒素的革兰阴性杆菌为主的感染多见，如急性腹膜炎、胆道感染、绞窄性肠梗阻及泌尿系感染等。

从血流动力学改变来看，感染性体克可分为低排高阻型（低动力型休克）和高排低阻型（高动力型休克）两种。前者外周血管收缩、微循环淤滞、毛细血管渗出致血容量和心排血量减少，患者皮肤湿冷，称冷休克；多见于革兰阴性细菌感染患者。后者外周血管扩张、阻力降低，心排血量正常或增高，患者皮肤温暖干燥，称暖休克，多见于革兰阳性细菌感染患者的休克早期。

【临床表现】

1. **冷休克**　患者表现为体温突然降低，躁动不安或淡漠、嗜睡，面色苍白、发绀或花斑样发绀，皮肤湿冷，毛细血管充盈时间延长，脉搏细速，脉压 <30mmHg，尿量 <25mL/h。

2. **暖休克**　少见。患者表现为神志清楚，皮肤温暖干燥、潮红，脉搏较慢，搏动清楚，脉压 >30mmHg，尿量 >30mL/h。

革兰阳性细菌感染的休克后期亦可转变为冷休克。休克晚期，心力衰竭，外周血管功能瘫痪，即成为低排低阻型休克。

【治疗】

在休克未纠正前，以抗休克为主，同时抗感染；休克控制后，着重治疗感染。

项目三　休克患者护理

【护理评估】

1. **健康史**　应重点了解患者的病史及发病经过，如有无严重创伤史，有无急性大失血、烧伤及严重感染病史等。

2. **身体状况**

（1）意识状态　休克早期患者呈兴奋状态，烦躁不安；休克加重时表情淡漠、反应迟钝，甚至昏迷。

（2）皮肤色泽及温度 皮肤色泽及温度是体表灌流情况的标志。休克早期皮肤苍白，四肢湿冷；休克晚期皮肤黏膜有散在出血点或瘀斑。

（3）血压与脉压 休克时通常收缩压低于 90mmHg，脉压小于 20mmHg。血压回升，脉压增大则是休克好转的征象。

（4）脉搏 脉率的变化多出现在血压变化之前。休克早期脉率增快；休克加重时脉细弱，甚至摸不到。临床上常用脉率/收缩压（mmHg）计算休克指数。正常值约为 0.58，表示无休克；≥1.0 提示有休克；>2.0 为严重休克。

（5）呼吸 注意呼吸频率、节律、深浅度。休克加重时呼吸急促、变浅、不规则。呼吸增至 30 次/分以上或 8 次/分以下，表示病情危重。

（6）尿量及尿比重 是反映肾血液灌流情况的重要指标之一。尿量 <25mL/h、尿比重增高，表明肾血管收缩或血容量不足；尿量 >30mL/h，表明休克改善。

3. 辅助检查 了解实验室相关检查和血流动力学监测的结果，以判断休克的程度及病情变化。

4. 心理 - 社会支持状况 评估患者及家属对疾病的认知程度、家庭经济状况和社会支持情况。休克患者起病急，病情进展快，加之抢救中使用的监测仪器较多，易使患者及家属有病情危重的感觉，产生不同程度的紧张、焦虑。

【常见护理问题】

1. 有效循环血量不足 与失血、失液、心功能障碍有关。

2. 心输出量减少 与体液不足、心功能障碍有关。

3. 组织灌注量改变 与有效循环血量不足、微循环障碍有关。

4. 呼吸型态改变 与肺部缺血缺氧后肺间质水肿、气体交换障碍有关。

5. 排尿异常 与体液不足、肾功能不全有关。

【护理措施】

1. 一般护理

（1）维持休克体位 头和胸部抬高 20～30°，下肢抬高 15～20°（图 7–1）。

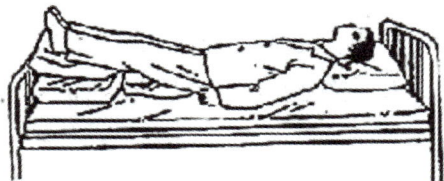

图 7–1 休克体位

（2）吸氧　鼻导管给氧，6～8L/min，情况好转后可间断吸氧。及时清除呼吸道分泌物，保持呼吸道通畅，必要时气管插管或切开。如患者发生 ARDS，给予呼气末正压通气。

（3）维持正常体温　对于低血容量性休克患者，应给予保暖，但不能用热水袋在体表加温。因为局部体表加温使皮肤血管扩张，影响回心血量和增加组织耗氧量。

（4）镇静　适当应用镇静药，保持患者安静，并避免过多搬动患者。

（5）防坠床　对于烦躁或神志不清的患者，应加床栏保护，以防坠床，必要时约束四肢。

2. 补充血容量、恢复有效循环血量

（1）迅速建立静脉通路　建立 2 条以上静脉通路。静脉穿刺困难时，静脉切开，必要时行中心静脉插管。

（2）合理补液　先快速输入晶体液，常用平衡盐溶液，以达到有效扩容的目的。大量输入晶体液后，易引起血浆胶体渗透压下降，因此在输入一定量的晶体液后，要适当补充胶体液来提高血浆胶体渗透压，以维持血容量，如全血、血浆、白蛋白等。

（3）随时调整输液量和速度　除心源性休克外，开始补液时速度适当放快，休克纠正后输液即减速减量。

（4）监测中心静脉压　根据血压、中心静脉压情况调整输液量和速度（表 7 - 1），避免因输液过多过快而引起心衰。

表 7 - 1　中心静脉压、血压与补液之间的关系表

CVP	BP	原因	处理原则
低	低	血容量严重不足	大量快速补液
低	正常	血容量不足	适当补液
高	低	心功能不全/血容量相对过多	强心药、纠酸、扩血管
高	正常	容量血管过度收缩	扩血管
正常	低	血容量不足/心功能不全	补液试验*

＊补液试验：等渗盐水 250mL 于 5～10 分钟内静脉滴注。血压回升而中心静脉压不变，提示血容量不足；血压不变而中心静脉压升高 3～5cmH₂O，提示心功能不全。

3. 应用血管活性药的护理

用药过程中监测血压变化，并及时调整输液速度。使用时从低浓度、慢滴速开始，并密切监测血压，观察血压回升情况；血压平稳后，减速、减量，逐渐停药；血容量补足的情况下方可使用血管扩张药物。严防药物外渗，一旦外渗，更换注射部位，并用 0.25% 普鲁卡因局部封闭，以免局部组织坏死。为保证血管活性药物用量准确，目前临床上使用微量泵。

4. 病情观察

每 15～30 分钟测量一次生命体征并记录。注意观察意识状态、面色、

口唇色泽、肢体温度、尿量。如患者从烦躁不安转为清醒安静，淡漠迟钝转为对答自如，口唇红润，肢体转暖，尿量 >30mL/h，提示休克好转。

5. 抗休克裤的应用与护理 抗休克裤是利用充气加压原理研制而成，常用于失血性休克的紧急处理。

（1）结构 一般是用两层聚乙烯织物制成，双层中间是能充气的气囊，由腹部气囊、双下肢气囊、减压阀三大部分组成，可维持 104mmHg 内的气压（图7-2）。

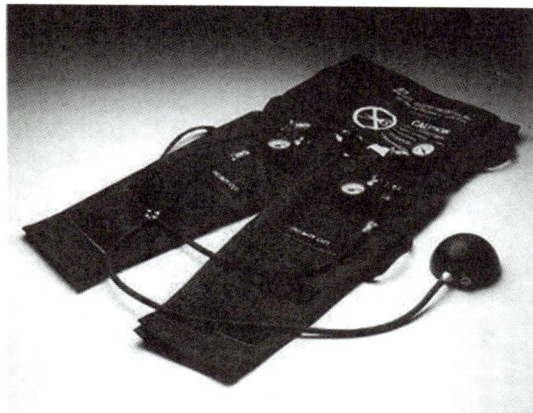

图7-2 抗休克裤

（2）作用原理 充气后在腹部与腿部加压，促使血液回流入心脏，进而改善组织灌流，同时可以控制腹部和下肢出血。

（3）操作方法 将患者包裹后开始充气，先充双下肢气囊，再充腹部气囊，此时患者下肢和腹部相对固定，形成"气体夹板"。

（4）注意事项 使用抗休克裤的最佳压力为 60～80mmHg，持续时间是 90 分钟。若需时间较长，宜保持气压 <40mmHg，并每隔 2 小时放气一次，放气减压时必须在加快输液、输血条件下缓慢放气。先放腹部气囊，再放双下肢气囊，并严密观察。

6. 防治感染 严格无菌操作；协助患者咳嗽咳痰，必要时给予雾化吸入；做好皮肤护理，预防压疮；做好管道护理，防止逆行感染；感染性休克应按医嘱有效使用抗生素。

7. 心理护理 护理过程中，护士应保持操作熟练、快速有序，避免因慌乱或操作失误导致患者紧张而加重出血；向患者及其家属说明病情变化及有关治疗方法、护理措施的意义，稳定患者的情绪，使其配合治疗。

【健康教育】

1. 加强自我保护，避免受伤或意外事故。

2. 向患者讲解伤后自救知识，如活动性出血的止血方法等。

3. 告知患者有感染性疾病时应及时就诊，尽早处理感染病灶，避免引起感染性休克。

考纲摘要

1. 休克的概念、病因分类、病理生理、临床表现及处理原则。
2. 休克患者的护理评估及护理措施。

复习思考

1. 简述休克的主要救护措施。
2. 从哪些方面监测休克是否改善？

扫一扫，知答案

外科感染患者的护理

扫一扫，看课件

【学习目标】

1. **掌握**：外科感染的临床表现及治疗原则；破伤风的护理措施及预防措施。

2. **熟悉**：外科感染的分类、特点；浅部软组织化脓性感染的临床表现；破伤风的治疗要点及临床表现。

3. **了解**：外科感染、全身感染、疖、痈、破伤风的基本概念；气性坏疽的护理措施。

案例导入

某患者，女，38 岁。10 天前右足底被铁钉戳破，当时只做简单包扎止血，现伤口愈合。3 天前出现张口不便、胸背部肌均较僵硬，近 1 天来开始阵发性抽搐。

问题：①该患者为什么会发生这种情况？②该病应如何预防？

项目一 外科感染概述

外科感染一般是指需要进行外科手术处理的感染性疾病，以及发生在创伤、手术、器械检查或留置导管后并发的感染，临床上较为常见，占所有外科疾病的 1/3~1/2。外科感染的特点：①常与手术、创伤、介入性操作有关；②多属混合性感染；③多有明显而突出的局部症状和体征，病变常导致组织破坏，愈合后形成瘢痕；④常需清创、引流及换药等外科处理。

【病因与病理】

外科感染是由病原微生物侵入人体所引起，其发展主要取决于 3 个因素：病原微生物的数量、毒力，机体的防御功能和环境因素。

1. **致病微生物** 以细菌最常见，其次为病毒和真菌等。致病微生物的种类、数量、毒力、感染途径、繁殖速度及其产生的毒素是构成感染的重要因素。

2. **人体内的防御功能** 与感染的发生也密切相关。人体具有局部和全身防御功能，能阻止致病微生物进入人体并将进入机体的致病微生物杀灭。当某种原因导致局部防御功能降低，如皮肤黏膜受损、体腔内异物、体内管腔阻塞、局部缺血等，或致使全身防御功能损害，如营养不良、糖尿病、应用免疫抑制剂等，原居于人体内的一些非致病菌或致病力较弱的细菌亦可引起感染。

3. **环境及其他因素** 如气候炎热、环境潮湿等，都能促进化脓性感染的发生。

4. **炎症反应** 致病微生物侵入组织后，人体即产生局部防御反应，出现充血、水肿、坏死等炎症反应。炎症反应的作用是使入侵微生物局限化并最终清除。部分炎症介质、细胞因子和细菌毒素等可以进入血流，引起体温升高、白细胞计数增加等全身反应。

5. **感染的转归** ①当人体抵抗力占优势、治疗及时有效，炎症即被局限、吸收或局部化脓；若致病菌毒性大、数量多，而人体抵抗力低下时，感染难于控制并向感染灶周围或经淋巴、血液途径迅速扩散，导致全身感染，如脓毒症或菌血症，严重者可危及生命；③当致病菌毒性与人体抵抗力处于相持状态，感染灶可被局限，致病菌难于完全杀灭，组织炎症持续存在，形成慢性感染。

【分类】

1. 按致病菌特性分类

（1）非特异性感染 又称化脓性感染或一般性感染，占外科感染的大多数。特点：①同一种致病菌可引起几种不同的化脓性感染，如金黄色葡萄球菌能引起疖、痈、脓肿等；②不同的致病菌又可引起同一种化脓性感染，如金黄色葡萄球菌、链球菌和大肠杆菌都能引起急性蜂窝织炎、软组织脓肿、伤口感染等。

（2）特异性感染 由特定的细菌引起，传染力较强，如结核病、破伤风、气性坏疽等。特点：一种致病菌只能引起特定的感染，其病变过程及防治措施各有特点。

2. 按感染发生的途径分类

（1）原发性感染 指伤口直接污染造成的感染。

（2）继发性感染 指在愈合过程中出现的病菌感染。

（3）条件（机会）性感染 指平时为非致病或致病力低的病原菌，由于数量增多使毒性增大，或人体免疫力下降，病原菌趁机侵入而引起的感染。

（4）医院内感染 分交叉（外源性）感染和自身（内源性）感染两种，主要由条件致病菌引起，一般指在医院内因致病微生物侵入人体所引起的感染，通常指在医院内发生的创伤和烧伤感染、呼吸系统和泌尿系统的感染。医务人员的无菌操作对院内感染有显著影响。

（5）二重感染　亦称菌群交替症。是在广谱抗菌药物治疗过程中，多数敏感细菌被抑制，耐药菌大量生长繁殖，导致机体菌群失调而产生的新感染。一般见于用药后 20 天内，好发于婴儿、年老体弱、有严重疾病、腹部大手术后和长期使用激素等免疫功能低下者。

3. 按感染的病程分类

（1）急性感染　病变以急性炎症为主，病程在 3 周以内。

（2）亚急性感染　病程在 3 周 ~2 个月之间。

（3）慢性感染　病程持续超过 2 个月者。

【临床表现】

1. 局部症状　局部红、肿、热、痛和功能障碍是化脓性感染的典型症状。其程度可随病变的范围及位置深浅而异。病变范围小或位置较深时，局部症状不明显；反之，病变范围大或位置表浅时，局部症状较突出；脓肿形成时，触诊可有波动感。

2. 全身症状　感染轻，可无全身症状。感染较重的常有发热、头痛、全身不适、乏力、食欲减退等。全身感染严重，尤其是革兰阴性杆菌败血症，易引起水电解质和酸碱平衡紊乱、感染性休克。部分严重感染患者由于反应低下，出现体温下降、脉搏快、预后不良。病程长者，因营养消耗可出现贫血、消瘦或水肿。

【辅助检查】

1. 血常规检查　一般表现为血液白细胞计数、中性粒细胞比例增加。感染严重时，可出现白细胞计数降低、核左移和中毒颗粒。

2. 生化检查　检查空腹血糖、血浆清蛋白等，可帮助了解患者有无糖尿病、低蛋白血症等慢性疾病。

3. 细菌培养　脓液、穿刺液及溃疡创面分泌物的涂片检查、细菌培养及药敏试验，对判定感染性质及细菌类型有一定的帮助，还可为选择抗菌药物提供依据。

4. B 超、X 线、CT 和 MRI 检查等　对寻找或定位深部的感染灶有很大帮助；此外，B 超检查可引导进行深部脓肿穿刺。

【治疗要点】

局部治疗与全身治疗并重。增强人体的抗感染和组织修复能力，消除感染因素和毒性物质，适时引流脓液或清除坏死组织。

1. 局部疗法

（1）非手术治疗　包括局部用药和物理治疗等。①患部制动：肢体感染者，应抬高患肢，适当固定，避免受压，以免感染范围扩大。②局部用药：脓肿未形成时，可选择中西药局部外敷，达到感染局限或肿胀消退的目的。感染伤口则需换药处理。③物理治疗：炎症早期，可采用局部热敷或超短波、红外线等物理疗法，以改善局部血液循环，促进炎症吸收或局限。

（2）手术治疗 包括脓肿的切开引流、清除切口的坏死组织及异物、清除结核病灶、气性坏疽紧急切开减张引流等。

2. 全身疗法

（1）支持治疗 保证休息，加强营养支持，提供高热量、高蛋白质和高维生素饮食，补充水分和电解质，以维持体液平衡和营养供给。

（2）抗生素治疗 严格掌握适应证，正确合理使用抗生素。根据感染部位、脓液性状、细菌培养和药敏试验、抗菌药物的抗菌谱及毒副作用和价格，参照患者的肝、肾功能等选择抗菌药物。

（3）对症治疗 体温过高者，可用物理降温或退热药物；体温过低时，注意保暖；疼痛剧烈时，给以止痛剂。

（4）中医药治疗 通过中医辨证，选用清热解毒类中药。

项目二　常见急性浅部软组织感染患者的护理

一、常见急性浅部软组织感染

（一）疖

疖为单个毛囊及其周围组织的急性化脓性感染，常扩展累及皮下组织。多由金黄色葡萄球菌、表皮葡萄球菌引起。疖好发于毛囊和皮脂腺丰富的部位。如颈、头、面、背、腋、腹股沟及会阴和小腿等处，炎热季节多见。疖病常见于营养不良、糖尿病、免疫缺陷等全身免疫力低下的患者。

【临床表现】

病初局部出现红肿热痛的小结节，逐渐肿大呈锥形隆起，疼痛加重；3~5日后中央因组织坏死、液化，肿块逐渐变软，疼痛减轻，在顶端形成黄白色脓栓；数日后，脓栓脱落，脓液排出后炎症消退而愈合。

一般无明显全身症状。面部特别是上唇周围和鼻部（鼻根部和两侧口角之间的区域称危险三角区）的疖，若被挤压，致病菌可由内眦静脉、眼静脉进入颅内，引起化脓性海绵窦静脉炎，可出现累及眼部及周围组织进行性红肿的大片硬结、结膜充血、眼球外凸、头痛、呕吐、寒战、高热甚至昏迷等，可危及生命。

【治疗要点】

一般以局部治疗为主，可根据病情适当配合全身治疗。病情较重的疖病患者，可局部治疗和全身性治疗并重。

疖初起，尚未成脓，可涂擦碘伏，外敷鱼石脂软膏、玉露膏或金黄膏等。也可在患处选用 50%硫酸镁湿热敷、超短波、红外线等理疗措施。已有脓头时，可在其顶部点涂碘酒。有波动时，应及早切开引流，排脓后敷以呋喃西林、乳酸依沙吖啶（利凡诺）湿纱条，或敷以化腐生肌的中药膏，直至炎症消退。对未成熟的疖，禁忌挤压，以免引起感染扩散。

危险三角区的疖严禁挤压，卧床休息，少言语，进高营养饮食。

（二）痈

痈是邻近多个毛囊及其周围组织的急性化脓性感染，或由多个疖融合而成。金黄色葡萄球菌为主要致病菌。好发于颈部、背部等皮肤厚韧处。多见于糖尿病等免疫力低下的成年患者，以老年人为多。本病若治疗和处理不当，可致脓毒症或全身化脓性感染。

【临床表现】

感染常从一个毛囊底部开始，沿阻力小的脂肪柱蔓延至深筋膜，并向四周扩散，波及邻近脂肪柱，再向上侵及毛囊群。故病灶为多个脓头隆起的紫色浸润区，质地坚韧，界限不清；在中央部有多个脓栓，破溃后呈蜂窝状；以后中央坏死、溶解、塌陷，形成"火山口"状，内含脓液及大量坏死组织，周围呈浸润性水肿。除局部剧痛或区域性淋巴结肿大、疼痛外，伴有明显的全身症状，如寒战、高热、头痛、厌食，以及血白细胞计数、中性粒细胞比例增高等。唇痈则容易引起颅内海绵状静脉窦炎，常可危及生命。

【治疗要点】

适当休息和加强营养，必要时补液，联用有效抗菌药物，控制糖尿病。对于病情严重的患者，可考虑使用新鲜血浆、白蛋白等。

1. **局部处理**　初期仅有红肿时，可用 50%硫酸镁湿敷，外敷鱼石脂软膏、金黄膏等，也可用碘伏稀释 10 倍后每日涂抹 3 次。若感染灶范围大，中央坏死组织多，宜在局部浸润麻醉或全身麻醉下，做"＋"或"＋＋"形切口，直达深筋膜，保留皮瓣，清除所有坏死组织，伤口内用纱布或碘仿纱布填塞止血，术后每日换药。

2. **全身支持治疗**　及时给予足量和有效的广谱抗生素以控制感染，注意休息，加强营养。

（三）急性蜂窝织炎

急性蜂窝织炎是皮下、筋膜下、肌间隔或深部蜂窝组织的急性弥漫性化脓性感染。炎症可由皮肤或软组织损伤后感染，亦可由局部化脓性感染灶直接蔓延或经淋巴、血行播散引起。致病菌主要为溶血性链球菌，其次为金黄色葡萄球菌或厌氧菌。由溶血性链球菌所致者，炎症扩散快，脓毒症发生率高；由金黄色葡萄球菌所致者，炎症比较容易局限为脓肿。其主要特点是病变不易局限，扩散迅速，与正常组织无明显界限，病变范围较大。

【临床表现】

常因致病菌的种类、毒力和发病的部位、深浅而不同。

1. 表浅的急性蜂窝织炎 表现为局部皮肤和组织的红肿、疼痛，并向四周迅速蔓延，病变中央部位颜色较周围深，边界不甚清楚，因缺血常有组织坏死，成脓后病变中央软而有波动感。

2. 较深部位的急性蜂窝织炎 初起局部红肿多不明显，常只有局部水肿和深部压痛；但病情严重，全身感染中毒症状明显，如高热、寒战、头痛、全身乏力、白细胞计数及中性粒细胞增加等。

3. 口底、颌下、颈部的急性蜂窝织炎 可发生喉头水肿而压迫气管，引起呼吸困难，甚至窒息。

4. 产气性皮下蜂窝织炎 常发生在易被胃肠道或泌尿道内容物污染的部位，如会阴部、腹部伤口等处，由产气的细菌如厌氧链球菌、拟杆菌和一些肠道杆菌所致，表现为进行性的皮肤、皮下组织及深筋膜坏死，脓液恶臭，全身症状重，局部产气有捻发音。

【治疗要点】

休息，局部制动，加强全身营养，控制感染。抗菌药物一般首选青霉素，疑有厌氧菌感染时加用甲硝唑，并根据临床疗效或细菌培养与药敏报告调整用药。早期热敷，中药外敷或理疗。如仍不能控制扩散者，应做广泛多处切开引流。口底、颌下的急性蜂窝织炎，应严密观察患者的呼吸情况。若经短期抗感染治疗无效，应尽早切开减压；若喉头水肿或痉挛，压迫气管，则需要气管插管或气管切开。对捻发音性蜂窝织炎应及早做广泛切开引流，清除坏死组织，并用3％过氧化氢溶液或0.02％高锰酸钾液湿敷。

（四）丹毒

丹毒是由 β－溶血性链球菌从皮肤、黏膜的细小破损入侵皮肤及其网状淋巴管的急性非化脓性炎症。本病一般蔓延较快，但很少发生组织坏死或化脓，治愈后易复发。好发于下肢和面部。下肢常由足癣、丝虫感染及外伤诱发；鼻、咽、口腔黏膜、牙齿及耳等处的感染病灶可引起颜面丹毒。

【临床表现】

起病急，常先有头痛、畏寒、发热、全身不适等。随之局部出现稍高出皮肤的鲜红色片状红斑，有时伴小水疱形成，中间颜色稍淡，边界清楚，手指轻压退色，松手后很快复红。随着红肿区向外蔓延，中心区肤色变暗、脱屑，转为棕黄。患处烧灼样痛，区域淋巴结肿大疼痛。病程一周左右，预后一般良好。足癣和丝虫感染引起的下肢丹毒常反复发作，导致淋巴水肿，在含高蛋白淋巴液刺激下局部皮肤粗厚，肢体肿胀，甚至发展成"象皮肿"。

【治疗要点】

保持皮肤清洁，及时处理小创口。由于丹毒不发生化脓，一般不需切开引流。注意休息，抬高患肢。局部用 50% 硫酸镁溶液或 70% 酒精湿热敷。应用大剂量磺胺药或青霉素，并在全身或局部症状消失后继续应用 3~5 天，以防复发。接触丹毒患者或换药后，应当洗手消毒，防止医源性感染。积极治疗存在的足癣、丝虫病及鼻、咽、口腔黏膜、牙齿及耳等处的感染。

（五）急性淋巴管炎与急性淋巴结炎

金黄色葡萄球菌、溶血性链球菌等致病菌，从皮肤、黏膜破损处或邻近病灶，经组织的淋巴间隙进入淋巴管内，引起淋巴管及其周围组织急性感染，称急性淋巴管炎。分为网状淋巴管炎和管状淋巴管炎。丹毒即为网状淋巴管炎。管状淋巴管炎好发于四肢内侧，尤以下肢多见。医源性的管状淋巴管炎常与血管内留置导管处理不当或输注刺激性药物有关。若所属引流淋巴结受累，则称急性淋巴结炎。浅部急性淋巴结炎的部位多在颌下、颈部、腋窝和腹股沟，亦可在肘内侧或腘窝部。

【临床表现】

1. **急性淋巴管炎** 局部表现可因管状淋巴管深浅不同而异。浅层淋巴管炎，在伤口近侧出现一条或多条"红线"，向近心端延伸，硬而有压痛；深层淋巴管炎，仅有患肢肿胀和压痛；深、浅淋巴管炎，均可伴有所属区域的淋巴结肿大、疼痛，并可产生程度不同的全身症状，如畏寒、发热、头痛、乏力和食欲减退等。轻者 1~2 天可愈，若病情严重可出现脓毒症征象。

2. **急性淋巴结炎** 轻者仅有受累淋巴结肿大和局部压痛，常可自愈。较重者，局部红、肿、热、痛、伴有畏寒、发热、头痛等全身症状。及时治疗，红肿能消退，或仅遗留一小硬结；如炎症扩散至淋巴结周围，多个淋巴结粘连成团而发展为脓肿，疼痛加剧，局部皮肤暗红、水肿、压痛明显，有波动感，伴有明显的全身症状。

【治疗要点】

积极治疗原发感染病灶，如足癣、手部感染、扁桃体炎、龋齿等。急性淋巴管炎与急性淋巴结炎可局部外敷黄金散、玉露膏，或用碘伏稀释后湿敷。急性淋巴结炎已形成脓肿，应穿刺抽脓或切开引流。有全身症状者，应加用抗菌药物。

（六）脓肿

急性感染后，病灶局部的组织发生坏死、液化形成的脓液积聚，内含大量病原菌、嗜中性粒细胞和坏死组织，四周有完整的脓腔壁，常位于体表软组织内。一般继发于急性蜂窝织炎、急性淋巴结炎、疖等；亦可发生于损伤后感染处，或远处感染灶经血流或淋巴转移而来；此外，有些脓肿发生在局部损伤的血肿或异物存留处。急性感染的致病菌常为金黄色葡萄球菌。

【临床表现】

位置较浅的脓肿，局部常隆起，有红、肿、热、痛的典型症状，与正常组织界限清楚，压之剧痛，可有波动感。位置较深的脓肿，局部常无波动感，红肿也多不明显，但局部有疼痛和压痛，在病变区可出现凹陷性水肿。小的脓肿多无全身反应，多发或大而深的脓肿可有全身症状，如头痛、发热、食欲减退，白细胞总数及嗜中性粒细胞比例增高等。

知 识 链 接

检查有无波动感的方法（波动试验）

左手食指轻压隆起一侧，右手食指在其对侧稍加压力或轻轻叩击，左手食指感到有液体波动的传导；然后两手食指再在互相垂直的方向同样检查一次。如均有波动感即为波动试验阳性。

【治疗要点】

较轻或范围较小、脓肿尚未形成的浅部感染可局部用药、热敷、理疗；如脓肿已有波动感或穿刺抽到脓液，应及时切开引流。切口应做在波动最明显处或脓肿低位，清除坏死组织后，以3%过氧化氢液和生理盐水冲洗，凡士林纱布填塞脓腔。如脓腔较大，可置橡皮管引流，外加敷料、绷带包扎。术后敷料被脓性分泌物浸透应随时更换。

感染较重或范围较大者，应给予有效的抗菌药物。有贫血、低蛋白血症或全身性消耗者，应给予输血。

（七）手部急性化脓性感染

临床常见的手部急性化脓性感染有甲沟炎、脓性指头炎、掌侧急性化脓性腱鞘炎、滑囊炎和手掌深部间隙感染。致病菌多为金黄色葡萄球菌。由于手部解剖学的特殊性，感染后处理不当易影响手部的功能，应当引起足够的重视。

【临床表现】

1. **甲沟炎** 甲沟炎是指甲沟及其周围组织的化脓性感染。初起时，指甲一侧轻微疼痛，局部红肿并有触痛，有时可自行消退。感染加重时可蔓延到甲根和对侧甲沟，形成半环形脓肿。如不切开引流，可向甲下蔓延，形成指甲下脓肿，使指甲与甲床分离。如处理不及时或处理不当，可发展成慢性甲沟炎甚至慢性指骨骨髓炎。

2. **脓性指头炎** 脓性指头炎是指手指末节掌侧皮下组织的急性化脓性感染。本病初起时，指头为针刺样疼痛；以后随着组织肿胀加重，疼痛愈来愈剧烈；当指动脉受压，疼痛转为搏动性跳痛，患肢下垂时加重，夜间尤甚。多伴有发热、全身不适等。后期，因神经末梢和营养血管受累，致组织缺血坏死，疼痛反而减轻。如治疗不及时，可发生末节指骨缺血性坏死和骨髓炎，伤口经久不愈。

【治疗要点】

1. **甲沟炎** 早期热敷，浸泡在70%酒精或50%硫酸镁溶液中，外用碘酊、鱼石脂软膏或三黄散等。重者加用抗菌药物。已有脓液积聚形成甲周围脓肿，可在两侧甲沟作纵向切口，如已形成甲下脓肿则应拔去指甲，注意勿损伤甲床，以免新生指甲发生畸形。切口或创面置凡士林纱布或乳胶片引流。

2. **脓性指头炎** 早期经理疗或热盐水、70%酒精等浸泡，酌情应用抗菌药物。如一旦出现搏动性跳痛及指头张力增高时，即应切开减压引流，不能等待波动出现再手术，以免发生指骨缺血、坏死。手术应做患指侧面纵向切口，但不超过末节，以免伤及腱鞘。

二、常见急性浅部软组织感染患者的护理

【护理评估】

1. **健康史** 了解患者个人卫生习惯、生活和工作环境，既往有无感染病史；评估患者的年龄、发育、营养状况，判断目前是否存在营养不良、贫血、慢性消耗性疾病如恶性肿瘤、糖尿病等；近期是否使用糖皮质激素、化疗药物等免疫抑制剂；有无足癣、银屑病等皮肤病；有无皮肤黏膜开放性损伤。

2. **身体状况** 注意了解患者感染的部位，确定浅表化脓感染性疾病的类型。浅表软组织感染一般具有局部红、肿、热、痛等共性特征。有无局部组织坏死、化脓，甚至破溃，区域淋巴结肿大等表现；有无感染的全身表现；炎症是否扩散发展为脓毒症或菌血症；是否导致严重生理功能紊乱，甚至危及生命。对于特殊部位的感染，如面部疖肿尤其是危险三角区的疖、颈部蜂窝织炎等，应对其预后进行评估。

3. **辅助检查** 充分了解实验室检查的结果，如检测血浆清蛋白、尿糖、空腹血糖等，以了解患者有无营养不良、贫血、糖尿病等存在。进行血、脓液细菌培养和药敏试验，以确定病原微生物的种类。必要时进行 B 超、X 线、CT 等检查，以了解感染病灶部位、范围及有无异物存留等。

4. **心理－社会支持状况** 局部感染严重或病程较长的患者，除痛苦造成精神折磨以外，常担心感染影响容貌及功能等，从而引起心理及情绪方面的改变，如焦虑、恐惧、失眠、烦躁易怒等。

【护理措施】

1. **一般护理**

（1）体位与休息 感染较重或肢体感染者，应嘱患者卧床休息，患肢制动抬高。若手部感染则应固定于功能位，并协助做患肢运动，以免病愈后患肢活动障碍。若颜面和口底部感染者应尽量少说话，减少咀嚼运动。病室保持通风、洁净。

（2）饮食与营养 鼓励患者进食高维生素、高蛋白、高热量、易消化饮食。有高热及

口唇、口底感染者，进食流质或半流饮食。

（3）防护措施　丹毒具有一定的传染性，医务人员接触患者后应洗手消毒，做好隔离防护。

2. 病情观察　观察患者神志、精神状态，定时测量血压、呼吸、脉搏及体温；注意有无感染扩散和脓肿转移，有无全身感染中毒症状或感染性休克征象；注意"危险三角区"疖、上唇部位的痈、口底或颈部蜂窝织炎及手部化脓性感染的进展，及早发现颅内化脓性海绵窦静脉炎、呼吸困难、窒息、指骨肌腱等组织坏死等严重并发症。若发现异常情况，应及时告知医生。

3. 治疗配合

（1）营养支持　对年老体弱患者，遵医嘱营养支持，必要时输新鲜血。

（2）抗生素应用　有全身感染、需用抗生素者，注意询问药物过敏史，并告知患者用药的重要性、给药方法及疗程等。遵医嘱合理、正确使用抗生素，并注意观察药物的效果和不良反应。

（3）对症护理　对于疼痛不缓解者，按医嘱给予止痛剂和镇静剂；体温过高者，可行物理降温或遵医嘱使用退热药物。

（4）切开引流的护理　一般脓肿形成后，应配合医生及时切开引流。对于手部化脓性感染者，应及早做好切开引流的准备。切开后注意观察引流是否通畅和全身反应。保持创面干燥、清洁，及时更换敷料。

【健康教育】

1. 加强个人卫生和环境卫生，减少感染来源。

2. 做好劳动保护，预防创伤发生。

3. 经常锻炼身体，增强体质，提高抗病能力。

4. 合理使用预防性抗菌药物。

项目三　全身性外科感染患者的护理

病原菌侵入人体血液循环，在体内生长繁殖并产生大量毒素，引起严重的全身感染症状或中毒症状，称之为全身性外科感染。其特点是起病急、病情重、发展快。现通用的名称为脓毒症、菌血症。脓毒症是指因感染引起的全身性炎症反应，体温、循环、呼吸等有明显改变者。菌血症是脓毒症中的一种，目前多指临床有明显感染症状，且血培养可检出病原菌者。

【病因】

导致全身性外科感染的原因是致病菌繁殖快、数量多、毒力强大，超过人体抵抗能力，和（或）机体抗感染能力低下，如年老体弱、长期消耗性疾病、营养不良、贫血等。本病常继发于严重感染，如大面积烧伤、急性弥漫性腹膜炎，以及肠道和尿路感染等。原有抗感染能力降低的患者，如糖尿病、尿毒症，或长期和大量应用皮质激素或抗癌药物的患者，继发感染后也容易引起本病。

本病的诱发因素包括：长期使用广谱抗生素导致非致病菌或条件致病菌大量繁殖引发的感染；局部病灶处理不当，伤口存留异物、无效腔、引流不畅或清创不彻底等；长期留置静脉导管所致静脉导管感染等。

【临床表现】

全身性外科感染的主要表现有：突发寒战、高热，体温可达 40～41℃ 或体温不升；头痛、头晕、恶心、呕吐、腹胀、面色苍白或潮红、出冷汗等；神志淡漠或烦躁、谵妄甚至昏迷；心率加快、脉搏细速、气促甚至呼吸困难；代谢失调和不同程度的代谢性酸中毒；严重者出现感染性休克、多器官功能不全综合征；肝脾肿大，可出现黄疸或皮下出血等。

【治疗要点】

治疗的关键是及时处理原发感染病灶。早期、足量、联合应用有效抗生素，同时增强机体全身免疫力和给予对症处理。

1. 原发病灶的处理　有明确的原发感染病灶者，应及早彻底处理，包括清除伤口内的坏死组织及异物、消灭无效腔、脓肿切开引流等，同时还应解除与感染相关的因素，如血流障碍、梗阻等因素。原发病灶不明确者，应进行全面检查，特别注意一些潜在的感染源和感染途径，并予以解决。

2. 抗菌药物的应用　应早期大量联合应用抗生素，可先根据原发感染灶的性质选用估计有效的两种抗生素。待细菌培养和药敏结果出来可改用敏感的抗生素治疗。若系真菌性脓毒症，则应尽早停止广谱抗生素或改用针对原发感染病灶有效的窄谱抗生素，并同时全身应用抗真菌药物如酮康唑、两性霉素 B 等。

3. 一般治疗　给予高热量和易消化饮食；补充多种维生素如维生素 B、维生素 C；纠正水、电解质及酸碱平衡失调，严重者可反复、多次输注新鲜血液；处理原有的糖尿病、肝硬化及尿毒症等；发生休克时，应积极、迅速地进行抗休克治疗。

【护理评估】

1. 健康史　了解患者发病的时间，评估患者的营养状况；了解有无严重创伤、感染和慢性消耗性疾病史；了解是否长期应用抗生素、免疫抑制剂、激素或抗肿瘤药物。

2. 身体状况　了解原发感染灶的部位、性质及其脓液性状；评估患者有无突发寒战、高热、头痛、头晕、恶心、呕吐、腹胀等；评估患者的面色、神志、心率、脉搏、呼吸及血压等的改变；观察患者有无代谢失调、代谢性酸中毒、感染性休克及多器官功能障碍等表现。

3. 辅助检查 了解包括血常规，肝、肾等重要器官检查及血液细菌或真菌的培养结果。

4. 心理－社会支持状况 多数全身性感染患者起病急、病情重、发展快、症状明显，患者及家属常有紧张、焦虑、恐惧等。

【护理措施】

1. 一般护理

（1）卧床与休息 保持病室安静，通风良好，空气新鲜，经常更换床单、被套等生活用品，以保证患者充分休息和睡眠，营造一个舒适的环境。

（2）饮食与营养支持 鼓励患者进食高蛋白质、高热量、富含维生素、易消化饮食，对无法进食的患者可通过肠内或肠外途径提供足够的营养。

（3）其他 做好口腔、皮肤等生活护理。

2. 病情观察 密切观察患者的面色和神志，监测生命体征及各项实验室检查结果，发现病情变化及时报告医生并协助处理。监测 24 小时出入水量，及时发现体液平衡失衡。在患者寒战、高热发作时，积极协助做血液细菌或真菌培养，以便确定致病菌的种类，为治疗提供可靠依据。

3. 治疗配合 协助医生处理原发病，遵医嘱应用抗生素，维持水、电解质及酸碱平衡，必要时给患者少量多次输血。高热者给予物理或药物降温。执行医嘱及时、准确。

【健康教育】

指导患者坚持身体锻炼，加强营养，增强抗病能力。及时正确处理创伤，预防感染。积极治疗各种慢性疾病，正确使用抗生素，防止二重感染。

项目四　外科特异性感染患者的护理

一、破伤风患者的护理

破伤风是一种由破伤风杆菌通过伤口进入人体，生长繁殖、产生毒素所引起的一种急性特异性感染。以患者全身或局部肌肉持续性痉挛和阵发性抽搐为其特征，具有起病急、发展快、病情严重等特点。若治疗不及时，可危及生命。

【病因与病理】

破伤风杆菌是一种革兰阳性梭状厌氧芽孢杆菌，广泛存在于泥土和人畜粪便中。伤口被破伤风杆菌污染后并不一定发病，缺氧环境是发病的主要因素，伤口小而深，内有异物、沙土时易于发病，如果同时存在需氧菌感染，将伤口内残留的氧气消耗掉，则本病更易发生。破伤风除了可能发生在各种创伤之后，还可能发生于不洁条件下分娩的产妇和新生儿。

破伤风杆菌只有在伤口局部缺氧环境中才能繁殖，并产生大量外毒素，即痉挛毒素和溶血毒素。痉挛毒素至脊髓、脑干等处，与中间联络神经细胞的突触相结合，抑制突触释放抑制性传递介质，运动神经元因失去中枢抑制而兴奋性增强，致使全身横纹肌强直性收缩或阵发性痉挛；同时还可阻断脊髓对交感神经的抑制，致使交感神经过度兴奋，引起大汗淋漓、血压不稳和心率增快等。溶血毒素则能引起组织局部坏死和心肌损害。

【临床表现】

1. 潜伏期 一般6～14日。个别患者可在伤后1～2天内发病，长者可达数月。破伤风潜伏期愈短，预后愈差。新生儿破伤风一般在断脐带后7天左右发病，故俗称"七日风"。

2. 前驱期 患者常有头晕、头痛、全身不适、乏力、多汗、烦躁不安、打哈欠、咬肌紧张酸胀、咀嚼无力，并感到舌和颈部发硬及反射亢进等，一般持续1～2日。

3. 发作期 典型表现为在肌肉紧张性收缩的基础上，呈阵发性强烈痉挛。最先受影响的肌群是咀嚼肌，表现为咀嚼肌酸痛紧张，张口困难，牙关紧闭；而后出现面肌强直性痉挛，呈苦笑面孔；继而颈背腰部肌肉强直性痉挛，呈现颈项强直，头向后仰，出现角弓反张的状态；痉挛累及四肢肌，肢体出现屈膝、弯肘、半握拳等痉挛姿态；当膈肌、肋间肌痉挛，则发生呼吸困难，甚至呼吸暂停；若喉部肌肉痉挛，可引起窒息。任何轻微的刺激，如光线、声响、震动或触碰，均可诱发强烈的全身性阵发性痉挛。发作时患者神志清楚，表情痛苦，每次持续数秒至数分钟不等。

发作时伴随症状：患者面色发绀，呼吸急促，口吐白沫，流涎，磨牙，头频频后仰，四肢抽搐不止，全身大汗，非常痛苦。

4. 并发症 呼吸道分泌物淤积、误吸可导致肺炎、肺不张。膀胱括约肌痉挛时可引起尿潴留。强烈的肌痉挛可致舌咬伤、肌撕裂、关节脱位，甚至发生骨折。缺氧、中毒可导致心动过速，严重时可发生心力衰竭，甚至心搏骤停。

病程通常在3～4周左右，一般无明显发热。抽搐发作频繁，持续时间长，间歇期短，提示病情较重。患者死亡原因多为窒息、心力衰竭或肺部感染。新生儿破伤风因其肌肉纤弱而症状不典型，常表现为不能啼哭和吸乳、活动少、呼吸弱甚至呼吸困难。

【辅助检查】

伤口渗液涂片检查，可见大量粗大的革兰阳性破伤风杆菌。

【治疗要点】

采取综合治疗措施，包括及时处理伤口、中和游离毒素、控制和解除痉挛、应用有效抗生素、防治并发症等。

1. 清除毒素来源 有伤口者，需在控制痉挛的情况下进行彻底清创。包括清除坏死组织和异物，敞开伤口，用 3% 过氧化氢或 1∶1000 高锰酸钾溶液冲洗和湿敷。

2. 中和游离毒素　破伤风抗毒素（TAT）或破伤风人体免疫球蛋白（TIG）可中和血中游离毒素，故应尽早使用。一般以 TAT2 万~5 万 U 加入 5% 葡萄糖溶液 500~1000mL 中，静脉缓慢滴注，连续应用或加大剂量并无意义，使用前做皮内过敏试验。如有 TIG 供应，应为首选，剂量为 3000~6000U，只需一次性肌内注射。

3. 控制和解除痉挛　是治疗的重要环节。病情较轻者，可使用镇静剂和安眠药物，以减少患者对外来刺激的敏感性，用地西泮（安定）5mg 口服，或 10mg 静脉注射，每日 3~4 次，也可用苯巴比妥 0.1~0.2mg 肌内注射。病情较重者，可用氯丙嗪 50~100mg，加入 5% 葡萄糖溶液 250mL 从静脉缓慢滴入，每日 4 次。

4. 防治并发症　保持呼吸道通畅，病情严重者应予气管插管或行气管切开术，以便改善通气，清除呼吸道分泌物，必要时行人工辅助呼吸。抗生素治疗中，青霉素、甲硝唑对破伤风杆菌最为有效，亦有预防其他感染的作用。维持水、电解质平衡，及时纠正酸中毒。不能饮食者，可静脉营养和鼻饲。

【护理评估】

1. 健康史　询问患者有无开放性损伤史，不可忽视任何轻微损伤，注意发病前深部组织感染史、近期人工流产及分娩史。了解受伤后的伤口处理经过及发病经过。新生儿应向其父母了解出生过程、脐带处理情况。

2. 身体状况　了解患者发病的前驱症状及持续时间；观察患者强烈肌痉挛发作的次数、持续时间和间隔时间，以及伴随症状；评估患者的呼吸型态、呼吸困难程度；观察患者有无血压升高、心率加快、体温升高、出汗等症状；了解患者排尿情况及其他器官功能状态等。

3. 心理－社会支持状况　破伤风患者面对反复发作的痉挛、呼吸困难或窒息，常会产生焦虑、紧张、恐惧，甚至出现濒死感。隔离治疗常使患者产生孤独无助感和悲伤感。

【常见护理问题】

1. 有窒息的危险　与持续性喉头痉挛及气道堵塞有关。

2. 有受伤的危险　与强烈痉挛有关。

3. 有体液不足的危险　与反复痉挛、大量出汗有关。

4. 潜在并发症　肺不张、肺部感染、尿潴留、骨折、心力衰竭等。

【护理措施】

1. 一般护理

（1）环境要求　将患者置于隔离病室卧床休息。室内遮光、安静；室温保持在 15~20℃、湿度约 60%；病室内急救药品和物品准备齐全，处于应急状态。

（2）减少外界刺激　指定专人护理，减少探视患者，尽量不要搬动患者；医护人员进入病室要走路轻、语声低、操作稳；治疗集中有序，尽量在使用镇静剂后 30 分钟内完成；避免光、声、寒冷及精神刺激，使用器具无噪音。

（3）严格执行消毒隔离制度　严格无菌技术操作，接触患者时穿隔离衣，戴口罩、手套、帽子；身体有伤口者不能进入病室工作。患者的用品和排泄物应严格消毒处理，伤口处更换的敷料应立即焚烧，尽可能使用一次性材料物品。

（4）给氧　常规吸氧，使氧饱和度在 95% 左右。

（5）饮食与营养　对于轻症患者，鼓励其在痉挛发作间歇期少量多次进高热量、高蛋白、高维生素、易消化饮食，以免引起呛咳、误吸甚至窒息；对于重症不能进食的患者，遵医嘱在控制痉挛后给予鼻饲或肠外营养，但鼻饲时间不宜过长，并要避免误咽。同时加强口腔护理，以防止发生口腔炎和口腔溃疡。

（6）其他护理　保持持续导尿，每天会阴护理 2 次。勤换衣服、床单、被褥。体温超过 38.5℃，行头部枕冰袋、温水或乙醇擦浴等物理降温。

2. 病情观察　密切注意患者生命体征的变化，观察其痉挛、抽搐发作次数、持续时间、间隔时间及用药效果，注意有无伴随症状，并做好记录，发现异常及时报告医生，并协助处理。每次痉挛、抽搐发作后检查静脉通路，防止静脉通路堵塞及输液针头脱出。监测 24 小时出入水量，维持体液平衡。

3. 呼吸道护理　对抽搐频繁、持续时间长、药物不易控制的严重患者，应尽早行气管切开，以便改善通气。及时清除呼吸道分泌物，必要时进行人工辅助呼吸。在痉挛发作控制后的一段时间内，协助患者翻身、叩背，以利排痰；必要时吸痰，防止痰液堵塞；给予雾化吸入，稀释痰液，便于痰液咳出或吸出。气管切开患者应给予气道湿化。

4. 保护患者，防止受伤　床边加隔离护栏，必要时使用约束带，防止痉挛发作时患者坠床和自我伤害。应用合适的牙垫，以防舌咬伤。剧烈抽搐时勿强行按压肢体，关节部位放置软垫，以防止肌腱断裂、骨折及关节脱位。床上置治疗气垫，按时翻身，预防压疮发生。

【健康教育】

破伤风的预防措施主要是正确处理创口和免疫注射。早期彻底清创，改善血液循环是预防的关键。还可以采取人工免疫，包括主动免疫和被动免疫两种方法。

1. 主动免疫　皮下注射破伤风类毒素 3 次，每次均为 0.5mL。首次注射后，间隔 4 ~ 6 周进行第 2 次注射，再间隔 6 ~ 12 个月后注射第 3 次。以后每 5 年强化注射 1 次（0.5mL）。一旦受伤，只需再注射 0.5mL 破伤风类毒素即可有效预防破伤风，不需注射 TAT。在小儿中实施百日咳、白喉、破伤风三联疫苗的免疫注射。

2. 被动免疫

（1）注射 TAT　未接受过主动免疫的患者，尽早皮下注射 TAT1500 ~ 3000U，有效期

10 天左右，可在 1 周后追加 1 次计量。儿童与成人剂量相同。注射前必须进行过敏试验，若有过敏，应按脱敏法注射。

（2）注射人体破伤风免疫球蛋白（TIG）　深部肌肉注射 250U。TIG 由人体血浆中免疫球蛋白提纯而成，无过敏反应，效能大于 TAT10 倍以上，被动免疫可持续 3 ~ 4 周。

除人工免疫外，还应加强自我保护意识，避免木刺、锈钉等刺伤。做好宣传教育工作，避免不洁接生，以防新生儿及产妇破伤风的发生。

二、气性坏疽患者的护理

气性坏疽，通常指由梭状芽孢杆菌引起的急性特异性感染，以肌坏死或肌炎为特征，发展急剧，预后严重。多继发于开放性骨折合并有大腿、臀部广泛肌肉损伤或挤压者，有重要血管损伤或继发血管栓塞者，或用止血带时间过长或石膏固定过紧等情况。

本病的发生除有梭状芽孢杆菌自伤口进入组织外，还决定于人体抵抗力和伤口是否存在缺氧环境等因素。

【病因】

梭状芽孢杆菌是革兰阳性厌氧芽孢杆菌，此类细菌有数种，引起本病的以产气荚膜杆菌为主，混合水肿杆菌、腐败杆菌和溶组织杆菌等。亦可有其他需氧菌或厌氧菌的参与，形成混合感染。

梭状芽孢杆菌广泛存在于泥土及人畜粪便中，可通过伤口进入人体，但不一定致病。在人体免疫力下降和伤口处于缺氧环境时，梭状芽孢杆菌大量繁殖，产生外毒素和多种酶，可引起溶血，并可损害心、肝和肾等器官。一部分酶能引起组织中的糖和蛋白质分解。糖类分解产生大量气体，使组织膨胀；蛋白质的分解和明胶的液化，产生硫化氢，使伤口发生恶臭。大量的组织坏死和外毒素的吸收，可引起严重的脓毒症，并侵犯脏器。

【临床表现】

1. 潜伏期　一般为 1 ~ 4 天，短者 6 ~ 8 小时，多在伤后 3 日发病。

2. 局部症状　开始患者自觉患肢沉重，以后突然出现患部"胀裂样"剧痛，止痛剂不能奏效。患处进行性肿胀，与创伤程度不成比例，并迅速向上下蔓延。伤口周围皮肤水肿、紧张、苍白、发亮，很快变为紫红色，进而成紫黑色，并出现大小不等的水疱。伤口内流出血性或浆液性恶臭液体，肌肉坏死呈暗红色或土灰色，失去弹性，刀割时不出血，外观犹如熟肉。轻压伤口周围可有捻发音，或有气泡从伤口处逸出。

3. 全身症状　患者极度衰弱，表情淡漠，有头晕、头痛、恶心、呕吐、出冷汗、烦躁不安、脉搏快速、呼吸急促、体温逐步上升等全身表现。随着病情的发展，全身情况可在 12 ~ 24 小时内全面迅速恶化，出现溶血性贫血、血压下降、黄疸、谵妄和昏迷等。

【辅助检查】

1. 实验室检查 由于溶血毒素的作用，红细胞计数、血红蛋白下降，白细胞计数略高，通常不超过（12～15）×10^9/L。伤口内分泌物涂片检查可发现大量革兰染色阳性杆菌。组织学检查炎症反应轻，以肌肉广泛坏死为特征性改变。伤口内分泌物做厌氧菌培养，可进一步明确感染的菌种。

2. 影像学检查 X线平片、CT、MRI检查可见局部肌群间积气。

【治疗要点】

气性坏疽发展迅速，须及时治疗，可减少组织坏死或截肢率，以挽救患者生命。对疑为气性坏疽的伤口，应完全敞开，以大量3%过氧化氢或1：1000高锰酸钾溶液冲洗和湿敷。一旦确诊，须采取综合措施，积极抢救。

1. 一般治疗 少量多次输血，静脉补液，纠正水和电解质代谢失调，止痛、镇静、退热，给予高蛋白、高热量饮食。

2. 抗生素治疗 首先青霉素，每日1000万～2000万U静脉滴注。青霉素过敏者可用克林霉素、甲硝唑静脉滴注，每8小时一次。

3. 手术治疗 本病一经确诊，可在全身麻醉下紧急手术，术前静脉滴注大剂量的青霉素或甲硝唑，输血并纠正体液平衡失调。在病变区域做广泛多处的纵深切开，切开时不用止血带，深度直达健康组织，切除一切无活力的肌组织，彻底清除异物。使用大量的氧化剂（3%过氧化氢或0.1%高锰酸钾溶液）反复冲洗，湿敷伤口，不缝合。当整个肢体肌肉均已受累，或伤肢毁损严重，伴粉碎性骨折和大血管损伤，动脉搏动消失，并有严重毒血症者，可行高位截肢，残端开放，不予缝合。

4. 高压氧治疗 可提高组织的氧含量，抑制气性坏疽杆菌的生长繁殖，并使其停止产生毒素。一般是在3天内进行7次治疗，每次2小时，间隔6～8小时。在第1次治疗后检查伤口，将明显坏死的组织切除；以后根据病情需要，可重复进行清创。

【护理评估】

1. 健康史 评估患者的抵抗力；了解患者有无开放性损伤；有无伤口局部缺氧因素，如局部肌肉组织广泛挤压伤、重要血管损伤、止血带使用时间过长或石膏包扎过紧等；伤口是否遭受泥土等严重污染。

2. 身体状况 观察患者伤口肿痛的程度，特别是突然发作的伤口"胀裂样"剧痛，了解疼痛的性质、特点。观察患者高热、烦躁、昏迷表现及生命体征变化，了解有无感染性休克发生。

3. 心理-社会支持状况 患者因创伤的刺激，加之病情严重、发展快、隔离治疗，甚至可能有截肢或死亡的危险，所受心理打击很大，常有极度的悲伤和恐惧感。截肢后患者可形成幻肢痛等。

【护理措施】

1. 一般护理

（1）严格执行隔离制度　患者住隔离室，医护人员进入病室要穿隔离衣，戴帽子、口罩、手套等；身体有伤口者不能进入室内工作。患者的一切用品和排泄物都要严格隔离消毒，尽可能应用一次性物品及器具，室内的物品未经处理不得带出隔离间。患者用过的敷料焚毁，器械特殊处理后高压灭菌。手术室空气熏蒸消毒，封闭48小时后开放。

（2）预防压疮　协助患者变换体位，避免压疮的产生。

2. 病情观察　设专人护理，密切观察患者生命体征、局部组织肿胀、皮肤色泽、伤口分泌物情况及全身变化，发现异常及时报告医生。

3. 治疗配合

（1）配合医生及时正确处理伤口，及时更换敷料。

（2）剧烈疼痛者遵医嘱给予止痛剂，必要时给予麻醉止痛剂。亦可应用非药物治疗技巧，如谈话、娱乐活动及精神放松等方法，以缓解疼痛。对截肢后出现幻肢痛者，应给予耐心解释，解除其忧虑和恐惧。清创或手术后，协助患者变换体位，以减轻疼痛。伤口愈合过程中，对伤肢实施理疗、按摩及功能锻炼，以减轻疼痛，恢复患肢功能。

（3）注意观察每次高压氧疗后伤口的变化。

（4）遵医嘱术前、术中、术后合理使用抗生素，注意药物不良反应和过敏反应。

【健康教育】

教育社区居民加强劳动保护，避免创伤。受伤后应及时正确彻底清创。怀疑发生气性坏疽者，应及时就诊。向患者介绍有关手术治疗知识，指导患者对患肢进行功能锻炼。对伤残者，指导其正确使用假肢和适当训练；帮助其制定出院后的康复计划，使之逐渐恢复自理能力。

✐ 考纲摘要

1. 外科感染的特点、分类、病因、病理生理、临床表现、处理原则。

2. 软组织急性化脓性感染，包括疖、痈、急性蜂窝织炎、急性淋巴管炎和淋巴结炎的概念、临床特点、处理原则及护理要点。

3. 手部急性化脓性感染的解剖特点；手部急性化脓性感染，包括甲沟炎、指头炎、急性化脓性腱鞘炎、滑囊炎和手掌深部间隙感染的临床表现、处理原则、护理。

4. 全身性感染的病因、病理生理、临床表现、处理原则、护理要点。

5. 特异性感染，包括破伤风、气性坏疽的病因、病理生理、临床表现、预防、处理原则、护理。

复习思考

1. 何谓外科感染？分为几类？有哪些特点？

2. 哪些软组织化脓性感染须及时切开引流？为什么？

3. 破伤风应如何预防？护理破伤风患者时，需要注意哪些事项？

扫一扫，知答案

模 块 九

外科损伤患者的护理

扫一扫，看课件

【学习目标】

1. 掌握：创伤的护理措施；烧伤患者临床分期的表现、烧伤面积计算、深度的鉴别及补液疗法。

2. 熟悉：创伤愈合的类型和影响创伤愈合的因素、临床表现；烧伤患者的临床分期、处理原则及感染创面的护理。

3. 了解：损伤的分类；创伤的病理生理、全身性反应及创伤愈合的过程；烧伤的概念。

案例导入

王某，女，70 岁。因车祸来医院就诊，现右腿有一伤口出血不止，右腿疼痛剧烈，不能活动。

问题：①作为接诊护士，你应该如何为患者止血？

项目一　外科损伤概述

损伤（injure）指人体受到外界各种创伤因素作用所引起的皮肤、肌肉、骨、脏器等组织结构的破坏，及其所带来的局部和全身的反应。

【分类】

1. 根据致伤因素分类

（1）机械性损伤　由机械作用如锐器切割、钝器撞击、重物挤压、火器打击等因素造成的损伤。

（2）物理性损伤　由于高温、冷冻、电流、激光、放射线等物理因素造成的损伤。

（3）化学性损伤　由于强酸、强碱、毒气等化学因素造成的损伤。

（4）生物性损伤　由于生物咬螫伤及毒素造成的损伤。

2. 根据受伤部位分类　分为颅脑创伤、颈部创伤、胸部创伤、腹部创伤、脊柱损伤、四肢创伤等。这种分类有利于诊断是否伴随人体重要脏器的损害及功能紊乱。

3. 根据受伤后皮肤完整性分类　分为闭合伤和开放伤。①闭合伤：指伤后皮肤黏膜保持完整无开放性伤口者，包括挫伤、挤压伤、扭伤、震荡伤、关节脱位和半脱位、闭合性骨折和闭合性内脏伤等。②开放伤：指伤后有皮肤黏膜破损，深部组织与外界相通者，包括擦伤、刺伤、切割伤、撕裂伤等。一般而言，开放伤易发生伤口感染，闭合伤不易发生感染；但某些闭合伤如肠破裂等也可造成严重的感染。这种分类有利于了解创面有无感染危险。

4. 根据伤情轻重分类　一般分为轻度、中度、重度损伤。①轻度损伤：指只有局部软组织损伤。②中度损伤：指广泛的软组织损伤、四肢开放性骨折、肢体挤压伤、创伤性截肢，以及一般的腹部损伤。③重度损伤：指危及生命或治愈后有严重的身体残疾，如有胸内、腹内或颅内的器官损伤，呼吸、循环、意识等重要生理功能发生障碍。

5. 其他分类　除上述分类以外，还有其他多种分类方法，如按损伤原因分类（如挤压伤、刃器伤、火器伤、冲击伤、毒剂伤、核放射伤及多种因素所致的复合伤）、按损伤病程分类（如急性创伤、慢性创伤、亚急性创伤）、按伤口情况分类（如贯通伤、非贯通伤）。各分类方法有所侧重，可用于不同目的。

【病理生理】

1. 局部反应　局部反应主要表现为创伤后组织炎症反应、组织增生反应、组织修复反应。

组织损伤后由于细胞破坏、变性、坏死及感染、异物等作用，损伤组织释放各种炎性介质（如缓激肽、组胺、补体碎片、血管活性胺、前列腺素等）引发炎症反应。出现局部肿胀、发热、疼痛等表现，其基本病理过程与一般炎症相同。局部反应的轻重与致伤因素的种类、作用时间、组织损害程度，以及污染轻重和是否有异物存留等有关。组织细胞损伤严重，邻近组织细胞严重变性坏死及伤口污染、异物存留、局部微循环障碍、缺血缺氧及各种化学物质的生成可造成继发性损伤，使局部炎症反应更为严重，炎症持续时间可能更长，对全身的影响将更大。

创伤性炎症反应是非特异性的防御反应，可以清除坏死组织、杀灭细菌及修复组织，有利于组织的增生与修复。并且伤后出血，血凝块填充伤口，在伤口两缘起连接与支架作用。随着内皮细胞形成新的毛细血管，与大量成纤维细胞共同构成肉芽组织充填伤口；同时，由上皮组织覆盖伤口而形成临床愈合。

2. 全身反应　人体严重创伤后由于组织器官的损害、精神紧张和恐惧、创伤疼痛的刺激、失血和失液对血容量的影响等因素作用，机体自我调节进入应激反应状态，导致人体神经内分泌系统功能紊乱，内环境失衡，水、电解质紊乱，酸碱平衡失调等情况，可引起重要器官功能障碍、体温升高、休克、多系统多器官功能衰竭等临床危重症；若不及时抢救，可引起死亡。

3. 损伤的修复 损伤的修复是由伤后增生的细胞和细胞间质充填、连接或代替缺损的组织，分为纤维蛋白充填、细胞增生、组织塑形三个阶段。理想的修复是组织缺损完全由原来的细胞来修复，恢复原来的结构和功能。但是人体各种组织细胞的增生能力有所不同，故各种组织创伤后修复情况也不同。创伤的愈合类型分为两种：①一期愈合：组织修复以原来性质的细胞为主，仅含少量纤维组织，创缘对合良好，缝合后顺利愈合，称为一期愈合；愈后功能良好。②二期愈合：组织修复以纤维组织为主，创口较大，创缘不齐，主要通过肉芽组织增生和伤口收缩达到愈合，称为二期愈合；愈后功能不良，不仅缺少原有的生理功能，而且瘢痕挛缩或增生可引起各种狭窄、畸形。治疗和护理创伤，应尽力争取一期愈合。

影响损伤修复的因素：

（1）感染 是破坏组织修复的最常见因素。如金黄色葡萄球菌、大肠杆菌、链球菌等都可以损害细胞，使局部成为化脓性病灶。

（2）局部血液循环障碍 伤口周围肿胀、伤口包扎或缝合过紧、止血带使用时间过长、受伤前有静脉曲张、肢体水肿等使局部血液循环障碍，伤后组织修复必将迟缓。

（3）异物存留或失活组织过多 导致组织裂隙被此类物质充填，阻碍新生的细胞和基质连接，从而影响组织的修复。

（4）局部制动不够 局部修复需要稳定，制动不够会继续损伤新生的组织。

（5）全身性因素 营养不良使细胞增生和基质形成缓慢或质量欠佳；免疫功能低下的疾病，如糖尿病影响组织的修复；使用糖皮质激素、消炎痛（吲哚美辛）、细胞毒药物等使创伤炎症和细胞增生受到抑制。

【临床表现】

1. 局部表现

（1）疼痛 创伤后损伤部位均有疼痛，疼痛的程度常与创伤的部位、严重程度、个人耐受力有直接关系。疼痛在伤处活动时加剧，制动后减轻。一般疼痛2~3日缓解，若持续疼痛或疼痛加重表示有感染存在。疼痛对伤情判断有重要意义，在未明确诊断之前只能慎用一般止痛剂，禁用麻醉性镇痛剂，防止掩盖病情。

（2）肿胀瘀斑 因出血、液体渗出所致。常伴有皮肤青紫、瘀斑、血肿。严重的肿胀可形成组织间隙或筋膜室内的压力增高，压迫血管及神经。静脉受压可导致血液回流受阻，使肢体肿胀加剧；动脉受压可导致局部远端缺血坏死；神经受压可导致肢体功能障碍甚至残废。

（3）功能障碍　由于组织结构的破坏、肿胀、疼痛等引起，损伤相应部位可有程度不同的功能障碍，对损伤有定位诊断价值。

（4）伤口或创面　是开放性创伤的特有表现。由于致伤因子及着力点的不同，其伤口或创面分为三大类型：①清洁伤口：即未被细菌污染的伤口或清创处理后的伤口，如手术切口；②污染伤口：即伤后有细菌污染但未发生感染的伤口；③感染伤口：伤口或创面有红、肿、渗出、脓液、坏死等感染情况的伤口。

（5）伤口并发症　发生在愈合期的常见并发症有出血、感染、裂开。常由处理不当或愈合不良引起。

2. 全身表现　全身反应与伤情轻重有关。损伤较轻的患者，可以没有明显全身症状，伤情较重的患者可出现全身症状。

（1）生命体征的变化　可表现为血压下降、脉搏及心率加速、呼吸急促等。多因疼痛、出血、恐惧等刺激引起机体应激反应所致。

（2）体温升高　创伤后的分解产物吸收可致体温增高，一般在38℃左右，是一种吸收热，若体温超过38℃或更高可能是化脓性感染所致。

（3）其他　神经内分泌功能紊乱可出现口渴、尿少、月经不调等；消化功能障碍出现食欲不振、消化不良等；精神紧张引起失眠、焦虑等。

【辅助检查】

1. 实验室检查　血常规可见红细胞计数、血红蛋白值、血细胞比容进行性下降，提示出血量大并有活动性出血。白细胞计数及中性粒细胞明显增高，提示合并感染；尿常规检查发现红细胞，提示有泌尿系损伤。必要时进行血液生化检查，了解水、电解质、酸碱平衡失调情况。

2. 影像学检查　B超主要用于诊断腹部实质性脏器。X线平片可以帮助诊断有无骨折、血气胸等情况。CT检查可以了解有无颅脑损伤等情况。

3. 诊断性穿刺　常用于闭合性损伤的诊断。

【治疗要点】

1. 局部治疗　闭合性创伤若无内脏合并伤、出血、血管或神经受压，多不需特殊处理；有骨折脱位，宜及时复位，并妥善固定，逐步进行功能锻炼；如有颅内血肿、内脏破裂等，应紧急手术。一般开放性伤口常有污染，应行清创术，目的是将污染伤口变成清洁伤口，为组织愈合创造良好条件。清创时间越早越好，伤后6～8小时内清创一般都可达到一期愈合。

不同类型伤口的处理：①清洁伤口：这类伤口一般只见于手术切口，通过缝合即可达到一期愈合；②污染伤口：需做清创处理，争取及时彻底清创缝合，使其达到一期愈合；

③感染伤口：处理原则是控制感染，消除异物及坏死组织，引流脓液，加强换药，促进伤口的愈合。

2. 全身治疗　主要包括积极抗休克、保护器官功能、加强营养支持，对开放性创伤应常规使用有效的抗生素，预防继发性感染；并常规注射破伤风抗毒素预防破伤风等。

项目二　创伤患者的护理

【护理评估】

详细询问受伤史，了解致伤物种类、暴力直接作用的部位、受伤当时人体姿势及既往健康状况，伤后出现的症状及演变过程，经过何种处理和处理时间，现场急救措施的实施情况等，可估计创伤的性质和范围。如：①暴力作用于受伤部位时的运动方向：相同的暴力作用，垂直接触机体表面时损伤的程度范围最大，成角接触创伤较小，切线接触时创伤最小。②致伤物与受伤部位相接触的面积：接触面积越小，切入组织的作用越强，而对未接触的组织损伤甚轻（能量极高的致伤物除外）；接触面积越大，切入作用较弱，而对未接触的组织损伤较重。这是锐器和钝器损伤的主要区别。③致伤物与机体接触接触时间越长、次数越多，对组织的破坏性越大。

【常见护理问题】

1. **疼痛**　与局部受伤及创伤性炎症反应有关。

2. **焦虑/恐惧**　与机体受损、精神紧张、对预后担心等有关。

3. **组织完整性受损**　与组织器官受损伤、结构破坏有关。

4. **体液不足**　与失血、失液有关。

5. **潜在并发症**　感染、休克、挤压综合征等。

【护理措施】

1. **急救**　对于各种类型的创伤，妥善的现场救护是挽救患者生命的重要保证。在紧急情况下注意优先解决危及生命的紧急问题，如心脏骤停、窒息、大出血、开放性气胸、内脏脱出等，并将患者迅速安全运送至医院。急救原则：保存生命第一，恢复功能第二，顾全解剖完整性第三。急救措施包括伤口的止血、包扎、固定，创伤部位的制动，循环、呼吸功能的维持等。

2. **体位和局部制动**　较重患者卧床休息，其体位应利于呼吸和促进伤处静脉回流，如半卧位时便于呼吸运动，患肢抬高可减轻肿胀。伤处适当制动，骨折、脱位时先行复位，选用绷带、夹板、石膏、支架等固定方法制动，以缓解疼痛，利于修复。小范围的软组织挫伤，伤后早期局部冷敷，以减少组织内出血，24 小时后可温敷和理疗，以利于炎症消退。

3. 镇静、镇痛和心理支持 遵医嘱合理使用镇静镇痛药物，使患者安静休息，同时注意药物的副作用。关心患者的心理状态，帮助其面对压力，给予心理支持，缓解其紧张、恐惧心理，保持情绪稳定，配合治疗。

4. 开放性伤口的处理 清洁伤口经过消毒处理可以直接缝合，达到一期愈合；沾染伤口应行清创术，使其转变或接近于清洁伤口，当即缝合或延期缝合，争取一期愈合；感染伤口须经引流、换药和肉芽组织形成，逐渐达到二期愈合。此外，有异物存留时原则上应取出，感染病灶内的异物尤其应早期取出，使感染顺利治愈。某些深部异物或数量多而分散的，如果不损及重要组织器官，可以保留和观察。

5. 纠正水、电解质、酸碱失衡和代谢紊乱 根据缺水的性质和程度，依医嘱补充不同浓度的溶液。伤后血清钾浓度常有高低波动，应及时测定和做心电图检查，需要时补充钾盐。一般较重创伤后酸中毒比碱中毒常见或持续时间较长，临床需用平衡盐液或加用碳酸氢钠。重视创伤患者的营养供给，不能经口进食者选用肠内或肠外途径行营养支持。

6. 抗生素应用和感染的预防治疗 无论是开放性或闭合性创伤，必须重视感染的防治，但抗生素的使用并不能代替伤口处理。因此，尽早施行伤口的清洁、清创术及闭合伤的手术处理，根据伤情选用合适的抗生素，尽量早用，达到预防用药的目的。伤口感染较轻、引流充分者不必用抗生素，感染较重或全身性感染时必须使用抗生素，同时做细菌培养和抗生素敏感试验，选择有效抗生素并给予足够剂量。对于伤口深、感染重、异物存留等，应注射破伤风抗毒素。

7. 重要器官功能的维护 对任何部位的严重创伤，除了积极处理局部，还要考虑其对全身的影响，密切观察，采取相应的措施防治休克和多器官功能不全。加强心、肺、肾、脑等器官功能的监测。

8. 功能锻炼 功能锻炼是治疗创伤的一项重要措施，因为创伤修复不仅要求修复损伤的组织器官，而且要尽可能恢复其生理功能。因此，在促进组织修复的前提下，应积极进行身体各部位的功能锻炼，防止因制动引起关节僵硬、肌肉萎缩等并发症。如骨折的患者，伤后单纯行复位固定而忽视功能锻炼，后期则发生肌萎缩、关节僵硬等，影响肢体运动功能。

【健康教育】

1. 浅表软组织挫伤局部可表现为疼痛、肿胀、触痛，或皮肤发红，继而转为皮肤青紫。伤后 24 小时内给予局部冷敷，24 小时后给予热敷、红外线照射等治疗。局部包扎固定。局部形成血肿者，加压包扎。

2. 开放性损伤者在伤后 24 小时内应注射破伤风抗毒素，预防破伤风发生。

3. 加强受伤局部伤口的处理：伤口局部有异物者，应取出异物；伤口局部给予过氧化氢水冲洗伤口，聚维酮碘消毒周围皮肤，干净敷料包扎伤口。

项目三　烧伤患者的护理

烧伤是由各种致热因子如热水、热蒸汽、热金属物、火焰、激光、电、放射线、酸、碱等引起的损伤。狭义的烧伤、临床上所称的烫伤只是指热液或蒸汽等导致的热烧伤。其他因子引起的烧伤以病因称之，如化学烧伤、电烧伤。烧伤不仅限于皮肤，可深达肌肉、骨骼，重度烧伤还引起一系列全身变化。

【病理生理】

热烧伤引起的病理变化，与热源的温度和持续时间有关，同时烧伤的发生、发展与个体条件有关。高温作用于人体皮肤、黏膜后，不同层次的细胞因蛋白质变性和酶失活发生变质、坏死，直接造成局部组织细胞的损害。邻近组织的毛细血管发生充血、渗出，通透性增加，血栓形成。另一方面，烧伤后机体反应可释放出多种生物活性物质，如儿茶酚胺、皮质激素、抗利尿激素等应激性激素释放增加，缓激肽、补体碎片、组织胺等炎性介质释出，其他因子如血小板活性因子、白介素、肿瘤坏死因子释放，引起烧伤的局部炎症反应和一系列全身反应。

根据烧伤的全身反应和临床过程，烧伤可分为以下三期：

1. **体液渗出期**　又称为休克期。大面积烧伤时，热力使毛细血管的通透性增加，从而使血浆外渗至组织间隙和创面，引起血容量急剧下降。发生低血容量性休克。休克是烧伤后48小时内患者死亡的重要原因。体液渗出自烧伤后数分钟开始，2～3小时最快，8小时达到高峰，48小时后趋于稳定并开始吸收。

2. **急性感染期**　烧伤越深、面积越大，感染机会也越多，感染越重。创面从渗出逐渐转化为吸收时，创面和组织中的毒素和坏死组织的分解产物被机体吸收，引起感染。同时局部失去了皮肤的防御功能，细菌进入体内引起感染。

3. **修复期**　烧伤后在出现炎症反应的同时创面也开始了修复，包括创面修复期和功能修复期。浅度烧伤可以自行修复，重度烧伤常需皮肤移植修复。

【临床表现】

为了正确处理烧伤，首先要判断烧伤的面积和深度，同时要观察全身的变化。烧伤创面局部皮肤脱落或成痂，血管通透性增高；血浆成分渗出可形成表皮和真皮间的水疱和组织水肿。患者疼痛程度不一。严重烧伤常伴有生命体征的改变。一般情况下，烧伤的严重程度与烧伤面积和深度密切相关。

1. **烧伤的面积**　我国评估烧伤面积的方法有以下两种：

（1）新九分法　此种方法将人体体表面积划分为11个9%的等分，再加1个1%，构成100%的体表面积。是我国创用的、符合我国成人人体实际的一种方法。12岁以下的小孩测算方法结合年龄进行计算。此法适合大面积烧伤的测算（表9-1）。

表9-1　中国九分法

部位	成人各部位面积（%）		小儿各部位面积（%）
头颈	9×1=9	发部3 面部3 颈部3	9+（12-年龄）
双上肢	9×2=18	双手5 双前臂6 双上臂7	9×2
躯干	9×3=27	腹侧13 背侧13 会阴1	9×3
双下肢	9×5+1=46	双臀5 双大腿21 双小腿13 双足7	46-（12-年龄）
合计	100		100

注：成年女性臀部和双脚各占体表面积的6%。

（2）手掌法　以患者本人的一个手掌（五指并拢）面积占体表面积1%来估计。手掌法适合于较小烧伤面积的估测或作为九分法的补充。

2. **烧伤的深度**　按烧伤的深浅，通常用三度四分法将烧伤分为Ⅰ度、浅Ⅱ度、深Ⅱ度、Ⅲ度。Ⅰ度、浅Ⅱ度属于浅度烧伤，深Ⅱ度、Ⅲ度属于深度烧伤。

（1）Ⅰ度烧伤　仅伤及表皮浅层，局部出现红斑，疼痛、烧灼感、皮肤温度稍高。3~5天脱屑痊愈。又称为红斑性烧伤。

（2）浅Ⅱ度烧伤　伤及真皮浅层，部分生发层存在。局部出现大的水疱，破裂后出现潮湿红润的创面，感觉过敏，剧痛，皮肤温度升高。如果没有感染，2周痊愈，短期有色素沉着。

（3）深Ⅱ度烧伤　伤及真皮深层，残留皮肤的附件。水疱较小，破裂后创面红白相间，或见到网状栓塞的血管，感觉迟钝，皮肤温度稍低。如果没有感染，3~4周痊愈，留有瘢痕。

（4）Ⅲ度烧伤　Ⅲ度烧伤伤及皮肤全层，甚至深入皮下、肌肉、骨骼等，又称为焦痂性烧伤。局部皮肤坏死，形成焦痂，创面没有水疱，蜡白或焦黄，可见树枝状栓塞的血管，感觉消失，皮肤温度低。因局部皮肤和附件已烧毁，无上皮再生来源，必须依靠植皮愈合。

3. **烧伤的严重程度**　对烧伤的严重程度分类有利于组织抢救和人力物力的支配，做到轻重缓急，但不应作为治疗的标准，"轻伤"也可出现重症。我国通用的烧伤严重性分

度标准是:

(1) 轻度烧伤　Ⅱ度烧伤面积9%以下。

(2) 中度烧伤　Ⅱ度烧伤面积10%~29%，或Ⅲ度烧伤面积不足10%。

(3) 重度烧伤　总面积30%~49%；或Ⅲ度烧伤面积10%~19%；或Ⅱ度、Ⅲ度烧伤面积虽不达上述百分比，但已发生休克等并发症、呼吸道烧伤或有较重的复合伤。

(4) 特重度烧伤　总面积50%以上，或Ⅲ烧伤20%以上，或已有严重并发症。

4. 烧伤的全身性反应

(1) 血容量减少　伤后24~48小时内，创面失去皮肤的功能，毛细血管通透性增高，大量血浆成分渗出，水分蒸发加速，产生口渴、尿少症状，超过机体代偿能力，可造成低血容量性休克。表现为烦躁不安或表情淡漠、反应迟钝、脉率增快、血压下降、出冷汗或肢端湿冷、尿量减少等。

(2) 能量不足和负氮平衡　伤后机体能量消耗明显增加，分解代谢加速，出现负氮平衡。

(3) 红细胞丢失　因血管内凝血、被网状内皮系统吞噬而红细胞计数减少，可出现血红蛋白尿和贫血。

(4) 免疫功能降低　伤后低蛋白血症及炎症因子的释放，使机体免疫力低下，容易发生感染，甚至发展成败血症。

(5) 情绪反应　患者出现哭泣、焦虑不安、恐惧、烦躁、不合作，甚至自伤。

5. 吸入性损伤　较常见，常与头面部烧伤同时出现，多为吸入火焰、蒸汽或刺激性烟尘、有毒的气体引起。包括热力的作用和有害气体的化学损伤作用。①轻度烧伤在咽喉以上，口、鼻、咽黏膜发白或脱落，分泌物增多，伴刺激性咳嗽、吞咽困难或疼痛；②中度烧伤在支气管以上，声音嘶哑、呼吸困难；③重度烧伤深达细支气管，出现呼吸困难、发绀，甚至出现窒息。

6. 辅助检查

(1) 血常规　红细胞比容升高，感染时白细胞计数和中性粒细胞比例升高。

(2) 尿常规　较严重的烧伤可出现血红蛋白尿，尿量减少。

(3) 影像学检查　可发现有无复合伤。

此外，呼吸道烧伤者还应检查血气分析有无异常。

【治疗要点】

保护创面，防止感染，促进愈合，积极补液治疗。

【护理评估】

1. 健康史

(1) 受伤史　了解烧伤的原因、烧伤的热源种类、温度、时间、部位、现场情况、急救措施。一般情况下，颜面部、生殖器、关节处烧伤比较严重；呼吸道烧伤死亡率高。

（2）年龄　小儿、老人、偏瘫患者、孕妇对烧伤的机体反应差。

（3）既往史　有无慢性病史，如糖尿病会影响创面的愈合。

2. 身体状况　通过对患者烧伤面积、烧伤深度的估计，从而了解患者的全身状况、有无并发症、病情的严重程度和预后。

3. 心理-社会状况　了解患者伤后的心理变化和承受能力；评估患者和家属对伤情、诊治方案及康复知识的掌握程度；评估患者预后适应工作和生活自理能力。

【常见护理问题】

1. 皮肤完整性受损　与创面烧伤有关。

2. 疼痛　与组织损伤、局部炎症反应有关。

3. 营养失调，低于机体需要量　与机体高分解代谢有关。

4. 恐惧　与特殊部位烧伤，预见到的畸形、功能障碍有关。

5. 有窒息的危险　与吸入性损伤有关。

6. 有感染的危险　与创面、免疫力下降有关。

【护理措施】

抗休克、抗感染与创面处理是烧伤治疗的三个主要问题，其中创面处理应贯穿始终，对抗感染的效果和功能的恢复有决定性意义。

1. 现场急救　及时恰当的急救是关系到患者生命安全及影响治疗的重要因素。现场急救的目的是迅速消除致伤原因，脱离现场，尽可能减轻伤情。

（1）脱离致热源，保护受伤部位　热力烧伤时，尽快脱去着火或被沸液浸渍的衣物；就地卧倒，滚动压灭火焰；或跳入水中。也可用棉被或毛毯覆盖，使其与空气隔绝。切忌患者奔跑呼叫或用双手扑打，以免局部再损伤。不可强行剥脱伤处的衣裤，防止加重局部损伤，可用剪刀剪开患者的衣裤。用清洁单覆盖创面，以减少沾染。酸碱烧伤时立即以大量清水冲洗，时间不少于半小时。

（2）抢救生命　配合医生处理出现心搏骤停、窒息、活动性大出血、气胸等危及生命的紧迫问题的患者。怀疑有吸入性损伤的患者给予吸氧，必要时气管切开。

（3）预防休克，镇静止痛　安慰鼓励伤者，保持情绪稳定。尽早实施补液，防治休克。热烧伤时凉水冲淋可降低局部温度，减轻疼痛，如手足部的剧痛可用冷浸法减轻。遵医嘱使用地西泮、哌替啶，观察用药反应，避免抑制呼吸中枢。

（4）转运　尽快将烧伤患者运送到有条件的医院，转运中保证患者的安全，用飞机或汽车转运时取头在后脚在前的体位，以保证头部的血液供应。

2. 补液治疗　烧伤后由于伤口大量液体渗出，可导致体液不足，引起低容性休克。补液疗法是防治烧伤休克的主要措施，迅速建立通畅的补液通道并做好补液监护是护理工作的重要内容。

（1）补液量计算　补液量应根据患者实际需要量制订，原则上是需多少补多少。早期可根据体液渗出规律估算补液量。

伤后第一个 24 小时，每 1% 烧伤面积（Ⅱ度 + Ⅲ度）、每公斤体重补液 1.5mL（儿童 1.8mL、婴儿 2.0mL），另加生理需要量 2000mL（儿童 60 ~ 80mL/kg、婴儿 100mL/kg）。即第一个 24 小时补液总量（mL）＝烧伤面积 × 体重（kg）× 1.5 + 2000（mL）。

（2）补液种类和安排　补液量包括晶体液和胶体液，中重度烧伤晶体液和胶体液比例一般为 2：1，特重度烧伤二者比例可为 1：1。晶体液首选平衡盐液；胶体液首选血浆，Ⅲ度烧伤可适量输入全血。生理需要量可用 5% 或 10% 葡萄糖液补充。总液量的一半在 8 小时内输入，另一半在剩余时间输入。第二个 24 小时补液量为第一个 24 小时的一半，生理需要量仍按 2000mL 计算。

补液应遵循先快后慢、先盐后糖、先晶后胶、交替输入、见尿补钾的原则。

举例：一成年女性患者，Ⅱ度烧伤面积 40%，体重 50kg，第一个 24 小时补液总量为 40 × 50 × 1.5 + 2000 = 5000mL；其中晶体液为 40 × 50 × 1.0 = 2000mL；胶体液为 40 × 50 × 0.5 = 1000mL；生理量（葡萄糖）2000mL。总量一半 2500mL 在 8 小时内输入，另一半在其余 16 小时输入。

（3）补液量的监护　由于患者伤情和个体的差异，抗休克期补液更应强调严密观察，根据患者的反应，随时调整输液的速度和成分。①尿量观察：如果肾功能良好，尿量是反映血容量最简便最可靠的指标。大面积烧伤患者补液时应常规留置导尿观察尿量。成人每小时尿量应在 30 ~ 50mL（小儿每公斤体重每小时 1mL 左右），少于上述尿量应加速输液。②其他指标：患者在安静状态下，脉搏、心跳有力，呼吸平稳，脉率在 120 次/分以下，收缩压 90mmHg 以上、脉压 20mmHg 以上、中心静脉压 5 ~ 12cmH$_2$O。如出现血压低、尿量少、烦躁不安等现象，应加快输液速度。

3. 烧伤创面的处理　正确处理创面是治愈烧伤的关键环节。其目的是保护创面、防治感染、促进愈合，最大限度地恢复功能。

（1）创面初期处理　患者生命体征稳定后，在麻醉和无菌条件下尽早进行清创。剃净创周毛发，剪短指（趾）甲，擦净创面周围皮肤。用灭菌水冲洗创面，无菌纱布轻轻拭干。浅Ⅱ度烧伤创面的完整水疱予以保留，已脱落及深度创面上的水疱皮予以去除。Ⅲ度焦痂保持干燥，外涂碘酊，早期植皮。处理创面时动作轻柔，可用吗啡、哌替啶等药物止痛。清创后应注射破伤风抗毒素，必要时用抗生素。清创顺序为头部、四肢、胸腹部、背部和会阴部。

（2）创面的包扎疗法　包扎有利于保护创面，减轻疼痛，防止创面加深，及时引流渗出液，减轻创面水肿。适用于面积小或肢体的浅Ⅱ度烧伤。方法是创面放一层油砂布，外面覆盖数层纱布、棉垫，然后再适当加压包扎。包扎后每日检查有无松脱、臭味或疼痛，注意肢端末梢循环情况，敷料浸湿后及时更换，以防感染。一般伤后 5 天更换敷料。

（3）创面的暴露疗法　暴露治疗是将烧伤创面暴露于空气中，使创面渗液和坏死组织逐渐干燥，形成痂壳，以暂时保护创面；而且干冷的环境也不利于细菌繁殖。适用于头面部或会阴部、大面积烧伤。暴露疗法要求病室温度 28～32℃，湿度 60%～70%，有必要的消毒和隔离条件，有抢救设备和药物。用无菌敷料吸净创面渗出液，保护创面，防止抓伤，用翻身床定时翻身。全身多处烧伤可用包扎和暴露相结合的方法。注意创面不宜用龙胆紫、红汞或中药粉末，以免妨碍创面观察，也不宜轻易用抗生素类，以免引起细菌耐药。

（4）去痂、植皮　深度烧伤创面愈合缓慢，瘢痕增生可造成畸形。因此须积极处理，尽早去除痂壳，植皮覆盖，使创面早日愈合。

1）去痂　①脱痂：保持痂皮干燥，预防痂下感染，待痂下组织自溶、分离时，逐步剪去痂壳，即蚕食脱痂法。此法简单，但治疗时间较长。为了减轻感染和加速痂皮分离，可在创面用抗生素、蛋白酶或中药。②手术切痂或削痂：在伤后 48～72 小时内即可开始，切痂须切除烧伤组织达深筋膜平面，削痂须削除坏死组织至健康组织平面，颜面、手背处稍浅。此法出血较多，术前应充分备血。

2）植皮　创面彻底止血后即植皮。植皮的目的是使创面早日愈合，减少烧伤的并发症。所用的自体皮为中厚或薄层，制成大张网状、小片邮票状、粒状；异种皮多取自小猪。切痂、脱痂后多采用自体皮植皮。做好供皮区皮肤准备，消毒时仅用 70%～75% 乙醇。植皮后保护植皮区肉芽创面，勿受压。包扎敷料妥善固定，松紧适宜，防止皮片滑动。注意创面渗出，更换敷料时观察皮片成活情况，防止感染和皮片脱落。

（5）感染创面的处理　常见致病菌为绿脓杆菌、金黄色葡萄球菌、大肠杆菌等，近年来真菌感染逐渐增多。加强烧伤创面的护理，及时清除脓液和坏死组织，局部应用抗菌药液，已成痂的保持干燥完整。或选用湿敷、半暴露覆盖。待感染基本控制，肉芽组织生长良好，及时植皮促使创面愈合。

（6）重视基础护理　加强皮肤护理，保护骨隆突处，暴露的创面尽可能避免受压，定时翻身，确保操作安全。及时发现痂下感染，严格无菌操作。采取保护性隔离措施，所用床单、治疗巾、罩布等需经灭菌处理，定时消毒病室空气，防止交叉感染。

4. 全身性感染的防治　全身性感染是大面积烧伤死亡的主要原因，常见病菌为金黄色葡萄球菌、绿脓杆菌和肠道的革兰阴性杆菌等。根据细菌学检查和药敏试验选用抗生素，并注意监测患者的肝、肾功能。积极处理创面、切除坏死组织。同时加强全身支持治疗，维持水、电解质代谢和酸碱平衡，采用自动免疫或被动免疫治疗，经胃肠道和静脉进行肠内、肠外营养支持，补充精氨酸、谷氨酰胺、支链氨基酸以提高免疫功能，防治休克。

5. 器官并发症的防治 严重烧伤伤情重、病程长，并发症也多，几乎包括各个系统，常见且威胁较大的有肺部感染和急性呼吸衰竭、肾功能不全、应激性溃疡、脑水肿、化脓性静脉炎、心律不齐等。预防烧伤后器官并发症的基本方法是及时纠正低血容量、迅速逆转休克及预防和减轻感染。同时根据病情，着重维护和监测这些器官的功能，加强巡视。

6. 心理护理 导致患者心理问题的原因有伤后强迫性体位、害怕疼痛或疼痛性反应、害怕死亡、担心残疾、顾虑形体丑陋等。因此，要加强与患者沟通交流，同情安慰患者，稳定其情绪。帮助患者面对烧伤的事实，鼓励树立信心，尤其对于需多次植皮的患者，应耐心解释，消除疑虑和恐惧，配合治疗。重视心理的康复，颜面部烧伤、手烧伤等遗留瘢痕、畸形或功能障碍，可采用心理疏导的方法，指导患者正确对待伤残，鼓励患者参与力所能及的自理活动。

7. 康复护理

（1）调动患者的积极性，制订康复计划，加强肢体的功能锻炼。在烧伤早期纠正不良的舒适体位，维持各部位的功能位置，如颈部烧伤应取后伸位，四肢烧伤取伸直位，手部固定在半握拳的姿势且指间垫油纱以防粘连。创面愈合后尽早下床活动，逐渐进行肢体和关节的锻炼，以恢复功能。患者及家属共同制定康复计划，指导患者进行功能锻炼，以尽快恢复功能。

（2）同时与营养师、患者及家属共同制定营养食谱，保证患者的营养摄入，以加速身体的康复。

（3）对康复期患者进行知识宣教，鼓励参与一定的家庭、社会活动，指导其保护皮肤，防止紫外线、红外线的过多照射，避免对瘢痕组织的机械刺激等。

（4）普及防火、灭火、自救常识，预防烧伤事件的发生。

【健康教育】

1. 提供消防安全知识教育。

2. 指导康复训练。

3. 给予整形、功能重建的相关知识。

知 识 链 接

电损伤与化学烧伤

1. 电损伤

（1）电击伤 是电流通过人体引起的全身性损伤。皮肤损伤较轻，主要损害心肌。轻度仅表现有恶心、心悸、头晕或短暂的意识丧失，恢复后多不留后遗症状；严重者引起电休克、心室纤颤或呼吸、心搏骤停。电击伤后炎症反应和深部组织水肿较重，往往有成群肌肉坏死、骨骼破坏或肢体坏死，或发生继发性大出血。感染多较严重，坏死组织脱落后，遗留的肉芽创面愈合缓慢。触电时肢体肌肉强烈收缩，有时可发生骨折或脱位，可致跌倒或高处坠下，复合其他创伤。

（2）电烧伤 是局部损伤，电流在受阻的组织产生热力，造成组织蛋白炭化、血栓形成。电流通过的组织细胞受到损害，发生变质和坏死。局部损伤的面积多不太大，呈椭圆形，但实际破坏较深，可达肌肉、骨骼或内脏。通常"入口"的损伤比"出口"严重。入口处是Ⅲ度烧伤，深达肌肉、骨骼，皮肤焦黄，有的形成了裂口。出口处一般也是Ⅲ度烧伤，但程度较轻。损伤的深度往往超过入口处，但是在早期往往难以判断。24小时后入口处周围开始肿胀、发红，范围开始增大。伤后1～2周坏死组织范围可以确定。

2. 化学烧伤

（1）酸烧伤 高浓度强酸如硫酸、硝酸、盐酸等酸烧伤的特点是使组织脱水、组织蛋白沉淀及凝固，一般迅速成痂，一定程度上限制了向深部侵蚀。创面初期呈黄色或棕黄色，后期转为棕褐色或黑绿色痂，较硬、凹陷。

氢氟酸有溶解脂肪和脱钙的作用，烧伤皮肤开始时呈红斑或有水疱、皮革样焦痂，随即发生坏死，并向四周和深处侵蚀，形成难以愈合的溃疡，疼痛较剧。伤后先用清水冲洗，随即用含钙或镁的制剂湿敷。

石炭酸腐蚀、穿透性均较强，创面开始时呈白色，后转为灰黄或青灰色，吸收后主要损害肾脏。急救用70%酒精或白酒清洗，也可用清水冲洗，但是清水冲洗不能完全去除石炭酸。

（2）碱烧伤 常见于氢氧化钠、氢氧化钾、石灰及电石烧伤等，强碱可使组织细胞脱水与脂肪皂化。碱离子与蛋白结合形成可溶性碱性蛋白，能穿透到深部组织，引起剧痛。

氢氧化钠、氢氧化钾烧伤创面呈黏滑或皂状焦痂，色潮红，有小水疱，一般均较深。焦痂或坏死组织脱落后，创面凹陷，往往经久不愈。急救时用大量清水冲洗或浸浴较长时间，尽量洗出浸入组织的碱，然后使创面干燥，尽早去痂。

石灰烧伤创面较干燥，呈褐色。电石烧伤实际上是热力加石灰烧伤，即电石遇水后产生乙炔和氢氧化钙（石灰）并释放出大量热量。这类烧伤急救时首先要去掉伤处的颗粒、粉末，然后用大量清水冲洗。呼吸道吸入石灰粉末后，要保持呼吸道的通畅，必要时气管切开、给氧，并使用强心药、抗生素等。

考纲摘要

1. 损伤的病因和分类、病理生理、临床表现、辅助检查、处理原则、护理。

2. 烧伤的病因、分类和面积计算法、病理生理、临床表现、处理原则、护理。

复习思考

1. 简述开放性损伤和闭合性损伤的区别，并各举 3 个实例。

2. 简述创伤患者的术后护理措施。

3. 简述烧伤患者临床的分期及深度的鉴别。

4. 简述液体疗法有效的评估标准。

5. 案例讨论

阮某，男，体重 50kg。Ⅰ 度烧伤 10%，深 Ⅱ 度烧伤面积为 80%。请计算第一个 24 小时补液总量。

扫一扫，知答案

模 块 十
微创手术患者的护理

【学习目标】

1. 掌握：微创手术前后的护理措施。
2. 熟悉：微创手术的健康教育。
3. 了解：微创外科的定义；腹腔镜手术、胸腔镜手术及关节镜手术的适应证。

项目一　常见微创手术概述

微创外科是指以最小的侵袭或损伤达到最佳外科治疗效果的一种新的外科技术，是应用当代先进的电子成像、冷光源、电凝系统等多种技术，以电子镜成像代替肉眼直视，以细长腔镜器械代替传统手术刀，力求以最小的切口路径，完成对体内病灶的诊断和治疗。微创外科与传统手术相比，具有相同的治疗效果，同时还具有创伤小、患者恢复快、住院时间短、感染率低、并发症少等优点。微创手术及护理在我国的发展很不平衡，有待进一步发展。

一、腹腔镜手术

腹腔镜手术是一门新发展起来的微创方法，是未来手术方法发展的一个必然趋势。随着工业制造技术的突飞猛进，相关学科的融合为开展新技术、新方法奠定了坚定的基础，加上医生越来越娴熟的操作，使得许多过去的开放性手术现在已被腔内手术取而代之，大大增加了手术选择机会。腹腔镜手术常用于胆囊、肝脏、胃肠、胰腺、脾脏及肾手术，以及疝修补术、子宫肌瘤摘除术、卵巢囊肿切除术、异位妊娠手术等。

二、胸腔镜手术

胸腔镜手术（电视辅助胸腔镜手术）是指使用现代摄像技术和高科技手术器械装备，在胸壁套管或微小切口下完成胸内复杂手术的微创胸外科新技术。它改变了胸外科疾病的治疗理念，被誉为20世纪胸外科界的重大突破之一，是胸部微创外科的代表性手术，也是未来胸外科发展的方向。完全胸腔镜手术仅需做1～3个1.5cm的胸壁小孔。微小的医用摄像头将胸腔内的情况投射到大的显示屏幕，等于将医生的眼睛放进了患者的胸腔内进行手术。手术视野根据需要可以放大，显示细微的结构，比肉眼直视下更清晰和灵活。胸腔镜手术常用于肺部疾病如肺部良性肿瘤摘除术，以及胸膜疾病、纵隔疾病、食管疾病等。

三、关节镜手术

关节镜是一种观察关节内部结构的直径5mm左右的棒状光学器械，是用于医师诊治关节疾患的内窥镜。该器械从1970年开始推广应用。关节镜在一根细管的端部装有一个透镜，将细管插入关节内部，关节内部的结构便会在监视器上清晰地显示出来。关节镜手术是通过切开皮肤数个"筷子"大小或更小的孔（5～10mm），将摄像头、手术器具伸入人关节内，在显示器监视下，由医生操作，诊断和治疗各种关节疾病。关节镜手术常用于关节内滑膜、软骨病变，如结缔组织病、退化性关节疾病，以及关节内损伤、关节游离体等疾病。

项目二　微创手术患者的护理

【护理评估】

1. 术前评估

（1）健康史　评估患者年龄、性别、体重、营养状况；既往有无手术史，有无糖尿病、高血压、心脏病等。

（2）身体状况　了解患者腹痛的部位、性质、持续时间，有无牵涉痛，疼痛与饮食的关系等。

（3）心理－社会支持状况　了解患者的家庭情况及相应的社会关系支持情况。

（4）辅助检查　了解实验室常规检查、影像学检查及特殊检查的结果。

2. 术后评估　评估患者的术中情况和术后病情。

【常见护理问题】

1. 疼痛　与疾病、手术有关。

2. 焦虑、恐惧 与担心麻醉危险和手术效果等因素有关。

3. 有误吸的危险 与手术麻醉有关。

4. 潜在并发症 出血、内脏损伤、皮下气肿、高碳酸血症、二氧化碳气体栓塞、肺不张、胸腔漏气、关节内积血、关节感染、肌肉萎缩、关节功能障碍等。

【护理措施】

1. 腹腔镜手术患者的护理

（1）术前护理

1）心理护理 与患者交流，耐心向患者讲解腹腔镜手术方式，消除患者对手术的恐惧感。

2）皮肤准备 按手术常规备皮，清理脐部。

3）适应性体位训练 腹腔镜手术有时需采取特殊体位实施手术，如俯卧位，所以术前可以先以 30 分钟开始训练，再延至 45 分钟、1 小时、2 小时、3 小时等。

4）肠道准备 术前 2 天禁食豆类、牛奶等易产气的食物。术前禁食 12 小时，禁饮 4～6 小时。

（2）术后护理

1）体位与活动 患者麻醉未清醒前取去枕平卧位，头偏向一侧，防止呕吐物误吸；清醒后取半卧位。病情许可应早期下床活动。

2）病情观察 手术后严密观察患者的体温、脉搏、呼吸、血压、神志及腹部的症状和体征，发现异常情况及时报告医生并积极配合处理。

3）饮食护理 患者全麻清醒后 6 小时，无恶心呕吐，可进少量水或流质饮食，应少食多餐，多吃高纤维素食物，促进肠蠕动；避免进食易产气食物。

4）做好引流管的护理 腹腔镜手术若使用腹腔引流管，护理人员要做好引流管护理。

5）并发症的预防及护理 ①出血：术后严密观察患者的生命体征及引流管情况。②胆漏：是腹腔镜术后可能出现的并发症。如腹腔镜手术腹腔引流量超过 150mL，且为胆汁性液体，应考虑有胆漏发生。③内脏损伤：术后 3～5 天，患者突然出现剧烈腹痛、恶心、呕吐、高热、白细胞增高等表现，应考虑内脏损伤，需及时通知医生处理。④气腹并发症：术后应仔细观察呼吸节律，皮下和阴囊有无气肿及气肿范围、大小。⑤高碳酸血症和酸中毒：见相关章节内容。

2. 胸腔镜手术患者的护理

（1）术前护理

1）净化呼吸道 戒烟，指导患者进行有效的咳嗽、排痰。

2）呼吸功能锻炼　间断吸氧、缩唇呼吸、运动训练。

3）皮肤准备　范围上至锁骨及肩部，下至肋缘，前后胸部超过中线 5cm 以上，并包括术侧上臂中上 1/3 和腋窝。

4）胃肠道准备　术前禁食禁饮、清洁灌肠、留置胃管。

（2）术后护理

1）病情观察　手术后严密观察患者生命体征的变化。

2）术后呼吸道护理　常规给予氧气吸入；注意观察患者呼吸的频率、节律、深浅度；协助排痰，鼓励患者深呼吸，指导进行有效的咳嗽，预防肺不张。

3）胸腔引流管的观察和护理　保持引流通畅，注意水柱波动情况，避免引流管受压、堵塞、滑脱等，定时挤压，密切观察引流量并记录。

4）疼痛护理　术后胸部切口疼痛使患者焦虑、不配合护理，并能抑制深呼吸和咳嗽，不利于气体交换和呼吸道分泌物的排出。及时有效地止痛可使患者安静、心律平稳、呼吸加深，敢于咳嗽排痰，有利于肺扩张。

5）早期活动　术后指导患者进行科学的功能锻炼，活动量应循序渐进、逐渐增加。出院前对患者进行康复指导，定期复查肺功能。

6）并发症的预防及护理　①肺不张：患者麻醉清醒后 6 小时即取半坐卧位，帮助患者进行有效的咳嗽、咳痰；②胸腔漏气：应密切观察胸腔引流管内有无气体的逸出。

3. 关节镜手术患者的护理

（1）术前护理

1）皮肤准备：术前应严格按骨科手术方式备皮。

2）完成术前的各项检查，可预防性应用抗生素。

（2）术后护理

1）防止关节肿胀。

2）预防关节感染。

3）防止关节功能障碍。

【健康教育】

1. 腹腔镜手术患者的健康教育

（1）术后 3 周内勿提重物。

（2）继续低脂饮食，避免暴饮暴食。

（3）注意活动与休息，保持规律生活。

（4）如出现腹痛、发热、黄疸等情况，应及时来医院就诊。

2. 胸腔镜手术患者的健康教育　指导患者肺部功能的锻炼，如吹气球、深呼吸等；

指导患者早期活动。

3. 关节镜手术患者的健康教育 术后指导患者科学合理地进行关节锻炼。

考纲摘要

1. 器官移植的概念、分类；供体的选择；移植器官的保存、受体准备、病室准备；免疫抑制治疗；排斥反应与抗排斥治疗。

2. 肾移植患者的护理评估、护理措施、健康教育。

3. 肝移植患者的护理评估、护理措施、健康教育。

复习思考

简述腹腔镜手术、胸腔镜手术及关节镜手术前后的护理措施。

扫一扫，知答案

模块十一

外科肿瘤患者的护理

扫一扫，看课件

【学习目标】

1. 掌握：外科肿瘤的临床表现、护理措施。
2. 熟悉：外科肿瘤的治疗要点、护理评估、健康教育。
3. 了解：外科肿瘤的病理分类、病因、病理生理、辅助检查。

案例导入

某患者，男，59岁，曾做过多年矿工。主诉咳嗽，痰中带血丝1年余，加重2个月。患者于1年前无明显诱因出现咳嗽，不甚剧烈，痰少，痰中带血丝，无畏寒、高热，无胸痛，无午后潮热，无夜间盗汗；近2个月来，咳嗽咳痰症状加重，痰中带血。发病以来食欲稍差。由于担心疾病，睡眠较差。大、小便正常。平素体健，否认肝炎、肺结核史，无高血压、糖尿病史。嗜烟，15支/日，持续25年。体检示：神清，精神可，全身体表淋巴结未及肿大；气管居中，胸廓无畸形，两肺呼吸音清，未闻及干湿啰音；心界正常，心律齐，各瓣膜区未闻及杂音。胸部CT示：右下肺恶性肿瘤。纤维支气管镜示：右侧支气管距开口约2cm处黏膜水肿糜烂，表面高低不平，管腔狭小，仅留一小空隙。局部活检组织病理示：鳞状细胞癌。头颅MRI示：未见异常。放射性核素骨扫描示：全身骨显像未见骨转移征象。

问题：①恶性肿瘤的治疗原则是什么？该患者最有效的治疗方法是什么？②目前存在哪些护理诊断？③对该患者进行手术治疗，术后的护理措施包括哪些？

项目一　外科肿瘤概述

肿瘤（tumor）是人体正常细胞在不同的始动与促进因素长期作用下，发生过度增生与异常分化所形成的新生物。新生物一旦形成，不受正常机体生理调节，也不因病因消除而停止增生，而是破坏正常组织与器官。通常以形成肿块为主要临床特征，可发生于任何年龄和身体的任何部位。随着疾病谱的改变，肿瘤的发病率越来越高，尤其是恶性肿瘤已成为导致人类死亡的主要原因之一。

【病理分类】

根据肿瘤的形态及其对机体的影响，即肿瘤的生物学行为，肿瘤可分为良性肿瘤、恶性肿瘤、介于良恶性肿瘤之间的交界性肿瘤 3 类。

1. 良性肿瘤　一般称为"瘤"。良性肿瘤多有包膜或边界清楚，肿瘤细胞分化好，异型性小，少有核分裂象，生长缓慢，呈膨胀性生长，停留于局部，不浸润，不转移。彻底切除后少有复发，对机体的影响相对较小。

2. 恶性肿瘤　来源于上皮组织的恶性肿瘤为"癌"；来源于间叶组织的恶性肿瘤为"肉瘤"；来源于胚胎组织的恶性肿瘤为"母细胞瘤"。恶性肿瘤多无包膜或边界不清，肿瘤细胞分化不成熟，异型性大，核分裂象多，生长速度快，向周围组织呈浸润性生长，常继发组织坏死、溃疡和出血等。多因转移、易复发而危及生命。

3. 交界性肿瘤　组织生物学介于良性与恶性之间的肿瘤。

【病因】

肿瘤的病因迄今尚未完全明确。大量流行病学调查、实验研究及临床观察发现，环境与行为对人类恶性肿瘤的发生有重要影响。据统计，约 80% 以上的恶性肿瘤与环境因素有关，环境因素有致癌因素与促癌因素。机体的内在因素在肿瘤的发生发展中也起着重要作用。

1. 环境因素

（1）物理因素　如电离辐射可致皮肤癌、白血病，紫外线可引起皮肤癌，矿物纤维如石棉可导致肺癌、恶性间皮瘤的发病率增加。

（2）化学因素　根据化学致癌物与人类肿瘤关系的强度可分为 3 种类型：①致癌物：主要有氮芥、联苯胺、多环芳香烃类化合物、氯乙烯、石棉、砷、铬和镍等；②可能致癌物：如亚硝胺类与食管癌、胃癌和肝癌的发生有关，黄曲霉素易污染粮食而致肝癌、胃癌等；③潜在致癌物：烷化剂（有机农药、硫芥等）、氨基偶氮类染料等。

（3）生物因素　病毒是生物致癌因素中最主要的因素，如 EB 病毒与鼻咽癌、伯基特淋巴瘤相关，人乳头状病毒与宫颈癌有关，乙型肝炎病毒与肝癌有关。少数寄生虫和细菌也可引起人类肿瘤，如华支睾吸虫与肝细胞肝癌和胆管癌有关，埃及血吸虫可诱发膀胱癌，幽门螺旋杆菌与胃癌的发病有关。

2. 机体因素

（1）遗传因素　临床观察发现有相当数量的乳房癌、胃癌、食管癌、肝癌、鼻咽癌等有家族史，说明肿瘤具有遗传倾向性。

（2）内分泌因素　与肿瘤发生有关的激素，较为明确的是雌激素、催乳素与乳房癌发生有关；长期服用雌激素可引起子宫内膜癌；生长激素可以刺激肿瘤的发展。

（3）免疫因素　先天或后天免疫缺陷者易发生恶性肿瘤，如艾滋病患者易患恶性肿瘤；

丙种球蛋白缺乏症患者易患白血病；器官移植后长期使用免疫抑制剂的患者，肿瘤发生率也高于正常人群。

（4）心理－社会因素　人的性格、情绪、工作压力及环境变化等，可引起人体内分泌和免疫功能的变化而诱发恶性肿瘤。流行病学调查发现，经历重大精神刺激、严重心理压力或情绪抑郁者较其他人群易患恶性肿瘤。

【病理生理】

1. **细胞分化**　肿瘤细胞的分化程度不同，其恶性程度和预后亦不同。恶性肿瘤细胞可分为高分化、中分化和低分化（或未分化）3 类，或称Ⅰ、Ⅱ、Ⅲ级。高分化（Ⅰ级）细胞形态接近正常，恶性程度低；低分化或未分化（Ⅲ级）细胞核分裂较多，高度恶性，预后不良；中分化（Ⅱ级）的恶性程度介于两者之间。

2. **生长方式**　主要呈浸润性生长，肿瘤沿组织间隙、神经纤维间隙或毛细血管扩展，边界不清，实际扩展范围远较肉眼所见大，局部切除后极易复发。

3. **生长速度**　恶性肿瘤生长快、发展迅速、病程较短。良性肿瘤恶变时亦可逐渐增大，合并出血、感染时短期内明显增大。

4. **转移方式**　恶性肿瘤易发生转移，转移方式有以下 4 种：

（1）直接蔓延　肿瘤细胞向与原发灶相连的组织扩散生长，如直肠癌、宫颈癌侵及骨盆壁。

（2）淋巴转移　多数先转移至邻近区域淋巴结，也可出现"跳跃式"越级转移。皮肤真皮层淋巴管转移可出现皮肤水肿，如乳腺癌可呈橘皮样改变。毛细淋巴管内的癌栓致相邻毛细血管扩张充血，可呈炎症表现，如炎性乳腺癌。皮肤淋巴管转移还可使局部呈卫星结节。

（3）血行转移　肿瘤细胞随血流转移至远处，如腹内肿瘤可经门脉系统转移到肝，四肢肉瘤可经体循环静脉系统转移到肺。

（4）种植性转移　指肿瘤细胞脱落后在体腔或空腔脏器内的转移，如胃癌种植到盆腔。

5. 肿瘤分期 为了合理制订治疗方案，正确评价治疗效果、判断预后，国际抗癌联盟提出了 TNM 分期法。T 是指原发肿瘤、N 为淋巴结、M 为远处转移，再根据肿块大小、浸润深度在字母后标以 0～4 的数字，表示肿瘤的发展程度。0 代表无，1 至 4 数字越大，程度越高；有远处转移为 M_1，无远处转移为 M_0；临床上无法判断肿瘤体积时则以 T_x 表示。根据 TNM 的不同组合，临床将肿瘤分为 Ⅰ、Ⅱ、Ⅲ、Ⅳ期。各类肿瘤 TNM 分期的具体标准由各专业会议协定。

【临床表现】

肿瘤的临床表现取决于肿瘤性质、发生组织、所在部位及发展程度。一般早期多无明显症状。待患者有特征性症状时，病变常已属晚期。

1. 局部表现

（1）肿块 一般良性肿瘤生长缓慢，多无伴随症状；恶性肿瘤肿块生长较快，多有伴随症状。良性肿瘤肿块边界清楚，表面光滑，质地软、韧或囊性，无压痛，与基底组织无粘连，活动度大；恶性肿瘤肿块边界不清，表面凹凸不平或有结节感，质地坚硬，可有压痛，与基底组织粘连而活动度小或固定不动。位于深部或内脏的肿块不易触及，但可出现脏器受压或空腔器官梗阻症状。

（2）疼痛 良性肿瘤和恶性肿瘤早期一般疼痛不明显。随着肿块的膨胀性生长、破溃或感染等使末梢神经或神经干受刺激或压迫，可出现局部刺痛、跳痛、灼热痛、隐痛或放射痛。空腔脏器肿瘤可致痉挛、梗阻，产生绞痛，常难以忍受，尤以夜间疼痛更明显。

（3）溃疡 体表或空腔脏器的恶性肿瘤因生长过快、血供不足而出现继发性坏死，或因继发感染导致溃疡，溃疡常呈菜花或火山口状，边缘隆起，基底凹凸不平，有较多坏死组织，分泌物常呈血性并有恶臭气味。

（4）出血 恶性肿瘤生长过程中破溃或侵犯血管，可致出血。上消化道肿瘤可有呕血或黑便；下消化道肿瘤可有血便或黏液血便；胆道和泌尿道肿瘤，除血便和血尿外，常伴有局部绞痛；肺癌可有血痰或咯血；子宫颈癌可有血性白带或阴道出血；肝癌破裂可引起腹腔内出血等。

（5）梗阻 肿瘤可致空腔内脏器官阻塞，不同部位的梗阻可出现不同症状。如胰头癌、胆管癌可压迫胆总管出现黄疸，胃癌伴幽门梗阻可致呕吐，肠肿瘤可致肠梗阻等。

（6）转移症状 淋巴转移者可出现区域淋巴结肿大；骨转移可有疼痛或触及硬结，甚至发生病理性骨折；肺转移者可有咳嗽、咯血、血痰及胸痛等；肝转移者可表现为肝大、黄疸、腹水、肝性脑病等。

知识链接

恶性肿瘤的早期信号

下列10项症状并非恶性肿瘤的特征性症状，但常被认为是恶性肿瘤的早期信号：①身体任何部位发现肿块并逐渐增大；②身体任何部位发现经久不愈的溃疡；③中年以上妇女出现阴道不规则流血或白带增多；④进食时胸骨后不适、灼痛、异物感或进行性吞咽困难；⑤久治不愈的干咳或痰中带血；⑥长期消化不良，进行性食欲减退，不明原因的消瘦；⑦排便习惯改变或便血；⑧鼻塞、鼻出血；⑨黑痣增大或破溃出血；⑩无痛性血尿。注意到这些早期信号并及时进行必要的检查，常可发现较早期的恶性肿瘤患者。

2. **全身表现** 良性肿瘤和早期恶性肿瘤多无明显的全身症状。恶性肿瘤中、晚期，可有慢性消耗和中毒症状，表现为消瘦、乏力、低热、贫血等症状，甚至全身衰竭，患者常呈现恶病质。

【辅助检查】

1. **实验室检查**

（1）常规检查 血、尿及大便常规检查的异常发现常可提供诊断线索；血清学检查因特异性较差，多用作辅助诊断。如恶性肿瘤患者常可伴血沉加快；白血病者血常规明显改变；泌尿系统肿瘤可见血尿；胃肠道肿瘤患者可伴贫血，大便隐血试验阳性等。

（2）免疫学检查 肿瘤标志物检测为肿瘤的筛查、诊断、预后判断提供参考，常用的有甲胎蛋白（AFP）、前列腺特异抗原（PSA）、癌胚抗原（CEA）等。

（3）流式细胞分析术 分析染色体DNA倍体类型、DNA指数等，结合肿瘤病理类型可以判断肿瘤的恶性程度及推测其预后。

2. **影像学检查** 应用X线、超声、各种造影、核素、CT、MRI等检查，可明确有无肿块及肿块部位、形态、大小等性状，有助于肿瘤的诊断及其性质的判断。

3. **内镜检查** 应用内镜直接观察空腔脏器、胸腹腔及纵隔等部位的病变，同时可取细胞或组织行病理学检查，对肿瘤的诊断有重要价值。此外，还能对小的病变如息肉行摘除治疗。还可向输尿管、胆总管或胰管插入导管做X线造影检查。

4. **病理学检查** 是目前确定肿瘤直接而可靠的依据。

（1）细胞学检查 该法取材方便，被临床广泛应用。包括体液自然脱落细胞检查、黏膜细胞检查、细针穿刺涂片检查或超声导向穿刺涂片检查等方法。

（2）组织学检查 根据肿瘤所在部位、大小及性质等，采用不同的取材方法。如经小手术能完整切除者则行全肿块送检；位于深部或体表较大的肿瘤宜行超声或CT导向下穿刺活检，或于术中切取组织行快速冷冻切片诊断。由于此类检查有可能促使恶性肿瘤扩散，应在术前短期内或术中施行。

（3）免疫组织化学检查　有助于提高肿瘤诊断的准确率、判断组织来源、发现微小癌灶、正确分期及判断恶性程度。

【治疗要点】

良性肿瘤和交界性肿瘤以手术切除为主，其中良性肿瘤应连同包膜完整切除，交界性肿瘤还需切除周围正常组织，以免复发或恶变。恶性肿瘤存在转移特征，应采取局部和全身综合治疗措施，包括手术、放射线、抗癌药、生物治疗及物理治疗等各种疗法，根据肿瘤性质、发展程度和全身状态而选择。Ⅰ期以手术治疗为主；Ⅱ期以局部治疗为主，原发肿瘤切除或放疗，一定要包括转移灶的治疗，辅以有效的全身化疗；Ⅲ期采取综合治疗，包括手术前、中、后的放疗或化疗；Ⅵ期以全身治疗为主，辅以局部对症治疗。

1. 手术治疗　是目前早期或较早期实体肿瘤首选的治疗方法。

（1）预防性手术　用于治疗癌前病变，防止其发生恶变或发展为进展期癌。如家族性结肠息肉病者可通过预防性结肠切除而降低结肠癌的发生率。

（2）诊断性手术　指经不同方式，如切除活检术或剖腹探查术获取肿瘤组织标本并经病理学检查明确诊断后再进行相应的治疗。

（3）根治性手术　指手术切除全部肿瘤组织及可能累及的周围组织和区域淋巴结，以求达到彻底治愈的目的。

（4）姑息性手术　属于解除或减轻症状而非根治性的手术，适用于恶性肿瘤已超越根治性手术切除的范围，无法彻底清除体内全部病灶。如晚期大肠癌伴肠梗阻时行肠造口术以减轻患者痛苦、改善生活质量和延长生存时间。

（5）减瘤手术　又称减量手术，是指对于体积较大、单纯手术无法根治的恶性肿瘤，宜行大部切除，术后继以化学治疗、放射治疗、生物治疗等以控制残余的肿瘤细胞。但减瘤手术仅适用于原发病灶大部切除后，残余肿瘤能用其他治疗方法有效控制者，如卵巢癌、Burkitt 淋巴瘤、睾丸癌等。

（6）复发或转移灶手术　复发肿瘤应根据具体情况及手术治疗、化学治疗、放射治疗的疗效而定，凡能手术者应考虑再行手术。如乳腺癌术后局部复发可再行局部切除术。转移肿瘤的手术切除适合于原发灶已得到较好控制，而转移病灶可切除者。

（7）重建和康复手术　对恶性肿瘤患者来说，生活质量是极其重要的问题，而外科手术在患者术后的重建和康复方面起着独特而重要的作用。乳腺癌改良根治术后经腹直肌皮瓣转移乳房重建、头颈部肿瘤术后局部组织缺损的修复等，均能提高肿瘤根治术后患者的生活质量。

2. 化学药物治疗　简称化疗，指用抗癌药物治疗肿瘤，主要适用于中、晚期恶性肿瘤的综合治疗。目前已能单独应用化疗治愈绒毛膜上皮癌、睾丸精原细胞瘤、急性淋巴细胞白血病等；对某些肿瘤可获得长期缓解，如颗粒细胞白血病、肾母细胞瘤、乳房癌等；对其他恶性肿瘤，化疗可辅助用于手术和放疗。由于化疗药物只能杀灭一定比例的肿瘤细胞，所以化疗后仍可能出现临床复发，因此应根据肿瘤特性、病理类型选用敏感的化疗药物并制订合理的联合化疗方案，以达到控制肿瘤复发的目的。

（1）药物分类　按来源和作用机制划分，化疗药物可分为以下类别：

1）细胞毒素类药物　由其作用于肿瘤细胞的 DNA 或 RNA、酶、蛋白质，导致细胞死亡。如烷化剂类（环磷酰胺、氮芥等）。

2）抗代谢类药物　对核酸代谢物与酶结合反应有相互竞争作用，影响与阻断了核酸的合成。如甲氨蝶呤、5 - 氟尿嘧啶、阿糖胞苷等。

3）抗生素类　有抗肿瘤作用的抗生素。如丝裂霉素、放线菌素 D、阿霉素、平阳霉素等。

4）生物碱类　主要干扰细胞内纺锤体的形成，使细胞停留在有丝分裂中期。常用的有长春新碱、羟喜树碱、高三尖杉酯碱等。

5）激素类　能改变内环境进而影响肿瘤生长，有的可增强机体对肿瘤侵害的抵抗力。常用的有他莫昔芬、己烯雌酚、黄体酮、丙酸睾酮、甲状腺素、泼尼松及地塞米松等。

6）其他　如顺铂、卡铂等。

（2）给药方式　一般是全身性用药，包括静脉输注、注射、口服、肌内注射等。有些药物可做肿瘤内注射、腔内注射、局部涂抹、动脉内注入或局部灌注，达到增高药物在肿瘤局部浓度的治疗目的。介入治疗为经动脉定位插管单纯灌注或栓塞加化疗，亦可同时于皮下留置微泵。在肝癌、肺癌应用较多，在介入治疗肿瘤缩小后可采取手术切除，或多次治疗使肿瘤得以控制或缓解。

3. 放射治疗　简称放疗，是一种无选择性的损伤性治疗，即治疗过程对肿瘤和正常组织器官产生同样的破坏作用。放疗是利用放射线的电离辐射作用，破坏或杀灭肿瘤细胞，从而达到治疗目的的一种方法，是治疗恶性肿瘤的主要手段之一，目前约70%的恶性肿瘤患者在病程不同时期因不同的目的需要接受放射治疗。放射线可采用光子类的 X 线、γ 射线及粒子类的电子束、中子束等。放疗技术包括远距离治疗（外照射）、近距离治疗（腔内放疗）、立体定向放射治疗（X 线或 γ 刀）和适形放射治疗等。

各种肿瘤对放射线的敏感性不同，可分为以下 3 类：

（1）高度敏感　低分化肿瘤，如淋巴造血系统肿瘤、性腺肿瘤、多发性骨髓瘤、肾母细胞瘤等对放射线高度敏感，适合放疗。

（2）中度敏感　鳞状上皮癌及一部分未分化癌，如基底细胞癌、宫颈鳞癌、鼻咽癌（未分化癌，淋巴上皮癌）、乳房癌、食管癌、肺癌等对放射线中度敏感，可作为综合治疗的一部分。

（3）低度敏感　胃肠道腺癌、软组织及骨肉瘤等对放射线低度敏感，放疗效果欠佳。

4. 生物治疗　是应用生物学技术改善个体对肿瘤的应答反应及直接效应的治疗，包括免疫治疗与基因治疗 2 类。

（1）免疫治疗　有非特异性和特异性之分。前者如接种卡介苗、麻疹疫苗、注射干扰素等；后者是接种自身或异体瘤苗或肿瘤免疫核糖核酸等，目的在于通过调动人体防御系统、提高免疫功能，达到抗肿瘤的效果。

（2）基因治疗　是应用基因工程技术，干预存在于靶细胞的相关基因表达水平以达到治疗目的。肿瘤的基因治疗方法目前尚处于研究阶段。

5. 中医中药治疗　应用中医扶正祛邪、化瘀散结、清热解毒、通经活络等原理，以中药补益气血、调理脏腑，配合手术及放化疗，促进肿瘤患者的康复。

6. 内分泌治疗　某些肿瘤的发生和发展与体内激素水平密切相关，可进行内分泌治疗，如增添激素或内分泌去势治疗等。

项目二　外科肿瘤患者的护理

【护理评估】

1. 术前评估

（1）健康史和相关因素　包括饮食史、既往史、手术史、家族史、生活史和其他与疾病相关因素。

1）一般情况　包括：①年龄、性别、婚姻和职业；②女性患者月经史、生育史、哺乳史。

2）病因和诱因　有无吸烟、长期饮酒；有无不良的饮食习惯或与职业因素有关的接触与暴露史；有无经历重大精神刺激、剧烈情绪波动或抑郁。

3）发病情况　有无肿块及肿块发展速度，是否伴随疼痛、出血等症状。评估病程长短：胚胎性肿瘤或白血病多见于儿童；青壮年期的肿瘤发展迅速、恶性程度高；老年人肿瘤发展较慢、病程较长。

4）既往史　询问有无其他部位肿瘤病史或手术治疗史，有无其他系统伴随疾病。有无用（服）药史、过敏史。

（2）身体状况　包括患者的病情、相关的实验室检查结果；评估患者对手术、放疗、化疗的适应情况等。

1）局部　肿块的部位、大小、形状、软硬度、表面温度、血管分布、界限及活动度；有无疼痛，疼痛的性质与程度；肿瘤有无坏死、溃疡、出血，以及肿瘤导致的空腔内脏器官梗阻等继发症状。

2）全身　易发生肿瘤转移的部位，如颈部、锁骨上、腹股沟区有无肿大淋巴结；有无肿瘤引起的相应器官的功能改变和全身性表现，如颅内肿瘤引起颅内压增高和定位症状等；有无消瘦、乏力、体重下降、低热、贫血、恶病质症状。

3）辅助检查　包括定性、定位诊断性检查及有关内脏器官功能的检查。了解患者实验室检查结果，B 型超声检查、X 线检查、CT 和 MRI 检查有无占位，是否行放射性核素扫描及其结果。目的是评估患者内脏器官功能损害程度，营养状况，心、肺、肾等重要内脏器官的功能和患者对手术及各种治疗的耐受情况。

2. 术后评估　包括手术方式、肿瘤的临床分期及预后、术后康复及心理变化等情况。

3. 化疗后评估　评估和判断患者是否出现化疗药物的毒副反应。常见的毒副反应有：①静脉炎、静脉栓塞或药物外渗引起皮肤软组织损伤；②恶心、呕吐、腹泻、口腔溃疡等；③骨髓抑制，白细胞、血小板减少；④肝、肾功能损害及神经系统毒性；⑤免疫功能降低；⑥其他，如脱发、色素沉着、过敏反应等。

4. 放疗后评估　评估有无放疗毒副作用出现，包括骨髓抑制（白细胞减少、血小板减少）、皮肤黏膜改变和胃肠道反应等。

【常见护理问题】

1. 焦虑与恐惧　与担忧疾病治疗效果、预后、治疗费用等有关。

2. 营养失调，低于机体需要量　与肿瘤所致高分解代谢状态及摄入减少、吸收障碍，以及化学治疗、放射治疗所致味觉改变、食欲下降、进食困难、恶心呕吐等有关。

3. 疼痛　与肿瘤生长侵及神经、肿瘤压迫及手术创伤有关。

4. 潜在并发症　感染、出血、皮肤和黏膜受损、静脉炎、静脉栓塞及脏器功能障碍。

【护理措施】

1. 心理护理　患者因各自的文化背景、心理特征及对疾病的认知程度不同，会产生不同的心理反应。应根据患者的心理反应进行心理疏导，鼓励其以积极的心态与疾病做斗争。对震惊否认期的患者，要给予情感支持和生活上的关心，使其逐渐了解和接受病情；对愤怒期的患者，应多交谈和沟通，纠正其错误感知，教育和引导患者正视现实；磋商期的患者，有良好的遵医行为，应注意维护其自尊，尊重其隐私；对抑郁期的绝望患者，应给予更多关爱和抚慰，诱导其发泄不满，鼓励家人陪伴，满足各种需求；对接受期的患者，护士应加强与患者交流，尊重其意愿，尽可能提高肿瘤患者的生活质量。

2. 加强营养　应注重患者的营养支持，纠正营养不良，提高其对治疗的耐受性，增强机体的抵抗力。应忌烟酒，忌食辛辣、油腻等食物。制订合理的饮食计划，鼓励患者增加蛋白质、糖类和维生素、矿物质的摄入。对术后患者，能进食者应尽量进食，给予高蛋白、高维生素、高糖类等清淡、易消化饮食；不能进食或进食不足者，给予肠内或肠外营养支持。化疗和放疗后的患者常出现口腔溃疡，应鼓励多饮水和新鲜果汁，进食无刺激性易消化的流质或半流质饮食，并加强口腔护理。

3. 缓解疼痛 术前疼痛系肿瘤浸润神经或压迫邻近内脏器官所致。除观察疼痛的部位、性质、持续时间外，还应为患者创造安静舒适的环境，鼓励其适当参与娱乐活动以分散注意力，并与患者共同探索控制疼痛的不同途径，如松弛疗法、音乐疗法等，同时鼓励家属参与实施止痛计划。

4. 化学治疗患者的护理

（1）恶心、呕吐的护理 化疗前遵医嘱选用止吐药，恶心呕吐者给予清淡易消化食物，少量多餐；严重呕吐、腹泻者，予静脉补液或营养支持。

（2）防止静脉炎、静脉栓塞的发生 化学治疗最常见的给药途径为静脉给药，通常经深静脉或中心静脉置管给药。根据药性选用适宜的溶媒稀释，合理安排给药顺序，掌握正确的给药方法，减少对血管壁的刺激；有计划地由远端开始选择静脉并注意保护，妥善固定针头以防滑脱、药物外漏。一旦发生药物外渗，及时停止药物输注，使用注射器回抽外渗药液，根据药物特性，相应选择冰袋冷敷、热敷、局部封闭治疗等措施。

（3）预防感染 每周检查血常规 1 次，白细胞计数 $< 3.5 \times 10^9/L$ 者应遵医嘱停药或减量。加强病室空气消毒，减少探视，预防交叉感染。血小板计数 $< 80 \times 10^9/L$、白细胞计数 $< 1.0 \times 10^9/L$ 时应做好保护性隔离，给予必要的支持治疗，如中药调理、成分输血，必要时遵医嘱应用升血细胞类药。

（4）出血的护理 观察患者血常规变化，骨髓严重抑制者，注意有无皮肤瘀斑、齿龈出血、血尿、血便等全身出血倾向；监测血小板计数，$< 50 \times 10^9/L$ 时避免外出，$< 20 \times 10^9/L$ 时要绝对卧床休息，限制活动。协助做好生活护理，注意安全、避免受伤，同时监测患者的生命体征和神志的变化。尽量避免肌内注射及用硬毛牙刷刷牙。

（5）保护皮肤黏膜 指导患者保持皮肤清洁、干燥，不用刺激性物质如肥皂等，治疗时要重视患者对疼痛的主诉，鉴别疼痛的原因，若怀疑药物外渗即停止输液，并针对外渗药液的性质给予相应的处理。对刺激性强、作用时间长的药物，若患者的外周血管条件差，可行深静脉置管。

（6）注意肝肾功能监测 化疗过程中密切观察病情变化，监测肝肾功能，了解患者的不适主诉，准确记录出入液量，鼓励多饮水，碱化尿液，以减少或减轻化疗所致的毒副作用。

5. 放疗患者的护理

（1）防止皮肤、黏膜损伤 患者放疗期间应注意：照射野皮肤忌摩擦、理化刺激，忌搔抓；保持清洁干燥，禁用肥皂洗澡、粗毛巾搓擦，局部用软毛巾吸干；穿着柔软的棉质衣服，及时更换；局部皮肤出现红斑瘙痒时禁搔抓，禁用乙醇、碘酒等涂擦；照射野皮肤有脱皮时，禁撕脱，应让其自然脱落，一旦撕破难以愈合；外出时戴帽，避免阳光直接暴晒，减少阳光对照射野皮肤的刺激。

（2）感染的预防　监测患者有无感染症状和体征，每周查 1 次血常规；严格执行无菌操作，防止交叉感染；指导并督促患者注意个人卫生，如口腔清洁等；外出时注意保暖，防止感冒诱发肺部感染；鼓励患者多进食，增加营养，提高免疫力。

（3）照射器官功能障碍的预防和护理　肿瘤所在器官或照射野内的正常组织受射线影响可发生一系列反应，如膀胱照射后可出现血尿，胸部照射后形成放射性肺纤维变，胃肠道受损后出血、溃疡和形成放射性肠炎等。放疗期间加强对照射器官功能状态的观察，对症护理，有严重不良反应时报告医师，暂停放疗。

【健康教育】

1. 心理指导　动员社会支持系统的力量，家属应给予患者更多的关心和照顾，使其保持心情舒畅，同时要注意避免不必要的情绪波动。

2. 加强营养　在治疗的各个阶段应均衡饮食，摄入高热量、高蛋白、高维生素、富含膳食纤维的各类营养素。多食新鲜蔬菜水果，饮食宜清淡、易消化，忌油腻及辛辣食物。

3. 休息与活动　注意劳逸结合，适量、适时的运动有利于患者康复，避免过劳。

4. 加强功能锻炼　对术后器官、肢体残缺的患者，应尽早指导其功能锻炼，如全喉切除术后食管发声训练、截肢术后义肢锻炼等，提高患者的自理能力。

5. 按时复查、用药和接受后续治疗　介绍后续治疗（如化疗、放疗）的相关知识，督促患者按时用药和接受后续治疗。复查可及时发现复发或转移征象，在手术治疗后最初 3 年内至少每 3 个月复查 1 次，继之每半年复查 1 次，5 年后每年复查 1 次，直至终身。

6. 加强肿瘤三级预防的宣教

（1）一级预防　为病因预防，是指消除或减少可能致癌的因素，降低发病率。约 80% 以上的人类恶性肿瘤与环境因素有关，因此实现一级预防的措施在于保护环境，控制大气、水源、土壤等污染；改变不良的饮食习惯、生活方式，如戒烟、酒，多食新鲜蔬菜水果，忌食高盐、霉变食物；减少职业性暴露于致癌物，如石棉、苯、甲醛等；接种疫苗等。

（2）二级预防　是指早期发现、早期诊断、早期治疗，以提高生存率、降低死亡率。一般以某种肿瘤的高发区及高危人群为对象进行选择性筛查，可改善检出肿瘤患者的预后。

（3）三级预防　是指治疗后的康复，包括姑息治疗和对症治疗，以提高生存质量、减轻痛苦、延长生命。

✎ **考纲摘要**

1. 肿瘤的概念、病理分类。

2. 恶性肿瘤的病因、病理生理、临床表现、处理原则、预防及护理。

复习思考

1. 简述外科肿瘤患者的术后护理措施。

2. 简述外科肿瘤的三级预防。

扫一扫，知答案

模块十二
颅脑外科疾病患者的护理

扫一扫，看课件

【学习目标】

1. 掌握：颅脑外科常见疾病患者的身体状况、护理措施和急危重症抢救配合。
2. 熟悉：颅脑外科常见疾病患者的辅助检查、治疗要点、护理诊断。
3. 了解：颅脑外科常见疾病的病因与发病机制。

案例导入

侯某，男，50岁。因骑车行进中被汽车撞倒，右颞部着地，有约5分钟昏迷，清醒后自觉头痛、恶心，好心路人急送医院就诊。头颅照X片示右额颞线形骨折。入院后2小时，患者头疼逐渐加重，伴呕吐、烦躁不安，进而出现意识障碍。

问题：①患者目前可能出现了什么情况？依据是什么？②目前可采取的紧急处理措施有哪些？

项目一　常见颅脑外科疾病的概述

一、颅内压增高

颅内压（intracranial pressure，ICP）是指颅腔内容物对颅腔壁所产生的压力。颅腔内容物包括脑组织、血液和脑脊液，三者与颅腔容积相适应，使颅内保持一定的压力，成人颅内压正常值为 $70\sim200mmH_2O$。当颅腔内容物的体积增加或颅腔容积缩小超过颅腔可代偿的容量时，颅内压持续高于 $200mmH_2O$，即称为颅内压增高。

【病因】

1. 颅内容物体积或量增大 各种原因引起的脑组织体积增大，如脑水肿；脑脊液循环障碍导致的脑脊液增多，如脑积水；颅内静脉回流受阻或过度灌注，如高血压脑病等。

2. 颅内占位性病变 常见于各种颅内血肿、肿瘤、脓肿及各种肉芽肿，在颅腔内占据一定体积，使空间相对变小。

3. 颅腔容积狭小 如狭颅症、颅底凹陷症及小脑扁桃体下疝畸形等。

【临床表现】

1. 症状

（1）颅内压增高"三主征" 即头痛、呕吐和视神经盘水肿，是颅内压增高的典型表现。①头痛：是颅内压增高最常见的症状，常在晨起或夜间时较重，咳嗽、低头、用力时加重，头痛部位常在前额或两颞部，以胀痛和撕裂痛多见。②呕吐：常发生于头痛剧烈时，呈喷射状，易发生于饭后，可伴有恶心，与进食无直接关系，是迷走神经受刺激所致。呕吐后头痛可有所缓解。③视神经盘水肿：常为双侧性，是颅内压增高患者最重要的客观征象。眼底检查可见视盘充血水肿、中央凹陷变浅或消失，视网膜静脉怒张，严重时视盘周围可见火焰状出血。早期多不影响视力，时间较长者有视力减退、视野向心缩小，严重者可致失明。

（2）意识障碍 急性颅内压增高时，常有进行性意识障碍甚至昏迷；慢性颅内压增高患者表现为神志淡漠、反应迟钝和呆滞，症状时轻时重。

2. 体征 早期代偿性出现血压升高，以收缩压升高为主，故脉压增大，脉搏慢而有力，呼吸深而慢（即两慢一高），称为库欣（Cushing）反应。病情严重失代偿时，患者血压下降，脉搏快而弱，呼吸浅促或潮氏呼吸，最终因呼吸、循环衰竭而死亡。

【辅助检查】

1. 影像学检查 CT是目前最常用的检查之一，具有安全、准确、无创伤的特点；MRI分辨率高于CT，有利于确诊；DSA脑血管畸形检出率高。

2. 腰椎穿刺 可以直接测量颅内压力，同时取脑脊液做蛋白、细胞、免疫学检查等。颅内压明显增高时禁忌腰椎穿刺，有诱发枕骨大孔疝的危险。

【治疗要点】

积极治疗原发病，降低颅内压。

1. 病因治疗 是治疗颅内压增高的最根本治疗方法，如手术切除颅内肿瘤、清除颅内血肿、处理大片凹陷性骨折、控制颅内感染等。

2. 降低颅内压 对原因不明或一时不能解除病因者，先采取措施限制液体入量。

（1）脱水利尿治疗 迅速静脉输入高渗药液，降低颅内压以暂时缓解病情。常用药物有：①20%甘露醇250mL，快速静脉滴注；然后可按时应用，125～250mL每4～8小时一次；②呋塞米（速尿），一般用 20~40mg 静脉注射，6~8 小时一次，与甘露醇交替使用可减轻二者的不良反应。

（2）糖皮质激素　常用地塞米松，初次剂量 10~15mg 静脉注射，随后每 6 小时给 5mg。

（3）过度通气与换气　可用呼吸机增加患者的肺通气量，增加体内 CO_2 排除。若动脉血二氧化碳分压（$PaCO_2$）下降 0.13kPa，可使脑血流量递减 2%，从而使颅内压相应下降。

（4）冬眠低温疗法　可降低脑耗氧量和代谢率，此疗法适用于严重脑水肿及中枢性高热患者，常用药物有氯丙嗪 50mg、异丙嗪 50mg、哌替啶 100mg，加在 500mL 葡萄糖液中静脉滴注。儿童和老年人应慎用，休克、全身衰竭或房室传导阻滞患者禁用此方法。

此外，有脑积水的患者，先穿刺侧脑室做体外引流术，放出过多脑脊液，以暂时降低颅内高压，待病因诊断明确后再手术治疗。若难以确诊或虽确诊但无法切除者，选用脑脊液分流术、侧脑室体外引流术或病变侧颞肌下减压术等姑息性手术来降低颅内压。

二、脑疝

当颅内某分腔有占位性病变时，该分腔的压力高于邻近分腔的压力，脑组织由高压力区向低压力区移位，导致脑组织、血管及颅神经等重要结构受压和移位，有时被挤入硬脑膜的间隙或孔道中，从而出现一系列严重临床症状和体征，称为脑疝。脑疝是颅内压增高的严重后果，危及患者生命。常见的脑疝有小脑幕切迹疝和枕骨大孔疝。

【病因】

颅内任何部位占位性病变（也可为弥漫性病变）发展到严重程度，均可导致颅内各分腔压力不均而引起脑疝。常见病因有：

1. 外伤及其他原因所致的各种颅内血肿，如硬膜外血肿、硬膜下血肿及脑内血肿；

2. 颅内脓肿，各种脑炎脑膜炎；

3. 颅内肿瘤，尤其是颅后窝、中线部位及大脑半球的肿瘤；

4. 颅内寄生虫病及各种肉芽肿性病变；

5. 大面积脑梗死、蛛网膜下腔出血。

【病理生理】

当发生脑疝时，移位的脑组织在小脑幕切迹或枕骨大孔处挤压脑干，脑干受压移位可致其实质内血管受到牵拉，严重时基底动脉进入脑干的中央支可被拉断而致脑干内部出血，出血常为斑片状，有时出血可沿神经纤维走行方向达内囊水平。由于同侧的大脑脚受到挤压而造成病变对侧偏瘫，同侧动眼神经受到挤压可产生动眼神经麻痹症状。移位的钩回、海马回可将大脑后动脉挤压于小脑幕切迹缘上致枕叶皮层缺血坏死。小脑幕切迹裂孔及枕骨大孔被移位的脑组织堵塞，从而使脑脊液循环通路受阻，则进一步加重了颅内压增高，形成恶性循环，使病情迅速恶化。

【临床表现】

不同类型的脑疝各有其临床特点，在此仅简述小脑幕切迹疝及枕骨大孔疝的临床表现。

1. 小脑幕切迹疝

（1）颅内压增高的症状　表现为剧烈头痛，与进食无关的频繁的喷射性呕吐。头痛程度进行性加重伴烦躁不安。急性脑疝患者视神经盘水肿可有可无。

（2）瞳孔改变　病初由于患侧动眼神经受刺激导致患侧瞳孔变小，对光反射迟钝，随病情进展患侧动眼神经麻痹，患侧瞳孔逐渐散大，直接和间接对光反射均消失，并有患侧上眼睑下垂、眼球外斜。如果脑疝进行性恶化、影响脑干血供时，由于脑干内动眼神经核功能丧失，可致双侧瞳孔散大，对光反射消失，此时患者多已处于濒死状态。

（3）运动障碍　表现为病变对侧肢体的肌力减弱或麻痹，病理征阳性。脑疝进展时可致双侧肢体自主活动消失，严重时可出现去脑强直发作，这是脑干严重受损的信号。

（4）意识改变　由于脑干内网状上行激动系统受累，患者随脑疝进展可出现嗜睡、浅昏迷至深昏迷。

（5）生命体征紊乱　由于脑干受压，脑干内生命中枢功能紊乱或衰竭，可出现生命体征异常。表现为心率减慢或不规则、血压忽高忽低、呼吸不规则、大汗淋漓或汗闭、面色潮红或苍白，体温可高达41℃以上或体温不升；最终因呼吸循环衰竭而致呼吸停止、血压下降、心脏停搏。

2. 枕骨大孔疝

　由于脑脊液循环通路被堵塞，颅内压增高，患者剧烈头痛、频繁呕吐、颈项强直、强迫头位。生命体征紊乱出现较早，意识障碍出现较晚。因脑干缺氧，瞳孔可忽大忽小。由于位于延髓的呼吸中枢受损严重，患者早期可突发呼吸骤停而死亡。

【辅助检查】

患者发生脑疝时必须做紧急处理，不能因为检查而延误处理，待病情许可时可做一般的体格检查、实验室检查、CT、MRI等，但禁忌做腰穿检查。

【治疗要点】

脑疝是由于急剧的颅内压增高造成的，在做出脑疝诊断的同时，应按颅内压增高的处理原则快速静脉输注高渗降颅内压药物，以缓解病情，争取时间。当确诊后，根据病情迅速完成开颅术前准备，尽快手术去除病因，如清除颅内血肿或切除脑肿瘤等。如难以确诊或虽确诊而病因无法去除时，可选用下列姑息性手术，以降低颅内高压和抢救脑疝。

1. 药物治疗：①迅速静脉输入高渗药液，常用药物为20%甘露醇，250mL快速静脉滴注；②呋塞米，一般用20～40mg静脉注射；③也可使用皮质类固醇，常用地塞米松。

2. 明确病变性质及部位，及时去除病因。

3. 病因难以明确或缺乏有效治疗者，可选择某些姑息手术以缓解增高的颅内压。

（1）侧脑室体外引流术　经额、眶、枕部快速钻颅或锥颅，穿刺侧脑室并安置硅胶引流管行脑脊液体外引流，以迅速降低颅内压，缓解病情。特别适于严重脑积水患者，这是常用的颅脑手术前的辅助性抢救措施之一。

（2）脑脊液分流术　脑积水的病例可施行侧脑室－腹腔分流术。侧脑室－心房分流术现已较少应用。导水管梗阻或狭窄者也可行池分流术或导水管疏通术，可选用侧脑室－枕大池分流术或导水管疏通术。

（3）减压术　小脑幕切迹疝时可采用颞肌下减压术；枕骨大孔疝时可采用枕肌下减压术；重度颅脑损伤致严重脑水肿而颅内压增高时，可采用去骨瓣减压术，这种减压术常造成脑组织的大量膨出，对脑的功能损害较大，目前已较少应用。以上方法称为外减压术。在开颅手术中可能会遇到脑组织肿胀膨出，此时可将部分非功能区脑叶切除，以达到减压目的，称为内减压术。

三、颅脑损伤

颅脑损伤是常见的外科急症，可分为头皮损伤、颅骨损伤和脑损伤，三者可单独存在，也可合并存在。因外界暴力作用于头部而引起，其发生率在全身各部位损伤中居第二位，仅次于四肢损伤，但其致残率及致死率均居首位。常因坠落、交通事故、跌倒、钝器或锐器打击头部所致，战争时多因火器伤。

【临床表现】

1. **头皮损伤**　头皮损伤较为多见，可分为闭合性头皮损伤和开放性头皮损伤两大类。前者主要指头皮血肿，包括皮下血肿、帽状腱膜下血肿、骨膜下血肿；后者主要指头皮裂伤和头皮撕脱伤等。

（1）头皮血肿　包括以下 3 种类型：

1）皮下血肿　出血局限在皮下，不易扩散，血肿体积小、张力高、压痛明显；若周围组织肿胀隆起，中央反而凹陷，易被误认为凹陷性颅骨骨折。

2）帽状腱膜下血肿　出血弥散在帽状腱膜下的疏松结缔组织，血肿可迅速扩散，甚至可充满整个帽状腱膜下层，触之有波动感，疼痛较轻（图 12 - 1）。小儿及体弱者可导致贫血甚至休克。

3）骨膜下血肿　多由相应颅骨线性骨折引起，血肿局限在颅骨外膜和各颅骨缝线连接的区域之间，一般不跨越骨缝线，血肿张力较高，可有波动感。

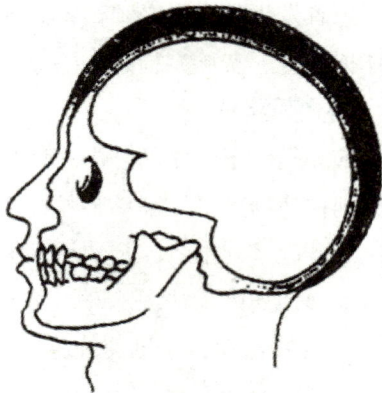

图 12 - 1　帽状腱膜下血肿

（2）头皮裂伤　由于头皮血管极为丰富，皮下组织致密、伸缩性小，故一旦头皮断裂，血管不容易收缩，出血甚多且不易自行停止，严重时发生失血性休克。若帽状腱膜未破，伤口呈线状；若帽状腱膜已破，头皮伤口可全部裂开。

（3）头皮撕脱伤　是最严重的头皮损伤，常因长发被卷入转动的机器所致。可分为不完全撕脱和完全撕脱两种。由于皮肤、皮下组织和帽状腱膜3层紧密相连，在强烈的牵拉下，使大块头皮自帽状腱膜下层或连同骨膜一并撕脱，严重者可伴有颈椎和脑组织的损伤。常因剧烈疼痛和大量失血而发生休克。

2. 颅骨骨折　颅骨骨折（skull fracture）是颅骨受暴力作用所致的颅骨结构改变，骨折的形式通常与外力作用的方式和程度有关。外力的作用面积越大，速度越快，颅骨的损伤越重。骨折的严重性并不在于骨折本身，而在于骨折所引起的脑膜、脑组织、血管和神经的损伤，可合并脑脊液漏、颅内血肿及颅内感染等。

颅骨骨折的分类：①按骨折的部位，可分为颅盖骨折和颅底骨折；②按骨折的形态，分为线性骨折、凹陷性骨折、粉碎性骨折及穿入性骨折；③按骨折与外界是否相通，分为开放性骨折与闭合性骨折，开放性骨折和累及鼻窦的颅底骨折有合并骨髓炎和颅内感染的可能。

（1）颅盖骨折　①线性骨折：是最常见的颅骨骨折，约占颅盖骨折的2/3。局部多因有头皮的挫伤或血肿形成而伴有压痛和肿胀。对于跨越大血管（如静脉窦、脑膜中动脉等）的线性骨折要注意观察病情变化，警惕硬脑膜外（下）血肿的发生。②凹陷性骨折：多发生于额颞部，一般为全层凹陷，局部有压痛和肿胀，并可扪及局限性下陷区，如凹陷骨片压迫局部脑组织可出现相应的症状和体征。

（2）颅底骨折　约占颅骨骨折的1/3，且绝大部分为线性骨折。颅底骨折虽不与外界直接相通，但常伴有硬脑膜破裂引起脑脊液漏或颅内积气，一般视为内开放式骨折。依骨折的部位不同，颅底骨折可分为颅前窝、颅中窝和颅后窝骨折，主要表现为皮下瘀斑、脑脊液外漏和脑神经损伤3个方面（表12-1）。

表12-1　颅底骨折的临床表现

骨折部位	瘀斑部位	脑脊液漏	可能累及的神经
颅前窝	眶周、球结膜下（熊猫眼征）	鼻漏	嗅神经、视神经
颅中窝	乳突区	鼻漏和耳漏	面神经、听神经
颅后窝	乳突部、咽喉壁	无	第Ⅸ～Ⅻ神经

3. 脑损伤　脑损伤是指脑膜、脑组织、脑血管及脑神经在受到外力作用后所发生的损伤。

根据脑损伤发生的时间和机制，分为原发性脑损伤和继发性脑损伤。原发性脑损伤是暴力作用于头部时立即发生的脑损伤，如脑震荡、脑挫裂伤；继发性脑损伤是指头部受伤一段时间后出现的脑部受损病变，主要有脑水肿和颅内血肿。

根据受伤后脑组织是否与外界相通，分为开放性脑损伤和闭合性脑损伤。开放性脑损伤多由锐器或火器直接造成，常伴有头皮裂伤、颅骨骨折和硬脑膜破裂，有脑脊液漏；闭合性脑损伤为头部接触钝性物体或间接暴力所致，脑膜完整，无脑脊液漏。

（1）脑震荡　头部受撞击后，立即出现短暂意识丧失或一过性神经功能障碍，无明显的脑组织器质性损害者，称为脑震荡。是一种最常见的轻度原发性脑损伤。

1）意识障碍　头部受撞击后，立即出现短暂意识丧失，一般持续时间不超过30分钟，清醒后恢复正常；同时伴有面色苍白、出冷汗、血压下降、心动徐缓、呼吸浅慢等自主神经和脑干功能紊乱表现。

2）遗忘症　多表现为逆行性遗忘症，即患者在清醒后不能回忆起受伤前及当时的情况而对往事记忆清楚。清醒后常有头痛、头昏、恶心、呕吐、情绪不稳、注意力不集中、耳鸣、失眠或恶梦等，一般持续数天或数周。神经系统检查多无明显的阳性体征。

（2）脑挫裂伤　脑挫裂伤是指头部外伤后脑组织发生的器质性损伤，按其病理形态改变可分为脑挫伤和脑裂伤，由于两者常同时并存，统称为脑挫裂伤。

1）意识障碍　是脑挫裂伤最突出的症状之一，伤后立即出现昏迷，其程度和持续时间与损伤程度、范围直接相关，绝大多数时间超过30分钟，可长达数小时、数日、数月不等，严重者长期持续昏迷。

2）生命体征　由于脑水肿和颅内出血引起颅内高压，出现血压升高、脉搏缓慢、呼吸深而缓，严重者呼吸、循环衰竭。伴有下丘脑损伤者，可出现持续高热。

3）局灶性神经系统症状与体征　依脑挫裂伤的发生部位而定，若损伤累及脑的功能区时，常于伤后即刻出现相应肢体的单瘫、偏瘫或一侧的感觉障碍，以及失语、偏盲等。

4）脑膜刺激征　脑挫裂伤合并蛛网膜下腔出血时，患者有剧烈头痛、颈项强直、克氏征阳性，脑脊液检查有红细胞。蛛网膜下腔出血一般5～7天可被逐渐吸收。

（3）颅内血肿　颅内血肿是颅脑损伤中最常见、最严重、可逆性的继发性脑损伤，如不及时处理，常因颅内压增高发生脑疝而危及患者生命。一般认为幕上20mL以上或幕下10mL以上积血即可称之为颅内血肿。

颅内血肿按症状出现时间，分为急性血肿（3天内出现症状）、亚急性血肿（伤后3天至3周出现症状）、慢性血肿（伤后3周后才出现症状）；按血肿所在部位，分为硬脑膜外血肿、硬脑膜下血肿、脑内血肿。

无论哪一种外伤性颅内血肿，都有大致相同的病理过程和临床表现，主要表现为头部外伤后，若有原发性脑损伤者，先出现脑震荡或脑挫裂伤症状，当颅内血肿形成压迫脑组织后，出现颅内压增高和脑疝的表现，且不同部位的血肿有其各自的特点。

1）硬脑膜外血肿　发生于颅骨内板之下和硬脑膜之间，常因颞部颅骨骨折致脑膜中动脉、静脉破裂引起，急性者为主。患者的意识障碍有以下 3 种类型：①原发性脑损伤轻者，伤后无原发性昏迷，至血肿形成后才开始出现继发性昏迷。②原发性脑损伤严重者，伤后昏迷持续并进行性加深，血肿的症状被原发性脑损伤所掩盖。③典型的意识障碍是伤后昏迷有"中间清醒期"，因原发性昏迷时间短，在血肿形成前意识清醒或好转，一段时间后随着颅内血肿的出现和增大再次出现昏迷。急性硬脑膜外血肿的患者约 70% 表现有中间清醒期。患者在昏迷前或中间清醒期常有头痛、呕吐等颅内压增高症状，幕上血肿大多有典型的小脑幕切迹疝表现。

2）硬脑膜下血肿　多属于急性和亚急性，主要由脑挫裂伤的皮层血管出血所致。因多数与原发性脑挫裂伤和脑水肿同时并存，少有"中间清醒期"，临床症状多较严重，而且发展迅速，伤后多持续昏迷或昏迷进行性加深，较早出现颅内压增高和脑疝症状。

3）脑内血肿　外伤性脑内血肿以浅部居多。临床表现类似于急性硬脑膜下血肿，主要表现为在脑挫裂伤的基础上出现急性脑受压症状，以进行性加重的意识障碍为主，如偏瘫、失语等。

【辅助检查】

1. 头颅 X 线摄片可了解有无合并存在颅骨骨折。

2. 耳鼻流出液做葡萄糖定量检测，以判断是否有脑脊液漏出。

3. CT 是目前最有价值的检查方法，能清楚显示脑挫裂伤、颅内血肿的部位、范围和程度。MRI 能显示轻度脑挫裂伤病灶。头部 X 线摄片可了解有无颅骨骨折。

【治疗要点】

1. 头皮损伤的治疗

（1）较小的头皮血肿可在 1～2 周内自行吸收，不需特殊处理；若血肿较大，则应在严格皮肤准备和消毒下，分次穿刺抽吸后再加压包扎，促进血肿吸收。如已有感染，切开引流。

（2）头皮血液循环丰富，损伤后出血较多，但抗感染及愈合能力也强。头皮裂伤后如伤口污染轻，清创比较彻底，在伤后 72 小时内仍能做头皮缝合。

（3）头皮不完全撕脱者争取在伤后 6～8 小时内清创后缝回原处。如完全撕脱，清创后行头皮血管吻合或将撕脱的头皮切成皮片植回；无法回植时，颅骨大面积暴露而无组织覆盖，行颅骨间隔钻孔术，骨孔深及板障，待板障生出肉芽组织后，再行植皮手术。

2. 颅骨骨折的治疗　线形骨折和轻度凹陷性骨折，一般不需特殊处理。骨折凹陷范围超过 3cm、深度超过 1cm，兼有脑受压症状者，则需手术整复或摘除陷入的骨片。颅底骨折重点是预防颅内感染，脑脊液一般在 2 周左右愈合，持续 4 周以上或伴有颅内积气经久不消时，需做硬脑膜修补术；伴有脑脊液漏的颅底骨折，需给予抗生素和破伤风抗毒素治疗。

3. 脑损伤的治疗

（1）脑震荡不需特殊治疗，卧床休息 1~2 周，必要时用镇静剂等对症处理。

（2）脑挫裂伤一般采用非手术治疗，包括防治脑水肿、支持疗法和对症处理。

（3）颅内血肿一经确诊，原则上手术治疗，手术清除血肿，并彻底止血，要求 24~48 小时内手术。目前多主张采用 CT 定位下钻孔加尿激酶溶解血肿碎吸引流术，必要时行开颅血肿清除术加骨瓣减压术。

四、脑肿瘤

颅内肿瘤又称脑瘤，包括原发性和继发性两大类。来源于脑组织、脑膜、脑血管、脑垂体、脑神经及残余胚胎组织的为原发性肿瘤，来自颅外其他部位恶性肿瘤转移到颅内的为继发性肿瘤。原发性肿瘤以神经胶质瘤最为常见，其次为脑膜瘤、垂体腺瘤、听神经瘤等；除胶质瘤外，绝大多数为颅内良性肿瘤；发病部位以大脑半球最多，其次是鞍区、小脑脑桥角、小脑等部位。

【病因】

颅内肿瘤的发病原因目前尚不完全清楚。大量研究表明，细胞染色体上存在着癌基因，加上各种后天诱因可使其发生。目前认为与以下因素有关：

1. **遗传因素**　少数神经系统肿瘤与遗传有关。神经纤维瘤病、血管网状细胞瘤和视网膜母细胞瘤等有明显的家族发病倾向。

2. **物理因素**　长期暴露在电离辐射中，肿瘤的发病率会提高。

3. **化学因素**　动物实验证明，多环芳香烃类化合物、亚硝胺类化合物均可诱发中枢神经系统肿瘤。

4. **生物因素**　在禽类及脊椎动物中病毒能诱发颅内肿瘤。常见致瘤病毒有腺病毒、肉瘤病毒（RSV）、猴空泡病毒（SV40）等。

5. **胚胎残余组织**　胚胎原始细胞在颅内残留和异常生长也是颅内肿瘤形成的重要原因，如脊索瘤、颅咽管瘤等。

【临床表现】

脑肿瘤因肿瘤病理类型和所在部位不同，有不同的症状和体征，但颅内压增高和局灶症状及体征是其共同的表现。

1. **颅内压增高**　约 90% 以上的患者出现颅内压增高的症状和体征，通常呈慢性、进行性加重过程。当肿瘤囊性变或瘤内出血时，可导致急性颅内压增高。随着肿瘤增大，若未得到及时治疗，轻者引起视神经萎缩，约 80% 患者引发视力减退，重者可引起脑疝。

2. **局灶症状与体征**　局灶性症状是脑瘤对脑组织浸润破坏、直接刺激和（或）压迫引起的局部神经功能紊乱。主要有两种类型：一是刺激性症状，如疼痛、癫痫、肌肉抽搐等；二是麻痹性症状，即正常神经组织受到挤压和破坏而导致的功能丧失，如失语、偏瘫、感觉障碍等。不同部位的肿瘤有很多特异性症状和体征。

【辅助检查】

1. 影像学检查　CT 和 MRI 是目前最常用的辅助检查，对确定肿瘤部位和大小、脑室受压和脑组织移位、瘤周脑组织水肿范围有重要意义；其中 MRI 分辨力远胜于 CT，为颅内肿瘤诊断的金标准。

2. 脑电图（EEG）及脑电地形图（BEAM）检查　对于大脑半球凸面肿瘤或病灶具有较高的定位价值。

3. 脑磁图　对脑部损伤的定位诊断比脑电图更为准确，加之脑磁图不受颅骨的影响，图像清晰易辨，对脑部疾病是一种崭新的诊断手段。可应用于癫痫诊断和癫痫灶术前定位、神经外科术前脑功能区定位、缺血性脑血管病预测和诊断等。

4. 血清内分泌激素检查　垂体腺瘤临床上出现内分泌功能障碍的表现，血清内分泌激素检查有助于确诊。

【治疗要点】

1. 降低颅内压　主要方法有脱水、激素治疗、脑脊液引流等，以缓解症状，为手术治疗争取时间。

2. 手术治疗　是最直接、最有效的方法，辅以化疗和放疗。原则是在保存神经功能的前提下尽可能切除肿瘤。晚期患者可采用姑息性手术治疗，如脑室引流、去骨瓣减压术等。

3. 放射治疗　肿瘤位于重要功能区或部位深者不宜手术，对放射线敏感的恶性肿瘤可选用放射治疗。采用立体定向放射治疗如伽马刀，提高放射治疗的效果。立体定向放射具有精确定位、精确剂量、安全快速、疗效可靠的特点。

4. 化学药物治疗　对于手术后残余的肿瘤组织或部分肿瘤对放疗不敏感的病例，化疗起到了进一步杀灭残余的肿瘤组织，防止肿瘤复发的重要作用。但在化疗的过程中可出现颅内压升高、肿瘤坏死出血和骨髓抑制等副作用，因此用药后应加强观察。

项目二　常见颅脑外科疾病患者的护理

一、颅内压增高患者的护理

【护理评估】

1. 健康史　询问患者及家属有无引起颅内高压的病因，如头部外伤、颅内感染、脑肿瘤、高血压、脑动脉硬化及尿毒症、肝性脑病、菌血症、酸碱平衡失调等引起继发性脑水肿的严重疾病。询问有无便秘、剧烈咳嗽、呼吸道梗阻、癫痫发作等因素导致颅内压急剧升高，诱发脑疝形成。

2. 心理－社会支持状况 评估患者是否因疼痛、呕吐引起烦躁不安、情绪低落、注意力不集中等反应；了解患者及家属对疾病的认知情况，患者及家人是否因为疾病预后莫测，以及高额的医疗费而焦虑不安。

【常见护理问题】

1. 急性头痛 与颅内压增高有关。

2. 有体液不足的危险 与颅内压增高引起剧烈呕吐及应用脱水剂有关。

3. 脑组织灌注无效 与颅内压增高有关。

4. 潜在并发症 脑疝、心跳、呼吸骤停。

【护理措施】

1. 一般护理

（1）休息与活动 提供安静、舒适的病室环境。指导患者卧床休息，稳定情绪，抬高床头15°～30°，以利于颅内静脉回流，减轻脑水肿。昏迷患者取侧卧位，便于呼吸道分泌物排出。

（2）吸氧 保持呼吸道通畅，可持续或间断吸氧，以降低二氧化碳分压，使脑血管适度收缩，减少脑血流量，减轻脑水肿。

（3）饮食与营养 神志清楚者给予普食，适当限制钠盐摄入。不能经口进食者可鼻饲。成人每天输液量1500～2000mL，控制输液速度，防止短时间内大量输入液体，加重脑水肿。

（4）避免意外损伤 加强生活护理，适当保护患者。昏迷躁动不安者切忌强制约束，以免患者挣扎导致颅内压增高。

2. 心理护理 加强护患沟通，鼓励患者和家属说出焦虑、恐惧的心理感受，给予患者及家属鼓励与支持，帮助患者接受疾病带来的改变。介绍疾病有关的知识和治疗护理措施，消除疑虑和误解，使其更好地配合完成各项检查、治疗和护理。

3. 病情观察 严密观察病情变化，警惕脑疝的发生，有条件的可做颅内压监测。

（1）生命体征 密切观察患者体温、脉搏、呼吸和血压的变化，观察有无"两慢一高"的生命体征变化现象。

（2）瞳孔变化 颅内压增高患者瞳孔可出现异常变化，若患者出现患侧瞳孔先小后大，对光反射迟钝或消失，应警惕小脑幕切迹疝的发生。

（3）意识状态 意识障碍的程度目前通用格拉斯哥昏迷计分法（Glasgow coma scale，GCS），分别对患者的睁眼、言语、运动3个方面的反应进行评分，再累计得分，用量化方法来表示意识障碍的程度，最高分 15 分，总分低于 8 分即表示昏迷状态，分数越低表明意识障碍越严重（表 12-2）。

表 12-2　格拉斯哥昏迷计分（GCS）

睁眼反应	计分	言语反应	计分	运动反应	计分
自动睁眼	4	回答正确	5	遵嘱活动	6
呼唤睁眼	3	回答错误	4	刺痛定位	5
刺痛睁眼	2	语无伦次	3	刺痛躲避	4
不能睁眼	1	只能发声	2	刺痛肢屈	3
		不能发声	1	刺痛肢伸	2
				刺痛无反应	1

4. 预防颅内压升高

（1）卧床休息　保持病室安静，清醒患者不要用力坐起。稳定患者情绪，避免情绪激动。

（2）减轻或控制疼痛　遵医嘱给予镇静剂，禁用吗啡和哌替啶，避免呼吸中枢抑制。

（3）保持呼吸道通畅　当呼吸道梗阻时，患者用力呼吸、咳嗽，致使胸腔内压力增高，由于颅内静脉无静脉瓣，胸腔内压力能直接逆行传导至颅内静脉，加重颅内压增高；同时，呼吸道梗阻可使二氧化碳分压增高，致脑血管扩张，脑血流量增多，也可加重颅内压增高。应预防和及时治疗呼吸道感染，避免咳嗽；预防呕吐物吸入气道，及时清除呼吸道分泌物；有舌根后坠者，应及时安置口咽通气管；昏迷或排痰困难者，应配合医生及早行气管切开术。

（4）避免用力排便　当患者用力排便时，胸、腹腔内压力增高，有诱发脑疝的危险。能进食者增加粗纤维素类食物，促进肠蠕动以免发生便秘。已发生便秘者切勿用力屏气排便，可用缓泻剂或低压小剂量灌肠通便，避免高压大量灌肠。

（5）控制癫痫发作　癫痫发作可加重脑缺氧和脑水肿，应遵医嘱按时给予抗癫痫药物，并注意观察有无癫痫发作。

5. 用药护理

（1）脱水剂　甘露醇应快速静脉滴完，严密观察治疗效果，记录 24 小时出入液量，保持水、电解质及酸碱平衡。停止使用脱水剂时，应逐渐减量或延长给药间隔，以防止颅内压反跳现象。

（2）冬眠低温疗法　实施冬眠疗法前，应先观察并记录患者生命体征、意识及瞳孔状态，作为治疗后观察比较的基础。先按医嘱静脉滴注冬眠药物，通过调节滴速来控制冬眠深度，待患者进入冬眠状态，方可开始物理降温。降温速度以每小时下降 1℃ 为宜，降至肛温 32~34℃、腋温 31~33℃ 较为理想，体温过低易诱发心律失常。在降温过程中严密观察生命体征变化，若脉搏超过 100 次/分、收缩压低于 100mmHg、呼吸慢而不规则时，应及时通知医生停药。冬眠疗法疗程一般为 3 ~ 5 天，停止治疗时，先停物理降温，再逐渐停用冬眠药物，任其自然复温。

【健康教育】

1. 疾病知识指导　向患者及家属介绍引起颅内压增高的相关因素，有高血压病史的患者要积极控制好血压，保持情绪稳定。颅内压高的患者要避免剧烈咳嗽、用力排便等。

2. 生活指导　多食粗纤维食物，保持大便通畅；注意休息，养成良好的生活习惯；活动应遵循循序渐进的原则，逐渐增加活动量和活动范围。

3. 康复训练　对有神经系统后遗症的患者，要调动他们的心理和躯体的潜在代偿能力，协助其制订康复计划，鼓励其积极参加各项治疗和功能训练，如肌力训练、转移训练、平衡训练、作业训练、膀胱功能训练等，最大限度地恢复其自理能力和社会适应能力。

4. 就医指导　头痛症状进行性加重，经一般治疗无效，并伴有呕吐，应及时来院就诊。

二、脑疝患者的护理

【护理评估】

同颅内压增高患者。

【常见护理问题】

1. 有脑组织灌注无效的危险　与颅内压增高、脑疝有关。

2. 潜在并发症　呼吸、心脏骤停。

【护理措施】

1. 快速降低颅内压　静脉输注甘露醇、山梨醇、呋塞米、地塞米松等药物，并观察脱水效果。

2. 给氧、维持呼吸　立即给予氧气吸入，并保持呼吸道通畅，必要时人工辅助呼吸。

3. 观察病情　密切观察意识、生命体征、瞳孔等变化。

4. 做好手术准备　协助完善相关术前检查，做好手术准备。

三、颅脑损伤患者的护理

（一）头皮损伤患者的护理

【常见护理问题】

1. 急性疼痛　与头皮血肿、头皮裂伤及头皮撕脱有关。

2. 焦虑　与急性疼痛有关。

3. **潜在并发症** 感染、休克、颅内出血。

【护理措施】

1. **休息与活动** 损伤较轻者，勿剧烈活动；出血较多、病情较重者，应卧床休息，头部抬高 15° ~ 30°，有利于静脉回流，减轻出血和肿胀。

2. **饮食护理** 鼓励患者进食高蛋白、高热量、高维生素的食物，同时补充水分，以促进伤口愈合。

3. **心理护理** 伤后对容貌影响较大，直接影响患者的家庭生活和社交活动，造成患者的心理创伤。护理人员应关心体贴患者，耐心倾听其陈述，了解患者的心理状况，加强护患沟通；讲解头皮损伤常见的处理措施和预后，鼓励患者积极配合治疗和护理，使其早日康复。

4. **急救处理** 头皮血肿时及时给予加压包扎止血。骨膜下血肿伴有颅骨骨折者，为防止血液经骨折缝流入颅内，不宜加压包扎。头皮裂伤时出血较多，给予加压包扎并尽早协助医生施行清除缝合。头皮撕脱伤者，应用无菌敷料覆盖创面后加压包扎止血，必要时给予止痛药；完全撕脱的头皮用无菌敷料或干净布块包裹，隔水放置在有冰块的容器内密封保存，随患者一同送往医院。

5. **局部护理** 头皮血肿经加压包扎后，24 小时内冷敷，可减少出血、减轻肿胀和疼痛；24 小时后可热敷，促进血肿吸收消散。对于头皮裂伤或撕脱伤，经清创缝合后，遵医嘱合理使用抗生素和破伤风抗毒素，同时保持敷料清洁干燥；若创口内放有橡皮引流片，应在术后 24 ~ 48 小时拔除。

6. **病情观察** 头皮血肿经加压包扎后，如范围进行性增大，可能是大血管破裂或存在凝血障碍，应及时报告医生。合并有颅骨骨折、颅内血肿者，应观察有无颅内压增高的症状。对有明显出血的头皮损伤者，应密切观察生命体征、尿量和神志的变化，注意有无休克的发生。

【健康教育】

1. 疾病知识指导：①告知头皮血肿者勿涂擦药酒或用力按揉，否则会加重局部出血，使血肿增大。②发生头皮裂伤，应急用干净纱布包扎，及早到医院进行清创缝合。③头皮撕脱伤多见于青年女性，伤后病情严重且常留有永久性瘢痕或秃发，给患者造成终生痛苦；故在工作中必须严格执行操作规程，以确保安全，防止意外事故的发生。

2. 指导患者选择适宜的假发或头套加以修饰，保持较好的自我形象。鼓励患者回归社会，积极参加社会活动。

(二) 颅骨骨折患者的护理

【常见护理问题】

1. **知识缺乏** 缺乏脑脊液外漏后的体位及预防感染的相关知识。

2. 有感染的危险 与脑脊液漏有关。

3. 潜在并发症 颅内血肿、颅内压增高、颅内低压综合征。

【护理措施】

1. 一般护理

（1）休息与活动 线性骨折和轻度凹陷性骨折，适度活动。脑脊液外漏时，抬高床头15°~30°，维持至脑脊液漏停止后5~7天。目的是借助重力作用使脑组织移向颅底硬脑膜破损处，使局部组织粘连而封闭漏口。

（2）饮食护理 多进食高蛋白、营养丰富、易消化的食物，避免刺激性、坚硬及需要咀嚼的食物，多吃蔬菜、水果等，以保持大便通畅；呕吐剧烈者应禁食。

2. 心理护理 做好颅骨骨折相关知识宣教；针对性地做好患者及家属的解释和安慰工作，以积极的态度和言语鼓励患者增强信心，积极配合治疗与护理，战胜病痛。

3. 病情观察 观察患者有无头痛、呕吐、生命体征改变（"两慢一高"）、意识障碍等颅内压增高症状，如有则提示骨折线越过脑膜中动脉或静脉窦，引起了硬脑膜外血肿。偏瘫、失语、视野缺损等局灶症状和体征，常提示凹陷性骨折压迫脑组织。对于颅底骨折伴有脑脊液漏者，应注意有无颅内感染征象。

4. 脑脊液漏的护理 当有脑脊液外漏时，应加强耳、鼻及呼吸道护理，预防颅内感染。

（1）颅底骨折出现脑脊液漏时，头部应垫消毒治疗巾，污染时及时更换。保持外耳道、鼻腔、口腔清洁，及时清除鼻前庭和外耳道内的血迹和污垢，防止液体引流受阻而逆流。于鼻孔处或外耳道口放置一消毒干棉球，棉球浸湿后及时更换，并记录24小时浸湿的棉球数，以此估计漏出液量。

（2）禁忌擤鼻涕、打喷嚏、用力咳嗽、屏气排便等，以防颅内压增高而加重脑脊液外漏或引起颅内积气。

（3）禁止抠鼻、挖耳，严禁鼻腔吸痰或插管，严禁耳、鼻腔内滴药及冲洗、填塞，禁忌做腰穿。

（4）遵医嘱使用抗生素和破伤风抗毒素。

【健康教育】

指导颅骨骨折的门诊患者及家属，若患者出现发热、剧烈头痛、呕吐、意识障碍等不适时应及时到医院就诊。对于脑脊液漏者，应向其讲解预防脑脊液逆流入颅内的注意事项。颅骨骨折愈合小儿约需1年，成人需2~5年才能达到骨性愈合。有颅骨缺损者，可在伤后半年左右做颅骨成形术。

（三）脑损伤患者的护理

【常见护理问题】

1. 意识障碍 与脑损伤、颅内血肿、颅内压增高有关。

2. 急性头痛 与脑损伤及颅内压增高有关。

3. 营养失调，低于机体需要量 与脑损伤后高代谢、呕吐、高热等有关。

4. 躯体活动动障碍 与脑损伤后意识和肢体功能障碍及长期卧床有关。

5. 潜在并发症 脑疝、癫痫、颅内感染、术后血肿复发等。

【护理措施】

1. 一般护理

（1）休息与活动 轻者以卧床休息为主，在床上做肢体的主动活动。意识清醒者采取抬高床头15°~30°的斜坡卧位，有利于颅内静脉回流。昏迷患者或吞咽功能障碍者选取侧卧位或侧俯卧位，以免分泌物、呕吐物误吸。

（2）营养支持 昏迷患者须禁食，每天静脉输液量1500~2000mL；伤后3天仍不能进食者，经鼻饲管补充营养。成人每天供给总热量约8400kJ和10g氮，每千克体重1~1.5g蛋白质，同时控制盐和水的摄入量。患者意识好转出现吞咽反射后，可试着经口喂食，开始以蒸蛋花、藕粉、米糊等食物为宜。

2. 心理护理 对意识清醒的患者关心体贴，稳定其情绪，取得患者的信任和配合。病情稳定后神经功能恢复进展缓慢，需长时间精心护理和康复训练，与患者及家属一起拟定康复计划，鼓励患者坚持功能锻炼。同时取得家属的支持和配合，让患者时刻感到被关怀、理解和照护，增强患者的自信心。

3. 病情观察 密切观察患者的生命体征、意识状况、瞳孔及神经系统体征等情况，有无剧烈头痛、频繁呕吐等颅内压增高的症状及其他并发症发生。

4. 对症护理

（1）保持呼吸道通畅 及时清除口腔及呼吸道分泌物、呕吐物，观察痰液的性质和量，每1~2小时翻身、叩背一次。舌根后坠者放置口咽通气管，必要时行气管插管或气管切开，严格执行人工气道护理常规。保持有效吸氧，呼吸换气量明显下降时，应采用呼吸机辅助呼吸，监测血气分析，调节和维持正常的呼吸功能。

（2）发热的护理 呼吸道、泌尿系及颅内感染均可使体温升高，脑干或下丘脑损伤常引起中枢性高热，发热使机体代谢增高，加重脑组织缺氧，应及时处理。可采用降低室温、头部戴冰帽、冰毯或亚低温治疗仪等物理降温，必要时遵医嘱给予解热剂。物理降温无效或有寒战时，遵医嘱给予冬眠低温疗法。同时做好皮肤及口腔等基础护理。

（3）躁动的护理 查明躁动的原因并及时排除，切勿轻率给予镇静剂，以免影响病情观察。对躁动患者不可强加约束，避免因过分挣扎使颅内压增高；应加床档保护并让其戴手套，以防坠床和抓伤；必要时专人护理。

5. 用药护理

（1）保护脑组织和促进脑苏醒 可用神经节苷脂、胞二磷胆碱、能量合剂等药物，有助于患者苏醒和脑功能的恢复。

（2）防治外伤性癫痫　任何部位脑损伤都有可能引起癫痫，预防可用苯妥英钠100mg，每天3次。癫痫发作时给予地西泮10～20mg，静脉缓慢注射，直至抽搐停止，并坚持服用抗癫痫药物控制发作，不可突然中断服药。保证患者睡眠，避免情绪激动，预防意外受伤。

6. 手术治疗护理

（1）术前护理　做好紧急手术前常规准备，如查血、留置导尿等，手术前2小时内剃净头发，洗净头皮，待术中再次消毒。

（2）术后护理

1）休息与体位　手术后回病房，搬运患者时动作轻稳，防止头部转动或受震荡，搬动患者前后应观察呼吸、脉搏和血压的变化。绝对卧床，抬高床头15°～30°。小脑幕上开颅手术后，取健侧卧位或仰卧位，避免切口受压；小脑幕下开颅手术后，应取侧卧位或侧俯卧位。

2）引流管护理　手术中常放置引流管，如脑室引流、创腔引流、硬脑膜下引流等。护理时严格无菌操作，预防颅内逆行感染；妥善固定，不要牵拉引流袋，保持引流通畅；观察并记录引流量和性质。

此外，严密观察患者的生命体征、意识、瞳孔和肢体活动等情况，及时发现术后颅内出血、感染及应激性溃疡等并发症。

7. 并发症的预防及护理

（1）压疮　保持皮肤清洁干燥，定时翻身，尤其是骶尾部、足跟、耳郭等易受压部位，切忌不可忽视敷料覆盖的部位；加强营养，增强皮肤的弹性及抵抗力；合理使用减压器具等。

（2）感染　保持病室适宜的温度和湿度，注意消毒隔离。保持患者口腔清洁，定时翻身叩背，及时吸痰，保持呼吸道通畅，预防呼吸道感染。脑外伤患者常因排尿功能紊乱需留置导尿，应严格无菌操作，加强常规护理，锻炼膀胱贮尿功能；尿管留置时间不宜过长，一般为3～5天；如要长期导尿，则建议行耻骨上膀胱造瘘术，以减少泌尿系感染。

（3）废用综合征　脑损伤患者因意识不清或肢体功能障碍，可发生关节挛缩和肌肉萎缩，应保持患者肢体良肢位，早期行康复训练，预防肢体挛缩和畸形。

8. 康复护理　
当病情稳定后即开始康复锻炼。早期进行康复训练有助于改善脑功能，促进运动反射的重建及患者意识的恢复，其中包括被动运动和刺激疗法。被动运动主要是保持肢体的功能位，在各关节活动的范围内进行屈曲、伸展、外展等关节活动。常用的刺激疗法有音乐疗法和呼吸疗法等。

【健康教育】

1. **康复指导** 对存在失语、肢体功能障碍或生活不能自理的患者，与患者一起制订经过努力容易达到的目标，并耐心指导患者及家属功能锻炼的方法。指导有语言障碍的患者进行发音训练，从单字开始，结合手势来表达自己的要求，同时可以配合文字书写达到语言交流的目的；指导有肢体功能障碍的患者加强肢体的被动和主动运动，在有人协助的情况下练习站立、转移与行走，并结合药物及针灸理疗等治疗措施，使患者早日康复。

2. **生活指导** 重度残障、生活不能自理者，指导其部分生活自理，鼓励患者根据自己的情况完成日常生活活动，如洗脸、刷牙、吃喝、如厕等，并指导家属生活护理的方法及注意事项。去骨瓣减压或颅骨缺损的患者，外出时戴安全帽，以防意外事故碰撞缺损部位。

3. **控制癫痫** 有外伤性癫痫的患者，应按时服药控制症状发作，应在医生的指导下逐渐减量直至停药，外出时最好有人陪伴，不可进行驾车、游泳、攀高等危险活动，以防发生意外。

四、脑肿瘤患者的护理

【常见护理问题】

1. **生活自理能力缺陷** 与肿瘤压迫导致肢体瘫痪或开颅手术有关。

2. **有受伤的危险** 与肿瘤导致肢体瘫痪、视野障碍和精神症状有关。

3. **有情境性自尊低下的危险** 与外貌、功能和角色的改变有关。

4. **潜在并发症** 脑疝、颅内出血、癫痫、尿崩症等。

【护理措施】

1. 术前护理

（1）颅内压增高的护理 严格卧床休息，采取床头抬高15°～30°的斜坡卧位，利于颅内静脉回流，降低颅内压。避免剧烈咳嗽和用力排便，防止颅内压骤然升高导致脑疝的发生。便秘时可使用缓泻剂，禁止灌肠。

（2）预防意外损伤 评估患者生活自理的能力及颅内压增高与癫痫发作的危险因素，采取相应的预防措施，防止跌倒及撞伤。

（3）皮肤准备 按头颅手术要求准备，患者手术前3日开始备皮，剃光头发后用肥皂水清洗，再用70%的乙醇溶液消毒后戴上消毒帽子，每日一次，术前1日检查患者头部皮肤是否有破损或毛囊炎，手术前2小时再次剃头后消毒头皮并戴上手术帽。

2. **心理护理** 颅内肿瘤常引起残疾甚至危及生命，给患者及家属巨大的精神压力，其发生、发展、转归与心理因素密切相关。患者及其家属对疾病的预后、手术的安全性、术后并发症及术后康复特别想了解；因此，应加强护患沟通，向患者及家属讲解手术目的、方案，帮助患者克服悲观情绪，树立战胜疾病的信心，积极配合治疗。

3. 术后护理

（1）体位 全麻未清醒的患者，取平卧位头偏向一侧或侧卧位，手术侧向上以避免切口受压。对于意识不清或躁动患者需要加床档保护。生命体征平稳后抬高床头 15°～30°，以利颅内静脉回流。手术后体位要避免压迫减压窗，以免引起颅内压增高。为患者翻身时，应有人扶持头部，使头颈躯干成一直线，防止头颈部过度扭曲或震动。幕下开颅术后早期宜取无枕侧卧或侧俯卧位。脑神经受损、吞咽功能障碍者取侧卧位，以免造成误吸。巨大占位性病变清除后，因颅腔留有较大空隙，24 小时内手术区保持高位，以免突然翻动时发生脑和脑干移位。

（2）严密观察病情 观察患者的生命体征、意识、瞳孔、肢体活动状况等，并按 Glasgow 昏迷计分法进行评分和记录。注意切口敷料及引流情况，观察有无脑脊液漏，一旦发现有脑脊液漏，应及时通知医师，患者取半卧位，抬高头部以减少漏液。为防止颅内感染，头部包扎使用无菌绷带，枕上垫无菌治疗巾并经常更换，定时观察有无渗血和渗液。严密观察并及时发现术后颅内出血、感染、癫痫及应激性溃疡等并发症。

（3）保持呼吸道通畅 颅后窝手术或听神经瘤手术易发生舌咽、迷走神经功能障碍，患者咳嗽及吞咽反射减弱或消失，气管内分泌物不能及时排出，极易并发肺部感染。因此，应积极采取保持呼吸道通畅的措施，如翻身、拍背、雾化吸入、吸痰，必要时做好气管切开的准备。

（4）饮食护理 术后次日可进流食，之后从半流食逐渐过渡到普食。颅后窝手术或听神经瘤手术后因舌咽、迷走神经功能障碍而发生吞咽困难、饮水呛咳者，应严格禁食禁饮，采用鼻饲供给营养，待吞咽功能恢复后逐渐练习进食。

（5）引流管护理 在肿瘤切除后的创腔内放置引流管，达到引流手术残腔内血性渗液和气体，使残腔逐步闭合的目的。手术后创腔引流瓶（袋）放置于头旁枕上或枕边，高度与头部创腔保持一致，以保证创腔内一定的液体压力，可避免脑组织移位。手术 48 小时后，可将引流瓶（袋）略放低，以较快引流出腔内残留的液体，使脑组织膨出，以减少残腔，避免局部积液造成颅内压增高。引流放置 3～4 日，一旦血性脑脊液转清，即可拔除引流管，以免形成脑脊液漏。

（6）并发症的预防及护理

1）颅内出血 多发生在手术后 24～48 小时内。患者表现为意识清楚后又逐渐嗜睡，甚至昏迷或意识障碍进行性加重，并有颅内压增高和脑疝症状。一旦发现患者有颅内出血征象，应及时报告医师，并做好再次手术止血的准备。

2）颅内压增高 主要原因是周围脑组织损伤、肿瘤切除后局部血流改变、术中牵拉所致脑水肿。术后密切观察患者的生命体征、意识、瞳孔、肢体功能和颅内压变化，遵医嘱给予甘露醇和地塞米松等，降低颅内压。

3）脑脊液漏 注意伤口、鼻、耳等处有无脑脊液漏。经鼻蝶窦入路的患者术后避免剧烈咳嗽，以防脑脊液鼻漏。若出现脑脊液漏，及时通知医生，同时做好相应的护理。

4）癫痫 手术后因脑损伤、脑缺氧、脑水肿等因素而诱发癫痫。癫痫发作时采取保护性措施，立即松解患者衣领，头部偏向一侧，保持呼吸道通畅，使用牙垫防止舌咬伤，保障患者安全。保持病室安静，减少外界刺激。禁止口腔测量体温。应按时服用抗癫痫药，控制症状发作。

5）尿崩症 主要发生于鞍上手术后，如垂体腺瘤、颅咽管瘤等手术累及下丘脑影响抗利尿激素分泌，患者出现多尿、多饮、口渴，每日尿量大于 4000mL，尿比重低于 1.005。遵医嘱给予垂体后叶素治疗，并准确记录出入液量，根据尿量的增减和血清电解质含量调节用药剂量。尿量增多期间，注意补钾。

【健康教育】

1. **生活指导** 告知患者注意休息，避免劳累，行动不便时要防跌伤，最好有人陪伴。注意加强营养，进食高热量、高蛋白、高维生素、易消化食物，促进机体早日康复。

2. **后续治疗指导** 对恶性肿瘤患者，告诉其家属要多进行心理咨询，及时予以纠正，并向患者和家属介绍后续治疗的必要性和方法。若病情允许，术后 2 周进行化疗或放疗，以彻底清除病变组织，促进脑组织康复，提高生存率。

3. **康复指导** 术后有功能障碍者，应与患者和家属制定康复计划。出院后要定期复查。

✎ 考纲摘要

1. 颅内压增高的病因、病理、临床表现、辅助检查、处理原则、护理评估、护理措施、健康教育。

2. 急性脑疝的定义、解剖概要、病因、分类、临床表现、处理原则、护理。

3. 头皮颅骨解剖概要。

4. 几种常见头皮损伤，包括头皮血肿、头皮裂伤、头皮撕脱伤的病因、分类、临床表现、处理原则、护理。

5. 颅骨骨折的分类、骨折机制、临床表现、辅助检查、处理原则、护理。

6. 脑损伤的病因和分类、损伤机制；几种常见脑损伤，包括脑震荡、脑挫裂伤、颅内血肿的病理生理、临床表现、辅助检查、处理原则、护理。

7. 主要的脑血管病变，包括颅内动脉瘤、颅内动静脉畸形、脑卒中的病因、病理生理、临床表现、辅助检查、处理原则、护理、健康教育。

8. 脑脓肿的病因、临床表现、辅助检查、处理原则、护理。

9. 颅内肿瘤的临床表现、辅助检查、处理原则、护理；椎管内肿瘤的临床表现、辅助检查、处理原则、护理。

    10. 先天性脑积水的病因、病理生理、临床表现、辅助检查、处理原则、护理。

复习思考

1. 简述引起颅内压增高的常见原因。

2. 简述脑疝患者的急救护理措施。

3. 简述颅底骨折的护理措施。

扫一扫，知答案

颈部外科疾病患者的护理

扫一扫，看课件

【学习目标】

1. 掌握：甲状腺功能亢进的概念；甲状腺功能亢进患者的身体状况及护理措施。

2. 熟悉：甲状腺功能亢进的治疗原则、护理诊断；甲状腺癌的身体状况、治疗原则。

3. 了解：甲状腺的解剖生理；甲状腺癌的病因病理、辅助检查及护理措施。

案例导入

张某，女，32岁。近来经常因小事与邻居发生口角，情绪难以控制。家人发现其颈部较前增粗，眼球也略有突出。患者自觉心慌、气短、易疲劳、怕热多汗、爱发脾气。经家人劝说后去医院检查，医生诊断为"甲状腺功能亢进"，拟行手术治疗。查体：T36.5℃，P110次/分，R23次/分，BP140/80mmHg；体形消瘦，双侧甲状腺弥漫性肿大。

问题：①如何评估当前患者甲亢的程度？②患者术前主要的护理诊断有哪些？

项目一　常见甲状腺外科疾病概述

一、甲状腺功能亢进

甲状腺位于甲状软骨下方、气管两侧，分左、右两叶，中间以峡部相连。

甲状腺的血液供应非常丰富，主要来源于甲状腺上动脉和甲状腺下动脉。甲状腺有3

条主要静脉，即甲状腺上、中、下静脉。甲状腺上、中静脉血液流入颈内静脉，甲状腺下静脉血液直接流入无名静脉。

甲状腺附近的神经主要有喉上神经和喉返神经，均起自迷走神经。①喉上神经：有内支和外支。内支为感觉支，分布在喉与会厌黏膜上，若损伤后可导致会厌反射消失，饮水呛咳；外支为运动支，与甲状腺上动脉贴近，分布在环甲肌上，若被损伤可造成环甲肌瘫痪，使声带松弛、声调降低。②喉返神经：在颈部位于甲状腺背侧的气管食管沟内，支配声带运动。若一侧喉返神经损伤时可造成声音嘶哑甚至失音，若双侧喉返神经损伤可出现呼吸困难或窒息。

在甲状腺的背面有左右各两个呈上下排列的甲状旁腺（图 13-1）。

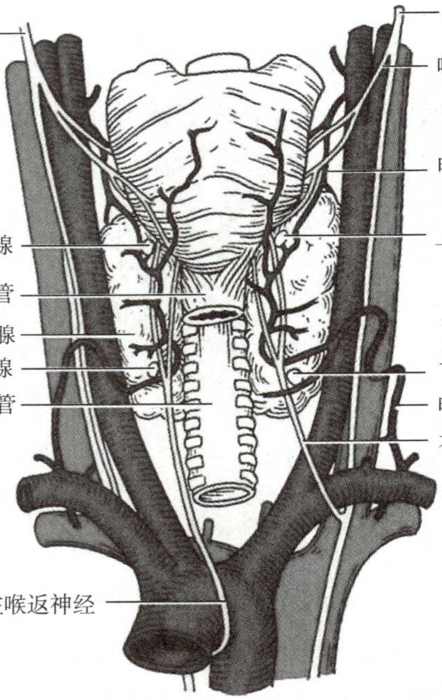

图 13-1 甲状腺的动脉与喉神经的关系（后面观）

甲状腺的主要功能是合成、贮存和分泌甲状腺素。甲状腺素主要参与人体的物质和能量代谢，能加速全身细胞的氧化过程，促进蛋白质、脂类和糖类的分解作用，提高机体代谢率；同时，对促进人体的生长发育，特别是骨骼和神经系统的生长发育也有重要作用。甲状旁腺分泌甲状旁腺素，调节体内钙的代谢，维持血钙和血磷的平衡。如果甲状旁腺被误伤或切除，可表现出低钙抽搐。

甲状腺功能亢进（hyperthyroidism）简称甲亢，是各种原因导致甲状腺素分泌过多，出现以全身代谢亢进为主要特征的内分泌疾病。病因目前尚未完全阐明，一般认为原发性甲亢是一种自身免疫性疾病，包括3种情况，即原发性甲亢、继发性甲亢和高功能腺瘤。

1. **原发性甲亢**　最常见，发病年龄多在20~40岁，女性多见。腺体呈对称性、弥漫性肿大，常伴有眼球突出，故又称"突眼性甲状腺肿"。

2. **继发性甲亢**　较少见，发病年龄多在40岁以上。如在结节性甲状腺肿的基础上发生甲亢，患者先有多年的结节性甲状腺肿，以后才逐渐出现功能亢进症状。腺体呈不对称的结节状肿大，易致心肌损害，无突眼症状。

3. **高功能腺瘤**　少见，腺体内有单个的自主性高功能结节，其周围的甲状腺组织呈萎缩改变，无眼球突出。

【临床表现】

1. **高代谢综合征**　①交感神经兴奋性增高：患者性情急躁，容易激动，失眠，多语，怕热，多汗，双手颤动；②基础代谢率增高：患者食欲亢进、消瘦、体重减轻，易疲乏，工作效率降低；③心血管功能改变：表现为心悸、胸部不适等。脉速而有力，脉率常在100次/分以上，休息及睡眠时仍快，脉压增大。脉率及脉压常作为判断病情程度与评价治疗效果的重要标志。

2. **甲状腺肿大**　多数患者呈对称弥漫性肿大，一般无压迫症状。由于腺体内血管扩张、血流加速，左右叶上下极可扪及震颤感，听诊可闻及血管杂音。

3. **突眼征**　原发性甲亢者常双侧眼球突出、睑裂增宽；严重者上下眼睑难以闭合，甚至不能盖住角膜；凝视时瞬目减少；向下看时上眼睑不随眼球下闭；双眼内聚能力差等。

【辅助检查】

1. **基础代谢率测定**　测定必须在清晨、空腹和静卧时进行。基础代谢率% =（脉率＋脉压）－111。正常为±10%，+20%~+30%为轻度甲亢，+30%~+60%为中度甲亢，+60%以上为重度甲亢。

2. **甲状腺摄^{131}I率测定**　正常甲状腺24小时内摄取^{131}I量为总入量的30%~40%，若2小时内摄取量超过25%，或24小时内超过50%，且吸^{131}I高峰提前出现，均表示有甲亢，但不能反映甲亢的严重程度。

3. **血清T_3、T_4含量测定**　甲亢时T_3值上升较早而快，可高于正常值4倍左右；T_4则上升迟缓，仅高于正常值2.5倍。故测定T_3诊断甲亢其敏感性较高。

【治疗要点】

1. **非手术治疗**

（1）抗甲状腺药物治疗　抗甲状腺药物治疗主要用于：①病情轻、甲状腺较小者；②年龄小于20岁者；③合并有严重脏器功能损害而不宜手术者；④也可作为甲状腺手术治疗的术前准备。

（2）放射性^{131}I治疗　放射性^{131}I治疗主要用于：①对抗甲状腺药物过敏或因其副作用而不能再继续服药者；②有严重的内脏功能受损而不宜手术者；③手术后复发者；④药物治疗无效而又不愿手术者。

2. **手术治疗**　甲状腺大部切除术仍然是目前治疗中度以上甲亢的一种常用且有效的方法。

（1）手术治疗的适应证　①继发性甲亢或高功能腺瘤；②中度以上的原发性甲亢；③腺体较大，伴有压迫症状或胸骨后甲状腺肿等类型的甲亢；④抗甲状腺药物或^{131}I治疗后复发者。

（2）手术禁忌证　①青少年患者；②症状较轻者；③老年患者或有严重器质性疾病不能耐受手术治疗者。

二、单纯性甲状腺肿

单纯性甲状腺肿又称非毒性甲状腺肿，是由于缺碘、碘过量、致甲状腺肿物质或先天性缺陷等因素，导致甲状腺激素生成障碍或需求增加，使甲状腺激素相对不足而导致甲状腺代偿性肿大，但一般不伴有甲状腺功能异常。

【病因与病理】

1. **甲状腺素原料缺乏**　缺碘是主要因素。高原、山区的饮水和食物中含碘量不足，使当地居民中患此病者居多，故称"地方性甲状腺肿"。由于缺碘，合成甲状腺素不足，通过神经 – 体液调节，腺垂体分泌多量的促甲状腺素，促使甲状腺组织代偿性增生肥大。主要的病理是腺体内弥漫性滤泡的扩张，形成弥漫性甲状腺肿。未及时治疗者，病情将进一步发展，成为结节性甲状腺肿。

2. **甲状腺素需要量增多**　青春期、妊娠期或哺乳期，甲状腺素的需要量增多，机体对碘需求相对不足，形成暂时性甲状腺肿大。

3. **甲状腺素合成或分泌障碍**　例如久食含有硫脲的萝卜、白菜等，阻止甲状腺素的合成或合成甲状腺素的酶先天性缺乏，均可导致血中甲状腺素减少，引起甲状腺肿大。

【临床表现】

1. **甲状腺肿大**　仅有甲状腺肿大而无甲亢等其他表现是单纯性甲状腺肿的重要特征。初期为弥漫性肿大，甲状腺的轮廓仍可辨认，质软、光滑。一旦形成结节，可触摸到大小不等的结节或囊肿。

2. **压迫症状**　压迫气管可致气管移位或狭窄，长时间可使气管软化、压迫食管，影响吞咽；压迫颈静脉，可使面部青紫肿胀；压迫喉返神经，引起声嘶；压迫颈交感神经，引起霍纳（Horner）综合征。

【治疗要点】

1. 20 岁以前的弥漫性甲状腺肿大不宜手术；给予小量甲状腺素口服，抑制腺垂体促甲状腺素分泌则可缓解。

2. 下列情况应手术治疗：①有气管、血管或食管压迫者；②巨大的肿大腺体已影响患者生活质量者；③继发甲亢或疑有恶变者。

三、甲状腺肿瘤

【病理分类】

甲状腺肿瘤分为良性和恶性两类。

1. 甲状腺腺瘤 是最常见的甲状腺良性肿瘤，根据病理形态学表现可分为滤泡状和乳头状囊性腺瘤两种，腺瘤具有完整的包膜。临床以前者为常见，且以 40 岁以下的女性多发。

2. 甲状腺癌 是最常见的甲状腺恶性肿瘤，约占全身恶性肿瘤的 1%，其病理类型有乳头状腺癌、滤泡状腺癌、未分化癌和髓样癌。

（1）乳头状腺癌 约占成人甲状腺癌的 60% 和儿童甲状腺癌的全部。多见于年轻人，常为女性，低度恶性，生长较缓慢，转移多限于颈部淋巴结，预后较好。

（2）滤泡状腺癌 约占甲状腺癌的 20%。多见于中年人，中度恶性，发展较迅速，主要经血液循环转移至肺和骨，预后不如乳头状腺癌。

（3）未分化癌 约占 15%。多见于老年人，高度恶性，发展迅速，早期即可发生局部淋巴结转移，并常经血液转移至肺、骨等处，预后很差。

（4）髓样癌 较少见，仅占 7%。常有家族史。来源于滤泡旁细胞，分泌大量降钙素。恶性程度中等，较早出现淋巴结转移，且可经血行转移至肺和骨，预后不如乳头状腺癌，但略好于未分化癌。

【临床表现】

1. 甲状腺瘤 大部分患者无任何症状，常在体检或无意中发现颈部有一圆形或椭圆形肿块，质地较软，表面光滑，无压痛，随吞咽上下移动。腺瘤生长较慢，经历数年或更长时间仍保持单发。但当乳头状囊性腺瘤因囊壁血管破裂而致囊内出血时，肿瘤可在短期内迅速增大，局部出现肿痛。

2. 甲状腺癌 早期无明显症状，仅在甲状腺组织内有单一肿块，质地较硬且固定，表面不光滑，肿块逐渐增大，腺体在吞咽时上下移动性小。晚期压迫喉返神经、气管或食管，可引起声嘶、呼吸困难或吞咽困难。若颈交感神经节受累，还可出现 Horner 综合征，表现为病侧瞳孔缩小、上眼睑下垂、眼球内陷、同侧头面部无汗等。可有颈局部淋巴结肿大，远处转移时多见于颅骨、椎骨、胸骨、盆骨等扁骨和肺。有些患者局部甲状腺肿不明显，而以颈、肺及骨骼的转移癌为突出症状。髓样癌可产生 5 - 羟色胺和降钙素，出现腹泻、心悸、颜面潮红和血钙降低等症状。

【辅助检查】

1. **影像学检查** B超可探测结节的位置、大小、数目及与邻近组织的关系；结节若为实质性并呈不规则反射，则恶性可能大。颈部 X 线正、侧位片可了解有无气管移位、狭窄、肿块钙化及上纵隔增宽；甲状腺部位出现细小的絮状钙化影，可能为癌。

2. **放射性^{131}I 或^{99m}Tc 扫描** 多呈冷结节，边缘一般较模糊。

3. **穿刺细胞学检查** 用细针以 2~3 个不同方向直接穿刺结节抽吸，然后涂片进行病理学检查。

4. **血清降钙素测定** 有助于髓样癌的诊断。

【治疗要点】

由于甲状腺腺瘤有诱发甲亢和恶变的可能，原则上应该及早手术治疗。甲状腺癌首选手术治疗，其他如内分泌治疗、放射性^{131}I 治疗等，均属于手术后的辅助治疗。甲状腺腺瘤的手术方法一般采取患侧腺体大部切除或全部切除，高功能腺瘤如伴有甲亢者，可按甲亢处理原则处理，术中常规冷冻切片检查，如有恶变时按甲状腺癌处理。甲状腺癌如果癌肿局限于一侧腺体者，做患侧腺体及峡部全部切除、对侧腺体大部切除术。颈部有淋巴结转移时，多采用保留颈内静脉、副神经和胸锁乳突肌的颈部简化淋巴结廓清术。

项目二　颈部外科疾病患者的护理

【护理评估】

1. 术前评估

（1）甲状腺功能亢进　了解患者的发病情况、病程长短、有无家族史，是否伴有其他自身免疫性疾病、既往健康状况、有无手术史等。

（2）单纯性甲状腺肿　了解患者的饮食及生活习惯。

（3）甲状腺肿瘤　了解患者是否曾患有结节性甲状腺肿或伴有其他部位恶性肿瘤，有无甲状腺疾病的用药或手术史等。

2. 术后评估

（1）甲状腺功能亢进　评估患者术后各项生命体征、营养和饮食、呼吸情况。

（2）单纯性甲状腺肿　评估患者术后各项生命体征、饮食、功能活动情况。

（3）甲状腺肿瘤　评估患者术后各项生命体征指标。

【常见护理问题】

1. 甲状腺功能亢进患者的常见护理问题

（1）焦虑或恐惧　与疾病本身和对手术的顾虑等有关。

（2）营养失调，低于机体需要量　与基础代谢率增高所致代谢需求量大于摄入量有关。

（3）有受伤的危险　与突眼造成眼睑不能闭合有关。

（4）潜在并发症　呼吸困难和窒息、甲状腺危象、喉返神经损伤、喉上神经损伤、甲状旁腺损伤等。

2. 单纯性甲状腺肿患者的常见护理问题

（1）疼痛　与手术创伤或囊性肿块发生出血及局部压迫有关。

（2）有窒息的危险　与颈部肿块压迫气管、手术创伤等有关。

（3）焦虑　与颈部肿块病理结果不明、担心手术预后等有关。

3. 甲状腺肿瘤患者的常见护理问题

（1）焦虑/恐惧　与颈部肿块性质不明、担心手术及预后等有关。

（2）疼痛　与局部肿块压迫或囊性肿块发生出血及手术创伤有关。

（3）有窒息的危险　与肿瘤压迫气管、手术创伤等有关。

【护理措施】

1. 颈部外科疾病患者的病情观察　注意观察患者生命体征的变化，每15～30分钟测呼吸、脉搏、血压一次，直至平稳。了解患者的发音和吞咽情况，判断有无声音嘶哑或音调降低、误咽、呛咳。及时发现创面敷料潮湿情况，估计渗血量，予以更换。注意引流液的量、颜色及变化，及早发现异常并通知医生。如血肿压迫气管，立即配合床边抢救，切口拆线，清除血肿。

2. 颈部外科疾病患者的一般护理

（1）完善术前检查　①颈部透视或摄片，了解气管有无受压或移位；②详细检查心脏有无扩大、杂音或心律不齐等，并做心电图检查；③喉镜检查，确定声带功能；④测定基础代谢率，要在完全安静、空腹时进行；⑤检查神经肌肉的应激性是否增高，溅定血钙、血磷含量，了解甲状旁腺功能状态。

（2）饮食疗法　给予高热量、高蛋白和富含维生素的饮食，并注意维持患者的液体平衡，加强营养支持疗法。禁止饮用具有强中枢神经兴奋作用的浓茶、咖啡等刺激性饮料。

（3）术前体位训练　术前教会患者头低肩高体位，可用软枕每日练习数次，使机体适应术时颈过伸的体位。指导患者深呼吸，学会有效咳嗽的方法，有助于术后保持呼吸道通畅。

（4）眼睛保护　突眼者注意保护眼睛，睡前用抗生素眼膏敷眼，可戴黑眼罩或以油纱布遮盖，以避免角膜过度暴露后干燥受损，发生溃疡。

（5）术后体位和引流　待血压平稳后取半卧位，以利于呼吸和引流。应减少颈部张力，避免剧烈咳嗽、说话过多，消除出血诱因。手术野常规放置橡皮片或引流管引流24～48小时，严密观察敷料渗出情况及引流量，预防术后气管受压。

（6）饮食与营养　术后6小时如无恶心呕吐可给予少量温或凉水，无不适，逐步给予微温流质饮食，少量慢咽，以后逐步过渡到半流质。若患者因疼痛有吞咽困难时，可在进食前30分钟遵医嘱给予止痛剂。

（7）保持呼吸道通畅　指导和协助患者咳嗽、咳痰，以免痰液阻塞气管。床边常规准备气管切开包、氧气、吸痰设备及急救药品，以备急救。

3. 颈部外科疾病患者的特殊护理

（1）甲亢患者术前药物准备　药物准备是术前降低基础代谢率、控制甲亢症状、预防术后发生甲状腺危象的重要环节。临床现在最常用的药物是碘剂和硫脲类。

碘剂的作用是抑制蛋白水解酶，减少甲状腺球蛋白的分解，从而抑制甲状腺素的释放；还能减少甲状腺的血流量，减轻腺体充血，使腺体缩小变硬。但碘剂不能抑制甲状腺素合成，因此不准备施行手术治疗的甲亢患者均不能使用碘剂。

硫脲类药物的作用是抑制甲状腺素合成，但能使甲状腺肿大充血，手术时极易发生出血，增加手术困难和危险，所以使用硫脲类药物后必须加用碘剂。通常的方法是：①先用硫脲类药物，待甲亢症状基本控制后停药，改服碘剂1～2周，再行手术。②服用碘剂，2～3周后甲亢症状得到基本控制（即患者情绪稳定，睡眠好转，体重增加，脉率<90次/分以下，脉压恢复正常，基础代谢率<+20%），便可进行手术。常用的碘剂是复方碘化钾溶液（Lugol溶液），口服，每日3次，第1日每次3滴，第2日每次4滴，每日递增1滴至每次16滴时维持至手术日。③少数患者服碘剂2周后症状无明显改善，可加服硫脲类药物，待甲亢症状基本控制，停用硫脲类药物后再继续单独服用碘剂1～2周后手术。④有些患者不能耐受碘剂或合用硫脲类药物，或对这两类药物无反应，可与碘剂合用或单独用普萘洛尔（心得安）做术前准备，每次口服20～60mg，每6小时1次，一般服用4～7天后脉率即降到正常水平。普萘洛尔半衰期小于8小时，故最末一次服用须在术前1～2小时，术后继续口服4～7天。术前不用阿托品，以免引起心动过速。

（2）甲亢患者术后药物应用　遵医嘱继续服用复方碘化钾溶液，每日3次，每次16滴开始，每日递减1滴，至每次3滴时止。

（3）甲亢患者术后并发症的护理

1）呼吸困难和窒息　是术后最危急的并发症，多发生于术后48小时内。常见原因：①切口内出血形成血肿压迫气管。②喉头水肿。③气管塌陷。④双侧喉返神经损伤。临床表现为进行性呼吸困难、烦躁、发绀，甚至窒息，可有颈部肿胀、切口渗出鲜血等。处理：应立即床边抢救，剪开缝线，敞开伤口，去除血肿。必要时做气管切开、吸氧，待病情好转后送手术室做进一步处理。

2）甲状腺危象　是术后严重的并发症之一。原因可能与术前准备不充分，甲亢症状未控制，以及手术应激等有关。多发生在术后 12～36 小时内，表现为高热（＞39℃）、脉速而弱（＞120 次/分）、烦躁、大汗、谵妄，甚至昏迷，常伴有呕吐、腹泻。若处理不及时或不当，常危及生命，做好充分的术前准备可预防其发生。

处理：①安静休息：卧床休息，避免一切不良刺激；烦躁不安者遵医嘱给予镇静剂。②吸氧：以减轻组织缺氧。③抑制甲状腺素的释放：遵医嘱口服复方碘化钾溶液 3～5mL，紧急时将 10% 碘化钠 5～10mL 加入 10% 葡萄糖 500mL 中静脉滴注。④调节应激反应：氢化可的松每日 200～400mg，分次静脉滴注。⑤降低周围组织对儿茶酚胺的反应：肾上腺素能阻滞剂，如普萘洛尔 5mg，加入葡萄糖溶液 100mL 中静脉滴注。⑥降温：发热者以物理降温为主，必要时进行冬眠降温。

3）喉返神经损伤　主要是手术操作损伤，如切断、缝扎、钳夹及牵拉过度所致；少数由血肿压迫或瘢痕组织牵拉引起。一侧损伤引起声音嘶哑，可由健侧声带的过度内收而代偿；两侧损伤可致声带麻痹而失音和严重呼吸困难，甚至窒息，需做气管切开，以后行手术修补。切断、缝扎性损伤为永久性；钳夹、牵拉或血肿压迫引起者多为暂时性，一般经理疗等处理后，3～6 个月可逐渐恢复。

4）喉上神经损伤　常在结扎、切断甲状腺上动、静脉时受到损伤。损伤外支可使环甲肌瘫痪，引起声带松弛、声调降低。损伤内支则使喉黏膜感觉丧失，失去喉部的反射性咳嗽，在进食特别是饮水时易发生误咽而呛咳；故应加强对此类患者饮食过程中的观察和护理，鼓励其多进食固体类食物。多数患者在术后数日可恢复正常。

5）手足抽搐　是由于甲状旁腺被误切、挫伤或其血液供应受累，引起甲状旁腺功能低下，血钙浓度下降，使神经肌肉的应激性显著提高，引起手足抽搐，常在术后 1～2 天出现。多数患者症状轻且短暂，仅有面部、唇或手足部的麻木、针刺或强直感，少数严重者面肌和手足持续性痉挛，甚至喉肌、膈肌痉挛，引起窒息。手术操作细致是预防的关键，注意保留腺体背面的甲状旁腺。处理：指导患者口服补充钙剂，并同时服用维生素 D_3。手足抽搐发作时，立即静脉缓慢推注 10% 葡萄糖酸钙 10～20mL。

【健康教育】

1. 生活指导　指导患者合理安排工作和休息，避免过度紧张和劳累，保持情绪稳定。合理营养与膳食，保证营养素摄入，促进康复。

2. 特殊指导　指导突眼的患者注意保护眼睛，外出时应戴有色眼镜，眼睛干涩时应定时滴入眼药水，以防角膜损伤。

3. 定期复诊　教会患者自行检查颈部，出院后定期复诊。

✎ **考纲摘要**

1. 甲状腺的解剖、血供、神经支配、功能及其调节。

2. 甲状腺癌的病理分类、临床表现、辅助检查、处理原则及护理。

3. 甲状腺腺瘤的临床表现、辅助检查、处理原则；甲亢的分类、病因病理、临床表现、辅助检查、处理原则及护理。

复习思考

1. 简述甲亢患者的术后护理措施。

2. 简述甲亢患者术后并发症及其处理方法。

扫一扫，知答案

胸部外科疾病患者的护理

扫一扫，看课件

【学习目标】

1. 掌握：胸部损伤的临床表现、治疗原则、病情评估和紧急救护；急性乳腺炎的护理及健康教育；乳房的自查方法及康复期的功能锻炼；乳腺癌、食管癌、肺癌患者的围手术期护理；胸膜腔闭式引流的护理。

2. 熟悉：胸部的解剖和生理；闭合性气胸、开放性气胸、张力性气胸的临床特点；急性乳腺炎的病因、临床表现、辅助检查及治疗原则；乳腺肿瘤的临床表现及治疗原则。

3. 了解：乳房的解剖和生理；急性乳腺炎的病理生理；乳腺癌、食管癌、肺癌的病因、病理生理、辅助检查和临床分期。

案例导入

李某，女，32岁。2小时前被载重马车压伤胸部后出现胸痛、气促、呼吸困难，随后急诊送入院。体格检查：P 96次/分，BP 90/56mmHg，R 35次/分。患者烦躁不安，口唇发绀。右侧胸壁塌陷软化，吸气时向内凹陷，呼气时向外突出。气管偏向左侧，右胸叩诊呈鼓音，听诊呼吸音减弱。

问题：①该患者目前最主要的护理诊断是什么？②应采取哪些相应的护理措施？

项目一 常见胸部外科疾病概述

一、胸部损伤

胸部损伤（chest trauma or thoracic trauma）较为多见，约占全身创伤的1/4，主要包括各种类型的气胸、血胸、肋骨骨折等。严重的胸部损伤可造成胸腔内重要脏器损伤而危及生命。

【解剖与生理】

胸部由胸廓、胸膜和胸腔组成。

1. **胸廓** 胸廓是由12块胸椎、1块胸骨、12对肋骨借关节、软骨连结而组成。其具有一定的弹性，起着支撑、保护胸部器官和参与呼吸的作用。

2. **胸膜** 包括附着于胸壁内面的壁胸膜和覆盖于肺表面的脏胸膜。其中壁胸膜遮盖胸壁、膈和纵隔，脏胸膜包裹肺并深入叶间隙，在肺门处与脏胸膜连接，形成左右两个互不相通的胸膜腔。胸膜腔为一密闭的潜在腔隙，其内有少量浆液起润滑作用。腔内呈负压，一般为$-10 \sim -8 cmH_2O$，其大小随呼吸而变化。稳定的负压对维持正常呼吸、防止肺萎陷等有重要意义。

3. **胸腔** 胸腔分为3个部分，即右肺间隙、左肺间隙和纵隔。右肺间隙包括右肺和壁、脏两层胸膜；左肺间隙包括左肺和壁、脏两层胸膜；纵隔位于胸腔中央，包含食管、气管、大血管、心脏和心包。纵隔位置的恒定依赖于两侧胸膜腔内压力的平衡。

【病因与分类】

根据损伤暴力性质的不同，胸部损伤可分为钝性伤和穿透伤。根据损伤是否造成胸膜腔与外界相通，可分为闭合性胸部损伤和开放性胸部损伤。

1. **闭合性损伤** 指胸部损伤未造成胸膜腔与外界相通，多由暴力挤压、冲撞或钝器撞击引起。

2. **开放性损伤** 指胸部损伤造成胸膜腔与外界相通，多因利器或战时的火器、弹片穿破胸壁所致。

胸部损伤发生膈肌破裂可造成胸腔和腹腔内组织或脏器同时损伤，这类同时累及胸、腹的多发性损伤，称为胸腹联合伤（thoracic - abdominal injury）。

【病理生理】

1. **闭合性损伤** 轻者只引起胸壁软组织挫伤或（和）单纯性肋骨骨折，重者往往伴有胸腔内脏器或血管的损伤，导致气胸、血胸，甚至心肌挫伤、裂伤、心包腔内出血等。

2. **开放性损伤** 重者可伴有胸腔内脏器或血管的损伤，导致开放性气胸或血胸，甚至导致呼吸和循环衰竭而危及生命。

【临床表现】

1. 症状

（1）胸痛　胸部损伤的主要症状，尤以受伤部位显著，呼吸时加重。

（2）呼吸困难　胸痛导致胸廓活动受限、分泌物或血液阻塞呼吸道，以及肺水肿或气胸、血胸导致的肺膨胀不全等均可引起呼吸困难，多根多处肋骨骨折时呼吸困难加重。

（3）咯血　肺或支气管损伤可引起痰中带血或咯血；严重胸部损伤时可导致大咯血而引起休克。

2. 体征　伤区触痛、压痛；肋骨骨折时可触及骨擦感；气胸、血胸发生时，听诊患侧呼吸音减弱或消失。

【辅助检查】

血红蛋白和血细胞比容下降；若继发感染，白细胞计数增高；X 线可显示有无骨折及骨折的部位、性质、有无气胸、血胸等；诊断性穿刺可判断有无气胸、血胸或心包腔积液。

【治疗要点】

优先处理危及患者生命的伤情，以抢救生命为首要原则，其次是损伤组织器官的修复及生理功能的恢复。

1. 现场处理

（1）急救处理　开放性气胸需迅速包扎和封闭伤口；张力性气胸需立即胸膜腔穿刺排气减压；大面积胸壁软化的连枷胸患者，需立即控制反常呼吸，可予以机械辅助呼吸。

（2）一般处理　保持呼吸道通畅、给氧，建立静脉通道、维持有效循环血量，维持患者呼吸和循环的稳定。

（3）对症处理　镇静止痛、伤口止血、包扎、骨折固定防止继发性损伤等，待伤情稳定后迅速转运。

2. 院内处理

（1）非手术治疗　①改善呼吸和循环：及时清理呼吸道分泌物和呕吐物，根据伤情予以封闭伤口、胸腔穿刺或引流等处理；及时输液输血，防治休克；②镇静止痛：疼痛剧烈影响胸廓活动而使呼吸受限者，可使用镇痛药物；③预防感染：开放性损伤者，予以清创换药。

（2）手术治疗　急诊剖胸探查的指征包括：①心脏或大血管损伤；②广泛肺裂伤或支气管断裂；③胸膜腔内进行性出血；④食管破裂；⑤胸腹联合伤；⑥大面积胸壁缺损；⑦胸内较大异物残留。

（一）肋骨骨折

肋骨骨折（rib fracture）是指肋骨的完整性和连续性中断，是最为常见的胸部损伤，多由直接或间接暴力作用于肋骨所引起。肋骨骨折可分为单根肋骨骨折和多根肋骨骨折，同一肋骨也可在一处或多处折断，其中第 4~7 肋最易折断。肋骨骨折后应警惕腹内脏器和膈肌损伤。

【病因】

1. **外界暴力**　闭合性肋骨骨折常因暴力直接施压于肋骨，使承受打击处的肋骨向内弯曲而折断，或因胸廓前后受挤压而使肋骨向外过度弯曲而折断，骨折往往位于切线位。开放性肋骨骨折多由锐器刺伤或火器伤引起。

2. **病理因素**　中、老年人的肋骨常因骨质疏松而脆性较大，易发生骨折；已有恶性肿瘤转移病灶的肋骨也容易发生骨折。

【病理生理】

1. **单根或多根肋骨单处骨折**　尖锐的骨折断端可刺破壁层胸膜和肺组织，造成气胸、血胸、皮下气肿，或引起血痰、咯血等；因伤处疼痛影响深呼吸及有效咳嗽，易造成呼吸道分泌物潴留引起肺炎或肺不张；刺破肋间血管，尤其是动脉，引起大量出血，病情迅速恶化。

2. **多根多处肋骨骨折**　胸壁因失去完整的肋骨支撑而软化，出现反常呼吸运动（paradoxical respiration motion）（图 14-1），即软化区胸壁在吸气时向内凹陷，呼气时向外凸出，与其他部位胸壁的活动相反，又称连枷胸（flail chest）。如果软化区范围广泛，在呼吸时由于两侧胸膜腔压力的不平衡，可使纵隔出现左右扑动，影响气体交换和静脉血液回流，引起缺氧、二氧化碳潴留，严重时可导致呼吸和循环衰竭。

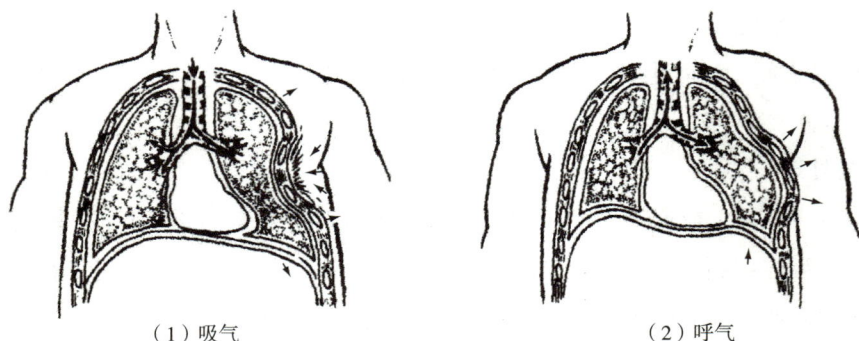

（1）吸气　　　　　　　　　　　　（2）呼气

图 14-1　反常呼吸运动

【临床表现】

1. **症状**　因骨折断端刺激肋间神经而致的局部胸痛是肋骨骨折的主要症状，深呼吸及转动体位时疼痛加剧。胸痛使呼吸变浅、咳嗽无力，呼吸道分泌物增多、潴留，导致肺不张和肺部感染。部分患者可因骨折断端刺破肺组织而出现咯血，亦可出现不同程度的呼吸困难、发绀或休克。合并气胸、血胸者亦可出现相应症状。

2. **体征** 局部胸壁可见肿胀或畸形，压痛明显；用手挤压前后胸廓，如局部疼痛加重甚至闻及骨摩擦音，即可判断为肋骨骨折。多根多处肋骨骨折可有反常呼吸运动。部分患者出现皮下气肿。合并气胸、血胸者可出现相应体征。

【辅助检查】

胸部 X 线和 CT 检查可显示骨折断裂线和断端错位，并有助于判断是否存在气胸、血胸等并发症。大量出血者，血常规示血红蛋白和血细胞比容下降。

【治疗要点】

肋骨骨折的治疗以有效镇痛、清理呼吸道分泌物、固定胸廓、防治并发症为原则。

1. **闭合性肋骨骨折**

（1）单处肋骨骨折 由于骨折断端上下有完整的肋骨和肋间肌支撑，较少发生错位或重叠，多能自行愈合。治疗的重点在于固定胸廓。固定胸廓不仅能有效地减少骨折断端活动及减轻疼痛，还可避免肋骨骨折的再损伤。方法为采用弹性胸带，在患者呼气末由下至上包扎胸廓；鼓励患者咳嗽、排痰，以减少呼吸道的并发症。

（2）多根多处肋骨骨折 胸壁软化范围较小、反常呼吸运动不严重的患者，可用胸带固定胸廓；大块胸壁软化、反常呼吸运动明显的连枷胸患者，可在伤侧胸壁放置牵引支架，行肋骨牵引，或用厚棉垫加压包扎，以减轻或消除胸壁的反常呼吸运动，促进患侧肺复张。根据患者情况口服或肌注镇痛药，也可用患者自控阵痛装置和1%普鲁卡因封闭骨折部位或做肋间神经阻滞，甚至可硬膜外置管镇痛。咳嗽无力、不能有效排痰或发生呼吸衰竭者，行气管插管或气管切开，以利于吸痰、给氧和实施辅助呼吸；正压通气还可对软化胸壁起到"内固定"作用。

2. **开放性肋骨骨折** 胸壁伤口需彻底清创，修齐骨折断端后分层缝合、固定包扎。如胸膜已有穿破，需行胸膜腔闭式引流术。多根多处肋骨骨折往往需行内固定术，术后常规应用抗生素以防感染。

（二）气胸

胸膜腔内积气，称为气胸（pneumothorax）。在胸部损伤中，气胸的发病率仅次于肋骨骨折。

【病因与分类】

气胸的形成多由于肺组织、气管、支气管破裂，气体进入胸膜腔，或因胸壁伤口穿破胸膜，造成胸膜腔与外界相通，外界空气进入胸膜腔所致。气胸可分为闭合性气胸、开放性气胸和张力性气胸3类。

1. **闭合性气胸**（closed pneumothorax） 多为肋骨骨折的并发症，骨折断端刺破肺表面，气体漏入胸膜腔所致。

2. **开放性气胸**（open pneumothorax） 多为刀刃利器或弹片火器所致的胸壁穿透伤。

3. **张力性气胸**（tension pneumothorax） 主要是由于较大肺泡的破裂、较大较深的肺裂伤或支气管破裂所致。

【病理生理】

1. **闭合性气胸** 空气经胸部或肺、支气管裂口一次性进入胸膜腔后伤口闭合，称为闭合性气胸。伤侧肺可出现不同程度的肺萎陷，使有效气体交换面积减少，影响肺的通气及换气功能。

2. **开放性气胸** 胸壁有开放性伤口，呼吸时空气经伤口自由出入胸膜腔，称为开放性气胸。

（1）呼吸功能障碍 空气的出入量与裂口的大小有密切关系。如裂口小于气管口径，空气出入量尚少，伤侧肺仍有部分呼吸功能；裂口大于气管口径时，空气出入量多，伤侧肺可完全萎陷，失去呼吸功能。开放性气胸时，伤侧胸膜腔负压消失，肺被压缩而萎陷，纵隔向健侧移位，进而引起健侧肺扩张受限。

（2）低氧气体重复交换 吸气时健侧肺吸入的气体不仅含有来自气管进入的外界空气，还包括伤侧肺排出的含氧量低的气体；呼气时健侧肺呼出的气体不仅从上呼吸道排出体外，也有部分气体进入伤侧肺。含氧量低的气体在两肺内重复交换可造成机体出现严重缺氧。

（3）纵隔扑动（mediastinal flutter） 随着呼吸运动，纵隔位置出现左右摆动，称为纵隔扑动（图14-2）。其机制是：吸气时健侧胸膜腔负压升高，与伤侧胸膜腔压力差增大，纵隔向健侧肺移位；呼气时，两侧胸膜腔压力差减少，纵隔又移回伤侧。纵隔扑动可影响静脉血液回流，引起严重的循环功能障碍。

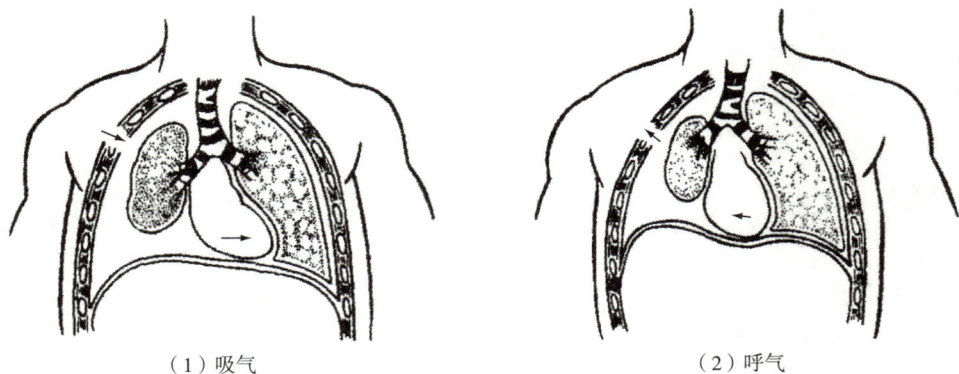

（1）吸气　　　　　　　　　　　　　（2）呼气

图14-2 开放性气胸的纵隔扑动

3. 张力性气胸 气管、支气管或肺损伤处与胸膜腔相通，且形成单向活瓣。吸气时，气体进入胸膜腔，呼气时裂口活瓣关闭，气体不能排出，造成胸膜腔内积气不断增多，压力逐步升高，致胸膜腔内压力高于大气压，故又称为高压性气胸（high pressure pneumothorax）。

（1）呼吸功能障碍 伤侧胸膜腔压力进行性增高，使伤侧肺完全萎陷，纵隔明显移向健侧，挤压健侧肺，腔静脉回流障碍，产生严重的呼吸和循环功能障碍。

（2）形成气肿 胸膜腔内的高压气体还可经支气管、气管周围疏松的结缔组织进入纵隔或胸壁软组织，形成颈、面、胸部等处的皮下气肿和纵隔气肿（图 14 - 3）。

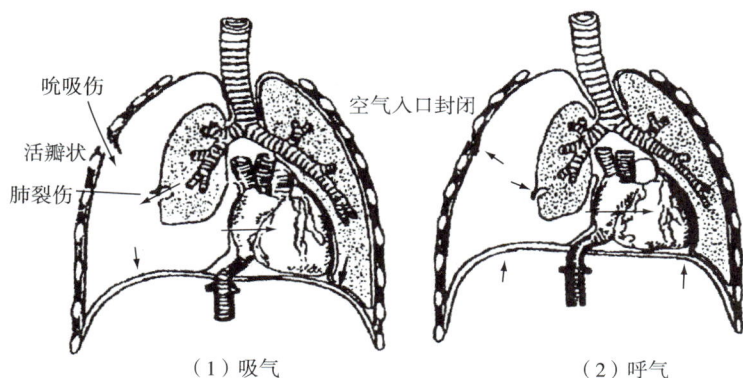

图 14 - 3 张力性气胸和纵隔、皮下气肿

【临床表现】

1. 闭合性气胸

（1）症状 少量气胸（肺萎陷在 30% 以下者），多无明显症状。肺萎陷超过 30% 者，可出现胸闷、胸痛、气促等症状。

（2）体征 伤侧胸廓饱满，呼吸活动度降低，气管向健侧移位，叩诊呈鼓音，听诊呼吸音减弱或消失。

2. 开放性气胸

（1）症状 明显的呼吸困难、鼻翼扇动、气促和发绀，严重时可出现休克。

（2）体征 伤侧胸壁可见伤口，颈静脉怒张，气管明显移向健侧；呼吸时可闻及气体进出胸膜腔发出吸吮样"嘶嘶"声；颈部和胸部皮下可触及捻发音；伤侧胸部叩诊呈鼓音，听诊呼吸音减弱或消失。

3. 张力性气胸

（1）症状 极度呼吸困难，伴有发绀、烦躁不安、意识障碍等，严重时出现休克。

（2）体征 伤侧胸部饱满，肋间隙增宽，呼吸幅度降低，气管明显移向健侧，多有皮下气肿，伤侧胸部叩诊呈高度鼓音，听诊呼吸音消失。

【辅助检查】

1. **影像学检查**　主要为胸部 X 线检查。

（1）闭合性气胸　显示不同程度的肺萎陷和胸膜腔内积气，但其显示的积气量往往轻于实际气胸程度，偶见胸腔积液。

（2）开放性气胸　显示伤侧胸膜腔大量积气、肺明显萎陷，气管和心脏等纵隔内器官向健侧偏移。

（3）张力性气胸　显示伤侧胸膜腔大量积气、肺完全萎陷，气管和心脏等纵隔内器官向健侧偏移。

2. **诊断性穿刺**　既可明确有无气胸存在，又可抽出气体减轻胸膜腔内压力，缓解症状。张力性气胸穿刺时有高压气体向外冲出，并将针芯自动推出，抽气后症状可暂时缓解，但很快又加重。

【治疗要点】

以抢救生命为首要原则，包括封闭胸壁伤口、排出胸膜腔积气积液、防治感染。

1. **闭合性气胸**　少量气胸不需特殊处理，积气一般在 1～2 周内自行吸收。大量气胸需进行胸膜腔穿刺或行胸膜腔闭式引流术，以促使肺膨胀。同时应用抗生素预防感染。

2. **开放性气胸**　急救处理要点为：立即封闭伤口，变开放性气胸为闭合性气胸，并迅速送往医院。可用无菌敷料，如凡士林纱布加棉垫于患者呼气末封盖伤口，再用胶布或绷带包扎固定。院内处理包括：吸氧、输血补液、纠正休克、清创缝合胸壁伤口、行闭式胸膜腔引流术。术后常规给予抗生素，鼓励患者咳嗽排痰和早期活动。如怀疑有胸腔内脏器损伤或活动性出血，可行剖胸探查术。

3. **张力性气胸**　迅速排气以降低胸膜腔内的压力是张力性气胸致呼吸困难患者的首要处理措施。紧急状况下可用粗针头在伤侧第 2 肋间锁骨中线处刺入胸膜腔，并外接单向活瓣装置；进一步处理应在积气最高的部位放置胸膜腔闭式引流，常规应用抗生素预防感染。持续漏气或行胸膜腔插管后漏气仍很严重、患者呼吸困难未见好转者，应及早行剖胸探查术。

（三）血胸

胸膜腔内积血称为血胸（hemothorax），是胸部损伤早期死亡的主要原因之一。血胸常与气胸合并存在，称为血气胸。

【病因】

常因利器损伤胸部，或肋骨骨折断端刺破肺、心脏和大血管或胸壁血管引起。

【病理生理】

积血量的增加，不但可导致低血容量甚至引起低血容量性休克，亦可导致胸膜腔内压力不断增高，压迫伤侧肺使其萎陷，纵隔被推向健侧，致健侧肺也受压，阻碍腔静脉血液回流，严重影响患者的呼吸和循环。持续大量出血所致的胸膜腔积血称进行性血胸。当积血量超过肺、心包、膈肌运动所起的去纤维蛋白作用时，胸膜腔内积血发生凝固，引起凝固性血胸（coagulating hemothorax）。积血机化后形成纤维板，束缚肺与胸廓的扩张，影响呼吸功能。血液还是良好的培养基，经伤口侵入的细菌可在积血中迅速生长繁殖，引起感染性血胸（infective hemothorax），最终导致脓血胸。

【临床表现】

1. 症状

（1）小量血胸（成人出血量 <500mL）　常无明显症状。

（2）中量（成人出血量 500～1000mL）和大量（成人出血量 >1000mL）血胸　可见低血容量性休克和胸腔积液的表现，如面色苍白、脉搏快弱、四肢厥冷、血压下降、末梢血管充盈不良、气促等。血胸患者多并发感染，表现为高热、寒战、出汗和乏力。

2. 体征　伤侧肋间隙饱满、叩诊呈浊音、气管向健侧移位、呼吸音减弱或消失。

【辅助检查】

1. 胸部 X 线检查　小量血胸仅可见肋膈角消失；大量血胸可见胸膜腔内大片积液阴影，纵隔向健侧移位；合并气胸可见液平面。

2. 诊断性穿刺　抽得血液即可明确诊断。

【治疗要点】

1. 小量血胸　可自行吸收，不需特殊处理。

2. 中、大量血胸　早期即行胸膜腔穿刺抽出积血，必要时可行胸膜腔闭式引流，以促进肺膨胀，改善呼吸功能。

3. 进行性血胸　应立即剖胸止血。

4. 凝固性血胸　在出血停止后数日，病情平稳后剖胸清除积血和血块，以防感染和机化，已感染的血胸按脓胸进行处理。

二、急性乳腺炎

急性乳腺炎（acute mastitis）是乳房的急性化脓性感染。多发生于产后哺乳期妇女，尤以初产妇最为多见，好发于产后 3～4 周。致病菌多为金黄色葡萄球菌，少数为链球菌。

【解剖生理】

1. 乳房的解剖　成年妇女乳房是两个半球形的性征器官。乳腺位于胸大肌浅表，约在前胸第 2～6 肋骨水平浅筋膜的浅、深层之间，外上方形成乳腺腋部伸向腋窝。乳头位于乳房中央，周围色素沉着区为乳晕。乳腺有 15～20 个腺叶，每个腺叶分成若干腺小叶，腺小叶由小乳管和腺泡组成，是乳腺的基本单位。每一腺叶有一汇总的大乳管，以乳头为中心呈放射状向乳晕集中。大乳管近开口的 1/3 段略为膨大呈壶腹状，是乳管内乳头状瘤的好发部位。腺叶间有许多与皮肤垂直的纤维束，上连皮肤及浅筋膜浅层，下连浅筋膜深层，称 Cooper 韧带（乳房悬韧带），起支持和固定乳房的作用。

2. **乳房的生理** 乳腺是许多内分泌腺的靶器官，其生理活动受腺垂体、卵巢及肾上腺皮质等激素的影响。妊娠和哺乳期乳腺增生明显，腺管延长，腺泡分泌乳汁。哺乳期后，乳腺处于相对静止状态。在月经周期的不同阶段，乳腺的生理状态受激素的影响呈周期性改变。绝经后乳腺逐渐萎缩，由脂肪组织所替代。乳房的淋巴网甚为丰富，淋巴输出主要沿 4 条途径（图 14-4）：①大部分淋巴液经胸大肌外缘淋巴管流至腋窝淋巴结，再流向锁骨下淋巴结，继之到锁骨上淋巴结；②部分乳房内侧的淋巴液通过肋间淋巴管流向胸骨旁淋巴结；③两侧乳房内在皮下有交通淋巴网，一侧乳房淋巴液可流向对侧乳房；④乳房深部淋巴网可与腹直肌鞘和肝镰状韧带的淋巴管相通，从而通向肝脏。目前，通常以胸小肌为界，将腋区淋巴结分成三组：①腋下（胸小肌外侧）组：在胸小肌外侧，包括乳腺外侧组、中央组、肩胛下组及腋静脉淋巴结，胸大、小肌间淋巴结也归本组；②腋中（胸小肌后）组：包括胸小肌深面的腋静脉淋巴结；③腋上（锁骨下）组：包括胸小肌内侧锁骨下静脉淋巴结。

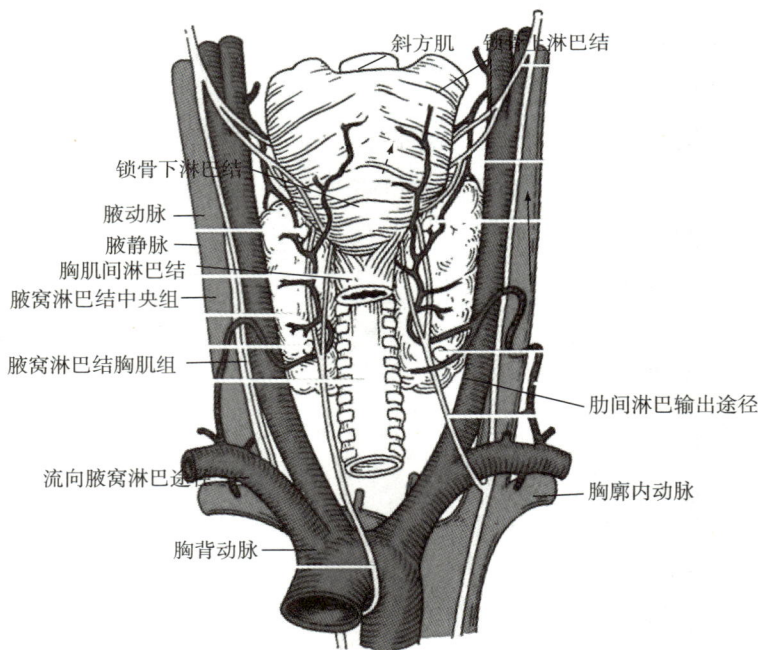

图 14-4 乳房淋巴输出途径

【病因】

急性乳腺炎的发病，除因患者产后抵抗力下降外，还与下列因素有关：

1. **乳汁淤积**　①乳头发育不良（过小或内陷），妨碍正常哺乳；②乳汁过多、婴儿吸乳少，以致乳汁不能完全排空；③乳管不通畅，影响乳汁排出。

2. **细菌入侵**　乳头破损或皲裂是细菌入侵的主要途径。6 个月以后的婴儿已长牙，易致乳头损伤。婴儿患口腔炎或口含乳头睡眠，易致细菌直接侵入乳管，上行至腺小叶而致感染。

【病理生理】

乳腺炎初期，局部出现一个或多个炎性肿块，数天后可形成脓肿。浅表脓肿局部红肿、发热、有波动感，可自行破溃，亦可穿破乳管自乳头流出脓液；深部脓肿局部红肿多不明显，有发硬、深压痛感，脓肿可缓慢向外破溃，还可向深部穿至乳房与胸肌间的疏松组织中，形成乳房后脓肿（retromammary abscess）（图 14-5）。

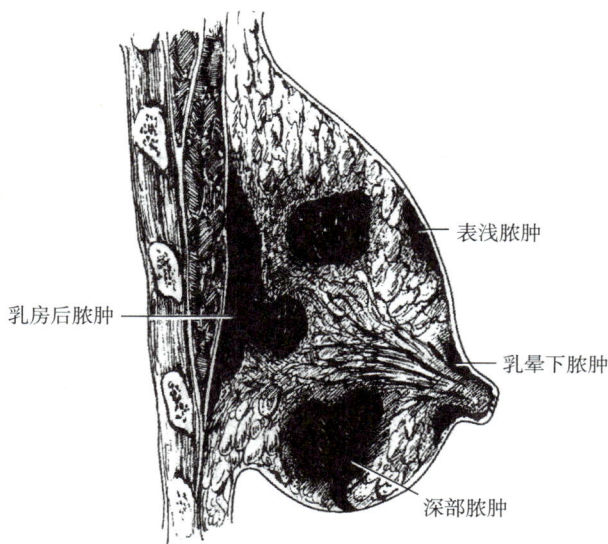

图 14-5　乳房脓肿的不同部位

【临床表现】

1. **局部**　患侧乳房胀痛，局部红肿、发热，有压痛性肿块或脓肿。浅部脓肿有波动感，深部脓肿穿刺可见脓液。常伴患侧腋窝淋巴结肿大和压痛。

2. **全身**　随着炎症发展，患者可有寒战、高热和脉搏加快等表现。感染严重者，可并发脓毒症。

【辅助检查】

血常规检查示白细胞计数及中性粒细胞比例升高；脓肿部位较深者，通过 B 超检查可明确脓肿的位置；诊断性穿刺，在乳房肿块波动或压痛最明显的区域可抽出脓液，脓液应做细菌培养及药物敏感试验。

【治疗要点】

原则是控制感染，排空乳汁。脓肿形成前主要以抗生素治疗为主，脓肿形成后则需及时行脓肿切开引流术。

1. 非手术治疗

（1）局部处理　①患乳停止哺乳，定时排空乳汁；②理疗、金黄散及鱼石脂软膏外敷，或用25%硫酸镁溶液湿热敷，以促进早期炎症的消散；③可用抗生素、普鲁卡因在炎性肿块周围进行注射，以减轻炎症和疼痛。

（2）全身治疗　①抗菌药应用：原则为早期、足量。首选青霉素类抗菌药，或根据细菌培养结果和药物敏感试验结果选用，避免使用可被分泌至乳汁的药物，如四环素、氨基糖苷类、磺胺药和甲硝唑等，以防对婴儿产生不良影响。②中药治疗：服用清热解毒类中药，如蒲公英、野菊花等。③终止乳汁分泌：对于感染严重或脓肿切开引流后并发乳瘘者，应终止乳汁分泌。常用方法有：口服溴隐亭1.25mg，每日2次，服用7~14日；口服己烯雌酚1~2mg，每日3次，共2~3日；肌内注射苯甲酸雌二醇，每次2mg，每日1次，至乳汁停止分泌为止；中药炒麦芽，每日60mg水煎，分2次服用，共2~3日。

2. 手术治疗　
脓肿形成后，应及时做脓肿切开引流。为避免手术损伤乳管发生乳瘘，切开引流时应注意：乳房内脓肿应做放射状切开；乳晕下脓肿应沿乳晕边缘做弧形切口；深部或乳房后脓肿可沿乳房下缘做弧形切口（图14-6），经乳房后间隙引流。切口要取低位，应足够大；切开后应用手指探查脓腔，轻轻分离多房脓肿的隔膜以利引流；引流条应放在脓腔最低部位，必要时另加切口做对口引流（图14-7）。

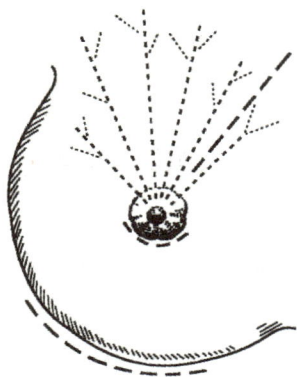

图14-6　乳房脓肿的切口

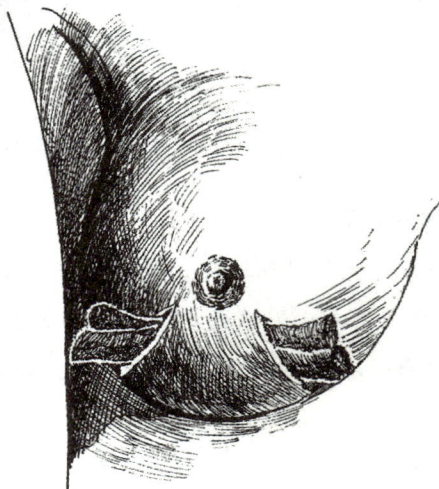

图14-7　乳房脓肿对口引流

三、乳腺肿瘤

女性乳腺肿瘤的发病率甚高，良性肿瘤中以乳房纤维腺瘤最多，其次为乳管内乳头状瘤。恶性肿瘤绝大多数是乳腺癌，肉瘤很少见。男性乳腺肿瘤者极少。

（一）乳房纤维腺瘤

乳房纤维腺瘤（fibroadenoma）是女性常见的乳房良性肿瘤，好发年龄为 20～25 岁。

【病因】

1. **雌激素** 本病的发生与雌激素的作用活跃密切相关，雌激素是本病发生的刺激因子，因此乳腺纤维腺瘤多发生于卵巢功能期。

2. **性激素** 性激素水平失衡，可导致乳腺导管上皮和间质成分异常增生，形成肿瘤。

3. **饮食因素** 高脂、高糖饮食可诱发此病。

【临床表现】

主要为乳房肿块，好发于乳房外上象限，约 75% 为单发，少数多发。肿块增大缓慢，质地韧实，按之有硬皮球之弹性，表面光滑，易推动。月经周期对肿块的大小无影响。患者常无自觉症状，多为偶然扪及。

【辅助检查】

钼靶 X 摄片显示肿瘤阴影为圆形或椭圆形，形态规则，边缘光滑，密度较周围组织略高且均匀；B 超检查显示肿块为实质性，边界清楚；取活体组织行病理切片检查，可进一步明确诊断。

【治疗要点】

乳房纤维腺瘤癌变的可能性很小，但有发生肉瘤变的可能，手术切除是唯一有效的治疗方法。由于妊娠可使乳房纤维腺瘤增大，所以妊娠前后发现的乳房纤维腺瘤一般都应手术切除。切除时应将肿瘤连同其包膜整块切除，以周围包裹少量正常乳腺组织为宜，切除的肿块必须常规做病理学检查。

（二）乳管内乳头状瘤

乳管内乳头状瘤（intraductal papilloma）是发生于乳腺导管上皮的良性肿瘤，多发生于 40～50 岁经产妇。75% 的乳管内乳头状瘤发生在大乳管近乳头的壶腹部，瘤体很小，带蒂且有绒毛，还有很多壁薄的血管，故容易出血。乳管内乳头状瘤虽属良性，但有恶变的可能，恶变率为 6%～8%。

【病因】

本病的发生主要与雌激素水平增高或相对增高有关。

【临床表现】

一般无自觉症状，乳头溢液为主要表现，溢液可为血性、暗棕色或黄色液体。因瘤体小，常不能触及。偶可在乳晕区扪及圆形、质软、可推动的小肿块，轻压此肿块时，可见乳头溢出血性液体。

【辅助检查】

乳腺导管造影可明确乳管内肿瘤的大小和部位；乳头分泌物细胞学检查有助于明确诊断。

【治疗要点】

诊断明确者以手术治疗为主。单发的乳管内乳头状瘤患者应切除病变的乳管系统，并做常规病理学检查；若有癌变，应施行乳腺癌根治术；对年龄较大、乳管上皮增生活跃或间变者，可行单纯乳房切除术。

（三）乳腺癌

乳腺癌（breast cancer）是女性发病率最高的恶性肿瘤，多发生于 40 ~ 60 岁绝经期前后的妇女。在我国，每年有近 20 万女性被诊断出乳腺癌，且发病率呈逐年上升趋势，尤其是在东部沿海和经济发达的大城市。

【病因】

乳腺癌的病因尚未明了，目前认为与下列因素有关：

1. **激素作用** 雌酮和雌二醇含量升高与乳腺癌的发生有直接关系。

2. **家族史** 一级女性亲属中有乳腺癌病史者的发病危险性是普通人群的 2 ~ 3 倍。

3. **月经婚育史** 月经初潮早于 12 岁、绝经晚于 50 岁、未育、初次足月产迟于 35 岁、产后未进行母乳喂养等均与乳腺癌发病有关。

4. **乳腺良性疾病** 与乳腺癌的关系尚有争论，多数认为乳腺小叶上皮高度增生或不典型增生可能与乳腺癌发病有关。

5. **饮食与营养** 营养过剩、高脂肪饮食及肥胖等因素，可加强或延长雌激素对乳腺上皮细胞的刺激，从而增加发病机会。

6. **环境因素和生活方式** 如北美、北欧地区乳腺癌发病率约为亚、非、拉美地区的 4 倍；而乳腺癌低发地区的居民移居到高发地区后，第二、三代移民的发病率逐年升高。

【病理生理】

1. **病理分型** 乳腺癌的种类和分型方法较多，目前我国多采用以下病理分型：

（1）**非浸润性癌** 即原位癌，包括导管内癌（癌细胞未突破导管基膜）、小叶原位癌（癌细胞未突破末梢乳管或腺泡基膜）及乳头湿疹样乳腺癌。属早期，预后较好。

（2）**早期浸润性癌** 包括早期浸润性导管癌（癌细胞突破管壁基膜，开始向间质浸润）及早期浸润性小叶癌（癌细胞突破末梢乳管或腺泡基膜，向间质浸润，但仍局限于小叶范围内）。仍属早期，预后较好。

（3）**浸润性特殊癌** 包括乳头状癌、伴大量淋巴细胞浸润的髓样癌、小管癌（高分化腺癌）、腺样囊性癌、黏液腺癌、鳞状细胞癌等。此型分化程度一般较高，预后尚好。

（4）浸润性非特殊癌 包括浸润性小叶癌、浸润性导管癌、硬癌、髓样癌（无大量淋巴细胞浸润）、单纯癌、腺癌等。此型一般分化较低，预后较上述类型差，且是乳腺癌中最常见的类型，约占乳腺癌的80%。

（5）其他罕见癌 如炎性乳腺癌，发展极快，预后不良。

2. 转移途径

（1）局部浸润 癌细胞沿导管或筋膜间隙蔓延，侵入皮肤、胸肌、胸膜等周围组织。

（2）淋巴转移 主要途径有：①乳房大部分淋巴液流至腋窝淋巴结，部分乳房上部淋巴液可直接流向锁骨下淋巴结；②部分乳房内侧的淋巴液通过肋间淋巴管流向胸骨旁淋巴结；③两侧乳房间皮下交通淋巴管；④乳房深部淋巴网可沿腹直肌鞘和肝镰状韧带通向肝。其中以第一条途径最多见，这也是乳腺癌患者淋巴结转移最常见于腋窝的原因。

（3）血运转移 研究发现，有些早期乳腺癌亦可发生血运转移。癌细胞可经淋巴途径进入静脉，也可直接侵入血液循环而发生远处转移。最常见的远处转移部位依次为肺、骨、肝。

【临床表现】

1. 常见乳腺癌的临床表现

（1）乳房肿块 乳腺癌的首要症状，多见于乳房的外上象限，其次是乳头、乳晕和内上象限。早期症状多不明显，表现为患侧乳房出现单发的、无痛性小肿块，质硬，表面不光滑，外形不规则，与周围组织分界不清，不易被推动，多在无意中被发现。

（2）皮肤形态改变 当癌肿侵及乳房 Cooper 韧带后，韧带收缩牵拉皮肤而失去弹性，形成皮肤凹陷，称"酒窝征"；癌肿表面皮肤因皮内和皮下淋巴管被癌细胞阻塞，引起淋巴液回流障碍，出现真皮水肿，毛囊处出现很多点状凹陷，形成"橘皮样"改变；癌细胞侵入肿块表面大片皮肤时，皮肤表面可出现多个坚硬的小结或条索，呈卫星样围绕原发病灶，称为卫星结节，结节彼此融合、弥漫成片后可延伸至背部及对侧胸壁，使胸壁紧缩呈铠甲状，呼吸受限，称为铠甲胸；癌肿侵犯皮肤并破溃形成菜花状溃疡，这种溃疡常伴有恶臭，易出血。

（3）乳头改变 邻近乳头或乳晕的癌肿侵及乳管使之收缩，将乳头牵向癌肿一侧，进而使乳头扁平、回缩、凹陷。

（4）转移征象 患侧腋窝淋巴结肿大，先为散在、质硬、数目少、无痛、可被推动，以后数目增多并融合成团，严重时与皮肤或深部组织粘连。乳腺癌转移至肺、骨、肝时，可出现相应器官受累的症状。如肺转移者可出现胸痛、气急；骨转移者可出现局部骨疼痛；肝转移者则可出现肝大、黄疸等症状。

2. 特殊类型乳腺癌的临床表现

（1）炎性乳癌（inflammatory cancer of breast） 发病率低，年轻女性多见。表现为患

侧乳房皮肤充血、红肿、增厚、发热，呈炎症样改变，病变开始比较局限，短期内即扩大到乳房大部分皮肤，常可累积对侧乳房。恶性程度高，早期即可发生转移，预后极差，患者常在发病数月内死亡。

（2）乳头湿疹样乳腺癌（Paget's carcinoma of the breast）　少见。初发症状为乳头刺痒、烧灼感，继而出现乳头和乳晕区皮肤发红、潮湿、糜烂，如同湿疹样，进而形成溃疡，有时覆盖黄褐色鳞屑样痂皮，病变皮肤较硬，边界较清楚。部分患者于乳晕区可扪及肿块，较晚发生腋淋巴结转移。恶性程度低，发展慢，腋淋巴结转移较晚，预后较好。

【辅助检查】

1. 影像学检查

（1）钼靶 X 线　可作为乳腺癌的普查方法，表现为密度增高的肿块影，边界不规则，或呈毛刺状，或见小钙化灶，还可显示腋窝淋巴结情况。

（2）B 超检查　能清晰显示乳腺各层次软组织结构及肿块的质地和形态，能显示直径在 0.5cm 以上的肿块。属无损伤性检查，主要用于鉴别囊性肿块与实质性肿块。

（3）MRI　对软组织分辨率高，敏感性高于钼靶 X 线检查。不仅能提供病灶形态学特征，而且运用动态增强还能提供病灶的血流动力学情况。

2. 病理学检查　乳头溢液涂片细胞学检查、乳腺肿物细针穿刺细胞学诊断、活组织切片病理学检查等均有助于确诊。

【治疗要点】

手术治疗是乳腺癌的主要治疗方法之一，辅以化学药物、放射、内分泌、生物等治疗措施。

1. 手术治疗　对病灶仍局限于局部及区域淋巴结的患者，手术是首选的治疗方法。手术适应证为 TNM 分期的0、Ⅰ、Ⅱ期及部分Ⅲ期患者。已有远处转移、全身情况差、主要脏器有严重疾病、年老体弱不能耐受手术者为手术禁忌。

（1）乳腺癌改良根治术（modified radical mastectomy）　乳腺癌改良根治术有两种术式：一是保留胸大肌，切除胸小肌；二是保留胸大、小肌。研究表明：Ⅰ、Ⅱ期乳腺癌患者行根治术及改良根治术术后生存率无明显差异，且该术式保留了胸肌，术后外观效果好，目前已成为常用的手术方式。

（2）乳腺癌根治术（radical mastectomy）和乳腺癌扩大根治术（extensive radical mastectomy）　前者切除整个乳房、胸大肌、胸小肌、腋窝及锁骨下淋巴结；后者在此基础上，切除胸廓内动、静脉及其周围淋巴结（即胸骨旁淋巴结）。这2 种术式目前较少应用。

（3）保留乳房的乳腺癌切除术（breast - conserving surgery）　完整切除肿块及其周围1cm 的组织，并清扫腋窝淋巴结。适用于Ⅰ、Ⅱ期乳腺癌患者，且乳房有适当体积，术后能保持外观效果者。术后必须辅以放疗、化疗。

（4）全乳房切除术（total mastectomy）　切除整个乳腺，包括腋尾部及胸大肌筋膜。该术式适用于原位癌、微小癌及年迈体弱不宜做根治或晚期乳腺癌尚能局部切除者。

2. 化学药物治疗　乳腺癌术后辅以化学药物治疗，可以改善生存率。一般主张术后早期应用辅助化疗，治疗期以 6 个月左右为宜，能达到消除临床转移灶的目的。常用的化疗药物包括环磷酰胺（C）、氟尿嘧啶（F）、甲氨蝶呤（M）、阿霉素（A）、表柔比星（E）、紫杉醇（T）。联合化疗的效果优于单药化疗，临床常用 CMF、CAF、CEF 等联合药物化疗方案。术前化疗目前多用于 Ⅲ 期病例，可探测肿瘤对化疗药物的敏感性，并使肿瘤缩小，减轻与周围组织的粘连，降低临床分期。

3. 内分泌治疗

（1）他莫昔芬　又称三苯氧胺，是最常用的药物。可降低乳腺癌术后复发及转移，同时可减少对侧乳腺癌的发生率；对雌激素受体（ER）、孕酮受体（PgR）阳性的绝经后妇女效果尤佳。用量为每天 20mg，至少连续服用 3 年，一般服用 5 年。该药安全有效，副作用有潮热、恶心、呕吐、静脉血栓形成、阴道干燥或分泌物多；长期应用个别病例可能发生子宫内膜癌，应注意观察。

（2）芳香化酶抑制剂　如阿那曲唑、来曲唑、依西美坦等。有资料证明：其效果优于他莫昔芬。此类药物能抑制雄激素转变为雌激素过程中的芳香化环节，从而降低雌二醇，达到治疗目的。

4. 放射治疗　是乳腺癌局部治疗的手段之一。在保留乳房的乳腺癌切除术后，放射治疗是一重要组成部分。对 Ⅱ 期以上患者可降低局部复发率。放射指征如下：

（1）病理报告证实有腋中或腋上组淋巴结转移者。

（2）阳性淋巴结占淋巴总数 1/2 以上，或有 4 个以上淋巴结阳性者。

（3）病理证实胸骨旁淋巴结阳性者。

（4）原发灶位于乳房中央或内侧，并做根治术后，尤其是腋淋巴结阳性者。

5. 生物治疗　近年来临床上推广应用的曲妥珠单抗注射液是通过转基因技术制成，对 C－erB－2 过度表达的乳腺癌患者有一定疗效。

四、食管癌

食管癌（esophageal carcinoma）是一种常见的消化道恶性肿瘤，其发病率和死亡率各国均有差异。在我国，发病年龄多在 40 岁以上，以 60～40 岁年龄组发病率最高，男性多于女性。

【解剖生理】

食管上连咽部，约起于第 6 颈椎平面，下端在膈下与贲门相连接。

食管分为颈、胸、腹三部，胸部食管又分为上、中、下三段。从食管入口至胸骨柄上缘的胸廓入口为颈段；胸廓上口至气管分叉平面为胸上段；气管分叉平面至贲门全长的上一半为胸中段；气管分叉平面至贲门全长的下一半为胸下段；通常将食管腹段包含在胸下段内（图14-8）。食管有三处生理狭窄，即食管入口处、食管与左支气管交叉处和膈肌食管裂孔处。此三处也常成为肿瘤、憩室、瘢痕性狭窄等病变的好发部位。

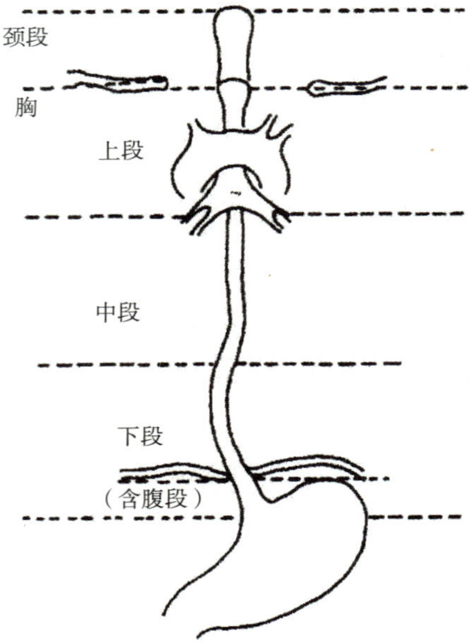

图14-8 食管的分段

食管壁自管腔向外依次为黏膜层、黏膜下层、肌层和外膜层，食管缺乏浆膜层，是术后易发生吻合口瘘的重要因素之一。食管的血液供应呈节段性，即不同部位食管的血液供应来自于不同的动脉，且动脉间的交通支较不丰富，特别是主动脉弓以上的部位血液供应差，故食管术后的愈合能力也较差。

【病因】

目前食管癌的病因尚未明确，可能与下列因素有关：

1. **化学因素** 亚硝胺是公认的化学致癌物，长期食用亚硝胺含量较高的食物是食管癌重要的致病因素。

2. **生物因素** 某些真菌能将硝酸盐还原为亚硝酸盐，促进二级胺的形成；少数真菌还能合成亚硝胺。

3. **营养不良及微量元素缺乏** 饮食缺乏动物蛋白、新鲜蔬菜和水果，摄入的维生素A、B_1、B_2、C的缺乏，是导致食管癌的危险因素。食物、饮水和土壤内的微量元素，如钼、铜、锰、铁、锌含量较低，亦与食管癌的发生相关。

4. 不良的饮食习惯 如长期饮烈性酒，嗜好吸烟，食物过硬、过热，进食过快等因素易致食管上皮损伤，增加对致癌物的敏感性。

5. 遗传和基因 食管癌的发生常呈家族聚集现象。河南林州市食管癌患者中，有阳性家族史者占 60%。

6. 其他因素 食管慢性炎症、黏膜损伤及慢性刺激亦与食管癌发病有关。

【病理生理】

1. 病理分型 以中段食管癌最多见，下段次之，上段较少。大多为鳞癌，腺癌较少。按病理形态，中晚期食管癌可分为 5 型：

（1）髓质型 最多见，约占临床病例的 60%，管壁明显增厚并向腔内外扩展，多累及食管周径的全部或绝大部分，形成腔内不规则缩窄和梗阻，恶性程度高。

（2）蕈伞型 占 15% 左右，瘤体呈椭圆形扁平状，向腔内生长呈蘑菇样突起。

（3）溃疡型 占 10% 左右，瘤体的黏膜面呈深陷而边缘清楚的溃疡，溃疡的大小和外形不一，深入肌层，阻塞程度较轻。

（4）缩窄型 约占 10%，又称硬化型，瘤体形成明显的环形狭窄，多累及食管全部周径，较早出现阻塞，预后较差。

（5）腔内型 较少见，占 2%～5%。瘤体呈息肉状向食管腔内突出。

2. 转移途径

（1）直接扩散 癌肿最先向黏膜下层扩散，继而向上、下及全层浸润，穿透疏松的外膜后可侵入邻近器官。

（2）淋巴转移 是食管癌最主要的转移途径。先进入黏膜下淋巴结，通过肌层到达与肿瘤部位相应的区域淋巴结。

（3）血行转移 少见，主要转移至肝、肺、肾、骨等。

【临床表现】

1. 症状 食管癌早期常无明显症状，仅在吞咽粗硬食物时有不同程度的哽噎感、停滞感或异物感，胸骨后有烧灼样、针刺样或牵拉摩擦样疼痛，上述症状时轻时重，进展缓慢。中晚期的典型症状为进行性吞咽困难，先是难咽干硬食物，继而只能进半流质、流质食物，最后滴水难进。患者逐渐消瘦无力，呈明显贫血貌，营养状况日趋低下。当食管癌侵犯邻近器官或向远处转移时，可出现相应的晚期症状。如癌肿侵犯脊神经可导致持续的胸痛或背痛；侵犯气管、支气管，可形成食管－气管或食管－支气管瘘，出现吞咽水或食物时剧烈呛咳；侵犯喉返神经，可引起声音嘶哑；侵犯大血管，尤其是主动脉，可引起致死性大呕血。最后，出现恶病质及全身衰竭症状。

2. 体征 早期无明显体征，中晚期患者可有锁骨上淋巴结肿大，有远处转移时可出现相应体征，如肝转移者可触及肝脏肿块，出现黄疸、腹水等。

【辅助检查】

1. **食管吞钡 X 线双重对比造影** 早期可见：①食管黏膜皱襞紊乱、粗糙或中断；②小的充盈缺损或龛影；③局限性管壁僵硬，蠕动中断。中晚期有明显的不规则狭窄和充盈缺损或龛影，病变段管壁僵硬，严重狭窄者近端食管扩张。

2. **纤维食管镜检查** 可直视病变的形态、部位、大小，并可钳取活组织做病理组织学检查，可确诊。

3. **放射性核素检查** 利用某些亲肿瘤的核素，如 32 磷、131 碘、67 镓、99m 锝等检查，对早期食管癌变的发现有帮助。

4. **其他** CT、超声内镜检查（EUS）等可显示食管癌的浸润层次、向外扩展深度及有无周围淋巴结或邻近脏器转移等，对判断能否手术切除提供帮助。

【治疗要点】

食管癌的治疗以手术治疗为主，辅以放射治疗、化学治疗等多学科综合治疗。

1. **手术治疗** 是治疗食管癌的首选方法。适用于全身情况和主要脏器功能良好、无明显远处转移征象的患者。食管原位癌可在内镜下行黏膜切除，术后 5 年生存率可达 86% ~100%。对估计切除可能性小的较大鳞癌而全身情况良好者，术前可先做放射治疗和化学治疗，瘤体缩小后再手术。

常用的手术方式有非开胸食管癌切除术和开胸食管癌切除术两种。目前，对中段以上食管癌多主张采用颈－胸－腹三切口方法，并同时行淋巴结清扫。食管癌切除术后常用胃重建食管（图 14－9），也可利用空肠或结肠（图 14－10）。对食管癌晚期进食有困难而肿瘤不能切除者，可选择姑息性手术，以达到改善营养、延长生命的目的。

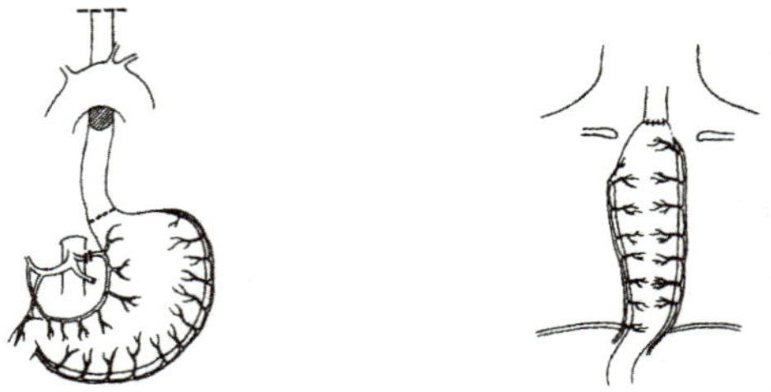

（1）上、中段食管癌食管切除范围　　（2）胃代食管、颈部吻合术

图 14－9　食管癌切除后胃代食管术

2. **放射治疗** 放射治疗联合手术治疗，可提高手术切除率，并提高远期生存率。术前放射治疗后，间隔 2~3 周再做手术；对术中切除不完整的残留癌组织处做金属标记，术后 3~6 周行术后放射治疗；单纯放射治疗多用于颈段、胸上段食管癌，也可用于有手术禁忌但尚可耐受放射治疗者。

3. **化学治疗** 食管癌对化学治疗药物敏感性差，单独应用效果欠佳，常与其他方法

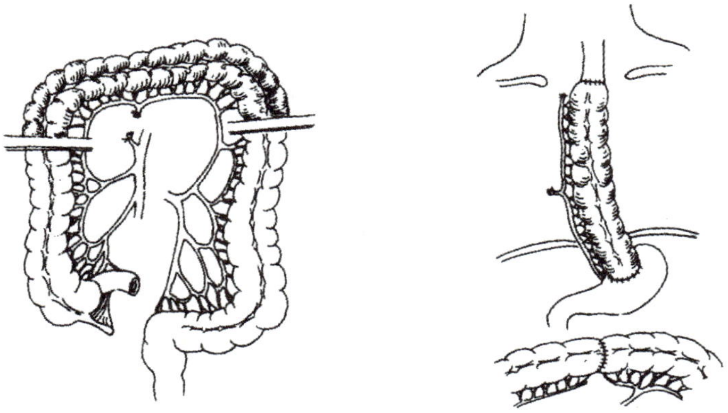

图 14 - 10　横结肠代食管术

联合应用，往往可提高疗效，缓解症状，延长生存期。常用药物有顺铂（DDP）、博来霉素（BLM）、紫杉醇等。

知 识 链 接

非开胸食管切除术

非开胸食管切除术包括：①食管内翻剥脱术，主要适用于下咽及颈段食管癌；②经裂孔食管癌切除术，可用于胸内各段食管癌，肿瘤无明显外侵的病例；③颈胸骨部分劈开切口，用于主动脉弓下缘以上的上胸段食管癌。

这类手术具有创伤小、对心肺功能影响小的优点，但不能行纵隔淋巴结清扫。腔镜下食管切除已用于临床，微创的优势明显，但长期疗效尚需验证。

五、肺癌

肺癌（lung cancer）是呼吸系统最常见的原发性恶性肿瘤，大多起源于支气管黏膜上皮，又称为支气管肺癌。近半个世纪以来，世界各国肺癌的发病率和死亡率均有明显的上升趋势。据统计，在欧美某些国家和我国部分大城市中，肺癌的发病率已位居男性各种恶性肿瘤之首，在女性则仅次于乳腺癌。本病的发病年龄多在 40 岁以上，发病高峰年龄在 60~79 岁之间，男女患病率之比为（3~5）∶1，目前女性肺癌的发病率也在明显增加。

【解剖生理】

肺位于胸腔内，纵隔的两侧，左右各一。左肺分为上、下两叶，右肺分为上、中、下三叶，各叶之间的间隙称为叶间裂。每叶肺又按支气管及血管的走行再分为不同肺段。气管在主动脉弓下缘约平胸骨角的部位分为左、右支气管。左支气管较长，管腔较右支气管稍狭窄，与中线呈 45°夹角；右支气管几乎与气管呈直线（约 25°夹角）。因此，支气管镜检查及支气管内插管较易进入右支气管。左、右支气管在肺门处分出肺叶支气管，进入肺叶。肺叶支气管在各肺叶内再分出肺段支气管。左、右支气管属于一级支气管，肺叶支气管属于二级支气管，肺段支气管属于三级支气管。

肺的主要生理功能是通气和换气。肺通气即肺与外界环境之间的气体交换；肺换气即肺泡与血液之间的气体交换，气体由高压向低压方向弥散。通气功能、肺灌注情况及弥散功能均影响人体的气体交换。

【病因】

肺癌的病因迄今尚不明确，一般认为与下列因素有关。

1. **吸烟**　吸烟已被确认是肺癌的重要风险因素，烟草中的苯并芘为最主要的致癌物质。国内外的调查均证明，80%～90% 的男性肺癌与吸烟有关。吸烟量越多、吸烟年限越长、开始吸烟年龄越早，肺癌患病率越高。多年每日吸烟 40 支以上者，其患肺鳞癌和小细胞癌的概率较不吸烟者高 4～10 倍。被动吸烟同样也易引起肺癌，女性中丈夫吸烟者其患肺癌的危险性增加 5%，其危险度随丈夫吸烟量的增加而增高。

2. **长期接触某些化学和放射性物质**　长期接触石棉、砷、铬、镍等化学物质及放射性物质的人群，肺癌的发病率明显升高。

3. **空气污染**　资料统计显示，环境污染与肺癌有关。城市中肺癌的发病率明显高于农村，这与城市中汽车废气、工业废气、公路沥青等多种致癌物质的存在有关。室内被动吸烟、燃料燃烧、装修材料和烹调过程中也能产生致癌物，特别是烹调加热时所释放出的油烟雾是女性肺癌重要的致病因素。

4. **内在因素**　如免疫状态、代谢活动、肺部慢性感染、遗传易感性和基因突变（如 p53、nm23 – H1、EGFR、Ras 等基因突变和表达的变化）。

5. **其他因素**　如维生素 A 缺乏、病毒感染、真菌毒素（如黄曲霉毒素）、结核瘢痕、机体免疫功能低下、内分泌失调，对肺癌的发生可能也起一定的作用。

【病理生理】

1. **病理分型**　肺癌通常起源于支气管黏膜上皮，其分布特点为右肺多于左肺，上叶多于下叶。起源于主支气管、肺叶支气管，靠近肺门者称为中心型肺癌，约占肺癌的 3/4；起源于肺段支气管以下，分布在肺的周围部分者，称为周围型肺癌，约占 1/4。

2004 年世界卫生组织（WHO）修订的肺癌的病理分型标准，按细胞类型将肺癌分为 9 种：鳞状上皮细胞癌、小细胞、腺癌、大细胞癌、腺鳞癌、肉瘤样癌、类癌、唾液腺型癌和未分类癌。

临床最常见的肺癌可分两类，即非小细胞肺癌和小细胞肺癌。

（1）非小细胞癌

1）腺癌　发病率明显上升，已成为最常见的类型。多为周围型，腺癌多向管腔外生长，局部浸润和血行转移较早发生，易转移至肝、脑和骨，更易累及胸膜而引起胸腔积液，淋巴转移发生较晚。细支气管肺泡癌是腺癌的特殊类型，发病率较低，女性较多见。癌肿常位于肺野周围部分，分化程度好，生长缓慢。此型肺癌与肺部炎症引致的瘢痕病变可能有密切关系。细支气管肺泡癌很少经淋巴或血道转移，但常侵及胸膜，产生胸腔积液，或经气道广泛播散，引起呼吸功能衰竭。

2）鳞状上皮细胞癌（鳞癌）　多见于老年男性，以中央型肺癌多见，与吸烟的关系非常密切。鳞癌多向管腔内生长，早期可引起支气管狭窄或阻塞性肺炎，晚期可发生变形、坏死，形成空洞或癌性肺脓肿，生长缓慢，转移晚，通常先经淋巴转移，血行转移较晚。

3）大细胞癌　多见于老年男性，中央型居多。常发生在肺门附近或肺边缘的支气管，癌肿体积较大，常见中心坏死，分化程度低，常在发生脑转移后才被发现，预后较差。

（2）小细胞癌　多见于老年男性，中央型多见。细胞形态与小淋巴细胞相似，形如燕麦穗粒，又称燕麦细胞癌。生长快，侵袭力强，恶性程度高，远处转移早，较早出现淋巴和血行转移，虽对放疗和化疗比较敏感，但预后差。

2. 转移途径　肺癌的扩散及转移途径有以下几种：

（1）直接扩散　癌肿沿支气管管壁向支气管管腔内生长，引起管腔狭窄或阻塞；亦可直接扩散侵入邻近肺组织，并穿越肺叶间裂侵入相邻的其他肺叶、胸壁及其他组织和器官。

（2）淋巴转移　是肺癌主要的转移途径。癌细胞经支气管和肺血管周围的淋巴管道，先侵入邻近的肺段或肺叶旁淋巴结，然后根据癌肿所在部位到达肺门、气管隆凸下、纵隔、气管旁淋巴结，再累及锁骨上、前斜角肌和颈部淋巴结。纵隔、气管旁和颈部淋巴结转移一般发生在肺癌的同侧，也可发生在对侧，称为交叉转移。肺癌侵入胸壁或膈肌后，可经淋巴道转移到腋下和上腹部淋巴结。肺癌可以在肺内、肺门淋巴结无转移情况下发生纵隔淋巴结转移，成为跳跃转移。

（3）血行转移　多发生于肺癌晚期，小细胞癌出现较早。癌细胞直接侵入肺静脉，经左心体循环转移到身体各组织和器官，最常见的转移部位有骨骼、脑、肝、肾上腺等。

（4）气道播散　见于少数肺癌病例，脱落的癌细胞经气管扩散植入同侧或对侧其他肺段或肺叶，形成新的癌灶。细支气管肺泡癌较常发生气道播散。

【临床表现】

肺癌的临床表现与其部位、大小、类型、发展阶段、是否压迫和侵犯邻近器官、有无并发症或转移等有密切关系。

1. 早期　多无明显症状，癌肿增大后可出现下列表现。

（1）咳嗽　最常见，因肿瘤刺激支气管黏膜引起刺激性干咳或咳少量黏液痰，抗感染治疗无效。癌肿增大引起支气管狭窄时，则呈特征性的阻塞性咳嗽，表现为咳嗽加重，多为持续性高调金属音。继发感染时，痰量增多，且呈黏液脓性。

（2）咯血　以中央型肺癌多见，多为痰中带血或间断血痰，常不易引起患者重视而延误早期诊断。如侵蚀大血管，可引起大咯血。

（3）胸痛　约有30%的肿瘤直接侵犯胸膜、肋骨和胸壁，引起不同程度的胸痛。肿瘤侵犯胸膜，表现为不规则的钝痛或隐痛，随呼吸、咳嗽加重；侵犯肋骨、脊柱，表现为固定压痛点，与呼吸、咳嗽无关；压迫肋间神经，胸痛可累及其分布区域。由于肿瘤引起支气管部分阻塞，约有2%的患者听诊时有局限性喘鸣音。

（4）胸闷、发热、气急　因肿瘤引起较大支气管阻塞所致，特别是中央型肺癌；或肿瘤转移到肺门淋巴结，肿大的淋巴结压迫主支气管或隆突；或转移至胸膜，发生大量胸腔积液；或转移至心包，发生心包积液；或肺部广泛受累，发生阻塞性肺炎或肺不张等，可导致胸闷、发热、气急等症状。如果原有慢性阻塞性肺病，或合并有自发性气胸，胸闷、气急，则病情更为严重。

2. 晚期　除食欲减退、消瘦、乏力甚至恶病质等全身症状外，还可出现癌肿压迫、侵犯邻近器官组织或发生远处转移时的征象。

（1）侵入或压迫食管　可引起吞咽困难或支气管–食管瘘，导致肺部感染。

（2）压迫或侵犯喉返神经　癌肿直接压迫或癌细胞转移导致纵隔淋巴结肿大后压迫喉返神经（多见于左侧），可发生声音嘶哑。

（3）侵犯纵隔、压迫上腔静脉　引起上腔静脉阻塞综合征，表现为上腔静脉回流受阻，头面部、颈部、上肢水肿及前胸部瘀血和静脉曲张，并可引起头痛、头昏或眩晕。

（4）肺上沟瘤　压迫颈部交感神经引起患侧眼睑下垂、瞳孔缩小、眼球内陷及同侧额部与胸壁无汗或少汗等表现，称为颈部交感神经综合征，又称霍纳（Horner）综合征。肿瘤亦可压迫臂丛神经引起同侧肩关节炎、上肢内侧放射性烧灼样疼痛及感觉异常。

（5）远处转移征象　常见有脑转移、肝转移、骨转移等，可引起相应症状。①脑：头痛最为常见，出现呕吐、视觉障碍、性格改变、眩晕、颅内压增高、脑疝等；②骨：局部压痛较常见，转移至椎骨等承重部位可引起骨折、瘫痪；③肝：肝区疼痛最为常见，出现黄疸、腹水、食欲不振等；④淋巴结：引起淋巴结肿大。

3. 肺外表现　由于癌肿产生内分泌物质，可导致临床上出现非转移性的全身症状，称副癌综合征。可有以下几种表现：肥大性骨关节病（杵状指、骨关节痛、骨膜增生等）、Cushing综合征、重症肌无力、男性患者乳腺女性化、多发性肌肉神经痛、高血钙等。这些症状在切除肺癌后可消失。

【辅助检查】

1. 痰细胞学检查　是肺癌普查和诊断的一种简便有效的方法。痰中找到癌细胞，即可明确诊断，多数病例还可判断肺癌的病理类型。其阳性率取决于标本是否符合要求、癌肿的类型及送检标本的次数（应连续数日重复送检）等因素，一般在70%～80%。

2. 影像学检查　①胸部X线检查：是诊断肺癌最常用的手段。肺部可见块状阴影，边缘不清或呈分叶状，周围有毛刺；肿瘤阻塞支气管、排痰不畅引起远端肺组织感染时，受累的肺段或肺叶可出现肺炎征象；支气管管腔完全阻塞，可表现为肺叶不张或一侧全肺不张；较大的癌肿中心部分坏死液化则可见空洞；如有转移可见相应转移灶。②CT：可发现X线检查隐藏区的早期肺癌病变。③PEC－CT：能对病灶进行精准定位和分期，可提高诊断的准确性。④MRI：对肺癌的诊断价值基本与CT相似，但在明确肿瘤与大血管之间的关系方面明显优于CT。

3. 纤维支气管镜检查　对明确肿瘤的存在及组织学诊断均具有重要的意义。位于近端气道内的肿瘤，经纤维支气管镜刷检结合钳夹活检，阳性率为90%～93%。位于远端气道内而不能直接窥视的病变，可在荧光屏透视引导下做纤维支气管镜活检，也可吸取支气管内的分泌物进行细胞学检查。

4. 其他　如纵隔镜、胸腔镜、经胸壁穿刺活组织检查、转移病灶活组织检查、胸腔积液检查、肿瘤标志物检查、开胸探查等。

【治疗要点】

应根据患者具体的身体状况，肿瘤的部位、大小、范围、病理类型、病程早晚，以及是否已有扩散、转移等情况，选择合理的治疗方法。原则是以手术治疗为主，同时结合化疗、放疗、免疫治疗等进行综合治疗。肺癌Ⅰ期、Ⅱ期、部分ⅢA期都是手术适应证，已明确纵隔转移者可考虑放射治疗或化学治疗后再实施手术，小细胞肺癌早期患者适合手术治疗，其他以放射治疗和化学治疗为主。

1. 手术治疗　手术治疗的目的是彻底切除肺部原发癌肿病灶和局部及纵隔淋巴组织，并尽可能保留健康肺组织。鳞癌手术效果最佳，腺癌次之，小细胞癌则较差。一般施行肺叶切除术，病变范围比较广泛的中央型肺癌则需做一侧全肺切除术。如癌肿已侵犯局部肺外组织，可考虑施行肺叶或全肺连同部分胸壁或膈肌切除术。

2. 化学药物治疗　通常与手术及（或）放射等疗法综合应用，以防止癌肿转移、复发，提高长期生存率。包括新辅助化学疗法（术前化学治疗）、辅助化学治疗（术后化学治疗）和系统性化学治疗。分化程度低的肺癌，尤其是小细胞癌对化疗最为敏感，疗效最好；鳞癌次之，腺癌最差。辅助化学治疗一般由铂类药（顺铂或卡铂）联合另一种药（紫杉醇、多西他赛、培美曲塞、吉西他滨、长春瑞滨），治疗4～6个周期。

3. 放射治疗　是从局部消除肺癌病灶的一种手段，主要用于处理手术后残留病灶、局部晚期病例或配合化学治疗。可分为根治性和姑息性两种。根治性放疗适用于病灶局限、因解剖原因不便手术或患者不愿意手术者。姑息性放疗的目的在于抑制肿瘤的发展，延迟肿瘤扩散和缓解症状，对控制骨转移性疼痛、脊髓压迫、上腔静脉阻塞综合征、支气管阻塞及脑转移等引起的症状有肯定的疗效。小细胞癌对放射治疗敏感性较高，其次为鳞癌和腺癌。

4. 靶向治疗　针对肿瘤特有的基因异常进行治疗。目前在肺癌领域应用的靶点有表皮生长因子受体（EGFR）、血管内皮生长因子（VEGF）和间变淋巴瘤激酶（ALK）。对中国非小细胞肺癌患者，最重要的靶向药物是 EGFR 的小分子抑制剂（吉非替尼、厄洛替尼）。对于携带 EGFR 基因突变者，EGFR 治疗有效率和疾病控制率远高于传统化学治疗。

5. 免疫治疗　特异性免疫疗法可应用经过处理的自体肿瘤细胞或加用佐剂后做皮下注射进行治疗。非特异性免疫疗法可应用卡介苗、干扰素、转移因子、短小棒状杆菌、胸腺素等生物制剂激发和增强人体免疫功能，以抑制肿瘤生长，提高机体对化疗、放疗的耐受性。

6. 中医药治疗　根据患者的临床症状、脉象、舌苔等辨证论治，部分患者的症状可得到改善；亦可用于减轻放射治疗及化学治疗的副作用，提高机体抵抗力，增强疗效，延长生存期。

项目二　胸部外科疾病患者的护理

【护理评估】

1. 术前评估

（1）健康史　了解患者的一般情况、受伤经过、暴力的性质及大小、受伤的部位与时间，注意有无复合伤；患者的月经史、生育史、哺乳情况、饮食习惯、营养状态、生活环境等；既往有无乳腺疾病、食管慢性炎症等病史；家族中有无乳腺癌、食管癌或其他肿瘤患者；患者是否有长期大量吸烟史、是否存在职业性致癌因素或肺部慢性疾病、是否存在情绪或饮食失调情况、患者的居住环境、家族史等；了解患者有无手术史、用药史和过敏史；发病后的诊疗、护理经过。

（2）身体状况

1）一般症状　生命体征是否平稳，有无呼吸困难、发绀、休克、意识障碍、反常呼吸等表现。

2）局部症状或体征　有无肋骨骨折、骨折的部位与性质；有无开放性伤口；有无胸膜腔积气或积液；患者有无胸廓畸形、塌陷；气管是否居中；叩诊患侧是否呈浊音；听诊患侧呼吸音是否减弱或消失；患侧乳房有无红、肿、热、痛，脓肿形成时有无波动感；有无腋窝淋巴结肿大和压痛；两侧乳房的外形、大小是否对称，乳头是否在同一水平，近期有无患侧乳头内陷的现象；乳房皮肤有无红、肿、橘皮样改变；乳头和乳晕有无糜烂；有无乳房肿块，肿块大小、质地和活动度，肿块与深部组织的关系，边界是否清楚，表面是否光滑；有无局限性隆起或凹陷等改变情况；有无食管内异物感或牵拉摩擦样疼痛；有无进行性吞咽困难；有无发热、气促、咳嗽、咳痰、发绀；有无咳痰，痰量及性质；有无咯血，咯血的量、次数；有无胸痛，胸痛的部位与性质。

3）全身症状　有无食欲下降、消瘦、贫血、低蛋白血症及水、电解质紊乱；有无癌症远处转移的征象及心、肺、肝、肾等重要器官的功能状态；有无寒战、高热和脉搏加快等症状。

（3）辅助检查　胸部疾病常用的检查方法有胸部 X 线检查、支气管镜检查、CT、MRI 及胸部穿刺和胸腔积液检查等。食管疾病有吞钡造影、内镜、超声内镜及活体组织检查等。

（4）心理 – 社会支持状况　评估患者焦虑、恐惧的严重程度；患者和家属对疾病的认知程度，是否了解手术治疗的相关知识，有何心理反应；亲属对患者的关心程度、支持力度、家庭经济承受能力等。

2. 术后评估　手术及麻醉的方式和效果，术中出血、补液、输血的情况，是否安置引流管；生命体征是否平稳，麻醉是否清醒，能否耐受疼痛，伤口敷料是否干燥，有无渗血、渗液；引流管是否通畅，引流液的量、色、质，有无出血、感染等并发症；患者的心理反应，能否配合进行术后早期离床活动和康复锻炼，是否了解出院后续治疗的相关知识。

【常见护理问题】

1. 气体交换障碍　与胸部损伤、肺组织病变、肿瘤阻塞支气管、手术、麻醉等有关。

2. 营养失调，低于机体需要量　与进食不足、消耗增加有关。

3. 疼痛　与乳腺炎症、胸部损伤、手术所致组织损伤有关。

4. 焦虑/恐惧　与突然面对强烈的意外创伤、对疾病认识不足、惧怕手术有关。

5. 潜在并发症　出血、感染、肺不张、心律失常、肺水肿、吻合口瘘、乳糜胸等。

【护理措施】

1. 现场急救　包括心肺复苏、保持呼吸道通畅、止血、包扎和固定。胸部有较大异物者，不宜立即拔除，以免出血不止。

患者如存在以下危及生命的情况时，护士应协同医师迅速采取措施予以急救，并尽快转运：①连枷胸立即用厚敷料覆盖胸壁软化区，再用绷带加压包扎固定，以消除或减轻反常呼吸；②开放性气胸立即用厚敷料（最好为凡士林纱布）于患者呼气末封闭胸壁伤口并包扎固定，阻止气体继续自由进出胸膜腔，变开放性气胸为闭合性气胸；③张力性气胸立即胸膜腔穿刺排气减压，以解除对肺的压迫。

2. 病情观察　密切观察患者的生命体征，注意有无呼吸道梗阻、休克、伤口或胸腔出血等并发症的早期表现，病情不稳定者应送入重症监护病房；手术切口有无渗血、渗液，及时发现伤口局部红、肿、热、痛等感染征象；引流是否通畅有效，记录引流物的量、色、质，按时拔管。

3. 一般护理

（1）体位　麻醉未清醒前患者取平卧位，头偏向一侧。麻醉清醒、血压平稳后鼓励患者取半卧位，以利于呼吸、咳嗽、排痰和引流，并可减轻伤口疼痛。卧床期间应定时协助患者翻身，病情允许后鼓励患者下床活动。

（2）维持呼吸功能　保持呼吸道通畅，及时清除口腔、气道内的血液、痰液及呕吐物；鼓励和协助患者有效咳嗽、排痰，以减少肺部并发症的发生；痰液黏稠不易咳出时，应用祛痰药、超声雾化或氧气雾化吸入以稀释痰液，并促使其排出；严重呼吸道分泌物潴留或呼吸衰竭者，可采用鼻导管深部吸痰或支气管镜吸痰，必要时行气管切开，应用呼吸机辅助呼吸。

（3）合理安排补液与营养支持　遵医嘱合理安排补液的顺序与速度，非食管手术次日可进少量流质或半流质饮食，逐步过渡到普食，饮食宜高蛋白、高热量、高维生素、易消化，以保证营养。

（4）活动与休息　创造良好的病区环境，保证患者有足够的休息和睡眠。鼓励患者及早下床活动以预防肺不张，促进肠蠕动，利于早日康复。

4. 胸膜腔闭式引流的护理

（1）目的与适应证　引流胸膜腔内的积液、积血和积气；重建胸膜腔内负压，促进肺膨胀；平衡两侧胸膜腔的压力，维持纵隔的正常位置。常用于气胸、血胸、脓胸的治疗或心、胸外科手术后的引流等。

（2）置管与置管位置　胸膜腔引流管的置入常在手术室进行，但在某些紧急情况下也可在急诊室或病室床旁完成（图 14－11）。根据胸部体征和 X 线检查结果决定置管位置：①引流积液：选择腋中线或腋后线第 6～8 肋间进行插管；②引流积气：选择锁骨中线第 2 肋间进行插管；③引流脓液：选择在脓液积聚的最低位进行插管。

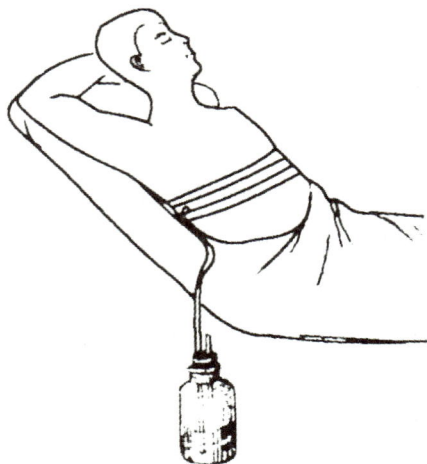

图 14－11　胸膜腔闭式引流

（3）引流装置　传统的胸膜腔闭式引流装置有三种：单瓶、双瓶和三瓶。目前各种一次性的塑料胸膜腔引流装置已被临床广泛应用（图 14－12）。

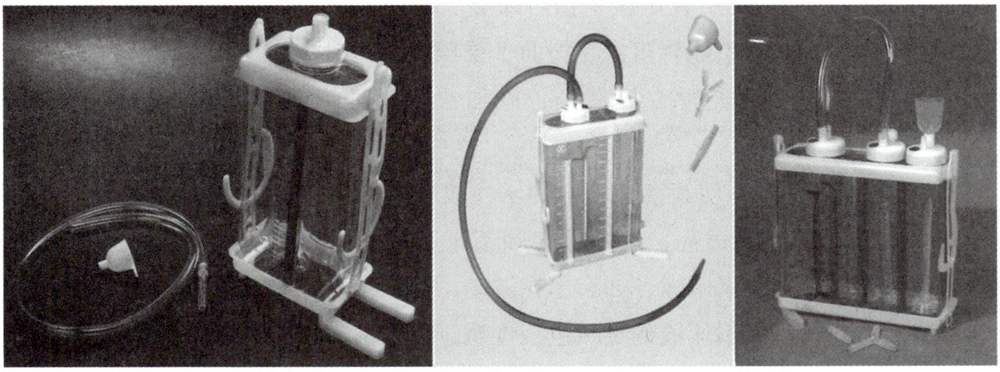

（1）单瓶水封式　　　　　　　（2）双瓶水封式　　　　　　　（3）三瓶水封式

图 14 - 12　各种一次性胸膜腔引流装置

1）单瓶水封式系统　集液瓶（水封瓶）的瓶塞上有两个孔，分别插入长管和短管。向瓶内倒入无菌生理盐水约 500mL，使长管下端没入水平面下 3 ~ 4cm，短管下端远离水平面，瓶内空气与外界大气相通。将置入胸膜腔的引流管与水封瓶的长管相连接。

2）双瓶水封式系统　双瓶分别为集液瓶和水封瓶。其优点为在引流胸膜腔内液体时，引流液进入集液瓶，而水封瓶的密闭系统不受影响。

3）三瓶水封式系统　在双瓶的基础上再增加一个控制瓶，使其起到施加抽吸力的作用。其抽吸力的大小通常由通气管没入水面的深度而决定。若没入水面的深度是 15 ~ 20cm，则对该患者所施加的负压抽吸力为 15 ~ 20cmH$_2$O（1.47 ~ 1.96kPa）。

（4）护理要点

1）保持管道密封　①使用前应严格检查胸膜腔引流管，查看引流瓶装置有无裂缝，各衔接处是否紧密；②引流过程中应注意引流管有无脱落，皮肤切口处有无漏气；③水封瓶长管应始终没入水中 3 ~ 4cm，并保持直立；④搬动患者或更换引流瓶时，务必双重夹闭引流管，以防空气进入。

2）严格无菌操作　①引流装置在使用前应经严格灭菌，使用过程中同样应注意保持无菌；②胸壁引流口处敷料应保持清洁、干燥，通常每日更换 1 次，如有渗湿，应及时更换；③引流瓶位置应低于胸壁引流口平面 60 ~ 100cm，以防瓶内液体逆流入胸膜腔引起感染；④按规定定时更换引流瓶，更换时严格遵守无菌操作规则。

3）妥善固定　①应留有足够长的引流管固定于床旁，以免因翻身、牵拉等造成引流管的脱出；②如引流管连接处脱落或引流瓶损坏，应立即用双钳夹闭胸膜腔引流管，并更换引流装置，紧急时也可反折引流管，以避免空气进入胸膜腔；③若胸膜腔引流管自胸腔滑脱，应立即用手指捏闭引流口处皮肤，消毒处理后用凡士林纱布封闭引流口，并协助医师做进一步处理。

4）保持引流通畅 ①患者血压平稳后即应取半坐卧位，以利于呼吸和引流；②定时挤压胸膜腔引流管，防止引流管阻塞、扭曲、受压，挤压时应注意从上至下；③鼓励患者做咳嗽、深呼吸运动，并经常变换体位，以加快胸膜腔内液体、气体的排出，促进肺扩张。

5）观察和记录 ①密切观察长管中的水柱波动情况。正常情况下水柱上下波动的幅度为 4～6cm。若水柱波动过高，提示存在肺不张。若水柱无波动，提示引流管不畅或肺已完全扩张，此时可嘱患者咳嗽，如有水柱波动，说明肺已完全扩张；如仍无波动，可能引流管不通。②定时观察引流液的量、色、性质，并准确记录。若持续引出大量血性液体（＞200mL/h）或有越来越多气体逸出，应报告医师给予及时处理。

6）拔管 ①拔管指征：引流管安置 48～72 小时后，临床观察无气体逸出，或引流液明显减少且颜色变浅，24 小时引流量少于 50mL，脓液少于 10mL，X 线胸片示肺膨胀良好无漏气，患者无呼吸困难即可考虑拔管。②拔管前准备：拔管前应先准备皮肤消毒用品、剪刀、4 层凡士林纱布，放在 7～8 层无菌纱布上．③协助拔管：先拆除固定缝线，嘱患者深吸气后屏气，在吸气末迅速拔管，并立即用凡士林纱布和厚敷料封闭胸壁伤口，外加包扎固定。④拔管后观察：嘱患者卧床休息。拔管后 24 小时内密切观察患者有无胸闷、呼吸困难、切口渗液、出血和皮下气肿等情况；如有异常，及时通知医师进行处理。

5. 胸部外科疾病的专科护理

（1）胸部损伤

1）术前护理 ①动态观察病情，协助医师及时处理危及生命的伤情，随时做好剖胸探查的准备；②减轻疼痛，固定胸壁，必要时遵医嘱给予镇痛、镇静剂或 10%普鲁卡因做肋间神经封闭；③多根多处肋骨骨折时，警惕反常呼吸运动的发生。

2）术后护理 ①重在预防感染，遵医嘱给予抗生素，预防肺不张或肺部感染等并发症；②开放性肋骨骨折，遵医嘱注射 TAT，及时更换伤口敷料，保持敷料清洁干燥和引流通畅；③胸廓成形术后应取患侧卧位；④控制反常呼吸：患侧胸部应用厚敷料、胸带行加压包扎，并根据肋骨切除范围，在胸廓下垫一硬枕或加沙袋 1～3kg 压迫，以控制反常呼吸。

（2）急性乳腺炎 ①缓解疼痛：防止乳汁淤积，患乳暂停哺乳，定时用吸乳器吸净乳汁，也可沿乳管方向加压按摩使乳管通畅；用宽松的胸罩托起乳房，以减轻疼痛和肿胀，促进血液循环；肿痛明显者，可局部理疗，或鱼石脂软膏、金黄散外敷，或 25%硫酸镁溶液湿热敷。②控制感染：遵医嘱早期足量应用抗菌药；脓肿切开引流后，保持引流通畅，定时更换切口敷料。

（3）乳房良性肿瘤 术后配合用弹力绷带包扎伤口，保持伤口的清洁干燥。切下的组织常规送病理学检查。2 日内尽量限制术侧肩部活动，以防伤口内出血。

（4）乳房癌

1）术前护理 ①加强心理护理；②皮肤准备：对切除范围大、考虑植皮的患者，需做好供皮区皮肤准备；③终止妊娠或哺乳：哺乳期或妊娠期的患者应立即停止哺乳或妊娠，以减轻激素的作用。

2）术后护理

①伤口护理

a. 加压包扎。术后伤口覆盖多层敷料并用弹性绷带或胸带加压包扎，使胸壁与皮瓣紧密贴合，防止皮瓣移动；包扎松紧度以能容纳一手指、能维持正常血运、不影响患者呼吸为宜；若绷带松脱，应及时重新加压包扎。

b. 观察皮瓣颜色及创面愈合情况。正常皮瓣的颜色红润，温度较健侧略低，与胸壁紧贴；若皮瓣颜色暗红，则提示血液循环不佳，有坏死的可能，应及时报告医师处理。

c. 观察患侧肢体远端的血液循环。若出现肢端发绀、皮温降低、脉搏不能扪及等情况，提示腋部血管受压，应及时调整绷带或胸带的松紧度。

②引流管护理：乳房癌根治术后，皮瓣下常规放置引流管并接负压吸引，目的是及时、有效地吸出皮瓣下的积血、积液，并使皮肤紧贴胸壁，防止手术创腔积液引起感染，从而有利于皮瓣愈合。护理时应注意以下事项：

a. 妥善固定引流管。负压引流管的长度要适宜，患者卧床时将引流管固定于床旁，翻身时留有一定的余地，起床时固定于上身衣服。

b. 保持有效的负压吸引。皮瓣下引流管做持续负压吸引，使皮瓣下的潜在间隙始终保持负压状态，以利于创面渗液的排出；防止引流管受压和扭曲，引流过程中若有局部积液、皮瓣不能紧贴胸壁且有波动感，应报告医师及时处理。

c. 注意观察引流液的量、色、质。一般术后 1～2 日，每日引流血性液体 50～200mL，以后颜色及量逐渐变淡、减少；术后 3～5 日，当引流液少于 10～15mL、创腔无积液、创面与皮肤紧贴，手指按压伤口周围皮肤无空虚感，即可考虑拔管。若拔管后出现皮下积液，可在无菌操作下穿刺抽液，并加压包扎。

③并发症的预防及护理：患侧上肢肿胀术后较常见。主要原因为患侧腋窝淋巴结切除、头静脉被结扎、腋静脉栓塞、局部积液或感染等因素导致静脉回流障碍。预防及护理措施包括：术后勿在患侧上肢测血压、抽血、静脉注射；指导患者保护患侧上肢，平卧时抬高，下床活动时应用吊带托扶或用健侧手将患肢抬高于胸前，以利于静脉血、淋巴液回流，必要时给予按摩或使用弹力绷带包扎；需他人扶持时只能扶健侧，以防腋窝皮瓣滑动而影响愈合，并避免患肢下垂过久；按摩患侧上肢或进行适当的功能锻炼，如握拳，屈、伸肘运动，以促进淋巴回流，但应避免过劳；肢体肿胀严重者，可戴弹力袖促进淋巴回流。

④功能锻炼：功能锻炼对患侧上肢功能的恢复起着重要作用，无特殊情况应早期进行患侧上肢的功能锻炼，以增强肌肉力量和预防粘连，最大限度地恢复肩关节的活动范围。

术后24小时内开始活动手指及腕部，可做手指的主动和被动活动，握拳、屈腕等活动。术后1~3天可进行上肢肌肉的等长收缩，以促进患侧上肢的血液、淋巴回流；可用健侧上肢或他人协助患侧上肢进行屈肘、伸臂等锻炼，逐渐过渡到肩关节的小范围前屈、后伸运动。术后4~7天鼓励患者用患侧上肢洗脸、刷牙、进食，并指导患者用患侧上肢触摸对侧肩部及同侧耳郭的锻炼，下床活动时患侧上肢用吊带托扶。术后1周皮瓣基本愈合后可进行肩部运动，以肩部为中心，前后摆臂，并逐渐增加活动范围。术后2周皮瓣与胸壁黏附已较牢固，可循序渐进地做抬高患侧上肢、手指爬墙、画圈、滑轮运动、梳头等锻炼，直至患侧手指能高举过头顶，能自行梳理头发，并能触及对侧耳郭。

功能锻炼时应注意循序渐进，根据自身的实际情况而定，一般以每日3~4次、每次20~30分钟为宜；不要以患侧肢体支撑身体，以防皮瓣移动而影响创面愈合。活动的原则：上肢肩关节活动应在7天以后，7天之内勿上举，10天之内勿外展，且上肢负重不宜过大过久（不应大于5kg）。

（5）食管癌

1）术前护理

①营养支持和维持水、电解质平衡：大多数食管癌患者因吞咽困难而出现摄入不足、营养不良、水及电解质失衡的问题，使机体对手术的耐受力下降。故术前应指导患者进食高热量、高蛋白和富含维生素的流质或半流质饮食，对不能进食的患者行空肠造瘘灌注营养液或行静脉补充液体，必要时输血浆、清蛋白等，全面纠正营养状况，提高手术耐受性。

②胃肠道准备：食管癌患者术前3日改流质饮食，术前禁食12小时、禁饮8小时。食管癌出现梗阻和炎症者，术前1周遵医嘱给予患者分次口服抗生素（链霉素）溶液。进食后有滞留或反流者，术前1日晚遵医嘱以生理盐水100mL加抗生素经鼻胃管冲洗食管及胃，以减轻局部充血、水肿、减少术中污染、防止吻合口瘘。拟行结肠代食管手术者，术前3~5日晚口服肠道不吸收的抗生素，如新霉素、庆大霉素或甲硝唑等；术前2日进食无渣流质，术前晚行清洁灌肠或全肠道灌洗后禁食禁饮；术日晨常规留置胃管，若发生梗阻，将其留在梗阻上方的食管内，待术中放入胃内，勿强行插入，以防戳破食管。

2）术后护理

①病情观察：术后2~3小时内，严密监测患者的心率、血压和呼吸频率、节律等生命体征的变化；待生命体征平稳后改为每30分钟至1小时测量1次。

②饮食护理：术后需禁食禁饮3~4日，拔除胃管前尽量不要将口水或痰液咽下，以降低食管吻合口感染的发生率；停止胃肠减压24小时后，若无呼吸困难、胸内剧痛、患

侧呼吸音减弱及高热等吻合口瘘的症状时，可开始进食，先试饮少量水，术后 5 ~ 6 日可进全清流质；术后 10 日起进半流质；术后 3 周患者若无特殊不适可进普食，仍需坚持少食多餐、细嚼慢咽，进食不宜过多，速度不宜过快，避免进食生、冷、硬食物，以防后期吻合口瘘。胃代食管术后患者，餐后可能出现胸闷、气短，告知患者是由于胃拉入胸腔，进食后胃扩张压迫肺所致，建议患者少食多餐，1 ~ 2 月后可缓解；食管癌、贲门癌术后可出现胃液反流至食管，表现为反酸、呕吐等症状，嘱患者餐后 2 小时内不要平卧，睡眠时抬高床头。

③胃肠道护理：术后 3 ~ 4 日持续胃肠减压，妥善固定胃管，防止脱出，待肛门排气、胃肠减压引流量减少后，拔除胃管；严密观察引流液的量、色、质并准确记录；经常挤压胃管，定期用少量生理盐水冲洗并及时回抽，避免管腔堵塞、胃液引流不畅使胃扩张，导致吻合口张力增加和胃液反流而并发吻合口瘘；胃管脱出后应严密观察病情，不应盲目插入，以免戳破吻合口，造成吻合口瘘。

3）术后并发症的观察与护理

①出血：观察并记录引流液的性状、量。若引流量持续 2 小时超过 4mL/（kg·h），伴血压下降、脉搏增快、躁动、出冷汗等低血容量的表现，考虑有活动性出血，应及时报告医师，协助做好开胸准备。

②吻合口瘘：是食管癌术后最严重的并发症。多发生在术后 5 ~ 10 日，处理不及时可导致死亡。表现为呼吸困难、胸痛、胸腔积液和全身中毒症状，如寒战、高热甚至休克。一旦出现吻合口瘘，应采取以下措施：嘱患者立即禁食；协助行胸膜腔闭式引流；遵医嘱予以抗感染治疗及营养支持；严密观察生命体征，如有休克等症状，应积极配合抗休克治疗；需再次进行手术者，积极配合医师，完善各项术前准备。

③乳糜胸：多因术中伤及胸导管所致。是食管癌、贲门癌术后比较严重的并发症，常发生于术后 2 ~ 10 日。一旦确诊，应嘱患者禁食，给予肠外营养支持；立即行胸膜腔闭式引流；需行胸导管结扎术者，积极配合医师完善术前准备。

（6）肺癌

1）术前护理　通过指导和训练改善呼吸功能，预防呼吸道感染，防止术后并发症。主要措施包括：①术前戒烟 2 周以上；②注意口腔卫生，若有龋齿或上呼吸道感染应及时治疗，以免术后并发肺部感染；③支气管分泌物较多者，先行体位引流，继则鼓励患者咳嗽排痰，如痰液黏稠不易咳出，可行超声雾化，必要时经纤维支气管镜吸出分泌物；④指导患者练习腹式深呼吸，有效咳嗽、排痰，进行翻身、手术侧肩臂功能训练等；⑤遵医嘱做好特殊检查前的准备，如支气管镜检查、经胸壁肺穿刺等检查；⑥介绍胸膜腔闭式引流的目的及注意事项；⑦指导患者正确使用深呼吸训练仪，以有效配合术后康复训练；⑧呼吸功能失常的患者，使用间歇正压呼吸（IPPB）治疗，遵医嘱给予支气管扩张剂、祛痰剂等药物，以改善呼吸状况。

2）术后护理　关键是呼吸道护理。

①病情观察：心电监护 24～48 小时，定时观察呼吸并呼唤患者，防止因麻醉副作用引起呼吸暂停和 CO_2 潴留；观察患者的呼吸频率、幅度及节律，以及听诊双肺呼吸音，患者有气促、发绀等缺氧征象，应及时报告医师予以处理；术后 24～36 小时内，患者血压常有波动，应严密观察肢端温度、甲床、口唇及皮肤色泽，周围静脉充盈情况等。

②安置合适体位：患者意识未清醒前取平卧位、头偏向一侧，以免呕吐物、分泌物吸入而致窒息或并发吸入性肺炎；意识清醒、血压平稳后改为半坐卧位，以利于通气及胸膜腔引流；肺段切除术者，尽量取健侧卧位，以促进患侧肺组织扩张；一侧肺叶切除者，如呼吸功能尚可，可取健侧卧位，以利于术侧残余肺组织的膨胀与扩张；如呼吸功能较差，则取平卧位，避免健侧肺受压而限制肺的通气功能；全肺切除者，为预防纵隔移位和健侧肺受压而导致患者出现呼吸循环功能障碍，应避免过度侧卧，可采取 1/4 侧卧位。

③维持呼吸道通畅：术后 24 小时内常规持续吸氧，之后改为间断吸氧或按需给氧；鼓励并协助患者进行深呼吸及有效咳嗽、咳痰，每 1～2 小时给患者叩背 1 次；呼吸道分泌物黏稠不易咳出或吸出时，应行超声雾化吸入，以达到稀释痰液、消炎、解痉、抗感染的目的。

④活动与休息：鼓励患者及早进行活动，以减少并发症的发生。麻醉清醒后，患者即可在护士的协助下进行术侧肩臂部的被动运动；术后 1 日开始进行术侧肩臂部的主动运动，鼓励患者用术侧手臂拿取物品、吃饭及牵拉布条，自己练习坐起及躺下，如生命体征平稳，术后第 1 天即可下床，并在床旁站立移步；术后第 2 日起，可在病室内行走数分钟，以后根据患者情况逐渐增加活动量。活动过程中应注意妥善保护引流管，并密切观察患者的病情变化，如出现气促、心动过速、心悸、出汗等症状时，应立即停止活动。

3）术后并发症的观察与护理

①出血：开胸手术创伤较大，术后胸膜腔渗血较多，护士应密切监测生命体征，引流液的颜色、性质及量，并予以记录。若发现有进行性出血征象，应及时给予止血药、加快补液与输血的速度，必要时再次手术。

②肺炎、肺不张：呼吸道被分泌物堵塞可出现肺炎、肺不张。主要症状有烦躁不安、胸廓扩张不良、发绀和呼吸困难等。疑有肺不张者，可采取给氧、气道冲洗、雾化吸入、吸痰等措施，必要时行支气管镜吸痰。

③心律失常：多发生于术后 4 日内。一旦发生，立即通知医师，遵医嘱给予抗心律失常药，密切观察心率、心律，严格掌握药物剂量、浓度、给药方法和速度，观察疗效及不良反应。

④支气管胸膜瘘：是肺叶切除术后的严重并发症，多发生在术后 1 周。患者表现为刺

激性咳嗽，痰中常带陈旧血，出现患侧液气胸。胸膜腔穿刺抽出液体与咳出物性质相似，穿刺后向胸腔内注入 2mL 美蓝液，如咳出蓝色痰液即可确诊。一旦发生支气管胸膜瘘，立即通知医师，置患者于患侧卧位，全身给予抗生素以控制感染，及时行胸膜腔闭式引流，必要时手术修补瘘口。

⑤肺水肿：与原有心肺疾病、输血输液过多过快有关。一旦出现，立即减慢输液速度，控制输液量，给予吸氧，氧气以 50% 乙醇湿化，遵医嘱给予利尿药和强心剂。

【健康教育】

1. 饮食指导

（1）加强营养，多食高蛋白、高维生素、高热量、易消化的食物，以增强机体抵抗力；卧床者多食用水果、蔬菜，保持大便通畅。

（2）食管癌术后，根据不同的术式，向患者讲解术后进食时间，指导合理选择饮食，告知注意事项，预防并发症的发生。

2. 活动与休息

（1）胸部手术后患者在病情稳定的情况下，早期进行床上或床下活动，增加肺通气，促进分泌物的排出，以减少肺部并发症。恢复期要保证充足的睡眠，劳逸结合，循序渐进地进行康复锻炼。

（2）由于开胸手术要切断胸部肌肉，术后应加强功能锻炼，防止肌肉粘连，预防脊柱侧弯、术侧肩关节强直及肌肉失用性萎缩。

（3）骨折已临床愈合者可逐渐练习床边站立、床边活动、室内步行等活动，并系好肋骨固定带；骨折完全愈合后，可逐渐加大活动量。

3. 相关知识宣教

（1）告知患者深呼吸、有效排痰的意义及方法；告知患者胸膜腔闭式引流的目的、意义，以取得配合；嘱患者戒烟、减少或避免刺激物吸入，以防呼吸道感染。

（2）保持婴儿口腔卫生，及时治疗口腔炎症；养成良好的哺乳习惯，产后尽早开始按需哺乳；每次哺乳时将乳汁吸尽；每日清水擦洗乳房 1～2 次，避免过多清洗和用肥皂清洗；乳头内陷者在妊娠期和哺乳期每日挤捏、提拉乳头，矫正内陷。

（3）预防和处理乳头破损：①让婴儿用正确的姿势含吮乳头和乳晕，防止乳头皲裂；②不让婴儿含乳头睡觉；③哺乳后涂抹乳汁或天然羊毛脂乳头修护霜以保护乳头皮肤，哺乳前不需擦掉，可让婴儿直接吸吮；④乳头、乳晕皲裂者暂停哺乳，改用吸乳器吸出乳汁哺育婴儿，局部温水清洗后涂抗生素软膏，待愈合后再哺乳；⑤症状严重时及时诊治。

（4）降低风险因素：①女性适龄结婚、适龄生育、母乳喂养；控制体重、改变高脂饮食习惯；积极治疗乳房良性疾病，降低乳腺癌发病的风险。②改良饮水（减少水中亚硝胺及其他有害物质）、防霉去毒、应用预防药物（维 A 酸类化合物及维生素等）；积极治疗食管上皮增生；避免过烫、过硬饮食；在高发区人群中做普查和筛检。③合理膳食、适量运动、戒烟戒酒、加强健康体检，做到疾病早诊断、早治疗。

（5）乳腺癌患者术后 5 年内避免妊娠，防止乳癌复发。

（6）普及乳房自查知识。20 岁以上的女性，特别是高危人群每月进行一次乳房自查，最佳时间是月经周期的第 7～10 日或月经结束后 2～3 日，绝经者固定同一时间检查。检查方法：①视诊：观察双侧乳房的大小和外形是否对称，有无局限性隆起、凹陷或皮肤橘皮样改变，有无乳头内陷或抬高。②触诊：仰卧位，肩部垫软枕，被查侧的手臂枕于头后，对侧手指并拢平放于乳房。从外上象限开始，依次为外上、外下、内下、内上象限，然后检查乳头、乳晕，最后检查腋窝有无肿块、乳头有无溢液，如有异常及时就诊。

（7）坚持治疗。指导癌症患者遵医嘱进行后续治疗，如放射治疗、化学治疗及内分泌治疗，并告知其注意事项，定期到医院复诊。

📝 考纲摘要

1. 乳房的解剖、生理、淋巴引流。

2. 急性乳腺炎的病因、病理生理、临床表现、辅助检查、处理原则、护理措施、健康教育。

3. 乳腺囊性增生的病因、临床表现、辅助检查、处理原则及护理。

4. 乳腺纤维腺瘤及乳管内乳头状瘤的临床表现、辅助检查、处理原则及护理。

5. 乳癌的病因、病理生理、临床表现、辅助检查、临床分期、处理原则、护理评估、护理措施、健康教育。

6. 肺的解剖学基础；肺的生理功能，包括通气功能、换气功能。

7. 肺结核采用外科治疗的条件；常用的外科治疗方法，包括肺切除术、胸廓成形术。

8. 肺癌的病因病理、临床表现、辅助检查、处理原则。

9. 肺部疾病患者的术前、术后护理。

10. 食管的解剖生理概要。

11. 食管癌的病因病理、临床表现、辅助检查、处理原则及护理。

12. 胸廓的解剖生理概要；胸部损伤的类型与病因病理、临床表现、辅助检查、处理原则。

13. 肋骨骨折的病因病理、临床表现与辅助检查、处理原则。

14. 三类创伤性气胸，包括闭合性气胸、开放性气胸、张力性气胸的病理生理、临床表现与辅助检查、处理原则。

15. 血胸的病理生理、临床表现、处理原则。

16. 心脏挫伤和心脏裂伤的发病、临床表现与辅助检查、处理原则。

17. 对胸部损伤患者的护理评估、护理措施、健康教育。

18. 胸腔闭式引流的临床意义及装置、护理。

复习思考

案例讨论

1. 张某,女,46 岁,已婚。因左乳乳腺癌行改良根治术,术后胸部用弹力绷带加压包扎,皮瓣下留置负压引流管 1 根,遵医嘱循序渐进地进行功能锻炼。术后第 3 日开始,患者左侧手臂出现肿胀,且不易消退。请回答:

(1) 该患者发生上肢肿胀的原因是什么?

(2) 消除上肢肿胀的主要护理措施有哪些?

(3) 乳腺癌术后如何指导患者功能锻炼?

2. 刘某,男,42 岁。因从建筑工地脚手架坠落,钢筋刺入右胸部 2 小时急诊入院。患者主诉胸痛、胸闷、呼吸困难。体格检查:T37.2℃,P120 次/分,R26 次/分,BP90/62mmHg。未闻及空气出入的声音,右胸部压痛明显。胸部 X 线:右侧第 5、6、7 肋骨骨折,右肺萎陷35%,右侧胸膜腔积气,气管左侧移位,右胸壁异物。初步诊断为"开放性气胸,多根多处肋骨骨折"。请回答:

(1) 现场急救应采取哪些措施?

(2) 主要的护理诊断有哪些? 如何护理?

扫一扫,知答案

模块十五

腹部外科疾病患者的护理

扫一扫，看课件

【学习目标】

1. **掌握**：常见腹部外科疾病的护理诊断、护理目标、护理措施。
2. **熟悉**：常见腹部外科疾病的护理评估、治疗原则及健康教育。
3. **了解**：常见腹部外科疾病的基本概念、实验室检查、诊断、治疗要点。

案例导入

　　李某，男，44岁。因脐周及下腹剧烈疼痛30分钟急诊入院。患者入院前3天无明显诱因出现脐周阵发性疼痛，无恶心、呕吐，自服抑酸药物症状无明显缓解。约30分钟前在饱餐后突然出现刀割样剧烈腹痛、呈持续性，伴腹胀、恶心、呕吐、烦躁不安、面色苍白、四肢冰冷。既往有胃溃疡病史。查体：T38.5℃，P100次/分，R 22次/分，BP100/60 mmHg；脐周及下腹部有压痛、反跳痛及肌紧张。血常规示：白细胞16.0×10^9/L，中性粒细胞0.91；腹部X线透视可见隔下游离气体。

　　问题：①该患者的医疗诊断是什么？②如何对患者进行护理评估？③该患者目前的护理措施是什么？

项目一　常见腹部外科疾病概述

一、腹外疝

　　体内某个脏器或组织离开其正常解剖部位，通过先天或后天形成的薄弱点、缺损或孔隙进入另一部位，称为疝。腹外疝是由腹腔内的脏器或组织连同壁腹膜，经腹壁的薄弱点或孔隙向体表突出所形成。根据发生的部位不同，腹外疝分为腹股沟疝（腹股沟斜疝和腹股沟直疝）、股疝、脐疝、切口疝、白线疝等。

【病因】

1. 腹壁强度降低　①先天性因素：某些组织穿过腹壁的部位是先天形成的薄弱点，如精索或子宫圆韧带穿过腹股沟管、股动静脉穿过股管、脐血管穿过脐环等处，先天发育不全的腹白线也可成为腹壁的薄弱点。②后天性因素：腹部手术切口愈合不良、腹壁外伤后的感染、腹壁神经损伤、老年体弱和过度肥胖致肌肉萎缩等。

2. 腹内压力增高　慢性咳嗽、慢性便秘、排尿困难、腹水、妊娠、举重、婴儿经常啼哭等原因可引起腹内压力增高。在腹壁强度降低的基础上，腹内压力增高是腹外疝发生的重要原因。

【病理解剖】

典型的腹外疝由疝环、疝囊、疝内容物和疝外被盖4个部分组成。

1. 疝环　是疝内容物突向体表的门户，即腹壁薄弱区或缺损处。

2. 疝囊　是壁腹膜经疝环向外突出所形成的囊袋，由疝囊颈、疝囊体和疝囊底组成。疝囊颈位置相当于疝环，是比较狭窄的部分。

3. 疝内容物　是进入疝囊的腹内脏器或组织，以小肠最为多见，大网膜次之。其他如盲肠、阑尾、乙状结肠、横结肠、膀胱等也可作为疝内容物进入疝囊，但较少见。

4. 疝外被盖　是指疝囊以外的各层组织，通常为筋膜、肌层、皮下组织和皮肤。

【临床类型】

根据疝回纳的难易程度和血供情况，腹外疝可分为以下几种类型：

1. 易复性疝（reducible hernia）　疝内容物很容易回纳入腹腔的疝称为易复性疝。

2. 难复性疝（irreducible hernia）　疝内容物不能回纳或不能完全回纳入腹腔者，称难复性疝。其内容物多为大网膜。少数病程较长的疝，因内容物不断进入疝囊时产生的下坠力量将囊颈上方的腹膜逐渐推向疝囊，导致盲肠、乙状结肠或膀胱随之下移而成为疝囊壁的一部分，这种疝称为滑动性疝，也属难复性疝。

3. 嵌顿性疝（incarcerated hernia）　疝环较小而腹内压力骤增时，疝内容物可强行扩张疝囊颈而进入疝囊，随后因疝囊颈的弹性收缩，将内容物卡住使其不能回纳腹腔，称为嵌顿性疝。若为肠管嵌顿，因肠壁及其系膜在疝环处受压迫，静脉回流受阻，导致肠管壁淤血、水肿，颜色由鲜红变为深红，囊内可有淡黄色渗液积聚，使肠管受压加重，更难以回纳。若能及时解除嵌顿，病变肠管可恢复正常。若嵌顿的内容物仅为部分肠壁，系膜侧肠壁及其系膜并未进入疝囊，肠腔并未完全梗阻，这种疝称为肠管壁疝或 Richter 疝。如嵌顿的小肠是小肠憩室（通常是 Meckel 憩室），则称 Littre 疝。

4. 绞窄性疝（strangulated hernia）　肠管嵌顿若不能及时解除，可使嵌顿组织动脉血流减少，甚至完全阻断，疝内容物缺血坏死，即为绞窄性疝。

嵌顿性疝和绞窄性疝实际上是一个病理过程的两个阶段，临床上很难截然区分。儿童的疝发生嵌顿，很少发生绞窄。

【临床表现】

1. 一般表现　易复性疝患者多无自觉症状，或仅有局部坠胀不适，常在无意中发现患处有隆起的肿块，尤其在用力提重物或咳嗽时更明显，平卧休息、安静时消失。难复性疝患者除了局部坠胀不适外，主要特点是疝内容物不能完全回纳，巨大疝块者会影响工作和生活。嵌顿性疝多发生在强力劳动、剧烈咳嗽、用力排便等腹内压骤增时，表现为突然出现腹部局限性包块，伴有剧烈疼痛，疝块不能回纳，且有明显触痛；若嵌顿的内容物为肠袢，则有类似肠梗阻的症状；如不及时处理，发展为绞窄性疝，临床症状加重，甚至发生脓毒症。腹外疝由于发生部位不同，其临床表现也有所差异。

2. 腹股沟疝

（1）腹股沟斜疝（indirect inguinal hernia）　疝囊经过腹壁下动脉外侧的腹股沟管内环（深环）突出，向内、向下、向前斜行经过腹股沟管，再穿出腹股沟管皮下环（浅环），并可进入阴囊，称为腹股沟斜疝。

（2）腹股沟直疝（direct inguinal hernia）　疝囊经腹壁下动脉内侧的直疝三角区直接由后向前突出，不经过内环，也不进入阴囊，称为腹股沟直疝。

腹股沟斜疝与腹股沟直疝的临床表现及鉴别，见表15-1。

表15-1　腹股沟斜疝和直疝的鉴别

项目	斜疝	直疝
发病年龄	多见于儿童及青壮年	多见于老年人
突出途径	斜疝经腹股沟管突出，可进阴囊	由直疝三角突出，不进入阴囊
疝块外形	椭圆或梨形，上部呈蒂柄状	半球形，基底较宽
回纳疝块后压住内环	疝块不再突出	疝块仍可突出
精索与疝囊的关系	精索在疝囊后方	精索在疝囊前外方
疝囊颈与腹壁下动脉的关系	疝囊颈在腹壁下动脉外侧	疝囊颈在腹壁下动脉内侧
嵌顿机会	较多	极少

3. 股疝（femoral hernias）　疝囊通过股环，经股管向卵圆窝突出的疝，称为股疝。多见于40岁以上女性。在患者的腹股沟韧带下方卵圆窝处可触及一半球形的肿块，平卧回纳内容物后疝块有时并不完全消失，这是因为疝囊外有很多脂肪堆积的缘故，由于囊颈较狭小，股疝易发生嵌顿，并迅速发展为绞窄性疝。

4. 切口疝（incisional hernias）　是发生于腹壁手术切口处的疝。患者腹壁切口处逐渐膨隆，有肿块出现，平卧时缩小或消失，伴食欲减退、恶心、便秘、腹部隐痛等难复性疝表现。多数切口疝无完整疝囊，疝内容物常与腹膜外腹壁组织粘连而成为难复性疝。因切口疝环宽大，很少发生嵌顿。

5. 脐疝（umbilical hernias） 疝囊通过脐环突出的疝称脐疝。小儿脐疝多见，患儿啼哭时肿块脱出，安静时肿块消失。疝囊颈一般不大，但极少发生嵌顿和绞窄。成人脐疝少见，多数是中年经产妇女，由于疝环狭小，发生嵌顿或绞窄者较多。

【辅助检查】

1. 实验室检查 腹外疝发生绞窄时，血白细胞计数、中性粒细胞比例升高。

2. X 线检查 嵌顿或绞窄性疝可见肠梗阻 X 线征象。

3. 透光试验 用于鉴别腹股沟斜疝和睾丸鞘膜积液。腹股沟斜疝透光试验呈阴性，睾丸鞘膜积液透光试验呈阳性。

【治疗要点】

1. 非手术治疗

（1）腹股沟疝 棉线束带法或绷带压深环法适用于1岁以下婴儿。因婴幼儿腹肌可随躯体生长逐渐强壮，疝有自愈的可能。但要警惕嵌顿性疝的发生，可使用棉线束带法或绷带压住腹股沟管深环，防止疝块向外凸出。疝带常可压伤皮肤，并有发生疝带下嵌顿的危险，不适用于小儿；且采用棉线束带或绷带压住腹股沟管深环，会影响小儿局部肌肉等组织的生长发育，不利于疝的自行闭合。年老体弱或伴有其他严重疾病而禁忌手术者，在回纳疝内容物后，使用疝带压迫疝环。

（2）脐疝 小儿脐疝除了嵌顿或穿破等紧急情况外，在2岁之前采取非手术疗法。原则是回纳疝块后，用大于脐环的、外包纱布的硬币或小木片抵住脐环，然后用胶布或绷带加以固定。

2. 手术治疗

（1）疝囊高位结扎术 如不能自愈或逐渐增大的婴幼儿腹外疝，年龄越小，嵌顿率越高，危险性越大，应早期行单纯疝囊高位结扎术。手术方法是皮下环处小切口显露疝囊颈，予以高位结扎或贯穿缝合疝囊颈。

（2）疝修补术 成人在疝囊高位结扎后，加强或修补薄弱的腹壁缺损区，治疗较为彻底。常用手术方法有传统疝修补术、无张力疝修补术、经腹腔镜疝修补术等。

知 识 链 接

疝修补术

传统疝修补术：修补腹股沟管前壁以 Ferguson 法最常用；修补腹股沟管后壁常用的方法有 Bassini 法、Halsted 法、McVay 法、Shouldice 法等。

无张力疝修补术：利用人工合成的组织相容性好、无毒性、高强度网片材料，在无张力的情况下进行疝修补术，此方法技术简单、快速、有效、患者痛苦小、下床早、恢复快。但人工合成网片材料是异物，都有潜在的排异和感染的危险，对于局部条件差的患者要慎用。

经腹腔镜疝修补术：属微创手术范畴，具有创伤小、痛苦少、恢复快、美观等优点，但因其对技术设备要求高、费用高，目前临床上未广泛应用。

二、急性化脓性腹膜炎

腹膜炎是由细菌感染、化学性或物理性损伤等引起的腹膜和腹膜腔炎症。急性化脓性腹膜炎是最常见的腹膜炎，指由化脓性细菌（包括需氧菌和厌氧菌或两者混合）引起腹膜的急性化脓性炎症，病变范围可扩散到整个腹腔，又称为弥漫性腹膜炎，是临床常见的急腹症。

【病因与分类】

化脓性腹膜炎按发病机制可分为继发性腹膜炎和原发性腹膜炎。

1. 继发性腹膜炎　是急性化脓性腹膜炎中最常见的一种，占98%。常继发于腹内脏器破裂穿孔，如胃及十二指肠溃疡穿孔、胆囊壁破裂穿孔、外伤性胃肠破裂。脏器内容物流入腹腔首先引起化学性刺激，产生化学性腹膜炎，继发感染后成为化脓性腹膜炎。主要致病菌是大肠杆菌，其次为厌氧菌、链球菌等，大多为混合感染。

2. 原发性腹膜炎　是指腹腔内无原发病灶，细菌经血行、泌尿道、女性生殖道等途径播散至腹腔，引起腹膜炎。致病菌多为溶血性链球菌、肺炎双球菌或大肠杆菌。多见于营养不良或抵抗力下降的儿童。

【临床表现】

1. 症状

（1）腹痛　是最主要的症状。为持续性剧烈腹痛，深呼吸、咳嗽、改变体位时加重。疼痛先以原发病灶处最明显，随炎症扩散而波及全腹。

（2）恶心、呕吐　最初是腹膜受刺激引起的反射性恶心、呕吐，较轻微，呕吐物为胃内容物；并发麻痹性肠梗阻时可发生持续性呕吐，呕吐物含有胆汁，甚至呈粪汁样。

（3）体温、脉搏　原有炎症病变者，初始体温已上升，继发腹膜炎后更趋增高，但年老体弱者体温可不升。如果脉搏快而体温反下降，提示病情恶化。

（4）全身中毒表现　随病情发展，可相继出现高热、寒战、脉速、呼吸急促、面色苍白、口唇发绀、四肢发凉、血压下降、神志不清等感染中毒表现。

2. 体征　腹胀、腹式呼吸运动减弱或消失。腹膜刺激征（腹部压痛、反跳痛、腹肌紧张）是腹膜炎的标志性体征，以原发病灶处最明显，腹肌紧张的程度与病因和患者的全身状况有关，胃、十二指肠溃疡穿孔时可呈"板状腹"。腹胀加重是病情恶化的一项重要标志，因胃肠胀气叩诊呈鼓音，胃、十二指肠穿孔时肝浊音界缩小或消失，腹腔内积液较多时移动性浊音呈阳性。听诊肠鸣音减弱或消失。直肠指检时，若直肠前窝饱满并有触痛，提示盆腔感染或盆腔脓肿。

【辅助检查】

1. **血常规** 白细胞计数及中性粒细胞比例增高。病情危重或机体反应能力低下者，白细胞计数可不升，但中性粒细胞比例增高，有中毒颗粒出现。

2. **诊断性腹腔穿刺抽液或腹腔灌洗** 根据抽出液的性质有助于判断病因。如结核性腹膜炎为草绿色透明腹水；急性重症胰腺炎时抽出液为血性，胰淀粉酶含量高；胃、十二指肠穿孔时抽出液为黄色、无臭味、含胆汁；腹腔内出血时抽出液为不凝血。

3. **腹部立位平片** 肠麻痹时可见小肠普遍胀气，并有多个液平面；胃肠穿孔时可见膈下游离气体。

4. **B超** 显示腹腔内有不等量的液体。

【治疗要点】

1. **非手术治疗** 病情较轻、全身情况良好时可采用非手术治疗。给予半卧位、禁食、持续胃肠减压、纠正水电解质紊乱和应用抗生素等。

2. **手术治疗** 腹膜内炎症较重或经非手术治疗6~8小时后，腹膜炎症状不缓解反而加重者，应及时手术治疗。多数继发性腹膜炎患者需要手术治疗，手术包括处理原发病灶、彻底清洗腹腔、充分引流等。

三、腹部损伤

腹部损伤是常见的外科急症，其发生率在平时占各种损伤的0.4%~1.8%，战时占各种损伤的50%左右。腹部损伤多涉及内脏，所以病情严重，死亡率高，可达10%左右。近年来，随着我国交通运输业的发展，事故增多，腹部损伤也逐渐增多，但救护组织的不断完善和救护技术的不断提高，使腹部损伤的死亡率已显著下降。

【分类】

腹部损伤根据腹壁有无伤口，可分为开放性和闭合性两大类；根据损伤深度，可分为单纯腹壁损伤和腹腔内脏损伤；根据腹腔内脏器的性质，可分为实质性脏器损伤和空腔脏器损伤。

【病因】

腹部损伤的严重程度取决于暴力的强度、速度、着力部位和作用方向，以及是否得到及时救治、及时手术有关。

1. 实质性脏器损伤　实质性脏器因其位置比较固定，组织结构脆弱、血供丰富，受到暴力打击后，比其他内脏器官更容易损伤。肝脾组织结构脆弱、血供丰富、位置比较固定，受到暴力打击容易导致破裂，引起腹腔内或腹膜后出血。

实质性脏器损伤分为开放性损伤和闭合性损伤。开放性损伤多因刀刺、枪弹、弹片等各种锐器或火器伤引起，腹壁有伤口，自伤口有气体或血液流出，甚至有内脏脱出腹腔，同时伴有内出血的症状；闭合性损伤常因坠落、碰撞、冲击、挤压、拳击等钝性暴力所致，患者主要表现以腹腔内脏出血症状为主。

2. 空腔脏器损伤　指胃、十二指肠、小肠、结肠、膀胱等空腔器官损伤。当上腹受到碰撞、挤压，胃窦、十二指肠水平部或胰腺可被压在脊柱上而断裂；上段空肠、末段回肠等为肠道的固定部分，比活动部分易受损；充盈的空腔脏器比排空时更易破裂。

胃、十二指肠、胆道、小肠、大肠、膀胱等空腔脏器因面积广大，受到暴力更易破裂；由于胃液、肠液、尿液等进入腹腔，易发弥漫性腹膜炎。易损伤的排序依次为小肠、胃、结肠、膀胱等，直肠因位置较深而损伤的发生率较低。

【临床表现】

1. 症状

（1）腹壁损伤　①开放性损伤：伤口较深穿过腹壁者，可有大量血液渗出或腹内组织、内脏自腹壁伤口突出；合并多发伤或复合伤者，可有休克、心脏骤停等急症；伤口大小与伤情严重程度不一定成比例。②闭合性损伤：在损伤处有皮下瘀血斑或肿胀。

（2）腹痛　多呈持续性，一般不剧烈。如果肝破裂伴胆汁性腹膜炎或胰腺损伤伴胰管断裂者，可因大量胆汁、胰液或血液进入腹腔，导致化学性、弥漫性腹膜炎，出现明显的腹痛和腹膜刺激征，还可因膈肌受刺激而出现肩背部放射痛。

（3）失血性休克　肝、脾、肾、胰等损伤时，以腹腔内或腹膜后出血症状为主。患者出现面色苍白、四肢湿冷、脉搏细速、脉压变小、血压下降、尿量减少等失血性休克的表现。肝、脾被膜下和中央型破裂者，在伤后数小时或数天内，可因被膜下血肿增大或在某些轻微外力的作用下突然发生被膜破裂而引起急性大出血并出现失血性休克的症状。肝破裂者，血液可通过胆管进入十二指肠而出现黑便或呕血。

（4）肠、胃、胆囊、膀胱等破裂或穿孔　主要症状为急性腹膜炎症状。患者出现持续性剧烈腹痛、腹肌紧张、压痛、反跳痛等典型的腹膜炎表现。其严重程度与进入腹腔的内容物有关。一般情况下，胃液、胆汁、胰液刺激最强，腹膜炎表现最明显，肠液次之，血液最轻。患者同时伴有恶心、呕吐。随着病情的发展，可出现体温升高、呼吸急促、脉搏细速、肠麻痹，甚至发生感染性休克。空腔脏器损伤也可有不同程度的出血，胃、十二指肠损伤可有呕血，直肠损伤时出现鲜红色血便等。

腹部空腔脏器与实质性脏器损伤的临床特点见表 15 - 2。

表 15－2　腹部实质性脏器与空腔脏器损伤的临床特点比较

内容	实质性脏器破裂	空腔脏器破裂
临床特征	以急性内出血为主	以腹膜炎为主
血常规	红细胞计数减少，血红蛋白下降	白细胞计数增多，中性粒细胞比例增高
X 线、B 超	腹腔积液及肝脾破裂有关征象	腹腔内积气，膈下游离气体
腹腔穿刺液	不凝固血液	混浊液体、胃肠内容物等

2. 体征　触诊腹部有压痛、反跳痛、腹肌紧张等腹膜刺激征，伴有明显腹胀；叩诊部分患者出现移动性浊音。肝、脾被膜下破裂伴血肿时可触及腹部包块。开放性损伤腹壁有伤口出血或伴内脏脱出。胃破裂时，腹腔内游离的气体使肝浊音界缩小，肠鸣音减弱或消失。腹腔内继发感染后可出现腹胀。直肠损伤时直肠指诊可发现直肠内有出血。

【辅助检查】

1. 实验室检查　大量出血时，红细胞、血红蛋白及血细胞比容明显下降；血、尿淀粉酶值升高，提示胰腺或十二指肠损伤；感染时，白细胞计数、中性粒细胞比例可升高。

2. B 超、X 线检查　对实质性脏器损伤和腹腔积液的诊断意义较大，可判断实质性脏器有无损伤及其损伤程度。胃、十二指肠破裂，腹部平片显示膈下游离气体；腰大肌阴影消失提示为腹膜后血肿。

3. CT 检查　有助于判断腹腔内出血量及腹膜后损伤情况。

4. 诊断性腹腔穿刺术和腹腔灌洗术　腹膜腔穿刺时，如果抽出的血液不凝固，提示实质性器官破裂出血，因腹膜的脱纤维作用而使血液不凝；穿刺液中若淀粉酶含量增高，提示胰腺损伤。必要时可重复穿刺或改行腹腔灌洗术。

【治疗要点】

1. 一般处理　单纯性腹壁损伤按一般软组织损伤处理。

2. 非手术治疗　适应证：①暂不能确定有无内脏损伤者；②血流动力学稳定、收缩压在 90mmHg 以上、心率低于 100 次/分；③无腹膜刺激征；④未发现内脏合并伤者。

3. 手术治疗　适应证：①已确诊为腹腔内空腔脏器损伤；②有明显的腹膜刺激征或腹膜刺激征进行性加重；③生命体征不稳定者；④非手术治疗期间病情加重者。腹内活动性大出血者，应在抗休克的同时，迅速剖腹止血。

四、胃、十二指肠溃疡的外科治疗

胃、十二指肠溃疡又称消化性溃疡，分为胃溃疡和十二指肠溃疡。其发生与胃酸、胃蛋白酶的消化作用及幽门螺杆菌（HP）感染有关，表现为慢性、周期性、节律性的上腹部疼痛。近年来，纤维内镜技术的不断完善、新型制酸剂和抗幽门螺杆菌药物的合理应用，大多数患者采用药物治疗，效果良好，需外科手术治疗的溃疡患者较前显著减少。外科治疗主要用于合并急性穿孔、出血、幽门梗阻、恶性病变及药物治疗无效等情况。

【病因】

1. 幽门螺杆菌感染　95%以上的十二指肠溃疡与近80%的胃溃疡患者中检出 HP 感染，有 1/6 左右的 HP 感染者发展为消化性溃疡。HP 感染破坏了胃黏膜上皮细胞，影响碳酸盐分泌、胃血流、分泌胃泌素和生长抑素的细胞功能，损害胃酸分泌调节机制，降低胃、十二指肠黏膜屏障的完整性，最终导致胃、十二指肠溃疡。

2. 胃酸分泌过多　胃酸分泌过多，激活胃蛋白酶，可使胃、十二指肠黏膜发生自身消化。十二指肠溃疡可能与迷走神经张力及兴奋性过度增高有关。

3. 胃黏膜屏障破坏　非甾体类抗炎药、肾上腺皮质激素、胆汁酸盐、酒精等均可破坏胃黏膜屏障，引起胃黏膜水肿、出血、糜烂，甚至溃疡。

4. 其他因素　包括遗传、吸烟、心理压力和咖啡因等。O 型血者患十二指肠溃疡比其他血型者为高。

【病理生理和分型】

本病属慢性溃疡，多为单发。胃溃疡多发生于胃小弯，以胃角多见，胃窦部与胃体也可见，胃大弯、胃底少见。十二指肠溃疡主要发生在壶腹部，球部以下的溃疡称为球后溃疡。典型的胃、十二指肠溃疡可深达黏膜肌层。若溃疡向深层侵蚀，可引起出血或穿孔，幽门处较大溃疡愈合后形成瘢痕可导致胃出口狭窄。

根据胃溃疡发生的部位和胃酸的分泌量，可分为以下 4 型：

Ⅰ型：最为常见，占50%～60%，低胃酸，溃疡位于胃小弯角切迹附近。

Ⅱ型：约占20%，高胃酸，胃溃疡合并十二指肠溃疡。

Ⅲ型：约占20%，高胃酸，溃疡位于幽门管或幽门前。

Ⅳ型：约占5%，高胃酸，溃疡位于胃上部 1/3、胃小弯高位接近贲门处，常为穿孔性溃疡，易发生出血或穿孔。

【临床表现】

本病具有慢性过程、节律性疼痛与周期性发作三大特点。患者发病与季节、情绪波动、饮食失调等因素有关。

1. 上腹部疼痛　腹痛是胃溃疡的主要症状，但腹痛的节律性不如十二指肠溃疡明显。一般进餐后 0.5～1 小时疼痛即开始，持续 1～2 小时后消失。进食不能缓解，有时反使疼痛加重。体检时压痛点常位于上腹剑突与脐连线中点或略偏左，约有 5% 胃溃疡可以发生恶变。

十二指肠溃疡多见于中青年男性，有周期性发作的特点，秋天、冬春季节好发。主要表现为上腹部或剑突下的疼痛，有明显的节律性，与进食密切相关，多于进食后 3～4 小时发作。饥饿痛和夜间痛是十二指肠溃疡的特征性症状。体检时右上腹可有压痛。

2. 胃肠道症状 反酸、嗳气、食欲减退等。

3. 出血 一般为大便隐血，持续出血可出现贫血症状。

【治疗要点】

1. 非手术治疗 目的是消除病因，缓解症状，促进溃疡愈合，防止溃疡复发，预防并发症。

2. 手术治疗

（1）胃大部切除术 即切除胃远侧 2/3 ~ 3/4，包括胃体大部、整个胃窦部、幽门和十二指肠球部。胃大部切除术的术式可分为毕Ⅰ式和毕Ⅱ式。①毕Ⅰ式胃大部切除术：适用于治疗胃溃疡，在胃大部切除后，将残胃直接与十二指肠相吻合。其优点是手术操作简单，吻合后的胃肠道接近生理状态，术后因胃肠功能紊乱引起的并发症相对较少。②毕Ⅱ式胃大部切除术：适用于十二指肠溃疡的治疗，在胃大部切除后，将残胃与近端空肠吻合。其缺点为胃 – 空肠吻合改变了正常的解剖生理关系，术后发生胃肠功能紊乱的可能性较毕Ⅰ式大。

（2）胃迷走神经切断术 主要用于治疗十二指肠溃疡。临床上手术类型有迷走神经干切断术、选择性迷走神经切断术和高选择性胃迷走神经切断术。

【常见并发症】

1. 胃、十二指肠急性穿孔 胃、十二指肠溃疡急性穿孔是指胃、十二指肠溃疡向深部侵蚀、穿破浆膜的结果。是胃、十二指肠溃疡最严重的并发症，起病急、变化快，病情严重，需紧急处理，若诊治不当可危及生命。

（1）病因与病理分型 90% 的十二指肠溃疡穿孔发生在壶腹部前壁，60% 的胃溃疡穿孔发生在胃小弯。急性穿孔后，具有强烈刺激性的胃酸、胆汁、胰液等消化液和食物进入腹腔，引起化学性腹膜炎和腹腔内大量液体渗出，6 ~ 8 小时后细菌开始繁殖并逐渐转化为化脓性腹膜炎。病原菌以大肠杆菌、链球菌为多见。由于剧烈的腹痛、强烈的化学刺激、细胞外液的丢失及细菌毒素吸收等因素，患者可出现休克。

（2）临床表现

1）症状 穿孔是胃、十二指肠溃疡最严重的并发症。90% 的患者有溃疡病史，穿孔前常有溃疡病症状加重，多突然发生于夜间空腹或饱餐后，以十二指肠溃疡穿孔多见。主要表现为突发性上腹部刀割样剧痛，并迅速波及全腹，但以上腹为重。患者疼痛难忍，并有面色苍白、出冷汗、脉搏细速、血压下降、四肢厥冷等表现；常伴有恶心、呕吐。当腹腔内大量渗出液稀释漏出的消化液时，腹痛略有减轻，继发细菌感染后腹痛可再次加重。

2）体征 患者呈急性面容，表情痛苦，微屈膝位、不愿移动；全腹压痛、反跳痛，腹肌紧张呈"板状"强直，以右上腹最明显。听诊肝浊音界缩小或消失，肠鸣音减弱或消失。当腹膜大量渗出积液较多时，可叩出移动性浊音。

（3）辅助检查

1）X线检查　立位X线检查是诊断消化性溃疡急性穿孔的重要检查方法，80%患者有膈下半月形的游离气体。

2）血常规检查　白细胞计数及中性粒细胞比例增高。

3）诊断性腹腔穿刺　穿刺抽出液可含胆汁或食物残渣。

（4）治疗原则

1）非手术治疗　对溃疡小穿孔、腹腔渗出少、全身情况好、就诊时腹膜炎已有局限趋势、无严重感染及休克者，可选用非手术疗法。观察6～8小时后病情仍继续加重，应及早进行手术治疗。

2）手术治疗　①单纯穿孔缝合术：远期效果差，五年内复发率达70%。②胃大部切除术：远期效果满意者可达95%以上。患者一般情况好、有幽门梗阻或出血史、穿孔时间在12小时以内、腹腔污染较轻者，可进行胃大部切除术。③穿孔单纯缝合加迷走神经切断加胃－空肠吻合术，或做高选择性迷走神经切断术，适用于一般情况好的十二指肠溃疡穿孔。

2. 胃、十二指肠溃疡大出血　胃、十二指肠溃疡出血是上消化道大出血中最常见的原因，约占50%以上，其中5%～6%需要外科手术治疗。

（1）病因和病理　患者多有典型的溃疡病史。近期可有服用非甾体抗炎药（NSAIDs）、疲劳、饮食不规律等诱因。胃溃疡大出血多发生在胃小弯，出血源自胃左、右动脉及其分支；十二指肠溃疡大出血通常位于壶腹部后壁，出血多来自胃十二指肠动脉或胰十二指肠动脉及其分支。大出血后，因血容量减少、血压降低、血流变缓，可在血管破裂处形成血细胞凝集块而暂时止血。由于胃酸、胃肠蠕动和胃十二指肠内容物与溃疡病灶的接触，部分病例可发生再次出血。

（2）临床表现

1）健康史　了解患者有无溃疡病史及溃疡病反复发作的病史；发病前有无用刺激性药物、暴食、情绪激动、饮酒、进食刺激性食物等诱因。

2）身体状况　①症状：85%～90%的患者有溃疡病史，主要表现为急性呕血与柏油样便。多数突然发病，出血多不伴有腹痛，患者大多先感觉恶心、眩晕和上腹部不适，随即出现呕血或柏油样便。当失血量占人体总血量10%时，出现休克代偿期表现，如面色苍白、四肢冰冷、脉搏细速，血压正常而脉压变小；当急性失血量占人体总血量20%时，可出现休克期表现，如出冷汗、四肢冰凉、脉搏细速、呼吸浅促、血压下降等。②体征：腹部稍胀，上腹部可有轻度压痛，肠鸣音亢进。

（3）辅助检查

1）纤维胃镜检查　是确诊胃十二指肠溃疡的首选检查方法。可明确溃疡及出血的原因、部位，并可对溃疡边缘及邻近黏膜做多处活体组织检查，有确诊价值。

2）X线钡餐检查 可在溃疡部位显示周围光滑、整齐的龛影，或见十二指肠壶腹部变形。

3）幽门螺杆菌检查 HP检查已成为消化性溃疡的常规检测项目，十二指肠溃疡和胃溃疡的感染率均达到90%以上。

4）粪便隐血试验 如粪便隐血试验持续阳性，应警惕癌变的可能。

（4）治疗原则

1）非手术治疗 多数患者经非手术治疗，如补液、输血、冰生理盐水洗胃、内镜下钛夹钳夹、激光治疗、选择性动脉注射血管收缩剂等措施，出血可以停止。

2）手术治疗 有下列情况，需考虑行手术治疗：①溃疡病急性大出血，伴有休克者；②在6～8小时内输入血液600～1000mL后情况不见好转，或暂时好转而停止输血后又再度病情恶化者；③不久前曾发生类似的大出血者；④正在内科住院治疗中发生大出血者；⑤年龄在50岁以上或有动脉硬化者；⑥大出血合并穿孔或幽门梗阻者。患者病情危重，不允许做胃大部切除术时，可采取单纯贯穿结扎止血法。

3. 胃、十二指肠溃疡瘢痕性幽门梗阻 胃、十二指肠溃疡患者，因幽门管或幽门溃疡、十二指肠壶腹部溃疡反复发作形成瘢痕狭窄，合并幽门痉挛、水肿而造成幽门梗阻。

（1）病因和病理 瘢痕性幽门梗阻常见于十二指肠壶腹部溃疡和位于幽门的胃溃疡。溃疡引起幽门梗阻的机制有幽门痉挛、炎性水肿和瘢痕3种。前两种情况属暂时性和可逆，无须外科手术；而瘢痕性幽门梗阻属永久性，需要手术方能解除。梗阻初期，为克服幽门狭窄，胃蠕动增强，胃壁肌层代偿性增厚。后期，胃代偿功能减退，失去张力、胃高度扩张，蠕动减弱甚至消失，由于胃内容物潴留引起呕吐而致水电解质丢失，导致脱水、低钾低氯性碱中毒。长期慢性不完全性幽门梗阻者因摄入减少、消化吸收不良而出现贫血和营养障碍。

（2）临床表现

1）健康史 了解患者有无长期溃疡病反复发作的病史；发病前有无自觉症状加重，以及上腹饱胀、呕吐、贫血和营养障碍等症状；患者由于知识缺乏，易有焦虑、恐惧心理。

2）身体状况

①症状

a. 上腹不适：表现为进食后上腹饱胀不适并出现阵发性胃痉挛性疼痛，伴恶心、嗳气，嗳气带有酸臭味。

b. 呕吐：是最为突出的症状，呕吐量一次可达1000～2000mL；呕吐物含大量宿食带腐败酸臭味，不含胆汁；呕吐后患者自觉胃部舒适，故患者常自行诱发呕吐以缓解症状。

c. 营养不良：患者可有脸色苍白、消瘦、皮肤干燥、弹性消失等表现。

②体征：上腹部可见胃型和胃蠕动波，用手轻拍上腹部可闻及振水声。

（3）辅助检查

1）胃镜检查　可见胃内大量潴留的胃液和食物残渣。

2）X线钡餐检查　可见胃高度扩张，24小时后仍有钡剂存留（正常4小时排空）。已明确为幽门梗阻者避免做此检查。

（4）治疗原则　瘢痕性幽门梗阻，手术是唯一有效的方法，是手术的绝对适应证。手术的目的是解除梗阻，使食物和胃液能进入小肠，从而改善全身状况。常用的手术方法：①胃－空肠吻合术；②胃大部切除术，是主要的手术治疗方法；③迷走神经切断术加胃引流术，或高选择性迷走神经切断术加胃引流术。

五、胃癌

胃癌是我国最常见的恶性肿瘤之一，发病年龄以50岁以上为多见，但40岁以下仍占15%～20%。男多于女，发病率之比约为2∶1，近年来有减少趋势。胃癌好发于胃窦部，约占50%以上，其次为胃小弯、贲门部，胃体及其他部位较少发生。

【病因】

胃癌的确切病因尚未完全清楚，目前认为与以下因素有关：

1. 幽门螺杆菌感染　1994年世界卫生组织属下的国际癌肿研究机构将HP列为引起胃癌的第一类（肯定）致癌原。目前认为，HP感染是人类非贲门部胃癌发病的重要因素，但仅有其感染还不足以引起胃癌，还必须有其他因素的参与，一些毒力较强的HP菌株感染可能与胃癌发病的关系更密切。

2. 环境因素　流行病学调查资料显示，一些环境因素，如水土中含过多硝酸盐、微量元素比例失调等，可直接或间接通过饮食途径与胃癌相关；饮食习惯的改变可影响胃癌发生的危险性：吸烟、饮酒过度，缺乏新鲜蔬菜、水果，经常食用霉变、腌制、熏烤等食物，过多摄入食盐，均可增加胃癌发生的危险性。居住在我国西北地区和东南沿海的人群是胃癌的多发人群。

3. 遗传因素　在胃癌发病中遗传因素的作用不如在结、直肠癌中重要，但胃癌的家族史仍可能是一个危险因素。1%～3%的胃癌与遗传性胃癌易感综合征有关。

4. 胃癌的癌前变化　癌前病变指一类易发生癌变的胃黏膜病理组织学变化，即异型增生；癌前状态指一些发生胃癌危险性明显增加的临床情况，包括：①萎缩性胃炎：伴或不伴有肠化生和恶性贫血；②慢性胃溃疡：溃疡边缘黏膜反复损伤、修复，增加了细胞恶变的危险性，恶变率为1%～3%；③残胃；④胃息肉；⑤胃黏膜巨大皱襞症等。

【病理】

胃癌好发于胃窦部，约占50%，其次是胃小弯、贲门部，约占1/3，胃体及其他部位较少发生。组织学分型有乳头状腺癌、管状腺癌、低分化腺癌、黏液腺癌、印戒细胞癌、未分化癌等。大体分型如下：

1. **早期胃癌**　即胃癌仅限于黏膜或黏膜下层者，不论病灶大小或有无淋巴结转移，均为早期胃癌（日本内镜学会1962年提出此定义，沿用至今）。癌灶直径在10mm以下称小胃癌，5mm以下为微小胃癌；癌灶更小仅在胃镜黏膜活检时诊断为癌，但切除后的胃标本虽经全黏膜取材未见癌组织，称"一点癌"。

早期胃癌根据病灶形态可分三型：①Ⅰ型为隆起型，癌灶突向胃腔；②Ⅱ型浅表型，癌灶比较平坦，没有明显的隆起与凹陷；③Ⅲ型凹陷型，为较深的溃疡。早期胃癌的预后与浸润深度有关，黏膜内癌罕见胃周淋巴结转移，5年生存率接近100%；癌灶侵及黏膜下时发生淋巴结转移的占15%～20%，平均5年生存率为82%～95%。

2. **进展期胃癌**　癌组织超出黏膜下层侵入胃壁肌层为中期胃癌，病变达浆膜下层或是超出浆膜向外浸润至邻近脏器或有转移为晚期胃癌，中、晚期胃癌统称进展期胃癌。按国际上采用的Borrmann分型法分为4型：①Ⅰ型（结节型）：为边界清楚、突入胃腔的块状癌灶；②Ⅱ型（溃疡限局型）：为边界清楚并略隆起的溃疡状癌灶；③Ⅲ型（溃疡浸润型）：为边界模糊不清的浸润性溃疡状癌灶；④Ⅳ型（弥漫浸润型）：癌肿沿胃壁各层全周性浸润生长，导致边界不清。若全胃受累胃腔缩窄、胃壁僵硬如革囊状，称皮革胃，几乎都是低分化腺癌或印戒细胞癌引起，恶性度极高。

【转移方式】

胃癌的转移途径有直接浸润、淋巴转移、血行转移、腹腔种植转移4种方式。其中淋巴转移是胃癌最主要的转移方式，最早转移到胃周围淋巴结，汇集到腹腔淋巴结，最后转移到左锁骨上淋巴结。

【临床表现】

1. **健康史**　了解患者的饮食喜好、生活习惯和生活与工作环境，有无吸烟史；询问家庭中有无胃癌或其他肿瘤患者；既往有无慢性萎缩性胃炎、胃溃疡及胃息肉病史。

2. **身体状况**

（1）症状

1）早期胃癌　早期无明显症状，有时可出现上腹隐痛、嗳气、反酸、食欲减退等类似消化性溃疡症状，容易被忽视。

2）进展期胃癌　随着病情进展，症状加重，常见为上腹痛，解痉及抗酸剂无效。伴食欲下降、乏力、体重减轻、贫血等。胃窦部癌，因幽门梗阻而发生严重的恶心、呕吐；贲门癌和高位小弯癌累及食管下端，出现进食梗阻感、吞咽困难；溃疡型胃癌，因癌肿侵蚀血管，造成上消化道出血，常见呕血及黑便；癌肿可破溃致胃黏膜急性穿孔。

（2）体征 早期胃癌无明显体征。患者进展期可有消瘦、精神状态差，晚期可呈恶病质；上腹部可触及坚实、可移动结节状肿块，有压痛；发生肝转移时有肝大，并触及坚硬结节；发生腹膜转移时有腹水，表现为移动性浊音；远处淋巴结转移时在左锁骨上内侧触到质硬、固定的淋巴结等。

（3）并发症 可出现胃出血、幽门或贲门梗阻、胃穿孔等。

【辅助检查】

1. 实验室检查 红细胞减少，血红蛋白下降；大便隐血持续阳性；胃液分析无胃酸或低胃酸分泌。

2. 内镜检查 观察病变部位、性质，可取活组织检查。是诊断早期胃癌的最佳方法。

3. X 线钡餐检查 ①早期呈局限性表浅的充盈缺损，或边缘不规则的龛影，或胃小区模糊不清等。②进展期为较大而不规则的充盈缺损。溃疡型为腔内龛影；浸润型为胃壁僵硬，蠕动消失，胃腔狭窄，累及全胃时呈"革袋状胃"。

4. 胃癌术后病理学检查 是制定科学的术后治疗方案和估计预后的重要依据。

【治疗要点】

胃癌的早期发现、早期确诊和早期治疗是提高胃癌的疗效、降低胃癌死亡率、改善胃癌患者预后和提高生活质量的关键。手术治疗是首选的方法，对中、晚期胃癌辅以化疗、放疗及免疫治疗等可提高疗效。

1. 手术治疗 常用的手术方法有以下两种：①根治性手术：原则为整块切除包括癌灶和可能受浸润胃壁在内的胃的部分或全部，按临床分期标准整块清除胃周围的淋巴结，重建消化道。②姑息性手术：原发灶无法切除，为了减轻由于梗阻、穿孔、出血等并发症引起的症状而做的手术，如胃 – 空肠吻合术、空肠造口、穿孔修补术等。

2. 内镜治疗 纤维胃镜直视下行激光、电灼、微波、局部注射抗癌药物等治疗，目前适用于早期小病灶的胃癌。

3. 其他治疗 放射治疗、化学治疗及支持疗法等。

六、阑尾炎

急性阑尾炎是腹部外科中最为常见的急腹症之一，任何年龄均可发生，以 20～30 岁为多见。绝大多数患者早期手术收到良好的治疗效果，如延误病情，可引起严重并发症。

【解剖】

阑尾位于右髂窝部，盲肠根部，盲肠内后侧壁，三条结肠带汇合于阑尾根部。阑尾根部的体表投影在脐与右髂前上棘连线中外 1/3 交界处，称麦氏点。阑尾的位置随盲肠位置而变异，以回肠前位、盲肠后位、盲肠内位较为多见。

【病因】

阑尾管腔阻塞是急性阑尾炎最常见的病因，常由于粪石、异物、食物残渣所致。阑尾管腔阻塞后，细菌繁殖并分泌内毒素和外毒素，损伤黏膜上皮，产生溃疡。致病菌多为肠道内的各种革兰阴性杆菌和厌氧菌。

【病理生理】

1. **病理类型** 阑尾炎的临床病理分型分为以下 4 种：

（1）急性单纯性阑尾炎 炎症多限于黏膜和黏膜下层。阑尾外观轻度肿胀，浆膜充血并失去正常光泽，表面有少量纤维素性渗出物。

（2）急性化脓性阑尾炎 又称急性蜂窝织炎性阑尾炎。常由急性单纯性阑尾炎发展而来。阑尾肿胀明显，浆膜高度充血，表面覆有脓性渗出物。

（3）坏疽性及穿孔性阑尾炎 是一种重型阑尾炎。阑尾病变进一步加剧，致阑尾管壁坏死或部分坏死，呈暗紫色或黑色。由于管腔梗阻或积脓，压力升高，加重管壁血运障碍，严重者发生穿孔，穿孔多发生在阑尾根部和近端；若穿孔后局部未能被大网膜包裹，感染扩散，可引起急性弥漫性腹膜炎。

（4）阑尾周围脓肿 急性阑尾炎化脓坏疽或穿孔时，大网膜可移至右下腹部，将阑尾包裹并形成粘连，形成炎性肿块或阑尾周围脓肿。

2. **急性阑尾炎的转归** 部分急性单纯性阑尾炎，经及时有效的药物治疗后炎症消退；若化脓、坏疽、穿孔后，阑尾炎被移行的大网膜包裹粘连，炎症局限化，形成阑尾周围脓肿；若炎症重，进展快，未及时手术切除，亦未能被大网膜包裹局限，炎症扩散，可发展为弥漫性腹膜炎；或细菌经血循环扩散至门静脉系统，引起化脓性门静脉炎、细菌性肝脓肿或感染性休克等。

【临床表现】

1. **健康史** 了解疾病发生的诱因，有无急性肠炎、慢性炎性肠病、蛔虫病等，以便做好预防指导。了解既往有无类似发作史，如属慢性阑尾炎急性发作，更应给患者解释手术的必要性。

2. **身体状况**

（1）症状 主要表现为腹部疼痛、胃肠道反应和全身反应。

1）腹痛 典型的腹痛发作始于上腹，逐步移向脐部，数小时（6~8 小时）后转移并局限在右下腹，70%~80%的患者具有典型的转移性腹痛的特点。不同类型的阑尾炎，腹痛特点不同：①单纯性阑尾炎仅有轻度隐痛；②化脓性阑尾炎表现为阵发性胀痛和剧痛；③坏疽性阑尾炎呈持续性剧烈腹痛；④穿孔性阑尾炎因阑尾腔压力骤减，腹痛可暂时减轻，但出现腹膜炎后，腹痛又呈持续加剧。

2）胃肠道反应 发病早期可有厌食、恶心或呕吐的发生，但程度较轻。有些患者可发生腹泻或便秘，如盆腔阑尾炎时，炎症刺激直肠和膀胱，引起排便次数增多、里急后重等症状。弥漫性腹膜炎可致麻痹性肠梗阻而表现为腹胀、排气排便停止。

3）全身表现　炎症重时可出现脉速、发热等中毒症状，但体温多在38℃以下。阑尾穿孔形成腹膜炎者，出现寒战、体温明显升高；若发生门静脉炎则可出现高热和轻度黄疸。

（2）体征

1）右下腹固定压痛　是急性阑尾炎的重要体征。压痛点通常位于麦氏点，而且位置固定。当炎症波及周围组织时，压痛范围亦相应扩大。

2）腹部包块　右下腹扪及压痛性包块，边界不清，固定。多见于阑尾周围脓肿形成者。

3）腹膜刺激征　包括压痛、反跳痛、腹肌紧张和肠鸣音减弱或消失等，是腹膜受到炎症刺激的一种防御性反应，常表示阑尾炎症加重。但小儿、老人、孕妇、肥胖、虚弱者或盲肠后位阑尾炎时，腹膜刺激征不明显。

4）间接体征　临床上还可以检查其他一些对阑尾炎的诊断有一定参考价值的体征，如结肠充气试验、腰大肌试验、闭孔内肌试验、直肠指诊等。

（3）特殊类型阑尾炎　①小儿急性阑尾炎：病情发展快且较重，穿孔率较高，并发症发生率和死亡率也相应较高。②妊娠期急性阑尾炎：炎症刺激子宫，易引起流产或早产，威胁母子安全。③老年人急性阑尾炎：因老年人对疼痛感觉迟钝，腹肌薄弱，防御减退，常并发心血管疾病、糖尿病等，使病情复杂严重，容易延误诊断和治疗。

【辅助检查】

1. 实验室检查　血白细胞计数和中性粒细胞比例增高。

2. 影像学检查　阑尾穿孔、腹膜炎时，腹部 X 线平片可见盲肠扩张和气液平面，可辅助诊断。超声或 CT 检查可见肿大的阑尾或脓肿。

【治疗要点】

急性阑尾炎诊断明确后，应及早行阑尾切除术；术前和术后应用有效抗菌药予以抗感染治疗。非手术治疗仅适用于早期单纯性阑尾炎或急性阑尾炎的诊断尚未明确，以及有手术禁忌证者。阑尾周围脓肿应先全身应用抗菌药治疗，促进脓肿的吸收，待肿块缩小局限、体温正常3个月后手术切除阑尾。如脓肿无局限趋势，则在应用抗菌药治疗的同时行脓肿切开引流手术，待3个月后再做Ⅱ期阑尾切除术。

七、肠梗阻

任何原因引起的肠内容物不能正常运行或通过发生障碍，均称为肠梗阻。作为常见的外科急腹症之一，肠梗阻不但可引起肠管本身解剖与功能上的改变，还可导致全身性生理上的紊乱，临床病象复杂多变。

【病因与分类】

1. 按肠梗阻发生的原因分类

（1）机械性肠梗阻 最为常见。是各种机械性原因导致的肠腔变窄而使肠内容物通过障碍。此种类型的肠梗阻临床最常见。主要包括：①肠腔堵塞，如结石、粪块、寄生虫、异物等；②肠管受压，如肠扭转、腹腔肿瘤压迫、粘连引起肠管扭转、腹外疝或腹内疝等；③肠壁病变，如肠肿瘤、肠套叠、先天性肠道闭锁等。

（2）动力性肠梗阻 发病较机械性肠梗阻少。是由于神经反射或毒素刺激引起肠壁肌肉功能障碍，使肠内容物无法正常通过。可分为：①麻痹性肠梗阻，见于急性腹膜炎、腹内手术、低钾血症等；②痉挛性肠梗阻，持续时间短且少，可继发于尿毒症、重金属中毒和肠功能紊乱等。

（3）血运性肠梗阻 是由于肠管局部血供障碍致使肠道功能受损，肠内容物通过障碍。较少见。如肠系膜血栓形成、栓塞或血管受压等。

2. 按肠壁血运有无障碍分类

（1）单纯性肠梗阻 只是肠内容物通过受阻，而无肠管血运障碍。

（2）绞窄性肠梗阻 是指梗阻并伴有肠壁血运障碍。除血运性肠梗阻外，还常见于绞窄疝、肠套叠、肠扭转等。

此外，肠梗阻还可按梗阻的部位分类，分为高位（如空肠上段）和低位（如回肠末端和结肠）肠梗阻；按梗阻的程度分类，分为完全性和不完全性肠梗阻；按梗阻发生的病程分类，分为急性和慢性肠梗阻。

上述肠梗阻的类型并非固定不变，随着病情的发展，某些类型的肠梗阻在一定条件下可以互相转换。

【病理生理】

1. 局部变化 急性肠梗阻时，初期梗阻以上肠段蠕动增强，以克服阻力，推动肠内容物通过梗阻部位；肠腔积气、积液导致肠管膨胀；梗阻以下肠管则空虚、瘪陷或仅存少量粪便。肠管膨胀又可影响肠壁微循环，抑制肠液的吸收，从而加剧气、液的积聚。梗阻时间越长，部位越低，肠膨胀越显著。随着梗阻近端肠腔迅速膨胀，肠壁压力不断升高并压迫肠管，最初主要为静脉回流受阻，肠壁水肿、充血，失去正常光泽，呈暗红色，出现散在出血点，腹腔和肠腔内有血性渗出液；若肠腔内压力继续升高，可引起动脉血运受阻，肠壁失去活力，呈紫黑色；最终肠管坏死，破溃穿孔。慢性肠梗阻时，可引起近端肠腔扩张，肠壁肥厚，多无血运障碍。

2. 全身变化

（1）体液丧失 肠梗阻发生后，由于不能进食及频繁呕吐，大量丢失胃肠道液体，尤以高位肠梗阻为甚。低位肠梗阻时，这些液体不能被吸收而潴留在肠腔内，同时由于组织缺氧，毛细血管通透性增加，致使液体自肠壁渗透至肠腔和腹腔，这些液体不能被吸收利用，即等于丢失于体外。体液的丢失伴随着电解质的丢失。高位肠梗阻因严重呕吐丢失了大量胃酸和氯离子，可引起代谢性碱中毒；低位肠梗阻由于钠、钾离子丢失多于氯离子，并且在脱水和缺氧的情况下，酸性代谢产物剧增，可引起严重的代谢性酸中毒，临床较多见。

（2）感染和中毒　由于梗阻以上的肠腔内细菌繁殖并产生大量毒素，同时肠壁通透性增强，细菌和毒素可以透过肠壁引起腹腔内感染，经腹膜吸收引起全身性感染和中毒。

（3）呼吸和循环功能障碍　肠腔内大量积气、积液引起腹内压升高，膈肌上抬，影响肺的通气及换气功能。腹内压的增高阻碍了下腔静脉血的回流，而大量体液的丧失、血液浓缩、电解质紊乱、酸碱平衡失调及细菌的大量繁殖、毒素的释放等均可导致微循环障碍，严重者可导致多器官功能衰竭。

【临床表现】

1. 症状

（1）腹痛　单纯机械性肠梗阻的特点是阵发性绞痛，这是由于梗阻部位以上的肠管剧烈蠕动引起的。疼痛发作时，患者自觉腹内有"气块"窜动，并受阻于某一部位，即梗阻部位，此刻绞痛最为剧烈，难以忍受。随病情的进一步发展，可演变为绞窄性肠梗阻，表现为持续性剧烈腹痛且间歇期缩短。麻痹性肠梗阻表现为全腹持续性胀痛。

（2）呕吐　与肠梗阻发生的部位、类型有关。早期呕吐多为反射性，呕吐物以胃液及食物为主。高位肠梗阻呕吐出现早且频繁，呕吐物主要为胃液、十二指肠液、胆汁；低位肠梗阻呕吐出现迟而少，呕吐物呈粪样；麻痹性肠梗阻的呕吐呈溢出性；绞窄性肠梗阻的呕吐物为血性或棕褐色液体。

（3）腹胀　程度与梗阻部位有关，症状发生时间较腹痛和呕吐迟。高位肠梗阻由于呕吐频繁，腹胀较轻；低位肠梗阻腹胀明显；绞窄性肠梗阻腹胀多为不对称；麻痹性肠梗阻则表现为均匀性全腹胀。

（4）停止排便、排气　完全性肠梗阻者多停止排便、排气，但在高位肠梗阻早期，由于梗阻以下肠腔内仍残存粪便、气体，可在灌肠后或自行排出，故不应因此排除肠梗阻。不完全性肠梗阻可有多次少量排便、排气；绞窄性肠梗阻可排血性黏液样便。

2. 体征

（1）局部　①视诊：机械性肠梗阻可见腹部膨隆、肠型和异常蠕动波；绞窄性肠梗阻可见不对称性腹胀；麻痹性肠梗阻腹胀均匀。②触诊：单纯性肠梗阻时可有轻度压痛但无腹膜刺激征；绞窄性肠梗阻时可有固定压痛和腹膜刺激征。③叩诊：麻痹性肠梗阻全腹呈鼓音；绞窄性肠梗阻腹腔有渗液时，可有移动性浊音。④听诊：机械性肠梗阻者肠鸣音亢进，有气过水声或金属音；麻痹性肠梗阻者肠鸣音减弱或消失。

（2）全身　肠梗阻患者由于体液丢失可出现相应的脱水体征，如皮肤弹性差、眼窝凹陷、尿少等。严重缺水或绞窄性肠梗阻时，可出现脉搏细速、血压下降、面色苍白、四肢发凉等休克征象。

3. 几种常见机械性肠梗阻的表现特点

（1）粘连性肠梗阻　是肠粘连或腹腔内粘连带压迫所致的肠梗阻，较为常见。主要病因是腹部手术造成腹腔内出血、损伤、感染和带入异物等因素，其次是腹腔内炎症、损伤、肿瘤等因素所致。肠粘连并非都引起肠梗阻，多有其诱发因素，如饮食不当、剧烈活动、体位突然改变等，使肠袢重量增加，肠袢被拉成锐角而导致梗阻。急性粘连性肠梗阻主要是机械性肠梗阻的表现，多数为单纯性，可以是不完全性或完全性梗阻，少数为绞窄性梗阻。

（2）肠扭转　是一段肠管沿其系膜长轴旋转而造成的闭袢性肠梗阻。同时肠系膜血管受压，肠扭转很容易发生绞窄、坏死。因肠扭转发生的部位不同，其临床表现各有特点。①小肠扭转：多见于青壮年，常在饱餐后立即进行剧烈活动而发病。起病急骤，表现为突发剧烈腹部绞痛，多在脐周围，常为持续性疼痛伴阵发性加重，患者往往不敢平卧，喜取膝胸位或蜷曲侧卧位，呕吐频繁，腹胀不明显，早期即出现休克。腹部可触及有压痛的肠袢。腹部X线检查符合绞窄性肠梗阻的表现。②乙状结肠扭转：多见于男性老年人，常有便秘习惯。临床表现除有腹部绞痛外，有明显腹胀，而呕吐一般不明显。若低压灌肠，往往不足500mL便不能灌入。钡剂灌肠X线检查见扭转部位钡剂受阻，尖端呈"鸟嘴"状。

（3）肠套叠　一段肠管套入其邻近肠管腔内称为肠套叠。也容易形成绞窄性肠梗阻。原发性肠套叠（急性肠套叠）好发于2岁以下的儿童，常与饮食性质改变引起的肠功能紊乱有关。最多见的为回肠末端套入结肠。肠套叠的三大典型症状是腹痛、血便和腹部肿块。表现为突然发生剧烈的阵发性腹痛，病儿哭闹不安、面色苍白、出汗，伴有呕吐和果酱样血便，腹部检查可扪及腊肠形肿块。空气灌肠显示空气在结肠内受阻。

（4）蛔虫性肠梗阻　是一种单纯机械性肠梗阻。多见于儿童，农村发病率较高，驱虫不当常为诱因。临床表现为阵发性脐周腹痛，伴呕吐，腹胀不明显，腹部可扪及条索状团块，肠鸣音可亢进或正常。少数肠道蛔虫堵塞的患者可发生肠扭转或肠壁坏死穿孔，蛔虫进入腹腔可引起急性腹膜炎。

【辅助检查】

1. 实验室检查

（1）血常规　肠梗阻患者出现脱水、血液浓缩时，可出现血红蛋白、血细胞比容及尿比重升高。绞窄性肠梗阻多有白细胞计数和中性粒细胞比例升高。

（2）血气分析及血清电解质检查　可了解电解质、酸碱失衡的情况。

2. X 线检查 一般在肠梗阻发生 4～6 小时，X 线立位平片可见胀气肠襻及多数阶梯状液平面。空肠胀气可见"鱼类骨刺"状的环形黏膜纹。绞窄性肠梗阻可见孤立、突出胀大的肠襻，不因时间而改变位置。

【治疗要点】

1. 非手术治疗 胃肠减压，纠正水、电解质紊乱及酸碱失衡，防治感染和中毒，中医中药治疗，低压空气或钡灌肠复位法等。

2. 手术治疗 肠粘连松解术、肠切开取出异物术、肠套叠或肠扭转复位术、肠切除肠吻合术、短路手术、肠造口或肠外置术等。

八、大肠癌

大肠癌包括结肠癌和直肠癌，是最常见的消化道恶性肿瘤之一，发病年龄在 40～60 岁。在我国以直肠癌发病率最高，其余依次为乙状结肠、盲肠、升结肠、横结肠和降结肠。

【解剖】

1. 结肠 结肠包括盲肠、升结肠、横结肠、降结肠和乙状结肠。成人结肠全长平均约 150cm（120～200cm）。结肠各部的直径不一，自盲肠端的 7.5cm 依次减为乙状结肠末端的 2.5cm。结肠有三个解剖标志，即结肠袋、肠脂垂和结肠带。结肠的肠壁分为浆膜层、肌层、黏膜下层和黏膜层。

2. 直肠 直肠位于盆腔的后部，平第 3 骶椎处上接乙状结肠，沿骶、尾骨前面下行。穿过盆膈转向后下，至尾骨平面与肛管相连，形成约 90° 的弯曲。上部直肠与结肠粗细相同，下部扩大成直肠壶腹，是暂存粪便的部位。直肠长度为 12～15cm，从外科解剖学观点将直肠分为上段直肠和下段直肠。直肠的肌层与结肠相同。

3. 肛管 肛管上自齿状线，下至肛门缘，长 1.5～2cm。肛管内层上部为移行上皮，下部为角化的复层扁平上皮。肛管为肛管内、外括约肌所环绕，平时呈环状收缩封闭肛门。

【病因】

大肠癌发生的确切病因尚不清楚，根据流行病学调查结果和临床观察分析，可能与以下因素有关：

1. 饮食习惯 大肠癌的发生与高脂肪、高蛋白和低纤维素饮食有一定相关性。此外，过多摄入腌制食品可增加肠道中致癌物质，诱发结、直肠癌。

2. 遗传因素 有 20%～30% 的大肠癌患者存在家族史，常见的有家族性多发性息肉病，此类人发生大肠癌的机会远高于正常人。

3. 癌前病变 多数大肠癌来自癌前病变，如绒毛状腺瘤、家族性肠息肉病、溃疡性结肠炎、克罗恩病及血吸虫性肉芽肿等。

【病理与分型】

1. 大体分型

（1）肿块型　肿瘤生长缓慢，转移较迟，恶性程度较低，预后较好。

（2）溃疡型　肿瘤分化程度低，转移出现早，是大肠癌最常见的类型。

（3）浸润型　转移较早，分化程度低，预后差。

2. 组织学分型

（1）腺癌　占大肠癌的大多数，预后较好。

（2）黏液癌　预后较腺癌差。

（3）未分化癌　易侵入小血管和淋巴管，预后最差。

3. 转移途径　直接蔓延、淋巴转移、血行转移、种植转移。

4. 临床分期　目前常采用我国 1984 年提出的 Dukes 改良分期。分为 4 期：①A 期：癌肿浸润深度限于肠壁内，未超出浆肌层，无淋巴结转移；②B 期：癌肿超出浆肌层，亦可侵入浆膜外或周围组织，但尚能整块切除，无淋巴结转移；③C 期：癌肿侵犯肠壁全层，伴有淋巴结转移；④D 期：癌肿已侵犯邻近脏器且有远处转移。

【临床表现】

1. 健康史　了解患者的年龄、性别、生活习惯及饮食嗜好，既往有无便血、排便习惯改变及溃疡性结肠炎等结直肠的慢性炎症；询问其家族中有无大肠癌或其他肿瘤病史。

2. 身体状况

（1）结肠癌　早期多无明显特异性表现，易被忽视。

1）排便习惯和粪便性状改变　常为首先出现的症状。多表现为大便次数增多，粪便不成形或稀便。可出现腹泻与便秘交替现象。常表现为血性、脓性或黏液性粪便。

2）腹痛　也是常见的早期症状。疼痛部位常不确切，程度多较轻，为持续性隐痛或仅为腹部不适或腹胀感。当癌肿并发感染时或肠梗阻时则腹痛加剧，甚至出现阵发性绞痛。

3）腹部肿块　肿块通常较硬，位于横结肠或乙状结肠的癌肿可有一定活动度。若癌肿穿透肠壁并发感染，可表现为固定压痛的肿块。

4）肠梗阻　多为晚期症状。一般呈慢性、低位、不完全性肠梗阻，表现为便秘、腹胀，有时伴腹部胀痛或阵发性绞痛，进食后症状加重。当发生完全性梗阻时，症状加剧，部分患者可出现呕吐，呕吐物为粪样。

5）全身症状　由于长期慢性失血、癌肿破溃、感染及毒素吸收等，患者可出现贫血、消瘦、乏力、低热等全身性表现。部分结肠癌穿透肠壁后，还可侵入其他空腔脏器，引起肠瘘和营养物质的流失，致使患者出现严重的水、电解质、酸碱平衡失调和营养不良等。

疾病发展至晚期，可出现恶病质。

由于癌肿病理类型和部位的不同，临床表现也有区别：①右半结肠癌以全身症状、贫血、腹部包块为主要表现；②左半结肠癌肿因多倾向于浸润型生长而引起环状缩窄，临床以肠梗阻、便秘、腹泻、便血等症状为显著。

（2）直肠癌　早期仅有少量便血或排便习惯改变，易被忽视。当病程发展并伴感染时，才出现显著症状。

1）直肠刺激症状　癌肿刺激直肠产生频繁便意，引起排便习惯改变，排便时常有肛门下坠、里急后重和排便不尽感。晚期可出现下腹部痛。

2）黏液血便　为直肠癌患者最常见的临床症状，80%～90%患者在早期即出现便血。癌肿破溃后，可出现血性和（或）黏液性大便，多附于粪便表面；严重感染时可出现脓血便。

3）粪便变细和排便困难　癌肿增大引起肠腔缩窄，表现为肠蠕动亢进、腹痛、腹胀、粪便变细和排便困难等慢性肠梗阻症状。

4）转移症状当癌肿穿透肠壁，侵犯前列腺、膀胱时，可发生尿道刺激征、血尿、排尿困难等；浸润骶前神经则发生骶尾部、会阴部持续性剧痛、坠胀感。女性直肠癌可侵及阴道后壁，引起白带增多；若穿透阴道后壁，则可导致直肠阴道瘘，可见粪质及血性分泌物从阴道排出。晚期出现肝转移时可有腹水、肝大、黄疸、贫血、消瘦、浮肿、恶病质等。

【辅助检查】

1. 直肠指检　是诊断直肠癌最直接和最重要的方法。在我国低位直肠癌占60%～75%，只需通过直肠指检便可初步了解癌肿与肛缘的距离、大小、硬度、形态及其与周围组织的关系。女性直肠癌患者应行阴道检查及双合诊检查。

2. 实验室检查

（1）大便隐血试验　为早期发现直肠癌的有效措施。可作为高危人群的初筛方法及普查手段。持续阳性者应行进一步检查。

（2）血液检查　CEA测定对大肠癌的诊断有一定价值，特异性不高，但有助于判断患者疗效及预后。一般而言，术前CEA明显升高者术后复发率较正常者高，预后差。

3. 影像学检查

（1）X线钡剂灌肠或气钡双重对比造影检查　是诊断结肠癌的重要检查方法，可观察到结肠壁僵硬，皱襞消失，存在充盈缺损及小龛影。但对直肠癌诊断价值不大。

（2）B超和CT检查　有助于了解直肠癌的浸润深度及淋巴转移情况；还可提示有无腹腔种植转移，是否侵犯邻近组织器官或肝、肺转移灶等。

4. 内镜检查　可通过直肠镜、乙状结肠镜或纤维结肠镜检查，观察病灶的部位、大小、形态、肠腔狭窄的程度等，并可在直视下获取活组织行病理学检查，是诊断大肠癌最有效、最可靠的方法。

【治疗要点】

大肠癌的治疗采用以手术切除为主的综合治疗。

1. 手术治疗

（1）结肠癌根治术　切除范围包括癌肿所在的肠袢及其所属系膜和区域淋巴结，具体术式有：①右半结肠切除术：适用于盲肠、升结肠、结肠肝曲癌；②横结肠切除术：适用于横结肠癌；③左半结肠切除术：适用于结肠脾区、降结肠癌；④乙状结肠癌的根治切除术：适用于乙状结肠癌。

（2）直肠癌根治术　切除范围包括癌肿及两端足够的肠段、受累器官的全部或部分及四周可能被浸润的组织。具体有：①局部切除术：适用于瘤体小、分化程度高、局限于黏膜或黏膜下层的早期直肠癌；②腹会阴联合直肠癌根治术（Miles 手术）：主要适用于腹膜返折以下的直肠癌，切除乙状结肠下部及其系膜和直肠全部、所属淋巴结及被侵犯的周围组织，将乙状结肠近端拉出，于左下腹行永久性人工肛门；③经腹腔直肠癌切除术（Dixon 手术）：适用于腹膜返折以上的直肠癌，切除乙状结肠和大部分直肠，直肠和乙状结肠行端端吻合；④经腹直肠癌切除、近端造口、远端封闭手术（Hartmann 手术）：适用于全身一般情况很差，不能耐受 Miles 手术，或急性梗阻不宜行 Dixon 手术患者。

（3）姑息性手术　癌肿发生转移或局部浸润无法根治但局部癌肿尚能切除者，可做癌肿肠段局部切除术。

（4）结肠癌并发急性肠梗阻　可做梗阻近端肠管与远端肠管吻合术，或梗阻近端做结肠造口术。

2. 其他　包括放射治疗、化学药物治疗、中医治疗和局部介入治疗等。

九、门静脉高压症

正常门静脉压力为 1.27 ~ 2.35kPa（13 ~ 24cmH_2O），门静脉高压症（portal hypertension）是指门静脉血流受阻、血液淤滞、门静脉系统压力增高，继而引起脾大及脾功能亢进、食管胃底静脉曲张或破裂出血、腹水等一系列表现的临床疾病。

【解剖】

门静脉主干由肠系膜上静脉和脾静脉汇合而成，为肝脏的主要供血来源，约占肝总血量的 75%，在肝门处分为左、右二支分别入左右半肝，其小分支和肝动脉小分支的血流汇合于肝小叶内的肝窦，然后流入肝小叶的中央静脉，再经肝静脉流入下腔静脉。因此，门静脉系位于两个毛细血管网之间：一端是胃、肠、脾、胰的毛细血管网，另一端是肝窦（肝的毛细血管网）。门静脉系与腔静脉系之间存在 4 个交通支：①胃底、食管下段交通支；②直肠下端、肛管交通支；③前腹壁交通支；④腹膜后交通支。其中，最主要的是胃底、食管下段交通支。这些交通支在正常情况下都很细小，血流量很少。

【病因】

门静脉的血流阻力增加，常是导致门静脉高压症的始动因素。根据门静脉血流阻力增加的部位，门静脉高压症可分为肝前型、肝内型和肝后型三大类。

1. 肝前型　门静脉分叉之前血流受阻，主要原因有：①感染、创伤导致门静脉主干内血栓形成；②门静脉主干的先天性畸形，小儿多见；③上腹部肿瘤对门静脉或脾静脉的浸润、压迫。

2. 肝内型　在我国最常见，占95%以上。根据血流受阻部位，又可分为窦前、窦后和窦型。窦后型和窦型最常见，以肝炎后肝硬化和酒精性肝硬化为主要病因；窦前型多由血吸虫病引起。

3. 肝后型　见于肝静脉主要流出道（包括肝静脉、下腔静脉甚至右心）的阻塞，如缩窄性心包炎、严重右心衰竭、布－加综合征（Budd – Chiari syndrome）。

【病理生理】

门静脉高压症形成后，可发生以下病理变化：

1. 脾淤血肿大、脾功能亢进　为最先出现的变化。门静脉血流受阻后，首先出现脾充血、肿大。脾窦长期充血发生脾内纤维组织增生、脾髓细胞再生，引起脾功能亢进，使血液中红细胞、白细胞和血小板计数均减少。

2. 静脉交通支扩张　由于门静脉无瓣膜，门静脉血流受阻、压力增高时，上述4个交通支开放并扩张，形成静脉曲张。其中，以胃底食管下段交通支承受压力差最大、静脉曲张改变最严重，当患者腹腔内压突然升高时，如咳嗽、呕吐、用力排便、负重等，可引起曲张静脉破裂，导致致命性大出血。直肠上、下静脉丛扩张可表现为痔。

3. 腹水　腹水的形成与毛细血管床的滤过压增高、肝淋巴液生成增多、低蛋白血症、醛固酮和垂体后叶分泌的抗利尿激素分泌增多等有关。

【临床表现】

1. 健康史　了解患者的年龄、性别、婚姻及吸烟、饮酒史；既往有无慢性肝炎、黄疸、腹水、肝性脑病、血液病、溃疡病等病史；有无易感染、黏膜及皮下出血、贫血等脾功能亢进的表现；是否存在腹腔内压力骤然升高、服用激素或非甾体类抗炎药、进食粗硬刺激性食物等诱因。

2. 身体状况

（1）症状

1）脾大、脾功能亢进　所有患者出现不同程度的脾大。在门静脉高压症的早期即可出现脾脏充血、肿大，程度不一，在左肋缘下可扪及，后期可伴有脾功能亢进。

2）呕血和黑便由食管胃底曲张静脉突然破裂发生大出血所致，属门静脉高压症最凶险的并发症，一次出血量可达1000~2000mL。肝功能损害导致的凝血功能障碍及脾功能亢进导致的血小板计数减少，使得患者一旦发生出血难以自止。此情况一旦发生，患者表现为呕吐暗红色血液或排出柏油样黑便。大出血、休克和贫血可致肝细胞严重缺氧坏死，极易诱发肝性脑病。

3）消化道症状 患者常伴有腹胀腹泻、恶心呕吐、食欲减退等消化和吸收功能障碍的表现。

4）其他 患者常有疲乏无力、体重下降、贫血、营养不良的表现，可伴有肝大、黄疸、蜘蛛痣、腹壁静脉曲张、痔等。

（2）体征 患者可出现黄疸、蜘蛛痣、肝掌、皮肤色素沉着等体征；腹水形成较多时患者可有腹部膨胀、腹壁静脉怒张，腹部触诊可扪及肿大的脾脏，移动性浊音阳性。

【辅助检查】

1. 常规检查 脾功能亢进时，血液白细胞及血小板计数减少。

2. 肝功能检查 常见血浆白蛋白水平降低而球蛋白增高，出现白、球蛋白比例倒置；活动性肝病还可见凝血酶原时间延长、血清转氨酶升高等。

3. 影像学检查 ①B超：可了解肝脏硬化的程度，脾脏的形态、大小，有无腹水及门静脉扩张；②食管吞钡X线检查：可发现食管和胃底静脉曲张的征象；③腹腔动脉（静脉相）或肝静脉造影：可确定门静脉受阻部位及侧支回流情况。

4. 内镜检查 是明确食管、胃底静脉曲张的重要手段，阳性率高于吞钡X线检查。急诊内镜检查，有助于明确呕血者的出血部位及鉴别出血的原因。

【治疗要点】

以内科综合治疗为重点，但发生食管、胃底曲张静脉破裂引起的上消化道大出血，肝硬化引起的顽固性腹水时必须外科手术处理。

1. 非手术治疗 并发急性上消化道出血的患者，原则上首先采取非手术治疗控制出血。具体措施：①紧急处理，包括患者绝对卧床休息、保持呼吸道通畅、快速输液或输血等；②应用三腔二囊管压迫止血；③应用止血和保肝药物；④采取介入疗法，如经颈静脉肝内门体分流术（TIPS）。

2. 手术治疗

（1）食管、胃底曲张静脉破裂出血的治疗 采用的手术方式有以下2类：

1）分流术 通过手术吻合血管的方法，使门静脉血液分流到压力较低的腔静脉内，以降低门静脉压力，制止出血。常用的分流手术包括门－腔静脉分流术、脾－肾静脉分流术、脾－腔静脉分流术、肠系膜上－下腔静脉分流术。因门静脉血的分流减少了肝的灌注量，以及肠道产生的氨被部分或全部吸收后不再经肝解毒而直接进入体循环，可引起肝性脑病，甚至肝昏迷。此外，由于门－腔静脉分流未能同时切除脾，而无法消除脾功能亢进；因此，此种手术仅适用于无活动性肝病及肝功能代偿良好者。

2）断流术　方式多、阻断部位及范围各不同，其中以贲门周围血管离断术最为有效，不仅离断了食管、胃底的静脉侧支，还保存了门静脉的入肝血流。适合于门静脉系统中无可供与体静脉吻合的通畅静脉、肝功能较差（child C 级）及不适合做分流术的患者。

（2）腹水的外科治疗　对肝硬化引起的顽固性腹水，有效的治疗方法是肝移植。其他疗法包括 TIPS 和腹腔－上腔静脉转流术，后者是利用胸腹腔间的压力差使腹水随呼吸有节律地流入上腔静脉。

（3）脾大合并脾功能亢进的治疗　明显的脾大合并脾功能亢进，多见于晚期血吸虫病患者，因肝功能多较好，单纯脾切除效果良好，因脾切除术主要用于消除脾功能亢进。

十、原发性肝癌

原发性肝癌是我国常见的恶性肿瘤之一，高发于东南沿海地区。以 40～50 岁多见，男女比例约为 2 : 1。

【病因】

原发性肝癌的病因尚未明确，目前认为与肝硬化、肝炎病毒感染、黄曲霉素污染、饮水污染等有关。

【病理】

肝癌的大体类型分为结节型、块状型、弥漫型和小肝癌型 4 种，以结节型多见。组织学分型分为肝细胞型肝癌、胆管细胞型肝癌和混合型 3 类，最常见的是肝细胞型，约占 90%。转移途径有肝内播散、血行转移、淋巴道转移、直接蔓延和腹腔种植性转移。

【临床表现】

1. 健康史　了解患者的年龄、性别、婚姻和职业，是否居住于肝癌高发区，有无肝炎、肝硬化；饮食和生活习惯，有无进食含黄曲霉菌的食品，有无亚硝胺类致癌物的接触史等；家族中有无肝癌或其他肿瘤患者；疼痛发生的时间、部位、性质、诱因和程度，疼痛是否位于右上腹，是否呈间歇性或持续性钝痛或刺痛，与体位有无关系，是否夜间或劳累时加重，有无牵涉痛；是否伴有消化道症状，如嗳气、腹胀；近期有无乏力、食欲减退等；有无其他部位肿瘤病史或手术史，有无其他系统伴随疾病；有无用（服）药史、过敏史等。

2. 身体状况

（1）症状

1）肝区疼痛　为最早、最常见、最主要的症状，多呈间歇性或持续性钝痛或刺痛。主要是由于肿瘤迅速生长，使肝包膜张力增加所致，左侧卧位明显，夜间或劳累时加重。位于肝右叶顶部的癌肿累及横膈时，疼痛可牵涉至右肩背部。

2）消化道和全身症状　常表现为食欲减退、腹胀、恶心、呕吐或腹泻等症状，易被忽视。可有不明原因的持续性低热或不规则发热，抗菌药治疗无效。早期，患者消瘦、乏力不明显；晚期，体重呈进行性下降。可伴有贫血、黄疸、腹水、下肢水肿、皮下出血等恶病质表现。肝癌破裂出血时，患者突然出现急性腹膜炎及内出血表现。

3）其他　患者还可出现肝性脑病、上消化道出血、癌肿破裂出血及继发性感染等并发症。

（2）体征　肝大，为中、晚期肝癌的主要临床体征。肝呈进行性肿大，质地较硬，表面高低不平，有明显结节或肿块。晚期患者可出现黄疸和腹水。

【辅助检查】

1. 甲胎蛋白（AFP）测定　是原发性肝癌普查、诊断及治疗后随诊的重要方法，阳性率约为90%，是目前诊断原发性肝癌最常用、最重要的方法。

2. 影像学检查

（1）B超检查　能发现直径为2～3cm或更小的病变，可显示肿瘤的部位、大小、形态及肝静脉或门静脉有无栓塞等。诊断正确率可达90%，是目前肝癌定位检查中首选的一种方法。

（2）CT和MRI检查　能显示肿瘤的位置、大小、数目及其与周围器官和重要血管的关系，有助于制定手术方案。

（3）肝动脉造影检查　属侵袭性检查手段。适用于定性诊断疑为肝癌而其他非侵入性定位诊断方法未能明确定位者、肝内占位病变使用非侵入性定位诊断方法未能鉴别诊断者。

3. 肝穿刺活组织检查　多在B超引导下行细针穿刺活检，具有确诊的意义；但有出血、肿瘤破裂和肿瘤沿针道转移的危险。

4. 其他　放射性核素扫描、腹腔动脉造影检查等；经各种检查未能确诊而临床又高度怀疑肝癌者，必要时可行腹腔镜探查以明确诊断。

【治疗要点】

以手术为主的综合治疗。

1. 手术治疗

（1）肝切除术　目前仍是治疗肝癌首选和最有效的方法。癌肿局限于一个肝叶内，可做肝叶切除；已累及一叶或刚及邻近肝叶者，可做半肝切除；若已累及半肝，但无肝硬化者，可考虑做三叶切除；位于肝边缘的肿瘤，亦可做肝段或次肝段切除或局部切除；对伴有肝硬化的小肝癌，可采用距肿瘤2cm以外切肝的根治性局部肝切除术。肝切除手术一般至少要保留30%的正常肝组织，对有肝硬化者，肝切除量不应超过50%。

（2）手术探查不能切除肝癌的手术　可做液氮冷冻、激光气化、微波或做肝动脉结扎插管，以备术后做局部化疗。也可经皮下植入输注泵、术后连续灌注化疗。

（3）根治性手术后复发肝癌的手术　肝癌根治性切除术后5年复发率在50%以上。

在病灶局限、患者尚能耐受手术的情况下，可再次施行手术治疗。复发性肝癌再切除是提高 5 年生存率的重要途径。

（4）肝移植 原发性肝癌是肝移植的指征之一，但术后极易复发，约 60% 患者在 6 个月内复发，预后差，一般不考虑。

2. 非手术治疗

（1）局部治疗 由于肝硬化、受肝功能的限制，一些小肝癌不能采取手术治疗，可在肿瘤局部注入药物或用加热和冷冻的方法杀灭癌细胞，对全身及肝功能影响小，多数患者可耐受。现采用较多的是 B 超引导下经皮穿刺肿瘤内注射无水酒精、微波加热、射频治疗等。

（2）肝动脉栓塞化疗（hepatic arterial chemoembolization，TACE） 原则上肝癌不做全身化疗。TACE 为不能手术切除肝癌者的首选治疗方法，经肝动脉插管化疗，同时做肝动脉结扎，可提高疗效。抗癌药物常选用氟尿嘧啶、丝裂霉素、阿霉素、顺铂等。经栓塞化疗后，癌组织坏死较明显，有些中晚期肝癌经治疗后肿瘤缩小，为二期手术创造了条件。但重复多次的肝动脉栓塞化疗能加重肝功能损害、食管静脉曲张出血及消化性溃疡。对有顽固性腹水、黄疸及门静脉瘤栓的患者则不适宜。

（3）放射治疗 对一般情况较好，肝功能尚好，不伴肝硬化，无黄疸、腹水，无脾功能亢进和食管静脉曲张，癌肿较局限，尚无远处转移而又不适于手术者，或手术后肝断面仍有残癌者，或手术切除后复发者，可采用放射为主的综合治疗。常用 ^{60} 钴、深部 X 线或其他高能射线照射。

（4）其他 还可采用免疫治疗、中医中药治疗、基因治疗等。

十一、胆道疾病

【解剖生理】

胆道系统起于肝内毛细胆管，其终末端与胰管汇合，开口于十二指肠乳头，包括肝内、外胆管、胆囊、Oddi 括约肌等部分。

1. 肝内胆管 起自于肝内的毛细胆管，逐级汇集成小叶间胆管、肝段、肝叶胆管及肝内部分的左右肝管，其行径与肝内动脉、门静脉及其分支分布及走行基本一致，三者由同一结缔组织鞘（Glisson 鞘）包裹。肝内胆管的左、右肝管为一级支，左内叶、左外叶、右前叶、右后叶胆管为二级支，各肝段胆管为三级支。

2. 肝外胆道

（1）左、右肝管及肝总管 肝内左、右肝管出肝后，于肝门处汇合形成肝总管。左肝管细长，长 2.5～4cm，与肝总管间形成约 90° 的夹角；右肝管粗短，长 1～3cm。在肝门处，一般是左、右肝管在前，肝左、右动脉居中，门静脉左、右主干在后；左、右肝管的汇合点位置最高，左、右门静脉主支的分叉点稍低；肝左、右动脉的分叉点最低。肝总管直径为 0.6 ~ 0.8cm，其下端与胆囊管汇合形成胆总管。

（2）胆囊和胆囊管　胆囊外观呈梨形，位于肝脏面的胆囊窝内，长 8.0 ~ 12.0cm，宽 3 ~ 5cm，容积 40 ~ 60mL，分为底、体、颈三部分，底部为盲端，向左上方延伸为体部，体部向前上弯曲变窄形成胆囊颈，三者间无明显界限。颈上部呈囊性扩大，称 Hartmann 袋，胆囊结石常滞留于此处。胆囊管由胆囊颈延伸而成，长 2 ~ 3cm，直径 0.2 ~ 0.4cm。胆囊起始部内壁黏膜形成螺旋状皱襞，称 Heister 瓣。胆囊管、肝总管、肝下缘所构成的三角区称为胆囊三角（Calot 三角）。胆囊动脉、肝右动脉、副右肝管在此区穿过，是胆道手术极易发生误伤的区域。

（3）胆总管　肝总管下端与胆囊管汇合形成胆总管，长 7.0 ~ 9.0cm，直径 0.6 ~ 0.8cm。80% ~ 90% 的人的胆总管与主胰管在肠壁内汇合，膨大形成胆胰壶腹，亦称乏特（Vater）壶腹。壶腹周围有 Oddi 括约肌包绕，末端通常开口于十二指肠大乳头。Oddi 括约肌主要包括胆管括约肌、胰管括约肌和壶腹括约肌，它具有控制和调节胆总管和胰管的排放，以及防止十二指肠内容物反流的重要作用。

胆道系统具有分泌、贮存、浓缩与输送胆汁的功能，对胆汁排放进入十二指肠具有重要的调节作用。

【辅助检查】

随着影像学诊断技术的不断发展提高，胆道疾病的诊断有了明显的改善，目前常用的特殊检查主要有以下几种：

1. 超声检查　B 超是胆道疾病的首选诊断方法，是一种安全、快速、简便、经济且准确的检查方法，在胆囊结石、胆囊炎、胆道肿瘤、胆道蛔虫、胆道畸形及黄疸的鉴别诊断中有重要的价值，手术中 B 超可提高肝脏疾病的诊断率。检查前患者应禁食 12 小时，禁饮 4 小时。超声检查应在钡餐造影和内镜检查之前或钡餐检查 3 日之后进行，以免影响检查效果。

2. 放射学检查

（1）腹部 X 线平片　15% 的胆囊结石患者可在腹部平片上显影。因其显示率较低，一般不作为常规检查手段。

（2）口服法胆囊造影（oral cholecystography，OC）　口服碘番酸经肠道吸收后进入肝脏并随胆汁排入胆囊，经胆囊浓缩后可以显示胆囊影像。正常胆囊脂餐后，胆囊影缩小至原来的 1/2 以上。由于该检查结果受多种因素影响，故近年来已逐渐被 B 超检查所替代。

（3）静脉法胆道造影（intravenous cholangiography，IVC）　造影剂经肝脏分泌的胆汁排入胆道，可使胆道在 X 线下显影。该法可用于观察胆管有无狭窄、扩张、充盈、缺损等病理改变。该方法可受多种因素影响而显影率较低，故现已被核素胆道造影、内镜逆行胰胆管造影、经皮肝穿刺胆管造影等方法所取代。

（4）经皮肝穿刺胆管造影（percutaneous transhepatic cholangiography，PTC）　在 X 线透视或 B 超引导下，利用特制穿刺针经皮肤经肝穿刺将造影剂直接注入肝内胆管，显示整个胆道系统。该法为有创检查，有发生胆漏、出血、胆道感染等并发症的可能，故术前应检查凝血功能及注射维生素 K2～3 天，30% 泛影葡胺 1mL 做碘过敏试验，做普鲁卡因过敏试验，必要时应用抗生素。术前晚服缓泻剂，术晨禁食。术后注意观察并发症的发生。

（5）内镜逆行胰胆管造影（endoscopic retrograde cholangiopancreatography，ERCP）　在纤维十二指肠镜直视下，找到十二指肠乳头，由活检管道内插入造影导管至乳头开口部，注入造影剂后行逆行造影，以显示胰胆管。目的是诊断胆道及胰腺疾病，取活体组织做活检，收集十二指肠液、胆汁和胰液做理化及细胞学检查，取出胆道结石。适应证：胆道疾病伴有黄疸；疑为胆源性胰腺炎、胆胰或壶腹部肿瘤；胆胰先天性异常者。由于该方法可能诱发急性胰腺炎和胆管炎等并发症，故术后及次日早晨各测血清淀粉酶 1 次，并注意观察有无发热、腹痛、腹膜刺激征等现象，发现异常应及时处理。

（6）CT、MRI　属于无创检查，具有成像无重叠、对比分辨率高的特点，能清晰地显示肝、胆、胰的形态和结构，其内结石、肿瘤或梗阻的情况。但其费用高，主要适用于 B 超检查诊断不清而又怀疑肿瘤的患者。

（7）术中及术后胆管造影　胆道手术时，可经胆囊管插管至胆总管做胆道造影。目的是检查胆道有无残余结石、狭窄、异物，了解胆总管下端或胆肠吻合口通畅与否。

3. 核素扫描检查　为无创检查，辐射剂量小，对患者无损害。将放射性药物经静脉注射，其踪迹经肝脏分泌，随胆汁进入胆道，用 γ 相机或单光子束发射计算机断层扫描仪连续摄影，做动态观察。适用于肝内、外胆管及肝脏病变的检查，如肝内胆管结石、急慢性胆囊炎、胆道畸形、胆道术后观察及黄疸的鉴别诊断。

（一）胆囊炎

胆囊炎是较常见的疾病，发病率较高。根据其临床表现和临床经过，又可分为急性胆囊炎和慢性胆囊炎两种类型，常与胆石症合并存在。

急性胆囊炎是指胆囊发生的急性化学性和（或）细菌性炎症，约 95% 的患者合并有胆囊结石，称急性结石性胆囊炎；少部分未合并结石的患者，称急性非结石性胆囊炎。

慢性胆囊炎大多数继发于急性胆囊炎，是急性胆囊炎反复发作的结果，有 70%～95% 合并胆囊结石。

【病因病理】

1. 急性结石性胆囊炎

（1）常见原因　①胆囊管的梗阻：结石嵌顿或突然阻塞胆囊管或者胆囊颈，嵌顿的结石可直接导致受压部位的黏膜炎症，致使胆汁排出受阻，胆汁淤积、浓缩，其中高浓度的胆汁酸盐具有细胞毒性，可导致细胞损害，加重黏膜的炎症、水肿甚至坏死。②细菌感染：继发性感染多见，致病菌主要以革兰阴性杆菌多见，其中以大肠杆菌最常见，其他有绿脓杆菌、肠球菌等，厌氧菌感染也较常见。致病菌通过胆道侵入胆囊，或者经血液循环或者淋巴途径侵入胆囊。

（2）病理类型　①急性单纯性胆囊炎：表现为因病变导致胆囊管梗阻，胆囊肿大及压力升高，黏膜充血水肿、渗出增加。②化脓性胆囊炎：炎症继续加重，累及胆囊壁，导致胆囊壁水肿、血管扩张，甚至浆膜面有纤维素和脓性渗出物。③坏疽性胆囊炎：若胆囊内的梗阻未解除，压力继续升高，压迫胆囊壁导致血液循环障碍，引起胆囊缺血坏疽。④胆囊穿孔：胆囊壁发生血供障碍时，可致囊壁坏死穿孔，导致胆汁性腹膜炎。穿孔部位常为胆囊颈和底部。

2. 慢性胆囊炎　大多数继发于急性胆囊炎。急性胆囊炎反复发作，胆囊壁有炎性细胞浸润和纤维组织增生，胆囊壁增厚；长此以往，胆囊萎缩，失去收缩和浓缩胆汁的功能，并与周围组织粘连。

【临床表现】

1. 急性结石性胆囊炎

（1）症状　女性多见，50岁以前男女之比为1：3，50岁以后为1：1.5，男女发病率随年龄的变化而变化。急性发作的典型表现为发病初期有中上腹和右上腹阵发性绞痛，常在饱餐、进食油腻食物后，或者夜间发作。并有右肩胛下区的放射痛。常伴恶心和呕吐、轻度发热无寒战，少数患者可有轻度黄疸，白细胞计数常有轻度增高。如病变发展为胆囊坏疽、穿孔，导致胆汁性腹膜炎时，全身感染症状可明显加重，并可出现寒战高热、脉搏增快，白细胞计数和中性粒细胞比例明显增加。

（2）体征　右上腹有不同程度的压痛、反跳痛及肌紧张，墨菲（Murphy）征阳性，有的患者在中、右上腹可摸及肿大和触痛的胆囊。如胆囊病变慢，可因大网膜粘连包裹胆囊，形成边界不清、固定的压痛性包块；如病变发展迅速，胆囊发生坏疽、穿孔，此时局部体征有右上腹压痛和肌紧张的范围扩大、程度加重，发展为弥漫性腹膜炎的表现。

2. 慢性胆囊炎　常不典型，多数患者有典型胆绞痛史。表现为腹胀不适、厌食油腻、嗳气等消化不良症状及右上腹和肩背部隐痛。体检示右上腹轻压痛。

【治疗要点】

1. 急性结石性胆囊炎　采用手术治疗是急性结石性胆囊炎的最终疗法，但是手术时机及手术方式的选择应根据患者的具体情况而定。对症状较轻微的急性单纯性胆囊炎，可考虑先用非手术疗法控制炎症，待进一步查明病情后进行择期手术；对较重的急性化脓性或坏疽性胆囊炎或胆囊穿孔，应及时进行手术治疗。

（1）非手术疗法　包括禁食、解痉镇痛、抗生素的应用、纠正水电解质和酸碱平衡失调，以及全身的支持疗法。在非手术疗法治疗期间，必须密切观察病情变化，如症状和体征有发展，应及时改为手术治疗。

（2）手术治疗

1）手术时机的选择　发病在48～72小时以内者，经非手术治疗无效且病情恶化者，出现胆囊穿孔、弥漫性腹膜炎、急性化脓性胆管炎或急性坏死性胰腺炎等并发症者，应采取急诊手术。但是对于老年患者或伴有其他疾病的患者，应争取在患者处于最佳状态时行择期手术。

2）手术方式　常用的手术方式有两种：一种是胆囊切除术，在急性期胆囊周围组织水肿，解剖关系常不清楚，操作必须细心，以免误伤胆管和邻近重要组织。另一种是胆囊造口术，主要应用于一些老年患者，一般情况较差或伴有严重的心肺疾病，估计不能耐受胆囊切除手术者；有时在急性期胆囊周围解剖不清而致手术操作困难者，也可先做胆囊造口术。胆囊造口术可在局麻下进行，其目的是采用简单的方法引流胆囊炎症，使患者度过危险期，待其情况稳定后，一般于胆囊造口术后3个月，再做胆囊切除以根治病灶。对胆囊炎并发急性胆管炎者，除做胆囊切除术外，还须同时做胆总管切开探查和T管引流。

2. 慢性胆囊炎　症状明显且伴结石者行胆囊切除术。症状轻且无结石者可先非手术治疗，用抗生素控制感染，待症状缓解后有计划地择期手术。对年老体弱不能耐受手术者，可采用非手术疗法，包括限制油腻饮食，服用消炎、利胆、解痉药物，也可应用中草药、针刺疗法等。

（二）胆石症

胆石症（cholelithiasis）指发生在胆囊和（或）胆管的结石。在我国属于常见病、多发病。

【病因】

目前认为胆石症主要与以下因素有关：①胆道感染：各种原因所致的胆汁滞留、细菌或寄生虫入侵胆道而致感染。胆汁内的大肠杆菌产生的 β 葡萄糖醛酸酶使可溶性的结合胆红素水解为游离胆红素，后者与钙结合形成胆红素钙，进而积聚、沉淀，形成胆色素结石。②代谢异常：正常情况下，胆汁内的主要成分为胆盐、卵磷脂和胆固醇，保持相对高的浓度而又呈溶解状态。其中胆固醇一旦代谢失调，即可使胆固醇呈过饱和状态，析出结晶，沉淀为胆固醇结石。

【分类】

1. 胆结石分类　按结石的组成成分分类，胆结石分为胆固醇结石、胆色素结石和混合性结石。

（1）胆固醇结石　以胆固醇为主要成分，占结石总数的50%，其中以胆囊结石多见，占结石总数的80%。结石呈白黄、深灰黄色或黄色，质硬，呈多面体、圆形或椭圆形。

（2）胆色素结石　以胆红素为主，占结石总数的37%，其中75%的胆色素发生于胆管。结石呈棕黑色或棕褐色，大小不一，为粒状或长条形，质软，松散不成形者为泥沙样结石。

（3）混合性结石 由胆红素、胆固醇、钙盐等多种成分混合而成，占结石总数的6%，其中发生于胆囊的约60%，其余在胆管。结石剖面呈层状。

2. 胆管结石分类 根据病因不同，胆管结石（choledocholithiasis）可分为原发性和继发性胆管结石；根据结石所在的部位不同，可分为肝外胆管结石和肝内胆管结石。

【病理生理】

1. 肝外胆管结石 多位于胆总管下端，其病理改变主要为：①胆管梗阻：多为不完全性梗阻，梗阻近侧的胆管出现不同程度的扩张、管壁增厚、胆汁淤积；②继发性感染：胆管发生梗阻后，胆管壁出现充血、水肿、炎性渗出，导致梗阻加重，继发化脓性感染；③肝细胞损害：胆道的化脓性炎症可致肝细胞坏死或肝脓肿形成；④胆源性胰腺炎：胆石嵌顿于胆总管壶腹部时，致胰液排出受阻甚至逆流，可引起胰腺炎。

2. 肝内胆管结石 可广泛分布于两叶，左叶明显多于右叶，也可局限于一叶肝内胆管。肝内胆管结石者多合并肝外胆管结石，除具备肝外胆管结石的病理改变外，还可具有肝内胆管狭窄、胆管炎或肝胆管癌的病理变化。

【临床表现】

胆管结石的临床表现取决于有无感染及梗阻，一般平时可无症状，患者也可出现如上腹隐胀不适、呃逆、嗳气等非特异性消化道症状，若结石阻塞胆管并继发感染时，患者的典型表现为夏柯（Charcot）三联征，即腹痛、寒战高热和黄疸。

1. 症状

（1）肝外胆管结石 ①腹痛：位于剑突下或右上腹部，呈阵发性、刀割样绞痛，或持续性疼痛伴阵发性加剧。疼痛向右后肩背部放射，伴有恶心、呕吐。②寒战、高热：胆管梗阻继发感染后，出现寒战、高热，体温可高达39~40℃，呈弛张热。③黄疸：结石堵塞胆管后，胆红素逆流入血，患者出现黄疸。黄疸的轻重程度与梗阻的程度、是否继发感染及阻塞的结石是否松动有关，因此临床上黄疸多呈间歇性和波动性变化。

（2）肝内胆管结石 单纯性肝内胆管结石可无症状或有肝区和患侧胸背部持续性胀痛，合并感染时除有 Charcot 三联征外，还易并发胆源性肝脓肿、胆管支气管瘘；感染反复发作可导致胆汁性肝硬化、门静脉高压症等，甚至并发肝胆管癌。

2. 体征 肝外胆管结石表现为剑突下或者右上腹部有深压痛，如胆管内压过高、感染严重者可出现不同程度和范围的腹膜刺激征象，并可出现肝区叩痛，常可触及肿大的胆囊，有触痛。单纯的肝内胆管结石仅表现为肝区不对称性肿大，伴压痛及叩击痛。

【治疗要点】

1. 手术治疗 胆管结石的治疗以手术治疗为主。

（1）胆总管探查或切开取石、T 管引流术　单纯胆管结石，胆管上、下端通畅，无狭窄或其他病变者适用此术。

（2）胆总管空肠 Roux‑en‑Y 吻合术　适用于胆总管下端梗阻致胆总管扩张、胆胰汇合部异常致胰液直接流入胆管、胆管已部分切除无法再吻合者。

（3）经内镜 Oddi 括约肌切开取石术　胆石嵌顿于壶腹部和胆总管下端良性狭窄者适用此术。

2. 非手术治疗

（1）一般治疗　胆管结石并发感染症状较轻时可采取禁食、胃肠减压、补液、记出入水量、抗生素控制感染、解痉止痛等措施，症状控制后再行择期手术治疗。

（2）取石、溶石　术后胆管内出现残留结石者，可在窦道形成后拔除 T 管，可经 T 管窦道插入纤维胆道镜直视下取石。对于难以取净的结石，可经 T 管灌注溶石药物溶石。

（3）中西医结合疗法　可用消炎利胆类中药、针灸等方法治疗。

（三）急性梗阻性化脓性胆管炎

急性胆管炎是细菌感染引起的胆道系统的急性炎症，大多是在胆道梗阻的基础上，如若梗阻没有解除，感染未被控制，病情进一步发展，则发展为急性梗阻性化脓性胆管炎（acute obstructive suppurative cholangitis，AOSC），亦称急性重症型胆管炎（acute cholangitis of severe type，ACST）。急性胆管炎和 AOSC 是同一疾病的两个不同发展阶段。

【病因】

在我国，AOSC 最常见的原因是肝内外胆管结石，其次为胆道蛔虫和胆管狭窄。在国外，恶性肿瘤、胆道良性病变引起狭窄、先天性胆道解剖异常等较为常见。

【病理生理】

本病的基本病理改变是胆管完全梗阻和胆管内的化脓性感染，梗阻可发生于肝内和（或）肝外胆管。完全梗阻后引起梗阻以上胆管扩张，胆管壁充血、水肿、增厚；黏膜糜烂，形成溃疡；肝脏充血、肿大、肝细胞肿胀、变性，肝内胆小管内胆汁淤积。继发感染后，胆管腔内充满脓性胆汁；胆道内压力升高，当升至 1.96kPa（20cmH$_2$O）时，胆管内细菌和毒素可渗出至腹腔淋巴管；超过 3.92kPa（40cmH$_2$O）时，胆管内细菌和毒素即可逆行入肝窦，造成肝急性化脓性感染、肝细胞坏死，并发多发性胆源性细菌性肝脓肿。胆小管破裂可与门静脉形成瘘，引起胆道出血。少数患者的脓性胆汁穿越破碎的肝细胞进入肝静脉，再进入肺内，导致肺内发生胆砂性血栓。大量细菌、毒素进入胸导管、血循环，可导致脓毒症和感染性休克，甚至发生多脏器功能障碍或衰竭。

【临床表现】

1. 症状　患者多有胆道疾病或胆道疾病手术史。一般起病急骤，突然发作剑突下和（或）右上腹部持续性疼痛，伴恶心、呕吐，继而出现寒战和发热，半数以上的患者有黄疸。典型的患者均有腹痛、寒战及发热、黄疸等 Charcot 三联征，近半数患者出现神志淡漠、烦躁不安、意识障碍、血压下降等征象。

（1）腹痛　本病的首发症状。常有反复发作的病史。疼痛的部位一般在剑突下和（或）右上腹部，为持续性疼痛阵发性加重，可放射至右侧肩背部。

（2）寒战、高热　是最常见的症状，体温持续升高，达 39～40℃，或更高，呈弛张热。

（3）休克　少数患者因病情危重，出现感染性休克症状，如脉搏细速，可达 120 次/分，血压下降。

（4）神经系统症状　神志淡漠、嗜睡、神志不清，甚至昏迷。

（5）黄疸　其发生率约占 80%。黄疸出现与否及黄疸的程度，取决于胆道梗阻的部位和梗阻持续的时间。

（6）消化道症状　恶心及呕吐是 Charcot 三联征以外常见的伴发症状。

2. **体征**　急性病容，腹部触诊有不同程度及范围的腹膜刺激征，墨菲征阳性，肝区叩击痛阳性，肝外梗阻者胆囊肿大。若不及时治疗，可导致患者死亡。

【治疗要点】

紧急手术抢救患者生命。迅速解除胆道梗阻并置管引流，达到有效减压和减轻感染的目的。通常采用胆总管切开减压、取石、T 管引流术。

（四）胆道蛔虫症

胆道蛔虫症（biliary ascariasis）是指胆道蛔虫上行钻入胆道后所引起的一系列临床症状。多发于儿童和青少年，农村的发病率高于城市。

【病因病理】

蛔虫寄生于小肠中、下段，偶尔进入上消化道，当胃肠功能紊乱、饥饿、发热、妊娠、驱虫不当等原因使肠道内环境发生变化时，蛔虫可上窜进入十二指肠，如遇 Oddi 括约肌功能失调，蛔虫可钻入胆道，引起患者出现胆绞痛、胆道感染或是形成结石，甚至钻入胆囊的蛔虫还可引起胆囊穿孔。

【临床表现】

1. **症状**　腹痛是本病的主要症状，常位于剑突下的中上腹，呈阵发性钻顶样剧烈绞痛。患者辗转反侧、坐卧不安、大汗淋漓；常采取弯腰屈膝体位，以手按腹，呻吟不止。一般疼痛持续数分钟或 10 余分钟后缓解，发作过后缓解期患者可毫无症状如同常人或轻度右上腹隐痛。这种发作时剧痛难忍和间歇期如同常人的明显差别，是本病的特点之一。腹部绞痛的同时，常伴恶心、呕吐或干呕，呕吐物为胃内容物和胆汁，约 1/3 患者吐出蛔虫，后者对本病的诊断具有特殊价值。部分患者整个虫体进入胆管亦可无痛。无或仅轻度黄疸是本病的另一特点。因为虫体圆滑活动，不易完全堵塞胆道。20% 的患者后期继发感染及炎症引起胆管梗阻，可伴有明显黄疸。寒战、发热多发生于发病 24 小时后伴胆道感染者。

2. 体征　本病早期剑突下或右上腹仅有轻微固定压痛，无反跳痛及肌紧张。严重的症状、轻微的体征是本病的又一特点。皮肤及巩膜可有轻度黄染。如压痛范围扩大，需警惕继发胆道感染的可能。

【治疗要点】

以非手术治疗为主，主要目的是解除胆道及 Oddi 括约肌痉挛、缓解疼痛、排出钻入胆管内的蛔虫、预防和治疗感染及驱蛔治疗。

1. 解痉止痛　疼痛发作时可注射阿托品或山莨菪碱（654 - 2）等抗胆碱能药，可使平滑肌松弛，解除胆管痉挛；必要时可使用哌替啶。

2. 利胆驱虫　乌梅丸（汤）、食醋、30% 硫酸镁、经胃管灌注氧气等亦有驱虫镇痛作用。

3. 内镜治疗　ERCP 不仅有利于该病的诊断，还能进行有效的治疗。

十二、急性胰腺炎

胰腺炎是胰腺因胰蛋白酶的自身消化作用而引起的疾病。急性胰腺炎（acute pancreatitis，AP）是指多种病因引起的胰酶激活，继以胰腺局部炎症反应为主要特征，伴或不伴有其他器官功能改变的疾病，是临床上常见的急腹症之一。临床上可分为轻症急性胰腺炎（MAP）和重症急性胰腺炎（SAP）；按病理变化，又可分为急性水肿性胰腺炎和急性出血坏死性胰腺炎。

【病因】

急性胰腺炎的病因较复杂，胆道疾病和急性酒精中毒分别是我国和西方国家最常见的病因。

1. 胆道疾病　胆道结石、急性和慢性胆囊炎或胆管炎、胆道蛔虫症等均可引起急性胰腺炎，又称胆源性急性胰腺炎（biliary acute pancreatitis）。

2. 酒精中毒和饮食不当　酒精和高蛋白、高脂肪食物可刺激胃酸分泌，进而使促胰液素和胰液、胰酶分泌增多，并引起十二指肠乳头水肿和 Oddi 括约肌痉挛，导致胰管内压增高，胰液引流受阻，导致胰腺炎的发生。

3. 代谢异常　5% ~20% 的急性胰腺炎患者存在高脂血症。甲状旁腺功能亢进或其他原因可致高钙血症，后者可以刺激胰酶分泌和活化，引起胰管内钙盐沉积，胰管钙化和形成结石，堵塞胰管。

4. 十二指肠反流　当十二指肠内压力增高时，十二指肠液可向胰管内逆流，其中的肠激酶等物质可激活胰液中各种酶，导致胰腺组织自身消化。

5. **其他** 某些药物可以导致急性胰腺炎，如磺胺、噻嗪类药物、糖皮质激素、农用杀虫剂中毒等；上腹部外伤、手术可直接或间接损伤胰腺组织，尤其是 ERCP 也可能导致胰腺损伤，并发急性胰腺炎；某些特异性感染性疾病如腮腺炎病毒、肝炎病毒、伤寒杆菌等感染，可能累及胰腺。此外，暴饮暴食、内分泌和遗传因素等也可能是胰腺炎的发病因素。

【病理生理和分类】

包括局部和全身性病理生理改变。胆汁、胰液反流或胰管内压增高，使胰腺导管破裂、上皮受损，胰液中的胰酶被激活而起自身消化作用，出现胰腺充血、水肿及急性炎症反应。SAP 患者胰腺及其周围组织有出血和坏死，并导致多器官功能受损。

根据急性胰腺炎所致的病理生理变化程度，急性胰腺炎可分为单纯水肿性胰腺炎和出血坏死性胰腺炎。

【临床表现】

1. **健康史** 患者的饮食习惯，有无嗜油腻、饮酒或酗酒，发病前有无暴饮暴食，既往有无胆道疾病等。

2. **身体状况**

（1）症状

1）腹痛 是急性胰腺炎的主要症状，常在饱餐后或饮酒后突然发作，位于上腹部正中或偏左，常向腰背部放射，有时呈束带状。

2）腹胀、恶心、呕吐 与腹痛同时存在。多数患者有此症状，发作频繁。早期为反射性，呕吐物为食物、胆汁；晚期是由于麻痹性肠梗阻引起，呕吐物为粪样。如呕吐蛔虫者，多为并发胆道蛔虫病的胰腺炎。酒精性胰腺炎者的呕吐常于腹痛时出现，胆源性胰腺炎者的呕吐常在腹痛发生之后。

3）其他 ①黄疸：约20%的患者于病后1~2天，出现不同程度的黄疸。②发热：多为中度热，38~39℃，一般3~5天后逐渐下降；但重型者体温可持续多日不降，提示胰腺感染或脓肿形成，并出现中毒症状；严重者可体温不升，合并胆管炎时可有寒战、高热。③低血压及休克：临床常见于重症急性胰腺炎。极少数患者休克可突然发生，甚至猝死。④全身并发症：包括肺不张、胸腔积液、呼吸衰竭、少尿和急性肾功能衰竭、消化道出血、胰性脑病等。

（2）体征 轻症者中上腹仅为轻压痛。出血坏死性胰腺炎者压痛明显，腹膜刺激征明显，叩诊可有移动性浊音；肠鸣音减弱或消失，出现 Grey – Turner 征和 Cullen 征。出现 ARDS 时，可出现呼吸增快、呼吸音减弱、发绀等表现。

【辅助检查】

1. **实验室检查**

（1）血清淀粉酶 在发病3~12小时即开始升高，24~48小时达高峰，2~5天后逐渐降至正常。升高若超过 500U/dl（正常值 40～180 U/dl，Somogyi 法），即提示本病。但其高低与病变的严重程度不一定成正比。

（2）尿淀粉酶　尿淀粉酶在发病 24 小时才开始上升，48 小时达高峰，下降较缓慢，1～2 周恢复正常。尿淀粉酶若超过 300U/dl（正常值 80～300 U/dl，Somogyi 法），具有诊断意义。可测定 24 小时尿中的淀粉酶排出量和尿淀粉酶与肌酐排出的比例，以提高正确率。

（3）血生化检查　血清钙能反映病情的严重性和预后，当血钙低于 2.0mmol/L（8mg/dl），常预示病情严重。血糖早期升高系肾上腺皮质激素的应激反应，胰高血糖素代偿性分泌增多所致，后期则为胰岛破坏、胰岛素分泌不足所为。血气分析指标异常。

2. 影像学检查

（1）腹部 B 超　首选，可发现胰腺肿胀，同时有助于判断有无胆道疾病。

（2）胸、腹部 X 线平片　可见横结肠、胃十二指肠明显充气扩张，左侧膈肌升高，左胸腔积液等。

（3）腹部 CT 检查　对急性胰腺炎有重要的诊断价值。有助于明确坏死部位、胰外侵犯程度和诊断。

3. 腹腔穿刺　对有腹膜炎体征而诊断困难者可行腹腔穿刺。穿刺液行淀粉酶测定，若明显高于血清淀粉酶水平，表示胰腺炎严重。

【治疗要点】

急性胰腺炎患者尚未继发感染者，均首先采用非手术治疗；急性出血坏死性胰腺炎继发感染者，需采用手术治疗。

1. 非手术治疗　目的是减少胰腺分泌。具体措施包括：①禁食与胃肠减压：可减少胰酶和胰液的分泌，还可减轻恶心、呕吐和腹胀。一般为期 2～3 周。②补液、防治休克：根据病情，快速经静脉输入晶体液、血浆、人体白蛋白等。③抑制胰腺分泌及抗胰酶疗法：可应用抑制胰腺分泌或胰酶活性的药物。抑肽酶有抑制胰蛋白酶合成的作用；生长抑素如奥曲肽能有效抑制胰腺的外分泌功能，因其价格昂贵，可用于病情较严重的患者；H_2 受体阻滞剂如西咪替丁，可间接抑制胰腺分泌。④镇痛解痉：对诊断明确、腹痛较重的患者酌情给予盐酸哌替啶，但是勿用吗啡，以免引起 Oddi 括约肌痉挛。⑤抗菌药物的运用：确诊后应立即使用抗生素预防和治疗。⑥营养支持：根据患者营养状况和胃肠功能情况，合理、科学地制定个体化的营养支持方案。⑦腹腔灌洗：对腹腔内有大量渗出液者，可做腹腔灌洗。⑧中医中药：采用中药制剂，可降低血管通透性、抑制巨噬细胞和中性粒细胞活化，清除内毒素。

2. 内镜治疗　作为胆道紧急减压引流及去除嵌顿胆石的非手术治疗方法，可去除胆源性急性胰腺炎的病因，降低病死率。

3. 手术治疗　主要适用于胰腺坏死继发感染者，采用外科手术清除坏死组织及渗出液或处理胆道病变，去除原发病灶。在重症监护和强化保守治疗的基础上，经过 72 小时，患者的病情仍未稳定或进一步恶化的重症病例，是进行手术治疗或腹腔冲洗的指征，具体手术方式根据病情确定。

十三、胰腺癌

胰腺癌（pancreas cancer）是一种较常见的恶性肿瘤。40 岁以上好发，男性比女性多见。胰头癌多见，占 70% ~ 80%。早期诊断困难，手术切除率偏低，预后很差；其次为胰体尾部，全胰癌少见。

【病因病理】

胰腺癌的病因尚未确定，吸烟是唯一公认的危险因素。好发于高蛋白、高脂肪摄入及嗜酒，长期接触某些金属、石棉、N－亚硝基甲烷，以及糖尿病、慢性胰腺炎和胃大部分切除术后。

90% 的胰腺癌为导管细胞癌，黏液性囊腺瘤和腺泡细胞癌少见。

【转移途径】

胰腺癌的转移途径以淋巴转移和直接浸润最常见。

1. 淋巴转移　是胰腺癌早期最主要的转移途径。多发生在胰头前后、幽门上下、肝十二指肠韧带内、肝总动脉、肠系膜根部及腹主动脉旁的淋巴结，晚期可转移到锁骨上淋巴结。

2. 直接浸润　直接侵犯邻接的胰周组织、器官，如胰腺内的胆总管（呈围管浸润）、胃、十二指肠、肠系膜根部、胰周腹膜、神经丛；浸润或压迫门静脉，肠系膜上动、静脉，下腔静脉及腹主动脉；癌肿远端的胰管内转移。

3. 腹腔内种植　常播散于腹腔大、小网膜。

4. 血行转移　最常见的是通过门静脉转移到肝，自肝又经静脉到肺，然后再到肾上腺、肾、脾及骨髓等组织。

【临床表现】

1. 健康史　胰腺癌无特异性症状，当患者出现临床症状时，往往已属于晚期。

2. 身体状况

（1）症状

1）上腹部饱胀不适与上腹痛　是最早出现的症状。腹痛多呈阵发性，位于上腹部，钝痛，疼痛可向肩背部或后腰部放射。晚期呈持续性疼痛，日夜不止，影响饮食、睡眠，患者常彻夜取坐位或躬背侧卧。

2）黄疸　无痛性黄疸是胰头癌最突出的症状，占 30% 左右。黄疸呈持续性、进行性加深。尿呈红茶色，大便呈陶土色，出现皮肤瘙痒。

3）消化道症状　早期上腹饱胀、食欲不振、消化不良，可出现腹泻。腹泻后上腹饱胀不适并不消失。后期无食欲，并出现恶心、呕吐、呕血或黑便，常系肿瘤压迫或浸润胃和十二指肠所致。

4）其他　①消瘦、乏力：由于食量减少、消化不良和肿瘤消耗所致；②发热：胰腺癌伴发热者不多见，一般为低热。

（2）体征　约半数患者可有肝大。晚期胰腺癌常可扪及上腹部肿块，可有腹水征。

【辅助检查】

1. 实验室检查　可有血清碱性磷酸酶增高，血清胆红素进行性增高。免疫学检查可有 CEA 及胰胚抗原（POA）增高。

2. B 超　是首选的检查方法。可见胰腺有增大肿块，胆管、胰管扩张，胆囊肿大等，可检出直径在 2cm 以上的癌肿。

3. CT　是检查胰腺疾病的可靠方法，能较清晰地显示胰腺的形态、肿瘤的位置、肿瘤与邻近血管的关系，以及腹膜后淋巴结转移情况。

4. 磁共振胆胰管成像（MRCP）　能显示胰、胆管梗阻的部位和胰、胆管扩张的程度。

5. ERCP　可了解十二指肠乳头部及胰管、胆管情况，了解阻塞部位和性质。

【治疗要点】

手术治疗为首选。胰头癌的根治性手术为胰十二指肠切除术（Whipple 手术），切除范围包括胰头、远端胃、十二指肠、上段空肠、胆囊和胆总管。晚期患者无法行根治性手术时，可行姑息性手术，对黄疸者行胆 - 肠内引流术，也可经内镜下放置支架以解除黄疸。对同时伴有十二指肠梗阻者，同时施行胃 - 空肠吻合术。胰腺癌多数患者在发现时病程已属晚期，手术切除率低，预后差。另外还可采用化学药物治疗、放疗、免疫疗法、中医中药等辅助治疗。

十四、外科急腹症

急腹症是一类以急性腹痛为突出表现，需早期诊断和紧急外科处理的腹部疾病。特点：发病急、进展快、变化多、病情重。

【病因】

引起急腹症的疾病种类繁多，外科和妇产科疾病常成为诱因，如腹部损伤和腹腔内脏病变导致的腹腔内急性感染、腹腔内脏破裂、穿孔、梗阻、扭转、缺血和出血等；但亦有少部分急腹症可由内科疾病、误服腐蚀性物品或异物等诱发。

1. 感染性疾病　①外科疾病：急性胆囊炎、胆管炎、胰腺炎、阑尾炎、胃肠穿孔、胆囊穿孔等；②妇产科疾病：如急性盆腔炎；③内科疾病：如急性胃肠炎或大叶性肺炎。

2. 出血性疾病 ①外科疾病：腹部外伤致肝脾破裂、腹腔内动脉瘤破裂、肝癌破裂、肠破裂等；②妇产科疾病：如异位妊娠破裂。

3. 空腔脏器梗阻 常见于外科疾病，如急性肠梗阻、胆道蛔虫病、胆道结石、肾输尿管结石等。

4. 缺血性疾病 ①外科疾病：肠扭转、肠系膜静脉血栓形成、肠系膜动脉栓塞等。②妇产科疾病：如卵巢囊肿扭转。

【病理生理】

1. 腹痛的生理学基础

（1）脏腹膜 交感、副交感神经支配。

（2）腹壁、壁腹膜 相应脊髓神经支配。

2. 腹痛的类型

（1）内脏疼痛 由内脏神经感觉纤维传入引起的疼痛。内脏感觉纤维分布稀少，兴奋刺激阈值较高，传导速度慢，支配的范围不明显。其特点包括：①出现缓慢持续，较迟钝，疼痛定位不精确；②疼痛感觉特殊，对刺、割、灼等刺激不敏感，但对压力、牵拉、膨胀、收缩、缺血所致疼痛敏感；③常伴有恶心、呕吐等迷走神经兴奋症状。

（2）牵涉痛 又称放射痛。指在急腹症发生内脏痛的同时，体表的某一部位也出现疼痛感觉。因这些部位的痛觉神经纤维与支配腹腔内病变器官的神经通过同一脊髓段的神经根进入脊髓的后角。如急性胆囊炎出现右上腹疼痛的同时，常伴有右肩背部疼痛。

（3）躯体痛 由躯体神经痛觉纤维传入的疼痛。特点：多锐痛，程度较剧烈；位置明确；局部可有肌紧张、压痛与反跳痛。

【临床表现】

腹痛是急腹症的主要临床症状，常同时伴有恶心、呕吐、腹胀等消化道症状或发热。腹痛的临床表现、特点和程度随病因或诱因、发生时间、始发部位、性质、转归而不同。

1. 外科急腹症 特点为先有腹痛后有发热。

（1）胃十二指肠穿孔 突发性上腹部刀割样疼痛且拒按，腹部呈舟状；十二指肠后壁穿透性溃疡患者可伴有 $T_{11} \sim T_{12}$ 右旁区域牵涉痛。

（2）胆道系统结石或感染 急性胆囊炎、胆石症患者为右上腹疼痛，呈持续性，伴右侧肩背部牵涉痛；胆管结石及急性胆管炎患者有典型的 Charcot 三联征，即腹痛、寒战高热和黄疸；急性梗阻性化脓性胆管炎患者除有 Charcot 三联征外，还可伴精神神经症状和休克，即雷诺兹（Reynolds）五联征。

（3）急性胰腺炎 为上腹部持续性疼痛，伴左肩或左侧腰背部束带状疼痛；患者在发病早期即伴恶心、呕吐和腹胀。急性出血坏死性胰腺炎患者可伴有休克症状。

（4）肠梗阻、肠扭转和肠系膜血管栓塞 肠梗阻、肠扭转时多为中上腹部疼痛，呈阵发性绞痛，随病情进展可表现为持续性疼痛、阵发性加剧，伴呕吐、腹胀和肛门停止排便、排气；肠系膜血管栓塞或绞窄性肠梗阻时呈持续性胀痛，呕吐物、肛门排出物和腹腔穿刺液呈血性液体。

（5）急性阑尾炎　转移性右下腹痛伴呕吐和不同程度发热。

（6）内脏破裂出血　突发性上腹部剧痛，腹腔穿刺液为不凝固的血液。

（7）肾或输尿管结石上腹部和腰部钝痛或绞痛，可沿输尿管向下腹部、腹股沟区或会阴部放射，可伴呕吐和血尿。

2. 妇产科急腹症　常见于异位妊娠或巧克力囊肿破裂。特点为突发性下腹部撕裂样疼痛，向会阴部放射，伴恶心呕吐和肛门坠胀感，亦可伴有阴道不规则流血等其他症状；出血量大者可出现休克症状。

3. 内科急腹症　特点为先有发热后有腹痛，腹痛多无固定部位。

（1）急性胃肠炎　表现为上腹部或脐周隐痛、胀痛或绞痛，伴恶心、呕吐、腹泻和发热。

（2）心肌梗死　部分患者表现为上腹部胀痛，伴恶心和呕吐，严重者可出现心力衰竭、心律失常和休克。

（3）腹型过敏性紫癜　除皮肤紫癜外，以腹痛为常见表现，呈脐周、下腹或全腹的阵发性绞痛，伴恶心、呕吐、呕血、腹泻和黏液血便等。

【辅助检查】

1. 实验室检查　白细胞计数检查可提示有无炎症、中毒；红细胞、血红蛋白、血细胞比容的连续观察可判断有无腹腔内出血；尿中大量白细胞提示泌尿系损伤或结石；尿胆红素阳性说明存在梗阻性黄疸；疑有急性胰腺炎时，血、尿或腹腔穿刺液淀粉酶明显增高；腹腔穿刺液涂片检查可帮助诊断，如溶血性链球菌可能为原发性腹膜炎，革兰阴性杆菌常提示继发感染；人绒毛膜促性腺激素测定可为诊断异位妊娠提供帮助。

2. 影像学检查

（1）X线检查　是急腹症辅助诊断的重要项目之一。胸腹立位片或透视可观察有无肺炎、胸膜炎、膈肌位置及运动，膈下有无游离气体，小肠有无积气、液气平面，有无阳性结石影等。膈下游离气体是消化道穿孔或破裂的证据；多个液气平面或较大液气平面说明存在机械性小肠梗阻；异常的钙化影见于肾或输尿管结石、胆石症等。

（2）超声检查　B超或彩超检查是肝、胆、胰、脾、肾、输尿管、阑尾、盆腔内病变迅速评价的首选方法。

（3）CT检查　诊断速度与B超相似，且不受肠管内气体干扰，对某些急腹症的诊断和鉴别具有重要的诊断价值。

（4）动脉造影　对疑有肝破裂出血、胆道出血或小肠出血等的患者可采用选择性动脉造影确定诊断，部分出血性病变还可同时采用选择性动脉栓塞止血。

3. 内镜检查

（1）胃镜　可发现屈氏韧带以上部分的胃、十二指肠的疾病。

（2）ERCP　有助于明确胆、胰疾病。

（3）肠镜　可发现小肠和结、直肠病变。

（4）腹腔镜　有助于部分疑难急腹症或疑有妇科急腹症的诊断。

4. 诊断性穿刺

（1）腹腔穿刺　用于不易明确诊断的急腹症。在任何一侧下腹部，脐与髂前上棘连线的中外1/3交界处做穿刺，若抽出不凝固血性液体，多提示腹腔内脏出血；若是混浊液体或脓液，多为消化道穿孔或腹腔内感染；若为胆汁性液体，常是胆囊穿孔；若穿刺液的淀粉酶测定结果阳性，即为急性胰腺炎。

（2）阴道后穹隆穿刺　女性患者疑有盆腔积液、积血时，可经阴道后穹隆穿刺协助诊断。异位妊娠破裂时，经阴道后穹隆穿刺可抽得不凝血液；盆腔炎患者的阴道后穹隆液则为脓性。

【治疗要点】

外科急腹症发病急、进展快、病情危重，处理应及时、准确、有效。

1. **非手术治疗**　适应证：①诊断明确、病情较轻者；②诊断不明，但病情尚稳定、无明显腹膜炎体征者。可给予禁食、输液、胃肠减压、解痉及抗生素等治疗，同时应加强观察和实验室监测，以协助诊断和判断病情变化；对伴有休克者，在抗休克的同时，做好术前准备。

2. **手术治疗**　适应证：①诊断明确，需立即处理的急腹症；②诊断不明，但病情危急，腹痛和腹膜炎体征加重，全身中毒症状明显者。手术前应加强准备，尽可能使患者的内环境接近稳定。

项目二　腹部外科疾病患者的护理

一、腹外疝患者的护理

【常见护理问题】

1. **疼痛**　与腹外疝肿块突出、嵌顿或绞窄有关。

2. **体液不足**　与腹外疝发生嵌顿或绞窄引起机械性肠梗阻有关。

3. **潜在并发症**　与术后阴囊水肿、切口感染、复发等有关。

【护理措施】

1. 非手术治疗护理

（1）积极消除腹内压增高的因素　对咳嗽、便秘、排尿困难的患者必须积极治疗，症状控制后再行手术。注意多饮水，进食富含粗纤维的食物，如蔬菜、水果等，保持大便通畅。

（2）棉束带压迫护理　婴幼儿在使用棉束带压迫治疗期间，定时检查并保持棉束带适宜的松紧度，过松达不到压迫治疗作用，过紧小儿会感到不适而哭闹不止；棉束带被粪尿污染后应立即更换，避免皮肤浸渍过久发生皮炎。

（3）疝带护理　疝块较大的患者，嘱其卧床休息，减少活动，离床活动时使用医用疝带，将疝带一端的软压垫对着疝环顶住，避免腹腔内容物突出，防止疝嵌顿。小儿要密切观察是否发生疝嵌顿现象。脐疝治疗时用硬币压迫，绷带固定后也应经常检查其松紧度，防止移位导致压迫失效。

（4）病情观察　患者若出现腹痛明显，呈持续性，且伴有疝块突然增大、发硬、触痛明显、不能回纳腹腔时，应高度警惕嵌顿性疝发生的可能，需紧急处理。

2. 术前护理

（1）备皮　术前嘱患者沐浴，按规定范围备皮。会阴部、阴囊皮肤准备时，既要剃尽阴毛，又要防止皮肤破损。手术日晨再次检查皮肤准备情况，如有皮肤破损或有继发化脓性感染，暂停手术。

（2）灌肠　术前晚给患者灌肠，清洁肠道，防止术后腹胀和便秘。

（3）排空小便　进手术室前，嘱患者排尿，以防术中误伤膀胱，必要时留置导尿管。

（4）嵌顿性或绞窄性疝　伴有急性肠梗阻的患者，按急症手术前护理常规：禁食、胃肠减压、输血、输液、使用抗生素等。在积极纠正水、电解质及酸碱平衡失调的同时，准备手术。

3. 术后护理

（1）体位　术后宜取平卧位3天，膝下垫一软枕，髋、膝关节略屈曲，以松弛腹股沟切口的张力，从而减轻患者切口疼痛感。

（2）饮食　患者术后6～12小时麻醉反应消失，若无恶心、呕吐等不适，进流质饮食，次日进软食或普食。行肠切除吻合术的患者，肠蠕动功能恢复后，进流质饮食，再逐渐过渡到半流质、普食。

（3）活动　患者卧床时间的长短，依据疝的部位、大小、腹壁缺损程度及手术方式而定。一般疝修补术后3～5日下床活动；采用无张力疝修补术的患者早期下床活动；但对年老体弱、复发性疝、绞窄性疝、巨大疝患者，卧床时间延长至术后10日方可下床活动，以免疝复发。

（4）防止腹内压增高　术后嘱患者尽量避免咳嗽及用力排便，否则会使腹内压增高，不利于切口愈合，且易导致术后疝复发。术后患者注意保暖，防止受凉而引起咳嗽；保持大小便通畅，便秘者嘱避免用力排便，必要时给予药物通便。

（5）预防阴囊水肿　在腹股沟手术区压迫沙袋（重0.5kg）12小时，减轻渗血，并用丁字带将阴囊托起，预防阴囊水肿。

（6）预防切口感染　切口感染是导致疝复发的重要原因。注意保持切口敷料干燥、清洁，避免大小便污染，尤其是婴幼儿更应加强护理，发现敷料脱落或污染应及时更换，必要时在切口上覆盖伤口贴膜，以隔离保护伤口。注意观察患者切口有无红肿、疼痛，一旦发现切口感染应尽早处理。

【健康教育】

1. 避免生活和工作中可引起腹内压增高的因素，及时治疗咳嗽、便秘、排尿困难等，保持大便通畅，养成定时排便习惯，防止疝的复发。

2. 手术患者出院后注意休息，逐渐增加活动量，避免提重物，3个月内避免重体力劳动，若疝有复发，及时就诊。

二、急性化脓性腹膜炎患者的护理

【常见护理问题】

1. 急性疼痛　与毒素吸收、腹膜受炎症刺激有关。

2. 体液不足　与炎症渗出、体液丢失过多有关。

3. 体温过高　与腹膜毒素吸收有关。

4. 潜在并发症　腹腔脓肿、脓毒症等。

【护理措施】

1. 非手术治疗及术前护理

（1）体位　无休克情况下，患者取半卧位，使腹腔内渗出液流向盆腔，减少吸收和减轻中毒症状，有利于炎症局限和引流；同时膈肌下降，腹肌放松，减轻因腹胀挤压膈肌而影响呼吸和循环。休克患者取中凹位，并尽量减少搬动以减轻疼痛。

（2）禁食、胃肠减压　胃肠道穿孔的患者禁食和胃肠减压，可减少胃肠道内容物继续流入腹腔，有利于控制感染的扩散；减轻胃肠道内积气，降低张力，改善胃肠壁血液供给，促进胃肠道蠕动恢复。

（3）维持体液平衡　建立静脉通道，遵医嘱补液，以纠正水、电解质和酸碱失衡。根据患者临床表现及时调整输液的量、速度、种类，保持每小时尿量达30mL以上。

（4）抗生素应用　继发性腹膜炎多为混合性感染，应根据细菌培养及药敏结果选用抗生素控制感染。用药时注意药物配伍禁忌和副作用。

（5）观察病情　定时观察生命体征变化情况，以判断病情发展趋势和治疗效果。禁止灌肠，以免肠穿孔、加重腹腔污染。密切观察腹部症状和体征的变化，尤其注意压痛、腹胀有无加剧，了解肠蠕动的恢复情况和有无腹腔脓肿，如膈下或盆腔脓肿的表现，若发现异常及时报告医师。

（6）对症护理　高热患者给予物理降温；已确诊的患者可用止痛剂，减轻其痛苦。诊断不明时或观察期间不宜用吗啡类镇痛剂，以免掩盖病情。

（7）心理护理　患者由于发病突然、病情重，常会产生恐惧、焦虑的情绪，应做好解释工作，并介绍有关腹膜炎的知识，稳定患者及其家属的情绪，使其能积极配合治疗和护理。

2. 术后护理

（1）体位　全麻未清醒者给予去枕平卧，头偏向一侧，以保持呼吸道通畅。全麻清醒或硬膜外麻醉患者平卧6小时，血压平稳后改为半卧位，并鼓励患者多翻身、活动，预防肠粘连。

（2）禁食、胃肠减压　术后继续胃肠减压、禁食，待肠蠕动恢复，拔除胃管后逐步经口进食。根据病情补充水、电解质，必要时输血，维持水、电解质、酸碱平衡。

（3）控制感染　术后遵医嘱继续使用有效抗生素，进一步控制腹腔内感染。

（4）病情观察　术后继续监测生命体征、尿量及腹部体征的变化，观察有无脱水、休克和代谢紊乱情况。了解肠蠕动恢复情况，观察腹部症状和体征的变化，了解压痛、腹胀有无加剧，发现异常及时通知医师，并协助处理。

（5）并发症的观察　观察有无并发腹腔脓肿的发生。①膈下脓肿：可有持续高热、呃逆，患侧上腹部疼痛并向肩背部放射，局部有深压痛和季肋区叩击痛；X线检查可见患侧膈肌抬高，活动受限，肋膈角模糊、积液。②盆腔脓肿：可有典型的直肠或膀胱刺激征，表现为里急后重，大便数增多而量少；尿急，甚至排尿困难；直肠指检可发现直肠前壁痛性肿块，有波动感。③若出现明显的发热，腹痛和不完全性肠梗阻表现，提示并发肠间脓肿。

（6）切口及腹腔引流管的护理　观察伤口敷料有无渗血渗液，切口的愈合情况，有无切口感染征象；妥善固定引流管，并分别对引流管做好标记；保持引流管的通畅，维持一定的负压，检查引流管有无折叠、受压或扭曲；及时清除双套管内的堵塞物；观察并记录引流液的性状、色泽和量，一般待引流量少于每日10mL、非脓性、无发热和腹胀时，表示腹膜炎已控制，可以拔除腹腔引流管。

【健康教育】

1. 随诊指导　有消化系统疾病者应及时治疗，若出现恶心、呕吐、腹痛、发热或原有消化系统症状加剧，应及时就诊。

2. 饮食指导 向患者说明禁食、胃肠减压和半卧位的重要性；指导患者从流食－半流－软食－普食过渡，并少量多餐、循序渐进，进食高蛋白、高能量及高维生素食物，以促进创伤的修复和切口的愈合。

3. 活动指导 解释术后早期活动可以促进肠功能恢复、防止术后肠粘连的重要性，鼓励患者早期床上活动和尽早下床走动。

三、腹部损伤患者的护理

（一）实质性脏器损伤

【常见护理问题】

1. **恐惧** 与突发创伤刺激有关。

2. **急性疼痛** 与腹部损伤及手术切口有关。

3. **体液不足** 与损伤性渗出、腹腔内出血有关。

4. **潜在并发症** 失血性休克、腹腔感染。

【护理措施】

1. 急救护理 腹部损伤合并多发伤或复合伤，抢救时须迅速判断危及生命的情况。如有心跳骤停、窒息、开放性气胸、大出血等，应首先处理。开放性腹部损伤者，应妥善处理伤口，及时止血、包扎伤口。伴有腹腔内脏脱出的情况，可用消毒碗覆盖保护后包扎，严禁现场回纳，以免加重腹腔污染。

2. 非手术治疗护理

（1）**体位** 绝对卧床休息，不能随便搬动，以免加重伤情；待病情稳定后改为半卧位。

（2）**心理护理** 主动关心患者，加强与患者的沟通，向其解释腹部损伤后可能出现的并发症及相关知识，使患者解除焦虑、恐惧心理，情绪稳定，积极配合治疗。

（3）**用药护理** 遵医嘱应用广谱抗生素防止腹腔感染，开放性损伤注射破伤风抗毒素，血容量严重不足的患者必须迅速补充血容量。观察期间禁用吗啡类止痛剂，以免掩盖病情；怀疑胃肠破裂者禁止灌肠，以免加重病情。

（4）**观察病情** 每15~30分钟测定体温、呼吸、脉搏和血压一次，注意有无腹膜炎体征及其程度和范围的变化，了解有无移动性浊音。对疑有腹腔内出血的患者，定时测定红细胞、血红蛋白、红细胞压积、白细胞计数等，动态观察腹腔内有无继续出血及腹腔内感染等情况。

密切观察有无内脏损伤，有下列情况之一，考虑有腹腔内脏损伤：①短时间出现明显的失血性休克表现；②腹部有持续性剧烈疼痛，进行性加重伴恶心、呕吐；③腹膜刺激征明显加重；④肝浊音界缩小或消失，有气腹表现；⑤腹部有移动性浊音；⑥有呕血、便血或尿血；⑦直肠指检：盆腔触痛明显，有波动感或指套染血。

3. 术前护理　对于生命体征不稳定者，要及时做好术前准备，如留置胃管、导尿管，备血等。

4. 术后护理

（1）体位　硬脊膜外麻醉后 6 小时或全麻清醒后，若血压、脉搏平稳，改半卧位，以利腹腔引流，改善患者呼吸功能，减轻患者腹部肌肉张力，促进切口愈合。

（2）监测生命体征　定时测量体温、脉搏、呼吸、血压，观察意识、尿量，记录出入水量。发现异常情况，及时告知医生，并积极配合处理。

（3）止痛　手术后 48 小时内可给予镇静、止痛剂。

（4）禁饮食、胃肠减压　一般术后需禁食及胃肠减压 2~3 天，由静脉输液，维持水、电解质平衡和营养；待肠蠕动恢复、肛门排气后，拔出胃管，开始进流质饮食，逐渐过渡到进食高蛋白、高热量、高维生素、易消化的普食。

（5）胃肠减压的护理　胃管插入长度要合适，一般成人插入深度 45~55cm，妥善固定胃肠减压装置，保持胃管通畅，维持有效负压，以 20~30cmH$_2$O 为宜，每隔 2~4 小时用生理盐水 10~20mL 冲洗胃管一次。同时观察引流液的颜色、量和性质，记录 24 小时引流液总量。胃肠减压期间，一般禁饮禁食。观察胃肠减压后肠功能恢复情况，通常术后 48~72 小时肠蠕动逐渐恢复，肠鸣音恢复，肛门正常排气、排便后，可拔除胃管。

（6）腹腔引流管的护理　妥善固定引流管，每日更换引流袋一次；观察引流液的量、颜色、性状，如引流量较多或怀疑有消化道瘘时，应继续延长引流时间；注意保持引流管通畅。

【健康教育】

1. 加强劳动保护、安全生产、安全行车等知识的宣教，避免意外损伤的发生。

2. 普及急救知识，在意外事故发生后能进行简单的救护或自救。

3. 出院后要适当休息，加强锻炼，增加营养，促进康复。如有腹痛、腹胀及肛门停止排便、排气等，应立即就诊。

（二）空腔脏器损伤

【常见护理问题】

1. 恐惧　与突发创伤刺激有关。

2. 急性疼痛　与腹部损伤及手术切口有关。

3. 体液不足　与损伤性渗出，腹腔内出血有关。

4. 潜在并发症　感染性休克。

【护理措施】

1. 急救护理　若大量肠管脱出致肠系膜受牵拉引起或加重休克，应先将其还纳入腹腔，暂行包扎，以免加重休克。其余见实质性脏器损伤急救护理的相关内容。

2. 非手术治疗及术前护理

（1）禁食、持续胃肠减压　胃肠穿孔或肠麻痹者应禁食、胃肠减压，以减轻腹胀和减少胃肠液外漏。待病情好转、肠蠕动恢复、肛门排气后，可停止胃肠减压，进流质饮食。禁食期间应充分补液，防止水、电解质失衡。

（2）观察病情　每15～30分钟测定体温、呼吸、脉搏和血压一次，注意有无腹膜炎体征及其程度和范围的变化，了解有无移动性浊音。

此外，体位、心理护理及用药护理的内容同实质性脏器损伤非手术治疗护理。

3. 术后护理　同实质性脏器损伤的术后护理。

【健康教育】

同实质性脏器损伤的健康教育。

四、胃、十二指肠溃疡外科治疗患者的护理

（一）胃、十二指肠溃疡穿孔患者的护理

【常见护理问题】

1. **急性疼痛**　与胆汁、食物残渣对腹腔黏膜的刺激有关。

2. **营养失调，低于机体需要量**　与术前、术后禁食有关。

3. **体液不足**　与溃疡穿孔后消化液大量丢失有关。

4. **潜在并发症**　腹腔内脓肿、吻合口出血、十二指肠残端破裂、倾倒综合征等。

【护理措施】

1. 非手术治疗及术前护理

（1）体位　伴有休克者取平卧位，无休克者取半卧位。

（2）病情观察　注意观察腹痛的情况，包括部位、性质、程度及变化特点。密切观察血压、脉搏、尿量等情况，并做好记录。

（3）禁食、维持有效的胃肠减压　以减少胃肠内容物继续流入腹腔。

（4）用药护理　遵医嘱应用抗生素，合理安排输液种类与输液速度；同时给予营养支持护理。

2. 术后护理

（1）体位　平卧6～8小时，待麻醉作用消失、血压平稳后改半卧位，有利于呼吸和循环。

（2）病情观察　定时测量生命体征，观察肠蠕动情况。病情较重或休克者，注意观察患者的神志、瞳孔、尿量和末梢循环情况等。

（3）保持胃管通畅　注意观察并记录引流液的量、色、质等，待肠蠕动恢复、肛门排气后拔除胃管。胃肠减压期间遵医嘱给予静脉输液，必要时行肠外营养。

（4）饮食护理　由于胃被切除大部分后，重建了胃肠道的吻合，从而引起一些生理功能的改变，诸如胃腔变小、食物机械性搅拌的能力下降、消化液的分泌减少、部分消化液出现物理性反流、食物常过快进入空肠内等。因此，手术后早期必须严格遵循少食多餐、清淡、易消化、高蛋白、低脂、低糖、忌冷、忌辛辣、忌产气、忌酸的饮食原则。拔胃管当日少量饮水，如无不适，次日给流质饮食，术后1周改半流质饮食。

（5）胃大部切除术后并发症护理

1）吻合口出血　术后24小时内，从胃管中引流出暗红色或咖啡色胃液，属术后正常现象；如果短期有大量鲜红色血液自胃管内引出，达100mL/h以上，甚至呕血或黑便，为术中止血不完善并发术后出血。密切观察病情变化，遵医嘱输液、输血，使用止血药物，采用冷盐水洗胃，无效则手术止血。

2）十二指肠残端破裂　是毕Ⅱ式胃大部切除术严重的并发症，死亡率高。多发生于术后3~6天，表现为右上腹突发剧烈腹痛和局部明显压痛、腹肌紧张等急性弥漫性腹膜炎的症状和体征，一旦出现要立即手术。

3）吻合口梗阻　表现为进食后上腹胀痛、呕吐。呕吐物为食物，多无胆汁。梗阻多因吻合口过小或缝合时胃肠壁内翻过多所致，需再次手术扩大吻合口或重新做胃－空肠吻合；梗阻若为吻合口黏膜炎症水肿所致，经非手术治疗可使症状消失。

4）输入段梗阻

①完全性梗阻：输入段肠管扭曲或被粘连带压迫，使输入段肠内容物不能下行，或输入段肠管过长形成内疝，而形成闭袢性梗阻，严重者可发生肠坏死或穿孔。表现为上腹剧痛，可放射至肩胛、背部，呕吐频繁但不含胆汁；严重者可出现脉速、血压下降，有时出现黄疸，需及早手术解除梗阻。

②不完全性梗阻：多因输入段肠管过长，扭曲，或过短，因牵拉在吻合口处形成锐角，使输入段肠内容物不能及时排出。表现为进食15~30分钟后，上腹部突感胀痛，然后大量呕吐，呕吐物以胆汁为主，不含食物，吐后症状缓解。X线钡餐检查吻合口及输出段空肠顺利通过，而无钡剂进入输入段空肠。处理：应先行非手术疗法，输液、消炎等治疗；如症状数周内不能缓解，行二次手术。

5）输出段梗阻　多为粘连或炎性肿物压迫而引起输出段空肠梗阻。表现为上腹饱胀、恶心、呕吐，呕吐物为食物和胆汁。X线钡餐检查可明确梗阻部位。处理：禁食、胃肠减压、输液、消炎等治疗，无效时应再次手术治疗。

6）倾倒综合征

①早期倾倒综合征：常发生在毕氏Ⅱ式胃大部切除术后。表现为进食（尤其是甜流质饮食）后10~20分钟，出现上腹饱胀、心悸、出汗、头昏、恶心、呕吐、腹痛、腹泻等症状，症状持续15~60分钟，平卧15~30分钟后症状逐渐减轻或消失。处理：以

调节饮食为主，少量多餐，摄取较干、含糖量较低、含蛋白质较高的清淡易消化饮食，进食后平卧 20 ~ 30 分钟，一般半年 ~ 1 年后症状自行缓解；对不缓解者，考虑再次择期手术治疗。

②晚期倾倒综合征：也称为低血糖综合征，多在食后 2 ~ 3 小时发作，表现为无力、出汗、饥饿感、嗜睡、眩晕等。发生的原因是由于食物过快地进入空肠内，葡萄糖迅速被吸收，血糖过度增高，刺激胰腺产生过多胰岛素而继发的低血糖现象。处理：控制饮食，症状明显者可用生长抑素奥曲肽 0.1mg 皮下注射，每日 3 次，可改善症状。

7）碱性反流性胃炎　术后的一种特殊类型病变，发生率为 5% ~ 35%，常发生于毕Ⅱ式术后 1 ~ 2 年。由于胆汁、胰液反流，引起胃黏膜炎症、糜烂，甚至形成溃疡。主要临床表现：上腹部持续性烧灼痛，进食后症状加重，抗酸药物服后无效；呕吐胆汁，呕吐后症状不减轻，胃液分析胃酸缺乏；食欲差，体重减轻，贫血。胃镜检查显示慢性萎缩性胃炎。症状轻者用 H_2 受体拮抗剂等治疗，严重者采用手术治疗。

8）吻合口溃疡　术后常见的远期并发症。绝大多数发生在十二指肠溃疡术后。其原因与原发溃疡相似，80% ~ 90% 仍存在胃酸过高现象。症状与原发溃疡病基本相同，但疼痛的规律性不明显，在上腹吻合口部位有压痛。内科治疗无效者行手术治疗。

9）残胃癌　胃、十二指肠溃疡行胃大部切除术后 5 年以上，残胃发生的原发癌称残胃癌。多发生在术后 20 ~ 25 年，发生原因与胃切除术后低酸、胆汁反流及肠道细菌逆流入残胃引起萎缩性胃炎有关。患者常有上腹疼痛、进食后饱胀、消瘦和消化道出血等表现，纤维胃镜活检可确诊。对确诊为残胃癌的患者，应采用手术治疗。

【健康教育】

1. 饮食指导　向患者宣传饮食定时、定量、细嚼慢咽的卫生习惯；少吃生冷、过热、辛辣及油炸的食物，术后以易消化、富有营养的食物为主；严格避免酗酒、吸烟。

2. 生活指导　加强自我调节，稳定情绪，降低精神心理应激；养成劳逸结合、行为规律的健康生活方式；加强身体锻炼，提高机体功能状态和免疫力。

3. 随访指导　教会患者自我观察，判断有无并发症，如患者出现腹痛、恶心、呕吐，呕吐物量多，应立即就诊。嘱咐患者出院后要定期复查。

（二）胃、十二指肠溃疡大出血患者的护理

【常见护理问题】

1. 焦虑、恐惧　与突发胃、十二指肠溃疡大出血有关。

2. 体液不足　与胃、十二指肠溃疡大出血致血容量降低关。

【护理措施】

1. 非手术治疗及术前护理

（1）体位　取平卧位，卧床休息，有呕血者头偏向一侧。

（2）缓解焦虑与恐惧 安慰患者，减轻患者的焦虑与恐惧。及时为患者清理呕吐物，情绪紧张者可适当给予镇静剂。

（3）饮食护理 暂禁食水，持续有效的胃肠减压；出血停止后，可进流质或无渣半流质饮食。

（4）维持体液平衡 建立多条静脉通路，快速输液、输血，补充血容量，迅速纠正失血性休克。开始输液时滴速宜快，待休克纠正后减慢输液速度。

（5）药物治疗 遵医嘱应用止血药，或给予冰盐水洗胃。

（6）病情观察 严密观察血压、脉搏、尿量、中心静脉压和周围循环情况，并做好记录。观察有无鲜红色血液持续从胃管引出，以判断有无活动性出血和止血效果。若6~8小时内需输血>800mL方能维持血压和红细胞比容，或停止输液、输血后病情又迅速恶化者，说明出血仍在继续，应及时报告医生，并做好急诊手术的准备工作，如放置胃管、尿管及备皮等准备。

（7）胃镜下止血治疗护理 多数胃、十二指肠溃疡大出血患者接受胃镜下止血治疗，护理非常重要。

1）一般护理 卧床休息。治疗后可有咽喉部不适或疼痛，或出现声音嘶哑，告诉患者在短时间内会有好转，不必紧张，可用淡盐水含漱。

2）饮食护理 胃镜止血治疗后禁食1~3天，出血停止后可进少量流质，逐渐过渡到半流质饮食，避免生硬、粗糙、辛辣食物，少量多餐，细嚼慢咽。

3）注意观察有无活动性出血，如呕血、便血、腹痛、腹胀，有无重要生命体征的改变，如心率、血压等。发现异常立即报告医师做相应处理。

2. 手术治疗护理 同胃十二指肠急性穿孔。

【健康教育】

告知患者戒酒、戒烟，少食多餐，进食高蛋白、低脂肪饮食，补充铁剂和足量维生素；注意劳逸结合，避免过度劳累；避免服用对胃粘膜有损害性的药物，如阿司匹林、吲哚美辛、皮质类固醇等。

（三）胃、十二指肠溃疡瘢痕性幽门梗阻的护理

【常见护理问题】

1. 营养失调，低于机体需要量 与幽门梗阻致摄入不足、禁食和消耗、丢失有关。

2. 体液不足 与大量呕吐、胃肠减压引起水、电解质的丢失有关。

【护理措施】

1. 非手术治疗护理

（1）维持体液平衡 根据医嘱给予静脉输液，合理安排输液种类和速度，并纠正脱水和电解质紊乱。密切观察和记录出入水量。

（2）营养支持　非完全性梗阻者可给予无渣半流质饮食；完全梗阻者须禁食，根据医嘱，分别于手术前后输注肠外营养液、输血或其他血制品，以纠正营养不良、贫血和低蛋白血症。

2. 术前护理　完全梗阻者除持续胃肠减压排空胃内潴留物外，须做术前胃的准备，即术前 3 天，每晚用 300～500mL 温生理盐水洗胃，以减轻胃壁水肿和炎症，利于术后吻合口愈合。

3. 术后护理　同胃十二指肠急性穿孔。

【健康教育】

1. 饮食方面，术后以易消化、富有营养的食物为主，少食牛奶、豆类等产气食物，忌生、冷、硬和刺激性食物，戒烟酒、咖啡、浓茶。

2. 教会患者自我观察，判断有无并发症，如患者出现腹痛、恶心、呕吐等症状要及时就诊。

五、胃癌患者的护理

【常见护理问题】

1. 焦虑　与担心疾病和病情反复发作有关。

2. 营养失调　与饮食不调、摄入营养不足及肿瘤引起代谢增高有关。

3. 潜在并发症　胃大出血、幽门梗阻、穿孔。

【护理措施】

1. 非手术治疗及术前护理

（1）饮食护理　鼓励患者进食易消化、营养丰富的流质或半流质饮食；不能进食或进食不足者，如吞咽困难或中、晚期患者，遵医嘱静脉输注高营养物质。幽门梗阻时，行胃肠减压，遵医嘱静脉补充液体，必要时输清蛋白、全血或血浆等。

（2）病情观察　观察有无头晕、眼花、疲乏、晕厥、气促、呼吸困难、胸闷、胸痛、出汗等。观察腹痛发作的特点，有无上消化道出血、急性穿孔及幽门梗阻等并发症。

（3）术前准备　胃癌患者一般情况较差，术前应纠正贫血及营养不良，提高对手术的耐受力；老年患者，术前检查心肺功能；幽门完全梗阻者术前禁食，行胃肠减压，洗胃；胃癌累及横结肠时要做肠道准备。

2. 术后护理　参照胃大部切除术后护理。

3. 化疗及放疗护理　参见肿瘤患者的护理。

【健康教育】

1. 向患者及家属介绍胃癌的防治知识，使其了解疾病发生的原因及诱发因素；指导患者以乐观态度面对生活，根据个人特点，制定合理的休息与活动计划，注意劳逸结合；

养成锻炼身体的习惯，增强免疫功能。

2. 养成良好的饮食习惯。少量多餐，多食富含维生素 C、维生素 A 的食物和新鲜蔬菜、水果；少进食烟熏食品、腌制食品；避免生、冷、硬、辛辣等刺激性食物。

3. 定期复查：术后化疗、放疗期间定期门诊随访，检查肝功能、血常规等，注意预防感染。术后初期每 3 个月复查 1 次，以后每半年复查 1 次，至少坚持复查 5 年。若有腹部不适、胀满、肝区肿胀、锁骨上淋巴结肿大等表现时，应随时复查。

4. 大力推广普及防癌知识，监视易感人群。如 40 岁以上成人近期发生上腹部不适，或有溃疡病史者近期出现疼痛规律改变、大便隐血试验持续阳性等，及时到医院进行相关检查；癌前病变者，如胃溃疡、萎缩性胃炎、胃息肉等，定期复查胃镜。

六、阑尾炎患者的护理

【常见护理问题】

1. 焦虑　与担心手术和愈后不良有关。

2. 疼痛　与手术切口有关。

3. 潜在并发症　切口感染、粘连性肠梗阻、腹腔脓肿。

【护理措施】

1. 非手术治疗护理　在非手术治疗期间，患者需禁饮食，注意补液，应用抗生素，禁服泻药及灌肠。

（1）病情观察　非手术治疗期间，定时测量体温、脉搏、呼吸、血压及血白细胞计数的变化；加强巡视，观察患者的腹部症状和体征，尤其注意腹痛的变化；禁用镇静止痛剂，如吗啡等，以免掩盖病情；若患者腹痛加剧、出现发热等，应及时通知医生。

（2）避免增加肠内压力　疾病观察期间，避免腹部受凉致肠蠕动加快，避免剧烈咳嗽致使肠内压力增高，从而导致阑尾穿孔或炎症扩散。

2. 术前护理

（1）急诊手术患者应每 15～30 分钟测量生命体征 1 次，观察腹痛的部位、性质和有无腹膜刺激征。如腹痛较重患者，疼痛突然减轻，相继出现明显的腹膜刺激征，且范围扩大，提示阑尾已穿孔，应立即通知医生。

（2）手术前按急诊腹部手术常规准备。做好病情及手术治疗的解释工作，减轻患者紧张和恐惧的情绪。

（3）患者需卧床休息，禁食水，减少肠蠕动，以利于炎症局限；必要时遵医嘱给予胃肠减压，减轻腹胀和腹痛；禁用吗啡或哌替啶，防止因腹痛减轻而掩盖病情；禁服泻药及灌肠，以免肠内压增加致阑尾穿孔；禁止腹部热敷，防止炎症扩散；妊娠型阑尾炎术前给黄体酮，减少子宫收缩，防止流产和早产；老年患者应检查心、肺、肝、肾等重要脏器功能。

3. 术后护理

（1）体位 患者全麻术后清醒或硬膜外麻醉平卧 6 小时后，血压、脉搏平稳者，改为半卧位，以减少腹壁张力，减轻切口疼痛，有利于呼吸和引流。

（2）密切监测生命体征及病情变化 定时测量体温、脉搏、呼吸及血压，并准确记录；加强巡视，注意倾听患者的主诉，观察患者腹部体征的变化。

（3）切口和引流管的护理 保持切口敷料清洁、干燥，及时更换被渗血、渗液污染的敷料；观察切口愈合情况，有无出血及感染的征象。若放置引流管，则应妥善固定引流管，防止扭曲、受压，保持通畅；经常从近端向远端挤压引流管，防止血块或脓液堵塞引流管；观察并记录引流液的颜色、性状及量，当引流液量逐渐减少、颜色逐渐变淡至浆液性，患者体温及血象正常，可考虑拔管。

（4）饮食护理 患者术后暂禁食；合并弥漫性腹膜炎者胃肠减压，并经静脉补液；待肠蠕动恢复、肛门排气后，逐步恢复饮食。

（5）抗生素的应用 术后应用有效抗生素控制感染，防止并发症的发生。

（6）早期活动 鼓励患者术后在床上翻身、活动肢体，待麻醉反应消失后即可下床活动，促进肠蠕动恢复，减少肠粘连的发生。

（7）并发症的护理

1）切口感染 多见于化脓性或穿孔性阑尾炎。感染可通过术中有效保护切口、彻底止血、消灭无效腔等措施预防。切口感染表现为术后 3~5 天体温升高，切口局部胀痛或跳痛、红肿、压痛。治疗原则：先试穿刺抽脓液，或在波动处拆除缝线敞开切口，排出脓液，放置引流，定时换药。一般于短期内可愈合。

2）粘连性肠梗阻 与局部炎性渗出、手术损伤和术后长期卧床等因素有关。可采取禁食、胃肠减压，必要时手术治疗。

3）出血 多因阑尾系膜的结扎线松脱而引起系膜血管出血。临床表现为腹痛、腹胀和失血性休克等。一旦发生出血，应立即输血、补液，紧急手术止血。

4）腹腔感染或脓肿 多发生于化脓性或坏疽性阑尾炎术后，尤其阑尾穿孔伴腹膜炎的患者。因炎性渗出物常积聚于膈下、盆腔、肠间隙而易形成脓肿。多发生于术后 5~7 天，患者表现为体温升高或下降后又升高，有腹痛、腹胀、腹部压痛、腹肌紧张或腹部包块，亦可出现直肠膀胱刺激症状及全身中毒症状等，应及时和医生联系进行处理。

【健康教育】

1. 对非手术治疗的患者，应向其解释禁食的目的，教会患者自我观察腹部症状和体征变化的方法。

2. 指导患者术后饮食，鼓励患者摄入营养丰富的食物，以利于切口愈合；饮食种类及量应循序渐进，避免暴饮暴食；注意饮食卫生，避免进食不洁食品。

3. 向患者介绍术后早期离床活动的意义，鼓励患者尽早下床活动，促进肠蠕动恢复。

4. 术后近期内避免重体力劳动，特别是增加腹压的活动，防止形成切口疝。

5. 患者出院后，注意生活规律、劳逸结合，若出现腹痛、腹胀等不适，应及时就诊。

七、肠梗阻患者的护理

【常见护理问题】

1. **急性疼痛**　与肠蠕动增强或肠壁缺血、手术创伤有关。

2. **体液不足**　与频繁呕吐、肠腔内大量积液及胃肠减压有关。

3. **低效性呼吸型态**　与肠膨胀致膈肌抬高及腹痛有关。

4. **潜在并发症**　肠坏死，水、电解质及酸碱平衡紊乱，休克，MODS，切口感染或裂开，腹腔脓肿，肠瘘，肠粘连等。

【护理措施】

1. **非手术治疗及术前护理**

（1）体位　当患者生命体征稳定时，可采取半卧位，使膈肌下降，有利于患者呼吸、循环系统功能的改善。

（2）饮食护理　肠梗阻患者应禁食。在梗阻缓解12小时后方可试进少量流质，但忌甜食和牛奶，以免引起肠胀气；48小时后试进半流质，以后逐渐过渡为软质及普食。

（3）胃肠减压　胃肠减压是治疗肠梗阻的重要措施之一，应及早使用。通过胃肠减压吸出胃肠道内的积气积液，减轻腹胀，降低肠腔压力，改善肠壁血液循环，同时减少肠内细菌和毒素，有利于改善局部和全身情况。在胃肠减压期间应观察和记录引流液的颜色、性状和量，如发现血性液体应考虑有绞窄性肠梗阻的可能。

（4）记录出入液量及合理输液　肠梗阻患者应密切观察并记录呕吐量、胃肠减压量及尿量，结合患者脱水程度、血清电解质和血气分析结果合理输液，必要时输血，以维持水、电解质及酸碱平衡。积极改善患者全身营养状况，保证输液的通畅，并观察输液后反应。

（5）防治感染和解痉止痛　遵医嘱正确使用有效抗生素，同时注意观察用药效果及药物的副作用。对腹部绞痛明显的肠梗阻患者，若无肠绞窄，可使用阿托品等抗胆碱类药物解除胃肠道平滑肌痉挛，以缓解腹痛。但禁用吗啡类镇痛剂，以免掩盖病情，延误治疗时机。

（6）严密观察病情　定时测量体温、脉搏、呼吸、血压，并详细记录。严密观察患者的腹部症状、体征及全身情况，若出现下列情况之一时，提示有绞窄性肠梗阻的可能，多需紧急手术治疗，应及时报告医师并做好手术前准备工作：①腹痛发作急骤，起始即为持续性剧烈疼痛，或在阵发性腹痛间隙期间仍有持续性疼痛；肠鸣音可不亢进；有时出现腰背部痛，呕吐出现早，剧烈而频繁。②病情发展迅速，早期出现休克，抗休克治疗后改善不显著。③有明显的腹膜刺激征，体温上升，脉率增快，血白细胞计数及中性粒细胞比例增高。④腹胀不对称，腹部有局部隆起或扪及有压痛的肿块。⑤呕吐物、胃肠减压抽出液、肛门排出物为血性，或腹腔穿刺抽出血性液体。⑥经积极的非手术治疗，症状、体征无明显改善。⑦腹部 X 线检查显示孤立、突出、胀大的肠襻，不因时间而改变位置，或有假肿瘤阴影。

2. 术后护理

（1）体位　患者血压平稳后，取半卧位。

（2）饮食　术后禁食，通过静脉补充营养。待肠蠕动恢复、肛门排气后，可拔除胃肠减压管，开始进少量流质；若无不适，逐步过渡至半流质及普食。应提供易消化的高蛋白、高热量和高维生素的食物。

（3）观察病情　观察生命体征；观察有无腹痛、腹胀、呕吐及肛门排气；观察伤口敷料及引流情况；观察有无切口感染、肠瘘等并发症发生。

（4）下床活动　鼓励患者早期活动，床上勤翻身，病情允许时早期下床活动，促进肠蠕动恢复，防止肠粘连。

（5）防治感染　遵医嘱应用抗生素。

【健康教育】

1. 注意饮食卫生，避免暴饮暴食，避免饭后进行剧烈活动。

2. 保持大便通畅，如有腹痛、腹胀等不适，及时就诊。

3. 3 岁以上的小孩易患蛔虫病。蛔虫患儿则表现为肚脐周围疼痛，可有恶心呕吐、晚上磨牙、起皮疹等诸多症状，建议服用杀虫药。另外，从预防的角度，主张 3~7 岁每年服用 1 次杀虫药。

八、大肠癌患者的护理

【常见护理问题】

1. **焦虑**　与对癌症治疗缺乏信心及担心结肠造口影响生活和工作有关。

2. **营养失调，低于机体需要量**　与癌肿慢性消耗、手术创伤及放化疗反应有关。

3. **体象紊乱**　与结肠造口后排便方式改变有关。

4. **知识缺乏**　缺乏有关术前准备知识及结肠造口术后的护理知识。

5. **潜在并发症**　切口感染、吻合口瘘、尿潴留、泌尿系感染，以及结肠造口出血、坏死、狭窄、肠粘连等。

【护理措施】

1. 非手术治疗护理

（1）心理护理　应关心体贴患者，及时解答患者提出的问题，尽量满足其提出的合理要求。对需做结肠造口的患者，要让患者了解术后对消化功能并无影响，并解释造口的部位及有关护理的知识，使其了解只要护理得当，人工肛门并不会对其日常生活和工作造成太大影响，以消除其恐慌情绪，增强治疗疾病的信心，提高适应能力。同时应争取社会、家庭的积极配合，从多方面给患者以关怀和心理支持。

（2）加强营养支持　给予高蛋白、高热量、高维生素、易消化的少渣饮食。必要时遵医嘱给予少量多次输血，以纠正贫血和低蛋白血症。出现肠梗阻的患者有明显脱水时，应及时纠正水、电解质及酸碱平衡紊乱，提高机体对手术的耐受性。

2. 术前护理

（1）肠道准备　术前清洁肠道目的是为了减少术中污染，防止术后腹胀和切口感染，有利于吻合口愈合，是结直肠癌术前护理的重点。一般通过控制饮食、口服肠道抗生素及缓泻剂、多次灌肠等方法来完成。

1）传统肠道准备法　术前3天进少渣半流质饮食，术前2天起进流质饮食，以减少粪便的产生，有利于肠道清洁，术前12小时禁食，术前4小时禁水。术前3天口服肠道抗生素，如新霉素、甲硝唑、庆大霉素等，抑制肠道细菌。由于控制饮食及服用肠道抗生素，使维生素K的合成及吸收减少，故术前3天开始肌内注射维生素K。术前1天口服1次缓泻剂，如液状石蜡或蓖麻油20～30mL，或硫酸镁15～20g，也可用番泻叶6g代茶饮，以排出肠道内积存的粪便。术前2天晚用1%～2%肥皂水灌肠1次，术前1天晚及手术日晨清洁灌肠，灌肠时宜选用粗细合适的橡胶肛管，轻柔插入，禁用高压灌肠，以防刺激肿瘤导致癌细胞扩散。若患者有慢性肠梗阻症状，应适当延长肠道准备的时间。

2）全肠道灌洗法　为免除灌肠造成癌细胞扩散的可能，可选用全肠道灌洗法。于术前12～14小时开始口服37℃左右等渗平衡电解质溶液（用氯化钠、碳酸氢钠、氯化钾配制，也可加入抗生素），引起容量性腹泻，以达到彻底清洗肠道的目的。一般灌洗全过程需3～4小时，灌洗液量不少于6000mL。对年老体弱，心、肾等重要器官功能障碍和肠梗阻的患者不宜选用。

3）口服甘露醇肠道准备法　该法较简便，于术前1天午餐后0.5～2小时内口服5%～10%的甘露醇1500mL左右，因甘露醇为高渗性溶液，口服后可保留肠腔水分不被吸收，并能促进肠蠕动，产生有效腹泻，达到清洁肠道的效果。本法不需服用泻剂和灌肠，也基本不改变患者饮食，但因甘露醇在肠道内可被细菌酵解，产生易爆气体，手术中使用电刀时应予注意。对年老体弱，心、肾功能不全者禁用。

（2）坐浴及阴道冲洗　直肠癌患者术前2天每晚用1∶5000高锰酸钾溶液坐浴。女性直肠癌患者遵医嘱于手术前 3 天每晚冲洗阴道，以备手术中切除子宫及阴道。

（3）手术日晨放置胃管和留置导尿管　术前常规放置胃管，有肠梗阻症状的患者应及早放置胃管，减轻腹胀。留置导尿管可预防手术时损伤膀胱，并可预防手术后尿潴留。

（4）其他　协助医师做好手术前各项检查及常规准备，准备手术中使用的抗肿瘤药物。

3. 术后护理

（1）体位　术后病情平稳，可改为半卧位，以利呼吸和腹腔引流。

（2）饮食　应禁食，持续胃肠减压，通过静脉补充水、电解质及营养。术后 2 ~ 3 天肠蠕动恢复、肛门排气或结肠人工肛门开放后拔除胃管，进流质饮食，1 周后改为半流质，2 周左右方可进普食，且食物以高蛋白、高热量、高维生素及易消化的少渣饮食为主。

（3）严密观察病情　术后每 15 ~ 30 分钟测生命体征 1 次，病情平稳后可延长间隔时间，做好记录。术后应观察腹腔引流液及骶前引流液的颜色、性状和量，同时要观察腹部及会阴部创面敷料，如局部出血较多需及时处理。

（4）留置导尿管护理　直肠癌根治术后，导尿管一般放置 1 ~ 2 周。必须保持其通畅，防止扭曲、受压，观察尿液情况，并做详细记录。做好导尿管护理，每日冲洗膀胱 1 次，尿道口护理 2 次，防止泌尿系感染。拔管前先试行夹管，每 3 ~ 4 小时或患者有尿意时开放，以训练膀胱舒缩功能，防止排尿功能障碍。

（5）排便护理　术后尤其是 Dixon 手术后患者，可出现排便次数增多或排便失禁，应指导患者调整饮食，进行肛门括约肌舒缩练习，便后清洁肛门，并在肛周皮肤涂抹氧化锌软膏以保护肛周皮肤。

（6）结肠造口（人造肛门）护理　造口护理是大肠癌手术后护理的重点。

1）观察造口有无异常　结肠造口一般于术后 2 ~ 3 天待肠蠕动恢复后开放。造口开放前应注意肠段有无回缩、出血、坏死等情况，因造口的结肠若张力过大、缝合不严、血运障碍等，均可导致上述情况。

2）保护腹壁切口及造口周围皮肤　开放造口时，一般宜取左侧卧位，并用塑料薄膜将腹壁切口与造口隔开，以防流出的稀薄粪便污染腹壁切口而引起感染，及时清除流出的粪液。造口开放及排便后，应清洗消毒造口周围皮肤，并在其周围皮肤涂氧化锌软膏，以防粪液刺激造成皮肤炎症及糜烂。造口与皮肤愈合后改用人工肛门袋。

3）正确使用人工肛门袋　患者起床活动时，协助佩戴人工肛门袋。应选择袋口合适的人工肛门袋，袋口对准造口并与皮肤贴紧，袋囊朝下，用有弹性的腰带固定人工肛门袋，当人工肛门袋的 1/3 容量被排泄物充满时须及时更换，每次更换新袋前先用中性皂液或 0.5% 氯己定（洗必泰）溶液清洁造口周围皮肤，再涂上氧化锌软膏，同时注意造口周围皮肤有无红、肿破溃等现象。患者可备 3 ~ 4 个人工肛门袋用于更换，使用过的人工肛门袋可用中性洗涤剂和清水洗净，用 0.1% 氯己定溶液浸泡 30 分钟，擦干、晾干备用；也可使用一次性人工肛门袋，使用时将孔口剪至与造口相符，撕去粘贴面上的纸片后贴在造口周围皮肤上。

4）饮食指导　注意饮食卫生，避免食物中毒等原因引起腹泻；避免食用产气性食物、有刺激性食物或易引起便秘的食物。鼓励患者多吃新鲜蔬菜、水果。

5）并发症的观察与护理　①造口感染、坏死：观察造口血液循环情况，有无出现黏膜颜色变暗、发紫、发黑等异常。用凡士林或 0.9% 氯化钠溶液纱布外敷结肠造口，外层敷料渗湿后应及时更换，防止感染。②造口狭窄：为预防造口狭窄，手术后 1 周或造口处伤口愈合后，每日扩张造瘘口 1 次，防止造口狭窄。③便秘：患者术后 1 周后，应下床活动，锻炼定时排便。若患者进食后 3～4 天未排便，可用液状石蜡或肥皂水低压灌肠，注意橡胶肛管插入造口不超过 10cm，压力不能过大，以防肠道穿孔。④切口感染及裂开：观察患者体温变化及局部切口情况，保持切口清洁、干燥，及时更换敷料。加强营养支持，促进伤口愈合。Miles 手术后，下肢外展适当限制，以免造成会阴部切口裂开；会阴部可于骶前引流管拔除后，开始用温热的 1：5000 高锰酸钾溶液坐浴，每日 2 次；手术后常规使用抗生素预防感染。⑤吻合口瘘：结肠癌切除术后或直肠癌 Dixon 手术后可能发生吻合口瘘。多因手术前肠道准备不充分、低蛋白血症及手术造成局部血供差等所致。常发生于术后 1 周左右。应注意观察患者有无腹膜炎的表现，有无腹腔内或盆腔内脓肿的表现，有无从切口渗出或引流管引流出稀粪样肠内容物等。对进行肠吻合手术患者，术后 7～10 天内严禁灌肠，以免影响吻合口的愈合。若发生瘘，应保持充分、有效的引流，若引流不畅，必要时可手术重新安置引流管；使用有效抗生素控制感染；给予 TPN 以加强营养支持。

【健康教育】

1. 合理安排饮食，应摄入产气少、易消化的少渣食物，忌生冷、辛辣等刺激性食物，避免饮用碳酸饮料，饮食必需清洁卫生，积极预防腹泻或便秘。

2. 定期进行体格检查，建议 40 岁以上的人群每年作 1 次肠镜检查，积极预防和治疗结、直肠的各种慢性炎症及癌前病变；注意饮食卫生，多进食新鲜蔬菜、水果等高纤维、高维生素饮食，减少食物中的脂肪摄入量。

3. 教会患者人工肛门的护理，介绍结肠造口的护理方法和护理用品。目前自然排便法采用的人工肛门袋可分为一件式和两件式。一件式肛门袋的背面有胶质贴面，可直接贴在皮肤上，其优点是用法简单，缺点是容易刺激皮肤，可使用造口护养胶片保护皮肤。两件式肛门袋是在养护胶片上配有凸面胶环，与便袋上的凹面小胶环吻合，不漏气、不漏液，容易更换。此外，防漏药膏、防臭粉等可提高防瘘、防臭效果。指导患者用适量温水（500～1000mL）经导管灌入造口内，定时结肠造口灌洗以训练有规律的肠道蠕动，从而养成类似于正常人的排便习惯。当患者的粪便成形或养成排便规律后，可不带肛门袋，用清洁敷料覆盖结肠造口即可。

4. 出院后每 1~2 周扩张造口 1 次，持续 2~3 个月。若发现造口狭窄、排便困难时，应及时到医院检查处理。

5. 参加适量活动，保持心情舒畅。避免自我封闭，尽可能融入正常人的生活和社交活动中。建议造口患者出院后组织或参加造口患者协会，互相学习、交流彼此的经验和体会，使患者重拾自信。

6. 每 3~6 个月门诊复查 1 次。继续化疗的患者要定期检查血常规。

九、门静脉高压患者的护理

【常见护理问题】

1. **焦虑或恐惧**　与长期患病，担心手术及疾病预后，呕血、便血等原因有关。

2. **体液不足**　与上消化道大量出血有关。

3. **营养失调，低于机体需要量**　与肝功能损害、营养素摄入不足、消化吸收障碍有关。

4. **知识缺乏**　缺乏预防上消化道出血的有关知识及康复指导知识。

5. **潜在并发症**　上消化道大出血、肝肾功能损害或肝性脑病、术后出血、腹腔或伤口感染、静脉血栓形成等。

【护理措施】

1. **非手术治疗及术前护理**

（1）心理护理　应及时了解患者的心理状态，解除患者长期患病对战胜疾病的信心不足，以及并发急性大出血时产生的极度焦虑和恐惧。因此在积极治疗的同时，做好患者的心理护理，减轻焦虑，稳定其情绪，使其做到能配合各项诊疗及护理。

（2）预防上消化道出血

1）休息与活动　合理休息与适当活动，避免过于劳累，一旦出现头晕、心慌和出汗等不适，立即卧床休息。

2）饮食　禁烟、酒，少喝咖啡和浓茶；避免进食粗糙、干硬食物，带骨、渣或鱼刺食物，油炸、辛辣食物；饮食不宜过热，以免损伤食管黏膜而诱发上消化道出血。

3）避免腹内压升高的因素　如剧烈咳嗽、打喷嚏、便秘、用力排便等，以免诱发曲张静脉破裂出血。

（3）控制出血、维持体液平衡

1）恢复血容量　迅速建立静脉通路，输血、输液，恢复血容量，保证心、脑、肝、肾等重要器官的血流灌注，避免不可逆性损伤。宜输新鲜血，因其含氨量低、凝血因子多，有利于止血及预防肝性脑病。

2）控制出血　①严密观察病情：监测血压、脉搏、每小时尿量及中心静脉压的变化；②局部灌洗：用冰盐水，或冰盐水加血管收缩剂如肾上腺素，做胃内灌洗及药物止血，达到止血的目的。

3）做好三腔二囊管的护理　正确、及时、有效地应用三腔二囊管压迫止血。

4）腹水患者的护理　限制液体和钠的摄入，每日钠摄入量限制在 500～800mg（氯化钠 1.2～2.0g）内，进液量约为 1000mL，少食含钠高的食物；每天在同一部位、时间及体位，测腹围 1 次，每周测体重 1 次；按医嘱使用利尿剂。

（4）改善营养状况，保护肝脏　肝功能尚好者，宜给予高蛋白、高热量、高维生素、低脂饮食；肝功能严重受损者，补充支链氨基酸，限制芳香族氨基酸的摄入；贫血严重或凝血机能障碍者，可输注新鲜血和肌内注射维生素 K，改善凝血功能；血浆白蛋白低下者，可静脉输入人体白蛋白等；遵医嘱给予肌苷、乙酰辅酶 A 等保肝药物，避免使用红霉素、巴比妥类等对肝脏有损的药物。

（5）预防肝性脑病　可服用肠道不吸收的抗生素如新霉素或链霉素等，用轻泻剂刺激排泄或生理盐水灌肠，以减少肠道细菌量，及时清除肠道内的积血，减少氨的产生，以免诱发肝性脑病。

2. 分流手术前护理　除以上护理措施外，术前 2～3 日口服新霉素或链霉素等肠道不吸收的抗生素，以减少肠道氨的产生，预防术后肝性脑病；术前 1 日晚清洁灌肠，避免术后肠胀气而致血管吻合口受压；脾－肾分流术前，要检查明确肾功能是否正常。

3. 术后护理

（1）观察病情变化　密切观察患者神志及生命体征的变化；注意观察胃肠减压引流和腹腔引流液的性状与量，若引流出新鲜血液且量较多，应考虑是否发生内出血，同时注意观察是否发生其他术后并发症。

（2）保护肝脏　术后应予吸氧，避免缺氧加重肝功能损害；禁用或少用吗啡、巴比妥类等有损肝脏的药物。

（3）体位与活动　分流术后 48 小时内，患者取平卧位或 15°低坡卧位，2～3 日后改半卧位；手术后一般需卧床休息 1 周左右，不宜过早下床活动，以防血管吻合口破裂出血。

（4）饮食　患者饮食遵循从流质开始，逐步过渡到正常饮食，保证热量供给。分流术后患者应限制蛋白质，每日不大于 30g，禁烟、酒、咖啡，忌食粗糙和过热食物。

（5）观察和预防并发症

1）肝性脑病　分流术易诱发肝性脑病。若发现患者有神志淡漠、嗜睡、谵妄，应立即通知医师进行处理。

2）静脉血栓形成 脾切除后血小板迅速增高，有诱发静脉血栓形成的危险。术后 2 周内每日或隔日复查 1 次血小板，若超过 $600 \times 10^9/L$，立即通知医师，协助抗凝治疗。脾切除术后应防止血栓形成，不用维生素 K 和其他止血药物。注意用抗凝药物前后的凝血时间变化。

【健康教育】

1. 指导患者注意休息，避免劳累和较重的体力活动。

2. 进食高热量、富含维生素饮食；禁烟酒；避免粗糙、干硬、过热、辛辣食等刺激性食物，以免损伤食管和胃粘膜，诱发出血。

3. 避免腹内压增高的因素，注意自我保护防外伤。

4. 按医嘱服用保肝药物，定期复查肝功能。

5. 保持心情愉快。

十、原发性肝癌患者的护理

【常见护理问题】

1. 焦虑或恐惧 与担心疾病预后有关。

2. 疼痛 与肿瘤迅速增大、肝包膜张力增加有关。

3. 潜在并发症 出血、肝性脑病、腹腔脓肿。

【护理措施】

1. 非手术治疗及术前护理 在非手术治疗期间，需做好患者的心理护理、病情观察、疼痛的护理，以及改善患者营养状况等。

（1）心理护理 非手术治疗期间，护士应全面了解患者的饮食、睡眠、精神状态等；减轻患者的焦虑和恐惧心理，并告知患者：手术切除可使早期肝癌患者获得根治的机会；肝癌的综合治疗有可能使以前不能切除的大肝癌转变为可以手术治疗，使不治之症转变为可治之症，患者有望获得较长的生存时间。

（2）病情观察 严密观察患者的生命体征、腹部情况等。若出现肝癌破裂、肝性脑病、上消化道出血等并发症的征象，立即通知医师，并积极配合处理。

（3）疼痛的护理 遵医嘱按三级止痛原则给予镇痛药物，用药期间应注意观察疗效和不良反应。

（4）改善营养状况 术前给予高蛋白、高热量、高维生素饮食，改善患者营养状况，提高手术耐受力。术后禁食、胃肠减压，待肠蠕动恢复后逐步给予流质、半流质，直至正常饮食。禁食期间进行肠外营养支持。

（5）介入治疗的护理

1）介入治疗前准备 向患者解释介入治疗的目的、方法及治疗的重要性和优点，帮助患者消除紧张、恐惧心理，争取主动配合。向患者解释肝动脉插管化疗的目的及注意事项。注意出凝血时间、血象、肝肾功能、心电图等检查结果，判断有无禁忌证。穿刺处皮肤准备，术前禁食4小时，备好一切所需物品及药品，检查导管的质量，防止术中出现断裂、脱落或漏液等。

2）预防出血　术后嘱患者平卧位，穿刺处沙袋加压1小时，穿刺侧肢体制动6小时。注意观察穿刺侧肢体皮肤的颜色、温度及足背动脉搏动，注意穿刺点有无出血现象。

3）导管护理　①妥善固定和维护导管；②严格遵守无菌原则，每次注药前消毒导管，注药后用无菌纱布包扎，防止细菌沿导管发生逆行性感染；③为防止导管堵塞，注药后用肝素稀释液2～3mL（25U/mL）冲洗导管。

4）栓塞后综合征的护理　肝动脉栓塞化疗后多数患者可出现发热、肝区疼痛、恶心、呕吐、心悸、白细胞下降等，称为栓塞后综合征。①发热是由于被栓塞的肿瘤细胞坏死吸收引起，一般为低热，若体温高于38.5℃，可予物理、药物降温。②肝区疼痛多因栓塞部位缺血坏死、肝体积增大、包膜紧张所致，必要时可适当给予止痛剂。③恶心、呕吐为化疗药物的反应，可给予胃复安、氯丙嗪等。④当白细胞计数$< 4 \times 10^9/L$时，应暂停化疗，并应用升白细胞药物。⑤介入治疗后嘱患者大量饮水，减轻化疗药物对肾的毒副作用，观察排尿情况。

5）并发症防治　密切观察患者的生命体征和腹部体征，观察其意识状态、黄疸程度，注意补充高糖、高能量营养素，积极给予保肝治疗，防止肝功能衰竭。

6）拔管护理　拔管后局部加压15分钟，卧床24小时，防止局部出血。

2. 术后护理

（1）一般护理

1）严密观察病情变化　动态观察患者生命体征的变化，注意腹腔引流管的情况，有无血液及胆汁流出，一旦发现异常及时通知医师处理。

2）体位　手术后患者血压平稳，可给予半卧位。为防止术后肝断面出血，一般不鼓励患者早期活动。术后24小时内卧床休息，避免剧烈咳嗽，以免引起术后出血。

3）加强营养　术后禁食、胃肠减压，待肠蠕动恢复后逐步给予流质、半流质，直至正常饮食。患者术后肝功能受影响，易发生低血糖，禁食期间应从静脉输入葡萄糖液或营养支持。术后2周内适量补充白蛋白和血浆，以提高机体抵抗力。

4）维持体液平衡　准确记录患者24小时液体的出入量，每天观察、记录体重及腹围变化。对肝功能不良伴腹水者，积极保肝治疗，严格控制水和钠盐的摄入量。

（2）疼痛的护理　注意估计患者疼痛的程度，观察疼痛发作及缓解的因素，帮助患者缓解疼痛，必要时遵医嘱给予止痛药物。

（3）预防感染　手术后常规给予有效抗生素至体温、血象正常。

（4）引流管护理　肝叶和肝局部切除术后，肝断面和手术创面有少量渗出，常留置引流管，应妥善固定，防止扭曲、受压，保持引流通畅；行严格无菌技术操作，每日更换引流瓶，观察并记录引流液的颜色、性状及量；当引流液量逐日减少，一般在术后 3～5 日拔除引流管。

（5）并发症的护理

1）出血　手术后出血是肝切除术常见的并发症之一，因此术前需了解患者的出凝血时间、凝血酶原时间和血小板数等，术前 3 日给予维生素 K_1 肌内注射，以改善凝血功能，预防术中、术后出血。一般情况下，手术后当日可从肝旁引流管引流出血性液体 100～300mL，若血性液体增多，应警惕腹腔内出血。若明确为凝血机制障碍性出血，可遵医嘱给予凝血酶原复合物和纤维蛋白原、输新鲜血、纠正低蛋白血症。若短期内或持续引流较大量的血液，或经输血、输液，患者血压、脉搏仍不稳定时，应做好再次手术止血的准备。

2）肝性脑病　术后应注意观察患者有无肝昏迷的早期症状，若出现性格、行为变化，如欣快感、表情淡漠或扑翼样震颤等前驱症状时，及时通知医师。

3）胆漏　观察腹腔引流管有无胆汁漏出，患者是否出现腹膜刺激征，发现异常及时通知医师。

【健康教育】

1. 注意防治肝炎，不吃霉变食物。有肝炎、肝硬化病史者和肝癌高发区人群应定期体格检查，作 AFP 测定、B 超检查，以期早期发现，及时诊断。

2. 坚持后续治疗。患者和家属应了解肝癌虽然是严重疾病，但不是无法治疗的疾病，目前已有不少患者被治愈，应树立战胜疾病的信心，根据医嘱坚持化疗或其他治疗。患者应注意休息，以不觉疲劳为度，可做适当活动或参加部分工作。

3. 注意营养，多吃含能量、蛋白质和维生素丰富的食物和新鲜蔬菜、水果。食物以清淡、易消化为宜。若有腹水、水肿，应控制食盐的摄入量。保持大便通畅，防止便秘，可适当应用缓泻剂，预防血氨升高。

4. 自我观察和定期复查。嘱患者及家属注意有无水肿、体重减轻、出血倾向、黄疸和疲倦等症状，必要时及时就诊。定期随访，每 2～3 个月复查 AFP、胸片和 B 超检查。若发现临床复发或转移迹象且患者情况良好，可再次手术治疗。

十一、胆道疾病患者的护理

【常见护理问题】

1. 焦虑、恐惧　与病情反复发作或加重、担心手术效果及预后等有关。

2. 疼痛　与胆道结石、胆道感染、蛔虫活动、Oddi 括约肌痉挛等有关。

3. 体温过高　与胆道感染、炎症反应有关。

4. 营养失调，低于机体需要量　与发热、恶心、呕吐、食欲不振、手术创伤等有关。

5. 潜在并发症　黄疸、胆道出血、胆瘘、肝功能障碍、体液平衡紊乱等。

【护理措施】

1. 非手术治疗及术前护理

（1）病情观察　密切观察患者的病情变化，若出现寒战、高热、腹痛加重、腹痛范围扩大等，应考虑病情加重，应及时报告医师，积极进行处理。

（2）缓解疼痛　指导患者卧床休息，采取舒适卧位。注意观察患者疼痛的变化，针对患者疼痛的部位、性质、程度、诱因、缓解和加重的因素，有针对性地采取措施以缓解疼痛，先用非药物缓解疼痛的方法止痛，必要时遵医嘱应用镇痛药物，并评估其效果。

（3）改善和维持营养状态　非手术治疗者，根据病情再决定饮食种类，营养不良会影响术后伤口愈合，应给予高蛋白、高糖类、高维生素、低脂的普通饮食或半流质饮食；不能经口饮食或进食不足者，可经胃肠外营养途径补充足够的热量、氨基酸、维生素、电解质，以维持患者的营养状态。手术者，需禁食、积极补充液体和电解质，以维持体液平衡。

（4）并发症的预防　拟行胆肠吻合术者，术前3日口服卡那霉素、甲硝唑等，术前1日晚行清洁灌肠，观察药物疗效及副作用。肌内注射维生素 K_1 10mg，每日2次，以纠正凝血机能障碍，应观察其疗效及有无副作用出现。

（5）心理护理　观察并了解患者及家属对手术的心理反应，有无出现烦躁不安、焦虑、恐惧等心理。耐心倾听患者及家属的诉说，并向其详细解释、说明手术的重要性及疾病的转归，以消除其顾虑，积极配合手术。

2. 术后护理

（1）病情观察

1）生命体征、意识状态　注意观察患者的神志、生命体征，尤其是心率和心律变化，注意有无因肝功损害、低血糖、脑缺氧、休克等所致的意识障碍。

2）胆道出血及胆汁渗出　注意观察引流液的颜色、量、性状，患者有无休克征象。

3）黄疸程度、消退情况　观察和记录大便的颜色，检测胆红素的含量，了解胆汁是否流入十二指肠。若黄疸加重，可能是胆汁引流不畅。

此外，还应注意观察腹部症状、体征的变化。

（2）T 管引流的护理　胆总管探查或切开取石术后，在胆总管切开处放置 T 管引流，一端通向肝管，一端通向十二指肠，由腹壁戳口穿出体外，接引流袋。主要目的是引流胆汁、引流残余结石、支撑胆道。护理措施如下：

1）妥善固定　T 管接引流袋后，用胶布固定于腹壁皮肤上，以防管道脱落。但不可固定于床上，以防因翻身、活动、搬运时牵拉而导致引流管脱落。烦躁的患者应专人守护或适当约束，避免将 T 管拔出。

2）保持 T 管有效引流　T 管不可受压、扭曲、折叠，应经常挤捏。平卧位引流管高度应低于腋中线，站立或活动时应低于腹部切口，以防引流液逆流。定时更换体位，以防引流管斜面紧贴组织造成引流不畅。血块及小结石堵塞管腔时，应反复挤压引流管或使用等渗盐水缓慢低压冲洗。

3）观察并记录引流液的色、量、性状　正常成人每日胆汁分泌量为 600～1000mL 或 800～1200mL，呈黄色、稠厚无渣。术后 24 小时内引流量为 300～500mL，恢复饮食后可到每日 600～700mL，以后逐渐减少至每日 200mL 左右。术后 1～2 天胆汁呈混浊的淡红色或淡黄色，以后逐渐加深，呈黄色。

4）严格无菌操作，预防感染　按无菌操作更换引流袋。在改变体位或活动时注意引流管的水平高度不要超过腹部切口高度，以防引流液反流。遵医嘱预防性用抗生素。

5）保护引流管口周围皮肤　每日用 75％ 酒精或 0.5％ 碘伏消毒，T 管周围垫以无菌纱布，局部涂氧化锌软膏或皮肤保护膜，防止胆汁浸渍皮肤引起破溃或感染，保持敷料清洁干燥，如有渗液，及时更换敷料。

6）拔管　一般在术后 2 周，患者无腹痛、发热，黄疸消退，血象、血清胆红素正常，胆汁引流量减少至每日 <200mL、颜色清亮时，可试行夹管，饭前饭后各夹管 1 小时，逐渐增加到全天夹管 1～2 天，无不适主诉即可行胆道造影。造影显示胆管通畅，或胆道镜证实胆管无狭窄、结石、异物，再开放引流 2～3 天，使造影剂完全排出。继续夹管 2～3 天，仍无症状后给予拔管。

7）拔管后护理　拔管后局部伤口用凡士林纱布堵塞，1～2 天会自行封闭。拔管 1 周内，观察患者体温、有无黄疸及腹部症状，应警惕胆汁性腹膜炎的发生。

（3）并发症的观察及护理

1）黄疸　在 T 管引流通畅的情况下，术后黄疸时间延长，可能是肝功能受损、胆管狭窄或术中损伤胆管等。应密切观察血清胆红素，肌内注射维生素 K_1，防止抓伤皮肤，保持皮肤清洁。

2）出血　术后早期出血多是由于止血不彻底或结扎血管线脱落所致，后期出血可能为 T 管压迫胆总管形成溃疡或局部炎症出血。应密切观察出血量，若每小时超过 100mL、持续 3 小时以上，或患者出现血压下降、脉搏细速、面色苍白等休克征象，应立即通知医师并配合抢救。

3）胆瘘　多因胆管损伤、胆总管下段梗阻、T 管脱出所致。注意观察腹腔引流情况，若切口处有黄绿色胆汁样引流物且每小时 50mL 以上者，提示有胆瘘发生。长期有胆瘘者，要保持水、电解质和酸碱平衡，纠正营养失调。

（4）心理护理　鼓励患者保持乐观情绪，正确对待疾病和预后。尤其对晚期胆囊癌患者，心理上给予开导，生活上给予关心照顾，尽量满足其要求，鼓励其主动配合治疗，提高生活质量。

【健康教育】

1. 向患者解释 T 管放置的重要性和置管的时间，以便使患者主动配合。

2. 嘱患者尽量穿宽松柔软的衣服，以防引流管受压。

3. 引流管及引流袋始终保持在出口以下平面，防止引流液反流。

4. 带管出院指导：①每日在同一时间更换引流袋，用碘伏消毒管口，记录引流液的颜色、量及性状；②引流管口定期换药，周围皮肤涂氧化锌软膏，若敷料渗湿，及时到医院处理；③在 T 管出皮肤处标明记号，嘱患者随时观察是否脱出；④长期带 T 管者，应定期去医院冲洗；⑤避免提举重物或过度活动，防止牵拉 T 管而致其脱出；⑥定期复查，若发现引流液异常或身体不适等，应及时就诊。

十二、急性胰腺炎患者的护理

【常见护理问题】

1. 疼痛　与胰腺及其周围组织炎症、胆道梗阻有关。

2. 有体液不足的危险　与炎性渗出、出血、呕吐、禁食等有关。

3. 营养失调，低于机体需要量　与恶心、呕吐、禁食和大量消耗有关。

4. 知识缺乏　缺乏疾病防治及康复的相关知识。

5. 潜在并发症　感染、休克、MODS、出血、胰瘘或肠瘘。

【护理措施】

1. 非手术治疗的护理

（1）心理护理　腹痛患者易引起紧张、焦虑、恐惧心理，护理人员应予以同情、安慰与支持，向患者讲述疼痛知识及腹部疼痛过程，使患者心中有数，并教患者分散注意力，如听音乐等，使大脑皮层兴奋灶转移以缓解疼痛；患者卧床、禁食时间长，住院时间久，易产生焦虑、烦躁心理，护理人员要与患者多沟通，耐心听取患者主诉，认真解答患者提出的问题，帮助患者树立战胜疾病的信心。

（2）疼痛护理　禁食、胃肠减压以减少胰液的分泌，绝对卧床休息。遵医嘱给予抗胰酶和解痉止痛药物。协助患者变换体位以缓解疼痛，为患者按摩背部等。

（3）防治休克，维持水、电解质平衡　密切观察患者各项相关指标，准确记录24小时液体的出入量，了解水、电解质失衡情况，及时予以纠正。定时测量生命体征，预防休克的发生。患者如已出现休克，配合医生进行积极抢救，如备好抢救物品、维持有效呼吸型态、保持静脉通路通畅等。

（4）营养支持　根据病情，予以相应饮食或肠外与肠内营养支持。

2. 术后护理

（1）病情观察　密切观察患者的病情变化，发现异常及时通知医师处理。

（2）体位　麻醉未醒时，根据麻醉要求给予合适体位；麻醉作用消除、血压平稳后，采取半卧位。

（3）饮食　术后暂禁食，待肠蠕动恢复、肛门排气后，血、尿淀粉酶化验正常，无不良反应后可进食流质饮食，再逐步过渡到普食，但应限制高脂肪膳食。

（4）引流管护理　急性胰腺炎患者术后安置了多根引流管，应分清每根导管的名称、放置部位及其作用，防止引流管扭曲、堵塞和受压。定时更换并对引流液的色、质、量进行观察记录。

（5）防治感染　监测体温和血白细胞计数变化，根据医嘱给予抗生素，并评估效果。协助并鼓励患者多翻身、深呼吸、有效咳嗽及排痰；加强口腔和尿道口护理。

（6）并发症的观察与护理　及时发现、防治术后并发症，如休克、多器官功能衰竭、大出血、胰外瘘和胰腺脓肿或假性囊肿等。

【健康教育】

1. 帮助患者及家属正确认识胰腺炎易复发的特性。出院后 4 ~ 6 周，避免举重物和过度疲劳；避免情绪激动，保持良好的精神状态。

2. 积极治疗胆道结石，消除诱发胰腺炎的因素。戒烟酒，避免暴饮暴食，养成良好的饮食习惯，少吃多餐。

3. 指导患者遵医嘱用药。注意腹部体征，若出现左上腹剧烈疼痛，应及时就诊。

十三、胰腺癌患者的护理

【常见护理问题】

1. 焦虑　与担心胰腺癌预后有关。

2. 疼痛　与癌肿侵犯周围组织、脏器等有关。

3. 营养失调，低于机体需要量　与食欲下降、肿瘤消耗等有关。

4. 潜在并发症　术后出血、胰瘘、胆瘘、继发性糖尿病、切口感染等。

【护理措施】

1. 术前护理

（1）营养支持　术前给予患者高热量、高蛋白、高维生素饮食，必要时采取肠外营养支持。

（2）改善肝功能及凝血功能　术前 1 周开始护肝治疗，手术前要使凝血酶原时间恢复正常，注意补充维生素 K，以纠正凝血功能。

（3）对症护理　黄疸致皮肤瘙痒者，可用止痒药物涂抹，避免指甲抓伤皮肤。疼痛者给予有效止痛护理。

（4）控制糖尿病　部分胰腺癌患者手术前合并糖尿病，遵医嘱用胰岛素控制血糖在7.2~8.9mmol/L，尿糖为（-）~（+），无酮症酸中毒时考虑安排手术。

（5）预防感染　遵医嘱手术前1天开始使用抗生素。

（6）PTCD　术前2~3日即要用药。必要时术前3日口服肠道抗生素，术前1日清洁灌肠。术后遵医嘱继续应用抗生素预防感染。

（7）其他　术前安置胃管，做好其他常规术前准备的护理。

2. 术后护理

（1）病情观察　术后密切观察体温、呼吸、脉搏、血压2~3天，监测尿量、血常规、肝肾功能，注意意识和黄疸的变化，注意监测血糖、尿糖和酮体变化。

（2）输液护理　给予静脉输液，维持水、电解质和酸碱平衡；根据需要适当补给全血、血浆或清蛋白等。

（3）预防感染　术后遵医嘱继续应用抗生素预防感染。

（4）做好引流护理　了解各种引流管的部位和作用，如胃肠减压管、胆道引流管、胰管引流管、腹腔引流管等。注意妥善固定，观察与记录各种引流管每日引流量和引流液的色泽、形状，警惕胆瘘和胰瘘的发生。腹腔引流管一般放置5~7天，胃肠减压管一般留至胃肠蠕动恢复，胆管引流管需2周左右，胰管引流在2~3周后可拔除。

（5）并发症的观察与护理　术后可能出现各种并发症的发生，如消化道出血、腹腔内出血、胰瘘、胆瘘、继发性糖尿病、切口感染等，注意做好观察和护理。

【健康教育】

40岁以上患者，出现持续性上腹痛、闷胀、食欲减退、消瘦，应及时到医院就诊。患者出院后如出现消化不良、腹泻等，多是由于胰腺切除后，剩余胰腺功能不足，适当应用胰酶可减轻症状。出院后按时复诊。

十四、外科急腹症患者的护理

【常见护理问题】

1. 腹痛　与腹腔内器官炎症、扭转、破裂、出血、损伤和手术有关。

2. 有体液不足的危险　与腹腔内脏破裂出血、腹膜炎症导致的腹腔内液体渗出、呕吐或禁食、胃肠减压等所致的液体丢失有关。

3. 恐惧和焦虑　与未曾经历过此类腹痛有关。

4. 个人应对能力失调　与缺乏相关的应对知识和方法有关。

5. 潜在并发症　腹腔内残余脓肿、瘘和出血。

【护理措施】

1. 加强心理护理 主动关心和安慰患者，向患者解说引起腹痛的可能原因，在做各项检查和治疗前耐心解释，使患者了解其意义并积极配合，以稳定其情绪。创造良好的氛围，减少环境改变所致恐惧感。

2. 严密观察病情

（1）定时监测生命体征的变化，注意有无脱水等体液紊乱表现。

（2）密切监测腹部症状和体征，同时注意有关伴随症状等，注意有无腹腔脓肿形成。

（3）记录24小时出入量。

3. 减轻或有效缓解疼痛

（1）体位 非休克患者取半卧位，有助于减轻腹壁张力，减轻疼痛。

（2）禁食和胃肠减压 禁食并通过胃肠减压抽吸出胃内残存物，减少胃肠内的积气、积液，减少消化液和胃内容物自穿孔部位漏入腹膜腔，从而减轻腹胀和腹痛。

（3）镇痛 对疼痛剧烈的急腹症患者或术后切口疼痛患者，可遵医嘱落实止痛措施，注意评估镇痛效果和观察不良反应。

（4）缓解疼痛的非药物性措施 ①放松疗法，如按摩、指导患者有节律地深呼吸；②分散注意力法，如默念数字或听音乐；③暗示疗法、催眠疗法和安慰剂疗法等。

4. 维持体液平衡

（1）消除病因 有效控制体液的进一步丢失。

（2）补充容量 迅速建立静脉通路，根据医嘱正确、及时和合理安排晶体和胶体液的输注种类和顺序。若有大量消化液丢失，先输注平衡盐溶液；有腹腔内出血或休克者，应快速输液并输血，以纠正血容量。

（3）采取合适体位 大出血有休克体征者取头低脚高卧位。

5. 严格执行"四禁" 外科急腹症患者在诊断没有明确前必须严格执行"四禁"，即禁用吗啡类镇痛剂、禁饮食、禁服泻剂及禁止灌肠，以免掩盖病情，使炎症扩散或加重病情。

6. 并发症的观察、预防和护理

（1）腹腔内残余脓肿和瘘 ①体位：腹部或盆腔疾病患者取斜坡卧位，可使腹腔内炎性渗出、血液或漏出物积聚并局限于盆腔，盆腔腹膜吸收毒素的能力相对较弱，可减轻全身中毒症状并有利于积液或脓液的引流。②有效引流：腹腔内置引流管时，须保持引流通畅，并观察引流物的量、色和质。③加强观察：若引流物为肠内容物或浑浊脓性液体，患者腹痛加剧，出现腹膜刺激征，同时伴发热、白细胞计数及中性粒细胞比例上升，多为腹腔内感染或瘘的可能，应及时报告医师。④有效控制感染：遵医嘱合理、正确地使用抗菌药物。⑤处理发热：对伴有高热的患者，可用物理或药物方法降温，以减少患者的不舒服。

（2）出血　①加强生命体征的观察并做好记录。包括患者的呼吸、脉搏、血压、体温和尿量变化。若脉搏增快、面色苍白、皮肤湿冷，多为休克征象；若血红蛋白值及血压进行性下降，提示有腹腔内出血。②根据医嘱输液、输血、补充血容量和应用止血药物。③记录每小时尿量。

7. 其他

（1）加强基础处理　①对生活自理能力下降或缺失者，加强基础护理和生活护理；②对神志不清或躁动者，做好保护性约束；③对长期卧床者，预防压疮的发生。

（2）营养支持护理　对7天以上不能恢复正常饮食的患者，尤其年老、体弱、低蛋白血症和手术后可能发生并发症的高危患者，积极提供肠内、肠外营养支持。同时，注意观察和预防与营养支持相关的并发症，以提高其抗病能力。

【健康教育】

向患者及家属介绍有关病变的病因、转归、目前处理原则及护理措施；解释相关检查的方法、意义和注意事项；强调饮食管理的重要性，争取患者和家属的支持、配合。

考纲摘要

1. 腹膜的解剖生理。

2. 急性腹膜炎的病因、病理生理、临床表现、辅助检查、处理原则、护理。

3. 腹外疝的概念、病因、病理生理、临床分类。

4. 腹股沟区的解剖概要；腹股沟疝的病因、临床表现、辅助检查、处理原则、护理。

5. 其他腹外疝，包括股疝、脐疝、切口疝的临床表现及处理原则。

6. 腹部损伤的病因和分类、病理生理、临床表现、辅助检查、处理原则、护理。

7. 胃的解剖和生理；十二指肠的解剖和生理。

8. 胃癌的病因、病理生理和分型、临床表现、辅助检查、处理原则、护理。

9. 胃、十二指肠溃疡的病因、病理、临床表现与辅助检查、处理原则、护理。

10. 小肠的解剖生理。

11. 阑尾的解剖位置、血供、神经支配、生理功能。

12. 阑尾炎的分类、病因、病理生理、临床表现、辅助检查、处理原则、护理要点。

13. 肠梗阻的概念、病因与分类、病理生理、临床表现、辅助检查、处理原则及护理。

14. 肠瘘的概念、病因与分类、病理生理、临床表现、辅助检查、处理原则、护理重点。

15. 结肠的解剖生理；结、直肠癌的病因、病理生理和分型、临床表现、辅助检查、处理原则、护理。

16. 门脉系统的解剖生理。

17. 门静脉高压症的概念、病因、病理生理、临床表现、辅助检查、处理原则、护理。

18. 肝脏的解剖位置、显微结构、血供及生理功能。

19. 原发性肝癌的病因病理、临床表现、辅助检查、处理原则及护理；继发性肝癌的临床表现。

20. 胆道系统的解剖、胆管和胆囊的生理功能。

21. 几种常用的胆道疾病特殊检查，包括 B 超、X 线检查、PTCD、ERCP、术中和术后经 T 管胆管造影、纤维胆道镜检查、CT、MRI、放射性核素显像的方法、护理。

22. 胆石的分类及其成因；胆囊结石、胆管结石的病因、病理生理、临床表现、辅助检查、处理原则及护理。

23. 胆囊炎、急性梗阻性化脓性胆管炎的病因、病理生理、临床表现、辅助检查、处理原则及护理。

24. 胆道蛔虫病的病因、临床表现、辅助检查、处理原则及护理要点。

25. 胰腺的解剖特点、生理功能（包括内、外分泌功能）。

26. 急、慢性胰腺炎的病因病理、临床表现、辅助检查、处理原则及护理。

27. 胰腺癌的病因病理、临床表现、辅助检查、处理原则、护理。

复习思考

1. 简述腹外疝患者的术后护理措施。

2. 简述急腹症的处理原则。

3. 简述腹部外科疾病的常规护理措施。

扫一扫，知答案

模块十六

肛肠外科良性疾病患者的护理

扫一扫，看课件

【学习目标】

1. 掌握：常见直肠肛管良性疾病患者的护理措施和健康教育。
2. 熟悉：常见直肠肛管良性疾病的病因、分类、临床表现和治疗原则。
3. 了解：直肠肛管的解剖特点。

项目一 常见肛肠外科良性疾病概述

常见肛肠外科良性疾病包括痔、肛瘘、肛裂、直肠肛管周围脓肿、直肠脱垂、肛门失禁等，其发病率高，症状反复，对人体影响小，容易被忽视。

一、痔

痔是直肠下段黏膜下或肛管皮肤下静脉丛淤血、扩张、迂曲所形成的静脉团块。根据所在的部位不同，可分为内痔、外痔和混合痔。

知 识 链 接

直肠肛管的解剖和生理功能

直肠位于盆腔后部，上接乙状结肠，下至尾骨平面与肛管相通。直肠上部管径与结肠相同，下部扩大成直肠壶腹，暂时存储粪便。

肛管上起齿状线，下至肛门边缘，长 3 ~ 3.5cm，肛管被肛门内、外括约肌环绕。肛门内、外括约肌，耻骨直肠肌和直肠纵行肌纤维共同组成肛管直肠环，有控制排便的功能，若术中损伤，可引起大便失禁。

齿状线是直肠与肛管的交界线，具有重要的解剖学意义。①齿状线以上覆盖的黏膜，齿状线以下覆盖的是皮肤。②齿状线以上受自主神经支配，无疼痛感；齿状线以下受阴部内神经支配，痛觉敏感。③齿状线以上有直肠上、下动脉供应，由直肠上静脉丛回流至门静脉；齿状线以下有肛管动脉供应，由直肠下静脉丛经肛管静脉回流至腔静脉。④齿状线以上淋巴回流主要进入腹主动脉旁或髂内淋巴结，齿状线以下主要进入腹股沟淋巴结及髂外淋巴结。

【病因】

痔的病因尚未完全明确，但与多种因素有关，目前公认主要有以下两种学说。

1. 肛垫下移学说　肛垫位于直肠末端黏膜下，由平滑肌、弹性纤维、结缔组织和静脉丛构成，具有肛门垫圈的作用，协助调节肛管括约肌收缩，完善肛门闭合作用。反复便秘、妊娠等引起腹压增高的因素，使肛垫向远侧移位，肛垫中的纤维间隔逐渐松弛，甚至断裂，导致肛垫回缩减弱，甚至不能回缩。同时静脉回流受阻，引起静脉丛淤血、扩张、融合形成痔。

2. 静脉曲张学说　直肠上静脉为门静脉分支，管腔内无静脉瓣；直肠上、下静脉丛管壁薄、位置浅，末端直肠黏膜下组织松弛，以上因素导致血液淤积和静脉扩张。同时，直肠肛管位于腹腔最下部，长期坐位、便秘、前列腺肥大、妊娠、盆腔肿瘤等多种因素可引起直肠静脉回流受阻，直肠静脉淤血、扩张。此外，长期饮酒、进食大量辛辣食物导致局部充血、炎性病变，直肠静脉壁纤维化，失去弹性，更易扩张、淤血形成痔。

【临床表现】

1. 内痔　位于齿状线以上，是直肠上静脉丛迂曲、扩张所形成的静脉团块。其表面为直肠黏膜所覆盖。好发于截石位的3点、7点和11点处，主要临床表现是便血及痔块脱出。

（1）便血　特点是无痛性、间歇性便后出鲜红色血。轻者，大便或手纸带鲜血，便后滴血，出血量少；严重者，呈喷射状出血，便血数日后可自行停止。长期便血可导致贫血。

（2）痔块脱出　多先有便血后再出现痔块脱出。轻者，排便时脱垂，便后可自行回复；重者，排便后不能自行回复，需用手回纳；更重者，腹内压稍增加，痔块脱出肛门外。

（3）疼痛　一般无疼痛。若出现内痔或混合痔脱出嵌顿，局部充血、水肿，继发感染、坏死，可出现不同程度的肛门疼痛。

（4）瘙痒　晚期因肛门括约肌松弛、痔块脱出，常有分泌物流出，刺激肛门周围皮肤，出现瘙痒，甚至湿疹。

2. 外痔　位于齿状线以下，是直肠下静脉丛曲张、扩张所形成的静脉团块。其表面覆盖肛管皮肤，可分为血栓性外痔、结缔组织性外痔和静脉曲张性外痔，其中以血栓性外痔最常见。一般无症状，外痔血栓形成时，剧烈疼痛，排便、咳嗽时加剧，数日后疼痛逐渐减轻，肿块变软，逐渐消散。肛管皮下可见暗紫色椭圆形肿物，质硬，界限清楚，触痛明显。

3. **混合痔** 内痔通过静脉丛和相应部位外痔静脉丛相互融合、扩张而成。位于齿状线附近，表面覆盖直肠黏膜和肛管皮肤。内痔发展到Ⅱ度以上可发展为混合痔。其有内痔、外痔两种临床表现。严重时，可呈环状脱出肛门，形成环状混合痔。

知 识 链 接

内痔的分期

根据内痔的发展阶段，将其分为四度：①Ⅰ度，便时出血，痔块不脱出肛门；②Ⅱ度，常有便血，排便时痔块脱出，排便后可自行回纳；③Ⅲ度，偶有便血，排便、咳嗽、久站、劳累等使痔块脱出，需用手辅助方可回纳；④Ⅳ度，偶有便血，痔块长期脱出肛门，不能回纳或回纳后又脱出。

【辅助检查】

1. **实验室检查** 出血严重的患者可有贫血表现；合并感染者，可有白细胞计数和中性粒细胞比例升高。

2. **肛门镜检查** 可了解内痔、混合痔的痔块情况。对有痔块脱出者，蹲位或排便后可观察到痔块大小、数目及部位。

【治疗要点】

痔的治疗原则：无症状痔不需治疗；有症状痔减轻及消除症状；经保守治疗失败或不宜保守治疗时，手术治疗。

1. 非手术治疗

（1）一般治疗 适应于痔的初期和无症状静止期的痔。主要措施包括调整饮食结构，多饮水、多进膳食纤维，忌酒及辛辣刺激性食物，以保持大便通畅。温热水或中药坐浴，以改善局部血液循环。肛管内注入含有消炎止痛作用的油剂或栓剂，润滑肛管，促进炎症吸收，减轻疼痛。血栓性外痔先局部热敷，再外敷消炎止痛栓剂，若疼痛缓解可不手术。内痔脱出及嵌顿性痔初期，可手法复位后采用一般治疗，阻止再脱出。

（2）注射疗法 用于Ⅰ、Ⅱ度出血性内痔。消痔灵溶液稀释后，注于痔基底部的黏膜下层，局部发生无菌性炎症反应，黏膜组织纤维化，使痔块萎缩。

（3）胶圈套扎疗法 用于Ⅰ、Ⅱ、Ⅲ度内痔。将特制胶圈套至内痔根部，利用胶圈的弹性阻断痔的血运，使痔缺血、坏死、脱落后愈合。

2. **手术治疗** 主要适用于病程长、出血严重、痔核脱出的内痔或混合痔、嵌顿痔、血栓性外痔等。手术方法有痔单纯切除术、吻合器痔上黏膜环切吻合术和血栓性外痔剥除术等。

二、肛裂

肛裂是齿状线以下肛管皮肤全层裂伤后形成的慢性梭形溃疡。多见于中青年人，好发于肛管后正中线，两侧少见。

【病因病理】

肛裂的病因尚不清楚，可能与多种因素有关。长期便秘、粪便干结引起的排便时机械性创伤是肛裂形成的直接原因。肛裂可分为急性肛裂和慢性肛裂。急性肛裂病程短，边缘整齐，底浅、呈红色，有弹性；慢性肛裂因反复发作、继发感染，底深边缘不整齐，质硬，基底及边缘纤维化增厚，肉芽呈灰白色。裂口上端的肛瓣和肛乳头水肿，形成肥大乳头。下端肛缘皮肤因炎性反应、水肿，形成袋状皮垂突出于肛门外，称前哨痔。肛裂、前哨痔、肥大乳头常同时存在，称为肛裂"三联征"（图 16 - 1）。

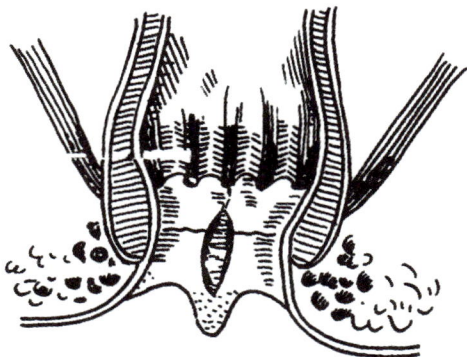

图 16 - 1　肛裂"三联征"

【临床表现】

1. 症状　患者典型的临床表现为疼痛、便秘和出血。

（1）疼痛　为主要症状。疼痛剧烈，有典型的周期性。排便时，肛裂或溃疡面被撑开，神经末梢被刺激，立感肛管烧灼样或刀割样疼痛，称为排便时疼痛；便后数分钟可缓解，称为间歇期；随后因肛门括约肌痉挛，再次出现剧痛，持续数小时，称为括约肌挛缩痛；直至括约肌疲劳、松弛后，疼痛缓解，再次排便时又发生疼痛。以上称为肛裂疼痛周期。

（2）便秘　肛裂形成后，因惧怕疼痛不愿排便，形成便秘；而堆积的干燥粪便排出时，刺激肛门，使肛裂加重，形成恶性循环。

（3）出血　排便时，肛管裂伤、创面出血，可见粪便表面带有鲜血、排便过程中滴血或便纸上染血。

2. 体征　典型体征是肛裂"三联征"。

【辅助检查】

肛门检查可发现后正中线有一单发、纵行、梭形裂口或溃疡，即可确诊。已确诊者，不宜行直肠指诊或肛门镜检查，避免引起疼痛，增加患者痛苦。

【治疗要点】

1. 非手术治疗　具体措施：①服用药物保持大便通畅。②肛门坐浴：便后用温水或1：5000高锰酸钾溶液坐浴，解除括约肌痉挛，缓解疼痛。③扩肛疗法：局麻下进行，持续扩张，解除括约肌痉挛，促进溃疡愈合。

2. 手术疗法　适用于经久不愈、非手术治疗无效、症状较重的陈旧性肛裂。常用的手术方式有肛裂切除术、肛门内括约肌切断术。

三、直肠肛管周围脓肿

直肠肛管周围脓肿是指在直肠肛管周围软组织或其周围间隙的急性化脓性感染，并发展为脓肿。

【病因与病理】

常由肛腺感染引起，也可继发于肛周皮肤感染、肛裂、内痔、损伤、药物注射等。肛腺开口于肛窦底部，肛窦呈袋状开口向上，当粪便存留于肛窦发生感染时可累及肛腺。肛腺感染形成脓肿后可扩散到直肠肛管周围间隙，由于直肠肛管周围间隙为疏松的脂肪结缔组织，感染易蔓延、扩散，形成不同部位的脓肿（图16-2）。直肠肛管周围炎症病理过程中，急性期表现为脓肿，慢性期表现为肛瘘。

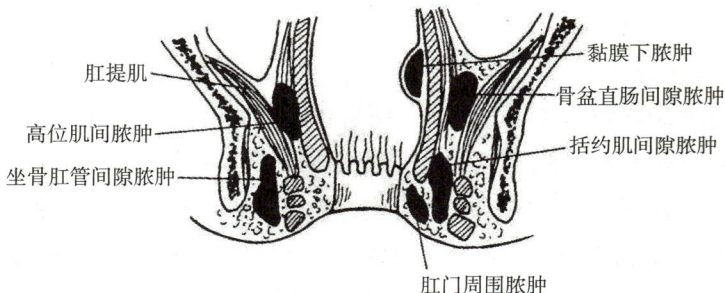

图16-2　直肠肛管周围脓肿的位置

【临床表现】

不同部位的脓肿，临床表现各具有不同特点。

1. 肛门周围脓肿　最常见，位置表浅，以局部症状为主，全身感染症状不明显。主要表现为肛周持续性、跳动性疼痛，局部受压、摩擦、排便和咳嗽时加重。行动不便，坐卧不安。早期肛周皮肤红肿、发硬、压痛明显、边界不清，脓肿形成后有明显波动感，穿刺可抽出脓液。

2. 坐骨直肠窝脓肿（坐骨肛管间隙脓肿） 较常见，该间隙较大，形成的脓肿亦较大而深，全身症状较明显。早期患者即有寒战、发热、乏力、食欲减退等全身表现。局部症状早期不明显，患侧持续性胀痛逐渐加重，并发展为持续性跳痛，排便、行走时加重。若炎症刺激直肠、膀胱，可引起里急后重或排尿困难。早期局部体征不明显，以后出现患侧肛周红肿，局部触诊或直肠指诊患侧有深压痛，较大脓肿形成时扪及波动感。

3. 骨盆直肠间隙脓肿（骨盆直肠窝脓肿） 较前两者少见。因位置较深、间隙较大、引起全身感染症状严重而无典型局部表现。早期可出现高热、寒战、头痛、疲倦等全身表现。局部表现为直肠坠胀感、排便不尽感等，可伴排尿困难。直肠指诊在直肠壁上可触及肿块隆起，有深压痛和波动感，会阴部无异常体征。

【辅助检查】

1. 实验室检查 血常规显示白细胞计数和中细粒细胞比例增高。

2. 局部穿刺检查 若抽出脓液，即可确定诊断。

3. B超检查 有利于深部脓肿的协助诊断。

4. MRI 检查 可明确脓肿与括约肌之间的关系和有无多发性脓肿，部分患者可见肛瘘内口。

【治疗要点】

1. 非手术治疗 脓肿未形成时，可应用抗生素治疗，控制感染。温水肛门坐浴，缓解疼痛。口服缓泻剂，促进排便。

2. 手术治疗 一旦明确脓肿形成，即应切开引流。采用脓肿切开引流并挂线术，临床治疗效果良好。

四、肛瘘

肛瘘是肛管、直肠下部与肛周皮肤相通的肉芽肿性管道，由内口、瘘管、外口三部分组成。是常见的直肠肛管疾病之一，多见于青壮年男性。

【病因病理】

多为直肠肛管周围脓肿的后遗症引起。脓肿自行溃破或经切开引流后，原发灶内口未愈合，脓腔逐渐缩小，周围肉芽组织及纤维组织增生后形成管道。加上外口生长较快，形成假性愈合。致病菌经内口不断进入，因瘘管迂曲、引流不畅，导致脓肿反复发作，溃破或切开引流可形成多个瘘管和外口，成为复杂性肛瘘。

【肛瘘分类】

1. 按瘘管部位分 ①低位肛瘘：瘘管位于肛门外括约肌深部以下；②高位肛瘘：瘘管位于肛门外括约肌深部以上。

2. 按瘘管数目分类 ①单纯性肛瘘：仅有一个外口，一个内口和一个管道；②复杂性肛瘘：一个内口，多个外口或瘘管。

【临床表现】

1. **症状**　肛周外口不断有少量脓血性分泌物溢出，刺激肛周皮肤引起潮湿、瘙痒及湿疹。高位肛瘘时，可有粪便或气体从外口溢出。当外口阻塞或假性愈合时，瘘管中脓液积存，可再次形成脓肿，伴有明显疼痛，自行溃破或切开引流后症状缓解。上述症状可反复发作。

2. **体征**　肛周皮肤可见单个或多个外口，呈红色乳头状突起，有压痛，挤压时有少量脓液或脓血性分泌物排出。直肠指检可扪及内口处压痛，瘘管表浅可扪及硬结样内口及条索状瘘管。

【辅助检查】

1. **实验室检查**　血常规显示白细胞计数和中细粒细胞比例增高。

2. **肛门镜检查**　有时可见内口。经外口注入亚甲蓝溶液，肛门镜下可见蓝色液体溢出，观察填入肛管及直肠下段白色纱布条蓝染部位，可判断内口位置。

3. **X 线检查**　经外口注入碘油行瘘管造影，可以明确瘘管的部位和走向。

4. **MRI 检查**　可清晰显示瘘管的位置、与括约肌的关系。

【治疗要点】

肛瘘不能自愈，常反复形成脓肿，因此必须手术治疗。原则是切开或切除瘘管，术中尽可能减少肛门括约肌损伤，防止肛门失禁。

1. **肛瘘切开术**　适用于低位肛瘘。

2. **肛瘘切除术**　适用于低位单纯性肛瘘。

3. **挂线疗法**　适用于高位单纯性肛瘘（图 16 - 3）。

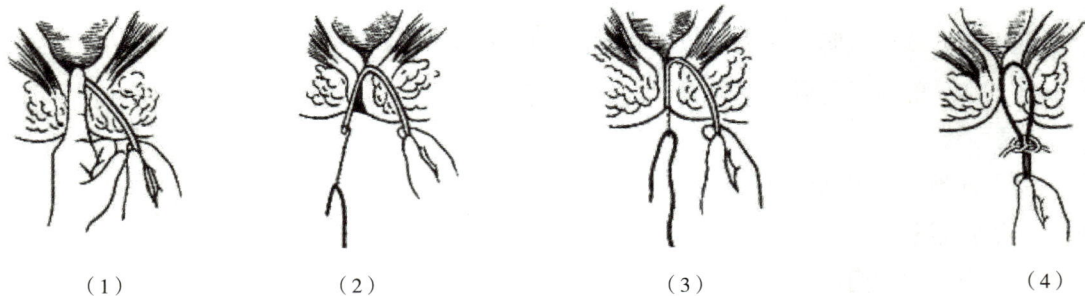

（1）　　　　　　（2）　　　　　　（3）　　　　　　（4）

（1）插入探针，（2）将探针引出肛门外；（3）探针前段捆绑丝线接橡皮条；

（4）退出探针，将橡皮条从瘘管带出，收紧后结扎

图 16 - 3　肛瘘挂线疗法

项目二　肛肠外科良性疾病患者的护理

【护理评估】

1. 术前评估

（1）健康史　询问患者饮食习惯，是否喜嗜辛辣刺激食物或饮酒。询问患者是否从事长期站立或久坐职业，有无导致腹内压增高等因素，有无便秘史，在外治疗及护理经过，有无其他伴随疾病，如心血管疾病、糖尿病等。

（2）身体状况

1）局部情况　有无排便困难，便血、排便时剧痛；有无直肠肛管周围红、肿、热、痛等情况；肛管皮肤有无裂口、溃疡；肛门外有无肿物或肿物脱出；有无脓肿形成。

2）全身情况　有无寒战、发热、食欲减退等。

3）辅助检查　肛门镜检查、直肠指检及有关手术耐受性指标的检查结果。

4）心理－社会支持状况　评估患者因大便带血、肛门疼痛引起焦虑、恐惧等情绪反应。评估患者和家属对疾病和手术治疗的相关知识的了解程度，对手术的配合、术后康复知识的了解程度。

2. 术后评估

（1）手术情况　患者麻醉方式、手术方式、术中情况。

（2）康复情况　术后生命体征、伤口疼痛及有无出血等情况。

（3）并发症　有无尿潴留、感染或肛门失禁。

【常见护理问题】

1. 急性疼痛　与痔块嵌顿、血栓形成、肛管裂伤及术后创伤有关。

2. 便秘　与饮食习惯、排便习惯、肛周疼痛有关。

3. 知识缺乏　缺少有关疾病的治疗和术后预防复发的康复知识。

4. 潜在并发症　尿潴留、感染、肛门狭窄、肛瘘。

【护理措施】

1. 非手术治疗的护理

（1）病情观察　注意观察患者排便时有无出血及痔块脱出，便血的量、颜色、持续时间；监测肛周脓肿患者体温变化；痔或肛裂患者肛门疼痛的情况等。

（2）饮食　鼓励多饮水、多食新鲜蔬菜、水果，少食辛辣刺激性食物，避免饮酒。

（3）保持大便通畅　养成每日定时排便习惯，避免排便时间过长。习惯性便秘者，可每日服用适量蜂蜜或液状石蜡等，必要时用肥皂水灌肠或开塞露通便。

（4）适当锻炼　适当参加体育锻炼，以促进肠蠕动；必要时进行腹部按摩。

（5）肛门坐浴和外用药物　肛门坐浴有清洁肛门、改善局部血液循环、促进炎症吸收、缓解括约肌痉挛、减轻疼痛的作用。患者睡前、便后坐浴，用1∶5000高锰酸钾溶液或温水坐浴，水温43～46℃，每日2～3次，每次20～30分钟，必要时坐浴后用痔疮栓等塞肛。年老体弱者，坐浴结束后应给予搀扶，避免摔倒。

（6）对症护理　肛周皮肤瘙痒时，避免搔抓，遵医嘱外涂消炎止痒药膏等。疼痛严重时，给予口服止痛药物。若痔核脱出，及时用手轻柔回纳，防止嵌顿。内痔出血引起严重贫血时，需给予少量多次输血，避免贫血头晕而跌倒受伤。

（7）协助肛门直肠检查　取合适的诊疗体位，侧卧位行直肠（肛门）镜检查。有肛门狭窄、肛裂者，不做内镜检查；对肛周急性炎症或妇女月经期，暂不做内镜检查。取蹲位做排便姿势，检查有无内痔痔块脱出。记录病变位置采用时钟方法，同时注明体位。手术时常取截石位或侧卧位。

2. 手术治疗的护理

（1）术前护理　除非手术治疗的护理措施外，少渣饮食，遵医嘱做好手术前准备，进行药敏试验、备皮、灌肠。

（2）术后护理　肛管直肠疾病术后护理，应注意以下方面：

1）病情观察　定时观察体温、血压、脉搏及伤口敷料等情况，注意伤口有无渗血，尤其是结扎线脱落期，警惕内出血。

2）疼痛护理　术后1～2天适当给予止痛剂。术后因括约肌痉挛或肛管内敷料填塞过多引起伤口疼痛，必要时可适当去除填塞物。如无出血危险，可用温水坐浴、局部热敷或使用消炎止痛栓剂。

3）饮食和排便　术后1～2天内进流质饮食，逐渐改为无渣或少渣饮食，再过渡到普食。一般术后3日尽量避免排便，保持伤口清洁，促进愈合。术后首次排便前，给予开塞露帮助通便，避免大便干结造成排便困难或伤口出血等。术后便秘者，可口服液状石蜡或其他缓泻剂通便，但忌灌肠。

4）肛门坐浴　最主要的辅助治疗措施之一。每次排便后或更换敷料前用1∶5000高锰酸钾溶液或温水坐浴，促进伤口愈合。

5）并发症的观察和护理　①术后出血：是最常见的并发症。由于肛管直肠部位的静脉丛丰富，术后止血不彻底、用力排便等因素可引起出血。一般术后7天内，粪便表面有少量出血为正常情况。术后大出血者，表现为肛管内有鲜血或血凝块排出，自觉肛门下坠和急迫排便感，严重时出现面色苍白、冷汗、脉速等失血性休克表现。一旦发现，应立即通知医生行相应处理，必要时做好手术止血准备。②尿潴留：麻醉、切口疼痛及肛管内敷料填塞等原因可造成尿潴留。若术后8小时仍未排尿且有下腹部胀痛、隆起者，可热敷、诱导排尿或导尿等方法处理。③肛门狭窄：术后瘢痕挛缩所致。注意观察有无排便困难、大便变细等现象，防止肛门狭窄。术后 5 ~ 10 天可用食指扩肛，每日 1 次，鼓励患者有便意即排便。④肛门失禁：多因术中切断肛管直肠环所致。一旦出现肛门失禁，指导患者术后 3 天开始进行提肛、肛门括约肌舒缩运动，并做好臀部和肛门皮肤护理。保持局部皮肤清洁干燥，防止粪便刺激引起肛门周围皮肤炎症。

【健康教育】

1. **养成良好饮食习惯**　多饮水；多食蔬菜水果，避免辛辣刺激食物，不饮酒。有便秘者，多食粗纤维食物或服用适量蜂蜜，促进肠蠕动，防止便秘发生。

2. **保持大便通畅**　养成每日定时排便习惯。

3. **适当运动**　每天坚持适量的运动，尤其对于长时间久站或久坐者，应加强肛门括约肌收缩舒张运动，以促进肠蠕动和肛门括约肌功能。

4. **保持肛周皮肤的清洁**　养成每日早晚、便后清洗肛门的习惯，常肛门坐浴，有利于直肠、肛管疾病治疗与预防。

考纲摘要

1. 直肠、肛管的解剖生理。

2. 直肠肛管良性疾病，包括痔、肛裂、肛管直肠周围脓肿、肛瘘的病因病理、临床表现、辅助检查、处理原则、护理要点。

复习思考

1. 简述痔的临床表现和治疗原则。

2. 简述肛瘘、肛裂的临床表现和护理措施。

3. 简述直肠肛周脓肿的分类和临床表现、治疗要点。

扫一扫，知答案

周围血管疾病患者的护理

扫一扫，看课件

【学习目标】

1. 掌握：原发性下肢静脉曲张、血栓闭塞性脉管炎患者的护理评估和护理措施。

2. 熟悉：原发性下肢静脉曲张、血栓闭塞性脉管炎患者的辅助检查。

3. 了解：原发性下肢静脉曲张、血栓闭塞性脉管炎患者的发病因素、心理和社会支持状况。

案例导入

章某，男，50岁，搬运工。左下肢酸胀、沉重12年入院，诊断为"左下肢原发性大隐静脉曲张"，拟行大隐静脉高位结扎加曲张静脉剥脱术。

问题：①术前应做好哪些护理工作？②术后病情观察主要包括哪些内容？

项目一　原发性下肢静脉曲张患者的护理

下肢静脉曲张是指下肢浅静脉因血液回流障碍，导致静脉壁伸长、迂曲，晚期常并发小腿慢性溃疡的一种常见外科疾病。分原发性和继发性两种。本项目主要介绍原发性下肢静脉曲张患者的护理。

【解剖生理】

下肢静脉由浅静脉、深静脉、交通静脉和肌肉静脉组成。浅静脉位于皮下，深静脉位于肌中间与同名动脉伴行，深、浅静脉之间有交通静脉连接，并且都有向心单向开放的静脉瓣膜，防止血液倒流。

1. **下肢浅静脉**　主要有大、小隐静脉。大隐静脉是人体最长的静脉，从足背起延下肢内侧上行至卵圆窝入股静脉，进入深静脉前有 5 个分支。小隐静脉起自足、小腿外侧，上行至腘窝进入腘静脉。

2. 下肢深静脉 小腿有胫前、胫后和腓静脉，三者先后汇合成为腘静脉，经腘窝上行至股部为股浅静脉，在大腿上部与股深静脉汇合为股总静脉。

3. 下肢交通静脉 小腿外侧的交通静脉多位于小腿中段，大腿内侧的交通静脉多位于大腿中、下 1/3 处。小腿内侧以踝交通静脉最重要，与溃疡形成有密切关系。

【病因】

静脉壁薄弱、静脉瓣膜缺陷及浅静脉内压力持续升高是引起浅静脉曲张的主要原因，相关因素包括：

1. 先天因素 与遗传因素有关的静脉壁薄弱和静脉瓣膜缺陷，引起静脉瓣膜关闭功能不全致血液倒流，静脉内压力持久升高而产生静脉曲张。

2. 后天因素 长期站立、重体力劳动、妊娠或盆腔内肿瘤、慢性咳嗽、习惯性便秘等，均可使下肢血液重力增加，导致下肢静脉瓣膜承受过度的压力，逐渐松弛而关闭不全，造成血流逆流。循环血量经常超负荷，也可造成压力升高、静脉扩张，从而形成相对性瓣膜关闭不全。

【临床表现】

1. 症状 轻度下肢静脉曲张患者症状不明显，较重者久站后感到下肢沉重发胀、小腿酸痛、易疲劳，后期患者常感患肢酸困、胀痛和痒。

2. 体征 小腿前内侧或小腿外侧浅静脉隆起、扩张，蜿蜒成团，似蚯蚓状，站立时更加明显；病程长者，皮肤发生营养障碍，出现色素沉着、脱屑、缺乏弹性、瘙痒。

此外，还有常见并发症，如：①曲张静脉破裂出血，多发生于踝部及足靴区。临床表现为皮下淤血或皮肤破溃时出血。②湿疹或溃疡，好发于足靴区，皮肤溃疡多合并感染，创面可经久不愈（图 17－1）。③血栓性浅静脉炎，曲张静脉内血流缓慢，易致血栓形成，并伴有感染性静脉炎及曲张静脉周围炎，炎症消退后常遗留有硬结并与皮肤粘连。

【辅助检查】

1. 大隐静脉瓣膜功能试验（Trendelenburg test） 患者仰卧，患肢抬高，使曲张静脉排空，在大腿根部扎止血带，阻断大隐静脉，然后让患者站立，仔细观察大隐静脉充盈情况。如在未放开止血带前，止血带下方的静脉在 30 秒内已充盈，则表明交通静脉瓣膜关闭不全；如在 30 秒内不充盈，放

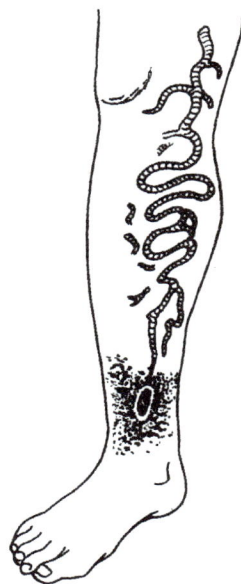

图 17－1 大隐静脉曲张及小腿溃疡

松止血带后 10 秒内出现自上而下的静脉逆向充盈，表示交通支瓣膜功能良好，大隐静脉入股静脉处瓣膜功能不全（图 17 - 2）；如上述试验在未放开止血带前，止血带下方的静脉在 30 秒内已充盈，释放止血带后充盈更加明显，提示大隐静脉入股静脉瓣膜和交通支瓣膜均功能不全。应用同样的原理在腘窝部扎止血带，亦可检测小隐静脉瓣膜的功能。

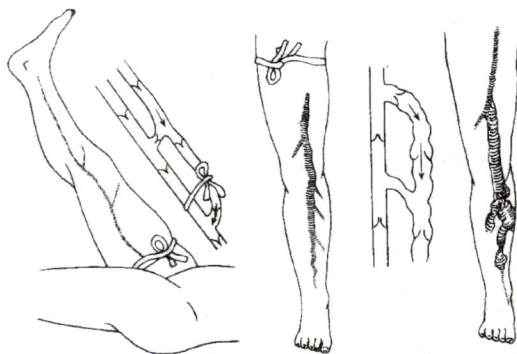

图 17 - 2　Trendelenburg 试验

2. 深静脉通畅试验（Perthes test）　先让患者站立，待下肢静脉充盈后，在大腿上 1/3 处扎止血带，以阻断大隐静脉，嘱患者用力踢腿或做下蹲站立运动连续 10 余次。此时，由于小腿肌泵的收缩，迫使浅静脉血液向深静脉回流，若静脉曲张消失或明显减轻，则表明深静脉通畅；如活动后浅静脉曲张更为明显，张力增高，甚至有胀痛，则表明深静脉不通畅（图 17 - 3）。

3. 交通静脉瓣膜功能试验（Pratt test）　患者取仰卧位，抬高受检下肢，在大腿根部扎上止血带。然后从足趾向上至腘窝缠缚第 1 根弹力绷带，再自止血带处向下，扎上第 2 根弹力绷带。让患者站立，一边向下解开第 1 根弹力绷带，一边向下继续缠缚第 2 根弹力绷带，如果在两根绷带之间的间隙内出现曲张静脉，即意味该处有功能不全的交通静脉（图 17 - 4）。

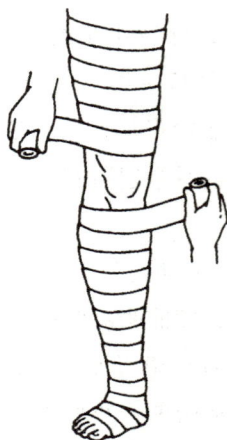

图 17 - 3　Perthes 试验　　　　　图 17 - 4　Pratt 试验

4. **下肢静脉造影术** 能够观察到深静脉是否通畅、静脉的形态改变和瓣膜的位置和形态。

5. **无创性血管超声检查** 超声多普勒血流仪能确定静脉反流的部位和程度;超声多普勒显像仪可观察瓣膜的关闭活动及其有无逆向血流。

【治疗要点】

1. **非手术治疗** 适应证:①病变局限,症状较轻者;②妊娠期间发病,分娩后症状有可能消失者;③症状虽然明显,但不能耐受手术者。

(1)**促进下肢静脉回流** 患肢穿弹力袜或使用弹力绷带压迫,使曲张的静脉处于萎瘪状态。此外,平时应避免久站久坐,休息或卧床时抬高患肢。

(2)**硬化剂注射和压迫疗法** 适用于病变范围小且局限者,也可作为手术辅助疗法处理残留的静脉曲张。通常是在曲张静脉内注入硬化剂,如5%鱼肝油酸钠注射液0.5mL,随后立即用手指紧压1分钟,再用绷带加压包扎3~6周,利用硬化剂造成的静脉炎症而使其闭塞。其间避免久站,应鼓励行走。

(3)**处理并发症**

1)血栓性浅静脉炎 给予抗生素及局部热敷治疗。

2)湿疹和溃疡 抬高患肢并给予创面湿敷。

3)曲张静脉破裂出血 抬高患肢和局部加压包扎止血,必要时给予缝扎止血,待并发症改善后择期手术治疗。

2. **手术治疗** 适用于深静脉通畅而无手术禁忌证者,是治疗原发性下肢静脉曲张的根本方法。传统手术有大隐静脉或小隐静脉高位结扎术、大隐或小隐静脉主干及曲张静脉剥除术、功能不全的交通静脉结扎术。

【护理评估】

1. **健康史** 是否从事长期站立工作、有无重体力劳动、有无妊娠和慢性咳嗽及习惯性便秘病史等。

2. **身体状况** 下肢静脉曲张的程度,有无患肢酸胀和乏力;局部有无静脉炎、湿疹、溃疡、出血等改变。术后患肢远端皮肤的温度、色泽、动脉搏动有无异常;局部切口有无红、肿、压痛等感染征象;能否早期离床活动及正常行走等。

3. **心理–社会支持状况** 下肢静脉曲张是否影响生活与工作;慢性溃疡、创面经久不愈是否造成患者的紧张不安和焦虑;患者对本病预防知识的了解程度。

【常见护理问题】

1. **活动无耐力** 与下肢静脉回流障碍致小腿酸痛、易疲劳有关。

2. **皮肤完整性受损** 与皮肤营养障碍和小腿曲张静脉破裂出血有关。

3. **潜在并发症** 深静脉血栓形成、小腿曲张静脉破裂出血。

【护理措施】

1. 术前护理

（1）促进下肢静脉回流，改善活动能力

1）穿弹力袜或使用弹性绷带　指导患者行走时穿弹力袜或使用弹性绷带，以促进静脉回流。

2）保持合适体位　维持良好姿势，坐时双膝勿交叉过久，以免压迫腘静脉；休息或卧床时抬高患肢30°～40°，有利于静脉和淋巴回流，以减轻患肢水肿。

3）避免腹内压增高及静脉压增高的因素　保持大便通畅，避免长时间站立，肥胖者应有计划地减轻体重等。

（2）患肢护理　观察患肢有无感染征象，做好皮肤湿疹和溃疡的治疗及换药，指导患者活动时避免外伤引起的曲张静脉出血。

（3）术前皮肤准备　为避免手术后切口感染，应做好充分的皮肤准备，备皮需按腹股沟部手术备皮范围及患侧整个下肢，直达足趾；对下肢皮肤湿疹和溃疡者，应保持创面清洁，局部勤换药，溃疡面可用生理盐水或1:5000呋喃西林溶液湿敷，全身应用抗生素以控制感染；对术中需要植皮者，还应做好供皮区皮肤的准备。

2. 术后护理

（1）休息与活动　术后卧床休息并抬高患肢30°～40°，促进静脉回流。24小时后鼓励患者下床活动，下床时应用弹性绷带包扎，一般维持2周方可拆除。

（2）观察切口情况　观察有无切口或皮下渗血，局部切口有无红、肿、压痛等感染征象。

项目二　血栓闭塞性脉管炎患者的护理

血栓闭塞性脉管炎（thromboangitis obliterans，TAO）又称Buerger病，是一种主要累及四肢远端血管的慢性、非化脓炎症，是呈节段性和周期性发展的闭塞性疾病。好发于男性青壮年。

【病因】

1. 外在因素　主要有吸烟、寒冷潮湿、慢性损伤、病原体（如HB病毒、立克次体等）感染。其中，吸烟与本病的发生、发展关系最为密切。

2. 内在因素　与自身免疫功能紊乱、性激素及前列腺素失调及遗传基因异常有关。

【病理生理】

本病通常起始于中、小动脉，下肢多见，然后可累及伴行的静脉，一般由远及近发展。病变呈节段性分布，两段之间的血管比较正常。

1. 早期 先有血管痉挛，继而血管壁出现非化脓性炎症，有内皮细胞和成纤维细胞增生、淋巴细胞浸润，管腔狭窄和血栓形成。

2. 后期 炎症消退，血栓机化，有新生的毛细血管形成，动脉周围有广泛纤维组织形成。虽有侧支循环建立，但不足以代偿，引起神经肌肉和骨骼等缺血性改变。

【临床表现】

本病进展缓慢，常呈周期性发作。临床上按肢体缺血程度和表现，可分为以下3期：

1. Ⅰ期（局部缺血期） 主要系动脉痉挛和狭窄所致，以功能性变化为主。患肢有发凉、麻木、酸胀和针刺等异常感觉，轻度间歇性跛行，短暂休息后可缓解。患肢皮肤温度稍低，色泽较苍白，足背或胫后动脉搏动减弱，可反复出现游走性浅静脉炎。

2. Ⅱ期（营养障碍期） 动脉完全闭塞，仅靠侧支循环维持肢体血供，以器质性变化为主。患肢出现静息痛，夜间更剧烈。患肢皮肤温度显著降低，明显苍白或出现紫斑。皮肤干燥、无汗、趾（指）甲增厚变形。小腿肌肉萎缩，足背和（或）胫后动脉搏动消失。如做腰交感神经阻滞试验，仍可出现皮温升高，但不能达到正常水平。

3. Ⅲ期（组织坏死期） 动脉完全闭塞，侧支循环不足以代偿下肢血供。患肢趾（指）端发黑、干瘪、溃疡或坏疽形成。疼痛剧烈、呈持续性，患者夜不能寐，日夜屈膝抚足而坐，或借助下垂肢体以减轻疼痛。肢体明显肿胀。若继发感染，干性坏疽转为湿性坏疽，患者可有高热、烦躁等脓毒症表现，病程长者会出现消瘦和贫血。

【辅助检查】

1. 一般检查

（1）皮肤温度测定 双侧肢体对应部位皮肤温度相差2℃以上，提示皮温降低侧动脉血流减少。

（2）肢体抬高试验（Buerger试验） 是检查动脉供血不足的重要方法。将受试肢体抬高并观察1分钟，若出现麻木、疼痛、苍白或蜡黄色者应考虑有供血不足。然后，自然下垂受试肢体，正常人皮肤色泽可在10秒内恢复正常。若超过45秒且皮肤色泽不均匀，则进一步提示患肢存在动脉供血障碍。

（3）解张试验 通过蛛网膜下腔或硬膜外腔阻滞麻醉，对比阻滞前后下肢温度的变化。阻滞麻醉后若皮肤温度升高明显，为动脉痉挛因素；若无明显改变，则提示病变动脉已严重狭窄或完全闭塞。

此外，还应测定跛行距离和跛行时间。

2. 特殊检查

（1）肢体血流图检查 电阻抗和光电血流仪显示峰值降低，降支下降速度减慢。前者提示为血流量减少，后者则说明流出道阻力增加，其改变与病变严重程度有关。

（2）超声多普勒检查 显像仪显示动脉的形态、直径和流速等；血流仪记录动脉血流波形。根据动脉音的强弱，判断动脉血流的强弱。患有血栓闭塞性脉管炎时动脉搏动音降低或消失。

（3）动脉造影　可以明确患肢动脉阻塞的部位、程度、范围及侧支循环建立情况。

【治疗要点】

治疗原则着重于防止病变发展，改善患肢血液供应，减轻患肢疼痛，促进溃疡愈合。

1. 非手术治疗

（1）一般疗法　严禁吸烟，防止受冷、受潮和外伤，但不应使用热疗，以免组织需氧量增加而加重症状；镇静、止痛；患肢锻炼，以促进侧支循环的建立。

（2）药物治疗

1）血管扩张剂及抑制血小板聚集的药物　①前列腺素 E_1（PGE_1）：具有血管舒张和抑制血小板聚集的作用，对于缓解缺血性疼痛、改善患肢供血有一定的效果；②α受体阻滞剂和β受体兴奋剂：如妥拉唑啉；③硫酸镁溶液：有较好的扩血管作用；④低分子右旋糖酐。

2）中医中药　如毛冬青、复方丹参注射液等，有改善微循环、增加血供的作用。

3）抗生素　并发溃疡感染者，可使用广谱抗生素。

（3）高压氧疗法　通过提高血氧浓度，增加肢体血氧弥散，改善组织的缺氧状况。

（4）创面处理　对于干性坏疽创面，应在消毒后包扎创面，预防感染；感染创面可做湿敷处理；组织坏死已有明确界限者，需做截肢（趾、指）术。

2. 手术疗法　目的是增加肢体血供和重建动脉血流通道，改善肢体缺血情况。

（1）腰交感神经切除术　适用于早期发病的患者，近期内可以解除皮肤血管痉挛，缓解疼痛，但远期疗效不确切。

（2）自体大隐静脉或人工血管旁路术　适用于动脉节段性闭塞，而远端存在流出道者。

（3）动静脉转流术　此方法可缓解静息痛，但并不能降低截肢率。

（4）截肢（趾、指）术　肢体远端坏死已有明确界限者，或严重感染引起毒血症者。

【护理评估】

1. 健康史　有无吸烟嗜好、受寒及外伤史。

2. 身体状况　患肢有无缺血表现，有无游走性静脉炎，足背、胫后动脉搏动情况，体检及辅助检查结果如何等。术后患肢远端皮肤的温度、色泽、感觉和动脉搏动的变化；有无切口渗血和渗液情况。

3. 心理－社会支持状况　患者有无焦虑、悲观，对生活和治疗有无信心。

【常见护理问题】

1. 疼痛　与肢体组织缺血、组织坏死有关。

2. 焦虑 与患肢剧烈疼痛、久治不愈有关。

3. 组织完整性受损 与肢端坏疽和脱落有关。

4. 活动无耐力 与患肢远端供血不足有关。

5. 潜在并发症 切口出血、栓塞。

【护理措施】

1. 非手术护理

（1）心理护理 注意心理疏导，医护人员应以极大的同情心关心和体贴患者，减轻因患肢疼痛和坏死所致的痛苦，使其情绪稳定，配合治疗及护理。

（2）一般护理

1）注意保暖，保持环境温度适宜，避免肢体受凉，以免引起动脉血管痉挛；避免使患肢动脉受压的因素，如紧身衣物、双腿在膝部交叉久坐和过度屈髋等；严重供血不足的患肢应避免用热水洗浴，以免增加组织代谢，加重缺氧。

2）鼓励患者行走锻炼，指导进行伯格（Buerger）运动，促进侧支循环的建立，改善周围血液循环。Buerger 运动的方法如下：患者平卧，抬高患肢 45°，维持 2 分钟；患肢在床边下垂 2 分钟，同时做足背屈、跖屈和旋转运动；然后取水平位休息 2 分钟。反复上述运动，每次 20 分钟，每日数次。注意腿部发生溃疡、坏疽、血栓栓塞等禁忌运动，以免加重组织缺氧或血栓脱落造成栓塞（图 17-5）。

3）绝对戒烟 向患者说明本病与吸烟的密切关系，劝其尽量戒烟，减少烟碱和尼古丁对血管的刺激。

（3）对症护理

1）缓解疼痛 对早期轻症患者，可遵医嘱用血管扩张剂、中医中药缓解疼痛。对疼痛剧烈的中、晚期患者，常需使用麻醉性镇痛药。如疼痛难以缓解，可采用连续硬膜外阻滞方法止痛。止痛药物的应用可使患者减轻痛苦，并增加患肢活动，配合执行治疗和护理，但应避免药物成瘾。

2）皮肤溃疡或坏死的护理 保护患肢，避免损伤，控制感染。因动脉供血不足，轻微外伤也可致经久不愈的溃疡，如有水疱、溃疡者应保持清洁，避免受压和刺激，积极治疗，加强局部创面换药，控制感染；干性坏疽者注意保持创面干燥，避免继发感染；湿性坏疽者应去除坏死组织，积极控制感染。

2. 手术护理

（1）术前准备 按常规进行术前准备，需植皮者要做好植皮区的皮肤准备。

（2）术后护理

1）术后体位 静脉手术后抬高患肢 30°，卧床休息 1 周；动脉手术后患肢平放，卧床休息 2 周。鼓励患者做足伸屈运动，有利于小腿深静脉血液回流。

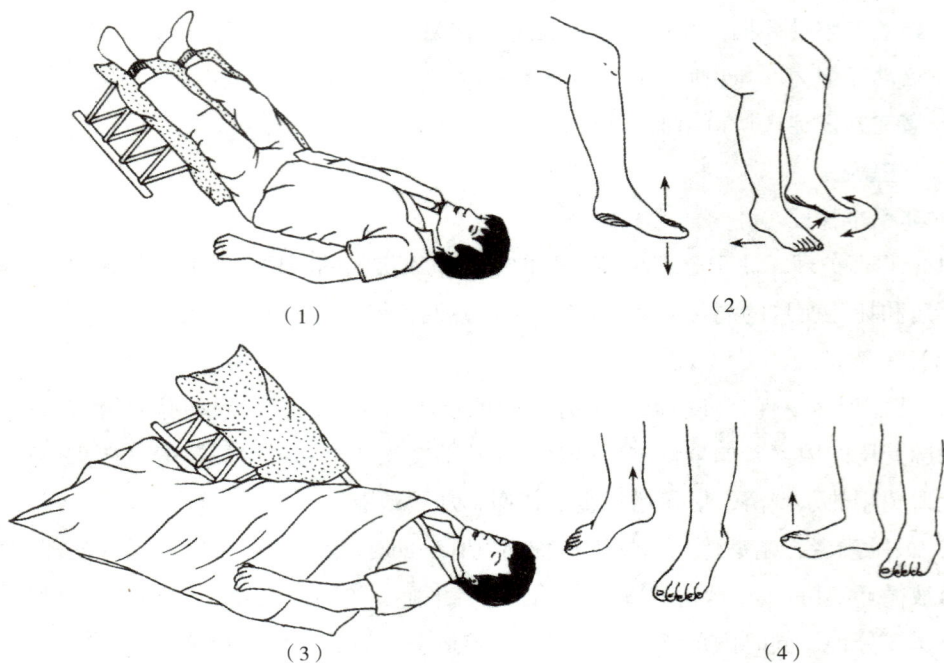

图 17-5　Buerger 运动

2）观察血管通畅度　注意患肢远端的皮肤温度、色泽、感觉和脉搏强度。若动脉重建后出现肢端麻木、疼痛、皮肤苍白、皮温下降和动脉搏动减弱或消失，静脉重建术后出现肢体肿胀、皮肤淤紫或静脉怒张等，应考虑重建部位发生痉挛或继发性血栓。

3）防止感染　术后应保持切口及其周围皮肤清洁和干燥。

【健康教育】

1. 劝导患者一定要坚持戒烟。

2. 告知患者保护患肢；要穿宽大松软的鞋，并注意足部清洁卫生，宜用温水洗脚；避免外伤。

3. 患肢要多做肢体运动锻炼，避免长时间维持同一姿势。

📝 **考纲摘要**

1. 下肢静脉的解剖生理；原发性下肢静脉曲张的病因、病理生理、临床表现、辅助检查、处理原则、护理评估及护理措施、健康教育。

2. 血栓闭塞性脉管炎的病因、病理生理、临床表现、辅助检查、处理原则、护理评估及护理措施、健康教育。

复习思考

1. 简述下肢静脉曲张患者的特殊检查及其意义。

2. 简述下肢静脉曲张患者术后护理措施。

3. 简述血栓闭塞性脉管炎的临床分期。

扫一扫，知答案

模块十八

泌尿外科疾病患者的护理

扫一扫，看课件

【学习目标】

1. 掌握：泌尿外科疾病患者的主要症状；泌尿系统损伤、结石、肿瘤及男性前列腺增生症的临床表现和护理措施。

2. 熟悉：泌尿系统损伤、结石、肿瘤的治疗要点、护理问题、健康教育。

3. 了解：泌尿系统损伤、结石、肿瘤的病因、病理。

案例导入

某患者，男，39岁。入院2小时前突发左上腹部、腰部剧痛，呈阵发性，向同侧下腹部、外生殖器及股内侧放射，伴有恶心、呕吐、面色苍白及冷汗。尿检每高倍镜下红细胞7~8个。

问题：①该患者最可能的医疗诊断是什么？护理诊断有哪些？②如何对该患者实施护理？

项目一　泌尿外科疾病常见症状及诊疗方法

一、常见症状

泌尿系统疾病是外科常见病、多发病之一，所涉及的器官包括肾、输尿管、膀胱、尿道、前列腺等。由于其解剖（图18-1）和生理特点，临床上常表现出一些特有的症状，如排尿改变、尿液改变、尿道分泌物异常、疼痛和肿块，症状和临床检查的结合为疾病的诊断提供了客观依据。

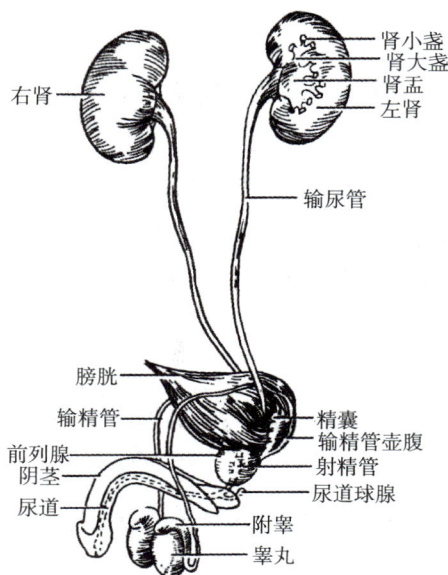

图 18 – 1 男性泌尿生殖系统模式图

（一）排尿改变

1. 尿频（frequent micturition） 指排尿次数增多但每次尿量减少。引起尿频的常见原因有泌尿和生殖道炎症、膀胱结石、肿瘤、前列腺增生等。若排尿次数增加而每次尿量不减少，甚至增多，可能为生理性或非泌尿系统疾病引起，如饮水量多、进食利尿食物，或病理性原因如糖尿病、尿崩症或肾浓缩功能障碍，精神因素等。

2. 尿急（urgency of urination） 指有尿意并迫不及待地要排尿而难以自控，但尿量却很少，常与尿频同时存在。多见于膀胱炎症或膀胱容量显著缩小、顺应性降低者，也可见于无尿路病变的焦虑患者。

3. 尿痛（odynuria） 指排尿时感到疼痛，可以发生在尿初、排尿过程中、尿末或排尿后。疼痛可表现为烧灼感甚至刀割样，与膀胱、尿道或前列腺感染有关。尿频、尿急、尿痛同时存在时，合称为膀胱刺激征。

4. 排尿困难（dysuria） 指尿液不能通畅地排出，表现为排尿踌躇、费力、不尽感、尿线变细、分叉、滴沥等。常由膀胱以下尿路梗阻引起。

5. 尿失禁（urinary incontinence） 指尿液不能控制而自主流出。分为以下 4 种类型：

（1）真性尿失禁 又称完全性尿失禁，指尿液连续从膀胱中流出，膀胱呈空虚状态。常见原因为外伤、手术、先天性疾病引起的膀胱颈和尿道括约肌受损。

（2）假性尿失禁 又称充盈性尿失禁，指膀胱功能完全失代偿，膀胱过度充盈，膀胱内压超过尿道阻力，导致尿液不断溢出。

（3）压力性尿失禁　当腹内压突然增高时，如咳嗽、喷嚏、屏气等时，尿液不随意地流出。多见于经产妇。

（4）急迫性尿失禁　严重的尿频、尿急而膀胱不受意识控制而排空，可能由于膀胱的不随意收缩引起。

6. 尿潴留（urinary retention）　指膀胱内充满尿液而不能排出，分为急性和慢性两类。急性尿潴留见于膀胱出口以下尿路严重梗阻，突然不能排出尿液，使尿液滞留于膀胱内；慢性尿潴留是见于膀胱颈部以下尿路不完全性梗阻或神经源性膀胱，出现排尿困难、膀胱充盈，严重时导致充盈性尿失禁。

（二）尿液异常

1. 血尿（hematuria）　指尿液中含有血液。根据血液含量多少可分为肉眼血尿和镜下血尿。血尿是泌尿系统疾病的重要症状之一。血尿是否伴有疼痛对区分良性、恶性泌尿系统疾病有重要意义，伴有排尿疼痛大多与膀胱炎或尿石症有关，间歇性无痛血尿常提示泌尿系统肿瘤。

（1）肉眼血尿　肉眼能见到尿中有血色或血块，称为肉眼血尿。1000mL 尿中含 1mL 血液即呈肉眼血尿。常为泌尿系肿瘤、急性膀胱炎、急性前列腺炎、膀胱结石或创伤等引起。可根据血尿出现在排尿过程的不同阶段来分析出血部位：①初始血尿：血尿出现在排尿的最初阶段，提示出血部位在膀胱颈部或尿道；②终末血尿：血尿出现在排尿的终末阶段，提示出血部位在后尿道、膀胱颈部或膀胱三角区；③全程血尿：排尿的全过程都是血尿，提示出血部位在膀胱或其以上部位。

（2）镜下血尿　指借助显微镜可见尿中含红细胞。离心尿每高倍视野红细胞超过 3 个，即有病理意义。常由泌尿系慢性感染、结石、急性或慢性肾炎或肾下垂所致。

2. 脓尿（pyuria）　指离心尿每高倍视野白细胞超过 5 个。见于泌尿系感染。

3. 乳糜尿（chyluria）　指尿液中含有乳糜或淋巴液，呈乳白色，也可混有大量蛋白质、血液。常见于丝虫病。

4. 晶体尿（crystalluria）　指在各种因素影响下，尿中有机或无机物质沉淀、结晶，形成晶体尿。常见于尿液中盐类过饱和状态时。

5. 尿量异常　正常成人 24 小时总尿量为 1000～2000mL。每日尿量 >2500mL 为多尿；每日尿量 <400mL 或每小时 <17mL，称为少尿；每日尿量少于 100mL，称为无尿；如果夜尿 >全天尿量的 1/2 即 >750mL，则称为夜尿增多。

（三）尿道分泌物

黄色、黏稠脓性分泌物多系急性淋菌性尿道炎引起；少量无色或白色稀薄分泌物多系支原体、衣原体所致的非淋菌性尿道炎；血性分泌物提示尿道癌；慢性前列腺炎患者常在清晨排尿前或大便时尿道口有少量白色黏稠分泌物；留置导尿时可使尿道腺分泌增加，表现为尿道外口、导尿管周围有少量黏稠分泌物。

(四)疼痛

由泌尿、男性生殖系统的实质性器官病变引起的疼痛,常在该器官所在部位;空腔器官梗阻引起的疼痛常可延伸放射至其他相应部位。

1. 肾和输尿管疼痛 由肾脏病变导致的局部疼痛,常位于脊肋角、腰部和上腹部。一般为持续性钝痛,亦可为锐痛。当肾盂输尿管连接处或输尿管急性完全性梗阻时,可引起肾绞痛,疼痛为阵发性、剧烈难忍,患者辗转不安、大汗,伴恶心、呕吐。疼痛可沿输尿管放射至下腹、膀胱区、外阴及大腿内侧。

2. 膀胱疼痛 常为持续性胀痛或不适感。多由炎症、结石或肿瘤引起。

3. 前列腺痛 常为前列腺炎引起,表现在会阴、直肠、腰骶部、耻骨上区、腹股沟区及睾丸的疼痛和不适。

4. 睾丸痛 睾丸及附睾病变可引起局部疼痛、坠胀或不适。睾丸痛可由于肾绞痛或前列腺炎症放射引起。睾丸扭转和急性附睾炎时,可引起阴囊剧烈疼痛。

(五)肿块

腹部肿块见于肾肿瘤、肾积水和肾脓肿等;阴囊内肿块可见于睾丸肿瘤、附睾炎、附睾结核、鞘膜积液等。

(六)男性性功能症状

主要有性欲改变、勃起功能障碍、射精功能障碍等。

二、常见诊疗方法

(一)实验室检查

1. 尿液检查

(1)尿常规 是诊断泌尿系统疾病最基本的项目。包括尿液的物理检查、化学定性和显微镜检查。正常尿液呈淡黄、透明、弱酸性、中性或碱性。正常尿液尿糖阴性,含极微量蛋白。大量蔬菜饮食或尿路感染时 pH 值升高,而大量蛋白质饮食时尿液 pH 值降低。离心沉淀后尿沉渣进行显微镜检查,观察有无白细胞、红细胞、细菌、管型及结晶尿。

(2)尿三杯实验 可初步判断镜下血尿或脓尿的来源和病变部位。以排尿最初的 5 ~ 10mL 为第一杯,尿液异常提示病变在尿道;排尿最后的 5 ~ 10mL 为第三杯,尿液异常提示病变在后尿道、膀胱颈部或膀胱三角区;第二杯为中间部分。三杯尿液均异常提示病变部位在膀胱或其以上部位。

(3)尿细菌学检查 用于泌尿系统感染的诊断和临床用药指导。Gram 染色尿沉渣涂片检查初步判断细菌种类;尿沉渣抗酸染色涂片检查或结核菌培养有利于泌尿系统结核的诊断;尿培养及菌落计数用于有尿路感染的患者。

（4）尿细胞学检查　用于肿瘤的筛选手段或肿瘤术后的随访。取新鲜尿沉渣涂片检查，阳性结果提示可能有泌尿系移行细胞肿瘤。

2. 前列腺液检查　用于前列腺炎的诊断。正常前列腺液呈乳白色，较稀薄，涂片镜检可见多量磷脂小体，白细胞 <10/HP。若白细胞 >10/HP，提示有炎症。

3. 精液检查　有助于男性不育的诊断。检查前 5 日内应无排精。经手淫或性交体外排精收集标本，排精后 20 分钟内送检，需保温送检。

4. 肾功能检查

（1）尿比重　反映肾浓缩功能和排泄废物功能。正常尿比重为 1.015～1.025，清晨时最高。

（2）血肌酐和血尿素氮测定　用于判断肾功能。两者均升高提示肾功能受损，其增高程度与肾损害程度成正比，故用于判断病情与预后。

（3）内生肌酐清除率　是反映肾小球滤过率的简单有效方法，正常值为 90～120mL/min。

（4）分测肾功能实验　通过 ECT 检查测得单侧肾小球滤过率和有效肾血流量。

5. 前列腺特异性抗原（prostate – specific antigen，PSA）　血清 PSA 目前是当下前列腺癌的生物学标记。健康男性血清 PSA <4ng/mL，若 >10ng/mL 应高度怀疑前列腺癌的可能。

6. 流式细胞仪测定　用尿、血、精液、实体肿瘤标本等进行流式细胞仪检查，能快速、精确地定量分析细胞大小、形态、DNA 含量、细胞表面标志、细胞内抗原和酶活性等。用于泌尿、男性生殖系肿瘤的早期诊断及预后判断、肾移植急性排斥反应及男性生育力的判断等。

（二）器械检查

1. 检查方法

（1）导尿检查　成人导尿检查，常用 16F 导尿管。用于诊断（测定膀胱容量、压力或残余尿；注入造影剂，确定有无膀胱损伤）或治疗（解除尿潴留，持续引流尿液，膀胱内药物灌注等）。禁忌证：急性尿道炎。

（2）残余尿测定　排尽尿后立即插入导尿管，测定残余尿量，反映膀胱排空功能。有导致感染的可能，现多用 B 超测定残余尿。

（3）尿道金属探条　用于扩张狭窄尿道，首选 18～20F 探条，以免过细探条之尖锐头部损伤或穿破尿道。

（4）膀胱尿道镜检查及输尿管插管　可直接窥察尿道及膀胱内有无异常，并可取活体组织做病理检查、钳取异物、破碎结石。禁忌证：①尿道狭窄；②急性膀胱炎；③膀胱容量小于 50mL。

（5）输尿管镜和肾镜检查　可直视窥察输尿管、肾盂内有无病变；亦可在直视下取石、碎石、切除或电灼肿瘤，取活体组织检查。禁忌证：①全身出血性疾病；②前列腺增生造成内镜置入困难；③病变以下输尿管梗阻。

（6）尿动力学测定　是借助流体力学及电生理学方法研究和测定尿路输送、储存、排出尿液的功能，为分析排尿功能障碍原因、选择治疗方法及评定疗效提供客观依据。

（7）前列腺细针穿刺活检　有经直肠或会阴部两种途径。用于判断前列腺结节或其他部位异常的良性病变。

2. 器械检查护理

（1）心理护理　器械检查属有创性检查，术前需做好解释工作，使患者充分认识到检查的必要性，消除恐惧心理，主动配合检查。

（2）严格无菌操作　侵入性检查有可能把细菌带入尿路引起感染。因此，应严格遵守无菌操作原则，检查后常规口服抗生素 2～3 日，预防感染。

（3）膀胱准备　检查前应清洗患者会阴部。除导尿检查外，患者应排空膀胱。

（4）动作轻稳　操作时要仔细、轻柔，忌用暴力，以减轻患者痛苦和避免损伤。

（5）确认导管位置　导尿操作时，必须确认导尿管尖端进入膀胱、有尿液导出，否则应立即调整。

（6）鼓励饮水　金属尿道探条和内腔镜检查术后，多数患者有肉眼血尿，应多饮水，2～3 日后可自愈。

（7）并发症的观察预处理　密切观察患者的生命体征。严重的损伤、出血、尿道热者，应留院观察、输液及应用抗生素，或留置导尿管及膀胱造瘘。

（三）影像学检查

1. 超声波检查

（1）B 超　可动态观察病情的发展。广泛应用于泌尿外科疾病的筛选、诊断、治疗和随访。在 B 超引导下行穿刺、引流、活检等诊断和治疗。亦用于禁忌做排泄性尿路造影或不宜接受 X 线照射的患者。

（2）多普勒超声仪　用于诊断肾血管疾病和睾丸扭转、移植肾排异的鉴别等。

2. X 线检查

（1）尿路平片（KUB）　能显示肾脏的轮廓、大小、位置，腰大肌阴影，骨骼系统，如脊柱、骨盆、肿瘤骨转移、脱钙，不透光阴影。腰大肌阴影消失，提示腹膜后炎症或肾周围感染。

（2）排泄性尿路造影　造影前应做碘过敏试验，阴性者做充分肠道准备，限制饮水 12 小时，使尿液浓缩。腹部加压下常规静脉注射有机碘造影剂。可显示尿路形态是否规则，有无扩张、推移、压迫和充盈缺损等；并可了解两侧肾功能。可同时做排尿造影。

（3）逆行肾盂造影　经输尿管插管注入造影剂。适用于禁忌做排泄性尿路造影或显影不清晰时；亦可注入气体作为阴性比衬。体外冲击波碎石时，输尿管插管注入造影剂以帮助输尿管结石定位和碎石。禁忌证：①急性尿路感染；②尿道狭窄。

（4）顺行肾盂造影　在 B 超指引下，经皮穿刺入肾盂，注入造影剂可显示上尿路情况，用于上述造影方法失败或有禁忌而疑为上尿路梗阻性病变时。能同时收集尿液送检或行肾穿刺造瘘。

（5）膀胱造影　经导尿管注入造影剂 150～200mL，可显示膀胱形态及其病变，如损伤、畸形、瘘管、神经源性膀胱及膀胱肿瘤等。

（6）肾动脉造影　适用于肾血管疾病、肾实质肿瘤、肾损伤、来自肾的血尿而其他检查未能确诊时。注意事项：①造影前应做碘过敏试验；②造影后注意观察足背动脉搏动、皮肤温度、皮肤颜色、感觉和运动情况；③造影后穿刺点局部加压包扎，平卧 24 小时；④造影后鼓励患者多饮水，必要时静脉输液 500～1000mL，以促进造影剂的排泄。

（7）淋巴造影　可作为膀胱癌、睾丸肿瘤、阴茎癌、前列腺癌淋巴结转移和淋巴管梗阻的诊断依据，亦可作为细针穿刺淋巴结活检的指示。

（8）CT　有平扫和增强扫描两种检查方法。能鉴别肾实质性和囊性疾病，确定肾损伤的范围和程度，肾上腺、膀胱、肾、前列腺等部位肿瘤的诊断与分期；也可显示腹部和盆腔转移之淋巴结、静脉内癌栓。

3. MRI　对分辨肾肿瘤的良性、恶性，判定膀胱肿瘤浸润膀胱壁的深度、前列腺癌分期，确诊肾上腺肿瘤等，能提供较 CT 更为可靠的依据。

4. 放射性核素检查　显示的图像不如 CT、超声清晰，但可提供功能方面的定量数据，有助于疾病的诊断、治疗评价和随访。

（1）肾图　能测定肾小管分泌功能和显示上尿路有无梗阻。

（2）肾显影　通过动态和静态显影可了解肾吸收、浓集和排泄的全过程及核素在肾内的分布情况。用于肾占位性、血管性和尿路梗阻性病变的诊断及肾移植术后监护。

项目二　常见泌尿外科疾病

一、泌尿系统损伤

泌尿系统损伤以男性尿道损伤最多见，肾、膀胱损伤次之，输尿管损伤较少见。由于泌尿系统各器官受到周围组织和脏器的良好保护，常不易受到损伤，大多是胸、腹、腰部或骨盆严重损伤时的合并伤。泌尿系统损伤的主要病理表现为出血及尿外渗。大出血引起休克，尿外渗可继发感染，严重时导致肾周围脓肿、脓毒症及尿瘘。

（一）肾损伤（injury of kidney）

肾深埋于肾窝，不易受损，但肾质地脆、包膜薄，受暴力打击易引起损伤。常合并有胸腹多脏器的损伤。

【病因】

按暴力方式分为开放性损伤和闭合性损伤。

1. 开放性损伤　因弹片、枪弹、刀刃等锐器贯穿致伤，常伴有胸部、腹部损伤，病情复杂而严重；也有因肾穿刺、泌尿外科腔镜检查或治疗等造成的医源性损伤。

2. 闭合性损伤　临床上最常见。

（1）直接暴力　因腰腹部受到撞击、跌打、挤压等所致的肾损伤。

（2）间接暴力　如对冲伤、突然减速、暴力扭转、坠跌、爆震波冲击、负重和剧烈运动等所致的肾损伤。

【病理和分类】

闭合性肾损伤在临床上最常见，根据肾损伤的程度分为以下几种病理类型（图18 - 2）：

1. 肾挫伤　损伤仅限于部分肾实质，形成肾瘀斑和（或）包膜下血肿，肾包膜及肾盂黏膜完整。一般症状轻微，多可自愈，大多数肾损伤属于此类。

2. 肾部分裂伤　肾实质部分裂伤，伴有肾包膜破裂或肾盂肾盏黏膜破裂，可形成肾周血肿或明显的血尿。

3. 肾全层裂伤　肾实质深度裂伤，外及肾包膜，内达肾盂肾盏黏膜，可引起广泛的肾周血肿、严重血尿和尿外渗。肾横断、破裂时，可导致肾组织缺血。

4. 肾蒂损伤　肾蒂血管损伤较少见。肾蒂或肾段血管的部分或全部撕裂，可引起大出血、休克，常来不及诊治就已经死亡。突然减速运动，如从高处坠落、车祸，引起肾急剧移位、肾动脉突然被牵拉，导致内膜破裂，形成血栓，引起肾动脉闭塞、肾功能完全丧失。

【临床表现】

主要表现有休克、血尿、疼痛、腰腹部肿块、发热等。在合并其他器官损伤时，轻度肾损伤症状常被忽视。

1. 休克　严重肾损伤，肾蒂裂伤或合并胸、腹部器官损伤时，因损伤和失血常发生休克，危及患者生命。

2. 血尿　肾损伤患者大多有血尿，常为肉眼血尿。血尿与损伤程度可不一致。肾挫伤时血尿轻微，严重肾裂伤则呈大量肉眼血尿。血块堵塞输尿管、肾盂或输尿管断裂、肾蒂血管断裂、肾动脉血栓形成时，血尿可不明显，甚至无血尿。

3. 疼痛　肾包膜下血肿、肾周围软组织损伤、出血或尿外渗至肾周围，均可引起患

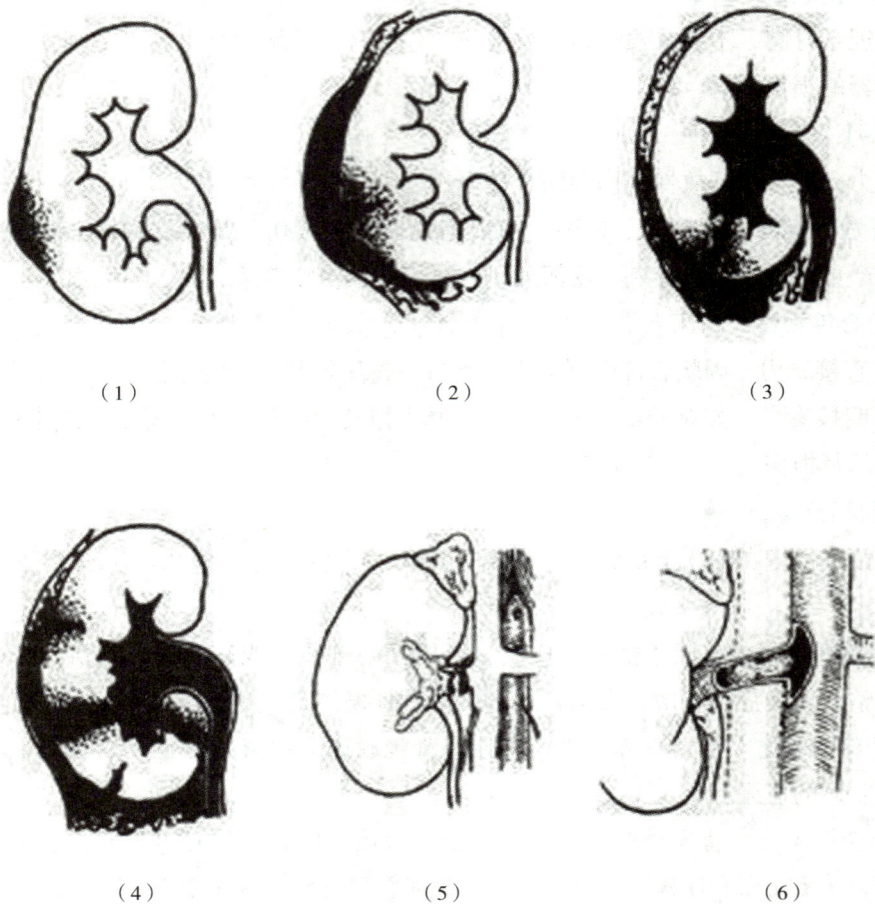

（1）　　　　　　　　　　（2）　　　　　　　　　　（3）

（4）　　　　　　　　　　（5）　　　　　　　　　　（6）

（1）肾瘀斑及包膜下血肿；（2）表浅肾皮质裂伤及肾周围血肿；（3）肾盂、肾盏黏膜破裂；

（4）肾全层裂伤；（5）肾蒂血管断裂；（6）肾动脉内膜断裂及血栓形成

图 18 -2　肾损伤的类型

侧腰、腹部疼痛。血块阻塞输尿管时可发生肾绞痛。血液、尿液进入腹腔或合并腹腔内器官损伤时，可出现腹膜刺激征、腹痛等。

4. 腰腹部肿块　血液、尿液渗入肾周围组织可使局部肿胀，形成肿块，有明显触痛和肌紧张。

5. 发热　血肿、尿外渗吸收可致发热，但多为低热。若继发感染，形成肾周围脓肿或化脓性腹膜炎，可出现高热、寒战，并伴有全身中毒症状；严重者可并发感染性休克。

【辅助检查】

1. 实验室检查　尿常规可见大量红细胞；血常规检查发现血红蛋白与血细胞比容持续降低提示有活动性出血，白细胞增多则提示有感染。

2. **影像学检查**　B超可了解肾损害程度、包膜下及肾周血肿、尿外渗情况；CT可清晰显示肾皮质裂伤、尿外渗和血肿范围，显示无活力的肾组织，并可了解与周围组织和腹腔内其他脏器的关系，为首选检查方法；静脉肾盂造影（IVP）可评价肾损伤的范围、程度及对侧肾功能。

【治疗要点】

1. **紧急处理**　密切观察生命体征，大出血、休克患者需迅速抢救，给予输血、复苏，尽快进行判断，明确肾损伤的范围、程度及有无合并其他器官损伤，同时做好手术探查的准备。

2. **非手术治疗**　适用于肾挫伤、轻度肾裂伤及无其他脏器合并损伤的患者。主要措施：①绝对卧床休息2~4周；②密切观察生命体征、血尿颜色和腰腹部肿块的变化；③给予输液、输血等支持治疗；④合理使用抗生素及止痛、镇静、止血药物。

3. **手术治疗**

（1）开放性肾损伤　检查证实为严重肾裂伤、肾盂破裂，肾动脉造影示肾蒂损伤及合并腹腔脏器损伤等，均应尽早行手术治疗。

（2）闭合性肾损伤　有严重肾裂伤、肾破裂、肾盂破裂及肾蒂损伤患者，需尽早手术。非手术治疗期间发生以下情况，需进行手术治疗：①积极抗休克治疗后生命体征未改善，提示有活动性内出血；②血尿逐渐加重，血常规显示血红蛋白和血细胞比容持续降低；③腰、腹部肿块明显增大；④有腹腔内脏器损伤可能。

（二）膀胱损伤

膀胱损伤（injury of bladder）是指膀胱壁在受到外力的作用时发生膀胱浆膜层、肌层、黏膜层的破裂，引起膀胱腔完整性破坏、血尿外渗。膀胱空虚时，很少受到外界暴力损伤；膀胱充盈时，膀胱延伸至下腹部，且壁薄，易遭受损伤。

【病因和病理】

1. **开放性损伤**　由弹片、子弹或锐器贯通所致，易合并其他脏器的损伤，如阴道、直肠损伤，形成腹壁尿瘘、膀胱直肠瘘或膀胱阴道瘘。

2. **闭合性损伤**　膀胱充盈时，下腹部遭撞击、挤压，可致膀胱损伤。产程过长，膀胱壁被压在胎头与耻骨联合之间引起缺血性坏死，导致膀胱阴道瘘。经尿道做膀胱器械检查或治疗、下腹部手术等可导致医源性膀胱损伤。膀胱闭合性损伤有膀胱挫伤和膀胱破裂两种类型（临床多为骨盆骨折引起的合并伤）。

（1）膀胱挫伤　仅有膀胱黏膜或肌层损伤，膀胱壁未穿破，局部出血或形成血肿，无尿外渗，可出现血尿。

（2）膀胱破裂　分为腹膜内型和腹膜外型（图18-3）。①腹膜内型：膀胱壁与覆盖的腹膜一并破裂，尿液流入腹腔，引起腹膜炎，多见于膀胱顶部和后壁损伤；②腹膜外型：腹膜完整，尿液外渗到膀胱周围组织，引起腹膜外盆腔炎或脓肿。

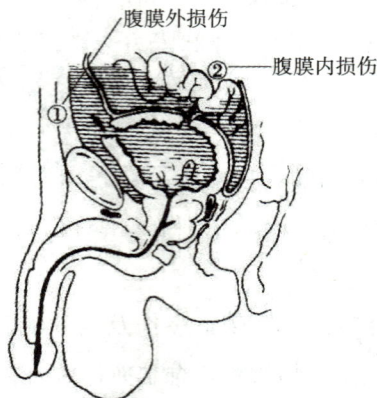

图18-3 膀胱损伤

【临床表现】

1. 休克　骨盆骨折等引起的剧痛、大出血，以及膀胱破裂引起的尿外渗、腹膜炎伤情严重，常发生休克。患者表现为脸色苍白、皮肤湿冷和血压下降等。

2. 排尿困难和血尿　膀胱轻度挫伤者仅有少量血尿；膀胱壁全层破裂时，尿液流入腹腔或膀胱周围，患者有尿意但不能排尿或仅排出少量血尿。

3. 腹痛及腹膜刺激症状　腹膜内膀胱破裂，尿液流入腹腔引起全腹剧痛、腹肌紧张、压痛及反跳痛，并有移动性浊音。腹膜外膀胱破裂，耻骨上压痛，直肠指检触到直肠前壁饱满感。

4. 尿瘘　开放性损伤时，因体表伤口与膀胱相通而出现漏尿；若与直肠、阴道相通，则出现肛门、阴道漏尿。闭合性损伤伴尿外渗继发感染后破溃，也可形成尿瘘。

【辅助检查】

1. 导尿及注水试验　膀胱破裂时导尿管易顺利插入膀胱，但仅流出少量血尿。经导尿管注入无菌生理盐水200mL，5分钟后吸出，液体外漏时，吸出量少于注入量；腹腔液体有回流时，吸出量多于注入量；若吸出量明显少于或多于注入量，均提示膀胱破裂。但是若尿道流血者提示合并有尿道损伤，导尿应慎重。

2. X线检查　腹部平片可发现骨盆或其他骨折。自导尿管注入15%泛影葡胺300mL后摄片，若造影剂漏至膀胱外，则为膀胱破裂。

3. B超检查　提示腹腔内有大量液体。

【治疗要点】

1. 紧急处理　对严重损伤、出血导致休克者，积极抗休克治疗，如输血、输液、镇静、止痛、止血等，并尽早使用抗生素以预防感染。

2. 非手术治疗 膀胱挫伤或早期较小的膀胱破裂症状较轻者，可经尿道插入导尿管，并留置导尿管引流尿液 7~10 天，并合理使用抗生素预防感染，破口有望自愈。

3. 手术治疗 严重膀胱破裂伴出血、尿外渗，且病情危急者，应尽早手术治疗。

4. 并发症的处理 避免切开盆腔血肿，防止再次引起大出血。若出血不止，可用纱布填塞止血，24 小时后取出。

（三）尿道损伤

尿道损伤多见于男性。男性尿道以尿生殖膈为界，分为前、后两段。前尿道包括球部和阴茎体部，后尿道包括前列腺部和膜部。前尿道损伤多发生在球部，而后尿道损伤多在膜部。男性尿道损伤是泌尿外科常见的急症，早期处理不当，易产生尿道狭窄、尿瘘等并发症。

【病因】

1. 开放性损伤 因弹片、锐器伤所致，常伴有阴茎、阴囊、会阴部贯通伤。

2. 闭合性损伤 会阴部骑跨伤，引起尿道球部损伤；骨盆骨折使膜部尿道撕裂或撕断。经尿道器械操作不当可引起球膜部交界处尿道损伤。

【病理和分类】

1. 尿道挫伤 尿道内层损伤，阴茎筋膜完整。引起水肿和出血，常可以自愈。

2. 尿道裂伤 尿道壁全层断裂，引起尿道周围血肿和尿外渗，愈合后可引起尿道狭窄。

3. 尿道断裂 尿道完全离断，断端退缩、分离，引起尿道周围血肿和尿外渗明显，可发生尿潴留。

（1）前尿道损伤 尿道球部损伤时，尿液及血液渗入会阴部，使会阴、阴茎、阴囊和下腹壁肿胀、淤血（图 18 - 4），可向上扩展至下腹壁；若处理不当，可引起广泛的皮肤及皮下组织坏死、感染、脓毒血症。

（2）后尿道损伤 骨盆骨折致尿道膜部断裂时，骨折端及盆腔血管丛的损伤可引起大出血，尿液沿前列腺尖处外渗至耻骨后间隙和膀胱周围；若同时有耻骨前列腺韧带撕裂，则前列腺向后上方移位（图 18 - 5）。

【临床表现】

1. 休克 骨盆骨折所致后尿道损伤，常因合并大出血，导致失血性休克。

2. 疼痛 前尿道损伤时会阴部肿胀、疼痛，排尿时加重；后尿道损伤时，表现为下腹部疼痛，局部压痛、肌紧张。伴骨盆骨折者，移动时疼痛加剧。

3. 尿道出血 前尿道破裂时可见尿道外口流血；后尿道破裂时可无尿道口流血或仅少量血液流出。

4. 排尿困难与尿潴留 尿道挫裂伤后因疼痛致括约肌痉挛，发生排尿困难。尿道断

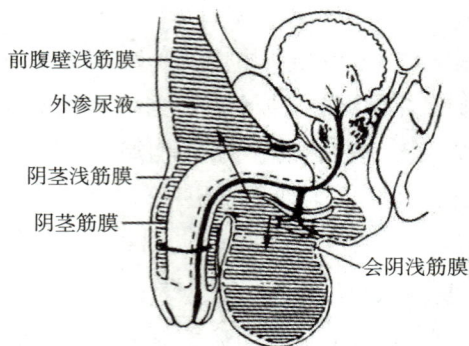

图 18 - 4　尿道球部损伤的尿外渗

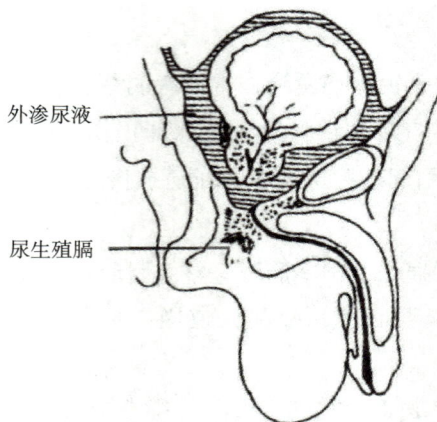

图 18 - 5　后尿道损伤的尿外渗

裂、局部水肿时，可发生尿潴留。

5. 血肿及尿外渗　尿道断裂后，用力排尿时尿液从裂口处渗入周围组织，形成尿外渗；尿道骑跨伤或后尿道损伤引起的尿生殖膈撕裂时，会阴、阴囊部出现血肿及尿外渗；并发感染时出现脓毒血症。

【辅助检查】

1. 导尿　检查尿道是否连续、完整。轻缓插入导尿管，若顺利进入膀胱，说明尿道连续而完整，插入导尿管后留置1周以引流尿液并支撑尿道。若一次插入困难，不应勉强反复试插，以免加重局部损伤而导致感染。后尿道损伤伴骨盆骨折时一般不宜导尿。

2. X线检查　骨盆前后位片显示骨盆骨折。必要时从尿道口注入造影剂10～20mL可确定损伤部位及造影剂有无外渗。

【治疗要点】

1. 紧急处理　损伤严重伴失血性休克者，需采取输血、输液等抗休克措施，尽早施行手术治疗。骨盆骨折患者须平卧，勿随意搬动，以免加重损伤。尿潴留不宜导尿或未能立即手术者，可行耻骨上膀胱穿刺吸出膀胱内尿液。

2. 非手术治疗　尿道挫伤及轻度裂伤，症状较轻、尿道连续性存在而排尿不困难者，不需特殊治疗。尿道损伤排尿困难或不能排尿、插入导尿管成功者，留置尿管引流1~2周，合理使用抗生素预防感染。

3. 手术治疗　①前尿道裂伤导尿失败后或尿道断裂，应立即行经会阴尿道修补或断端吻合术，并留置导尿管2~3周；②骨盆骨折致后尿道损伤，经抗休克治疗病情稳定后，可行耻骨上高位膀胱造瘘（或穿刺造瘘）；③为预防尿道狭窄，待患者拔除导尿管后，需定期做尿道扩张术。

二、泌尿系统结石

尿路结石又称尿石症，是泌尿外科的常见病，男性多于女性，男女之比约为3∶1。尿石症包括肾结石、输尿管结石、膀胱结石及尿道结石。按尿路结石所在的部位基本分为上尿路结石和下尿路结石，上尿路结石是指肾和输尿管结石，下尿路结石包括膀胱结石和尿道结石。我国尿石症多见于南方地区，北方相对少见。上尿路结石发病率明显高于下尿路结石。

【病因】

尿路结石的病因极为复杂，有多种学说。有许多因素促使尿路结石的形成，尿中形成结石晶体的盐类呈超饱和状态、抑制晶体形成物质不足和核基质的存在是形成结石的主要因素。结石成分有草酸钙、磷酸钙和磷酸镁铵、尿酸、胱氨酸等。上尿路结石以草酸钙结石多见，膀胱结石及尿道结石以磷酸镁铵结石多见。

1. 流行病学因素　包括年龄、性别、职业、饮食成分和结构、水摄入量、气候、代谢和遗传性等因素。

2. 尿液因素

（1）尿液中形成结石的物质排出增多　尿液中钙、草酸或尿酸量增加。长期卧床、甲状旁腺功能亢进尿钙增加；痛风患者、使用抗结核药物和抗肿瘤药物者尿酸排出增加；内源性合成草酸或肠道吸收草酸增加引起高草酸尿症。

（2）尿 pH 改变　碱性尿中易形成磷酸钙及磷酸镁铵结石；酸性尿中可形成尿酸结石和胱氨酸结石。

（3）尿液浓缩　尿量减少至尿液浓缩时，尿中盐类和有机物质的浓度增高。

（4）尿中抑制晶体形成的物质不足　尿液中枸橼酸、焦磷酸盐、肾钙素、酸性黏多糖、某些微量元素等可抑制晶体形成和聚集，当这些物质含量减少时可导致结石形成。

（5）尿路感染　尿中细菌能分解尿素而形成氨，使尿呈碱性而引起结石。

3. 泌尿系统局部因素　①尿液淤滞；②尿路感染；③尿路异物。

【病理生理】

尿路结石大多在肾和膀胱内形成，在排出过程中绝大多数停留在输尿管和尿道。如肾结石可至肾盂和肾盏中；输尿管结石常停留或嵌顿于生理狭窄处（图18-6），即肾盂输尿管连接处、输尿管跨越髂血管处及输尿管膀胱壁处，以输尿管下1/3处最多见；尿道结石常停留在前尿道膨大部位。尿路结石所致的病理生理改变与结石部位、大小、数目、是否有继发性炎症和梗阻的程度等因素有关。泌尿系各部位的结石都能造成梗阻，致结石以上部位积水。结石引起的梗阻大部分属于不全性梗阻，双侧完全性梗阻时可造成无尿。较大结石或表面粗糙的结石可损伤尿路黏膜，损伤后易合并感染。如肾盂输尿管交界处和输尿管结石发生梗阻时，肾的感染易发展为肾积脓；尿道结石合并感染常有排尿困难、脓尿、尿道口出血或脓性分泌物，甚至导致

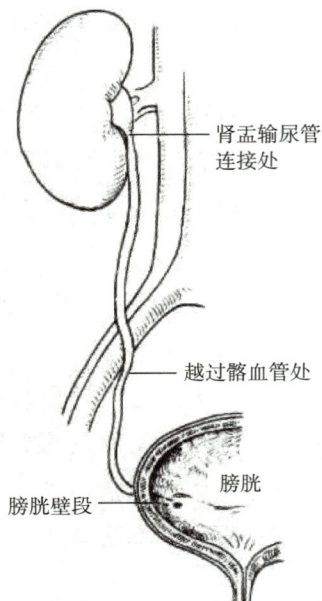

图18-6　输尿管生理性狭窄

尿道周围脓肿，脓肿破溃后可形成尿道瘘。结石引起损伤、梗阻、感染，梗阻与感染也可使结石增大，三者互为因果，加重泌尿系损害。此外，肾盂和膀胱黏膜可因结石的长期慢性刺激而发生恶变。

（一）肾、输尿管结石

肾、输尿管结石多见于男性青壮年，好发于21~50岁，以单侧多见，双侧占10%。

【临床表现】

主要表现为与活动有关的肾区疼痛和血尿。其程度与结石的部位、大小、活动与否及有无损伤、感染、梗阻等有关。

1. 疼痛　较大的结石不易活动，可无明显症状，活动后可引起上腹和腰部酸胀痛。结石活动或引起输尿管完全梗阻时，刺激括约肌痉挛，引起肾绞痛。典型的绞痛位于腰部或上腹部，沿输尿管向下腹和会阴部放射，可至大腿内侧。疼痛性质为刀割样阵发性绞痛，程度剧烈，患者辗转不安，面色苍白、冷汗，甚至休克；伴随症状为恶心、呕吐。疼痛时间持续几分钟至数小时不等。可伴明显肾区叩击痛。结石位于输尿管膀胱壁段和输尿管口处或结石伴感染时可出现膀胱刺激症状，男性患者伴有尿道和阴茎头部放射痛。

2. 血尿　患者常在活动或绞痛后会出现血尿，多为镜下血尿。部分上尿路结石患者

以活动后出现镜下血尿为其唯一的临床表现。

3. 其他症状 结石引起严重肾积水时，可触到增大的肾脏；继发急性肾盂肾炎或肾积脓时，可有发热、畏寒、脓尿、肾区压痛。双侧上尿路完全性梗阻时可导致无尿，甚至出现尿毒症。

【辅助检查】

1. 实验室检查

（1）尿常规检查 可见镜下血尿，有时可见较多的白细胞或结晶。

（2）其他 酌情测定血钙、磷、肌酐、碱性磷酸酶、尿酸和蛋白，以及24小时尿的尿钙、尿磷、尿酸、肌酐、草酸等。必要时做钙负荷试验及尿细菌培养。

2. 影像学检查

（1）X线检查 泌尿系平片可显示结石部位及数量等，但结石过小、钙化程度不高或相对纯的尿酸结石常不显示。X线检查能发现95%以上的尿路结石，疑有甲状腺功能亢进时，应做骨摄片；排泄性尿路造影可显示结石所致的尿路形态和肾功能的改变，有无引起结石的局部因素；逆行肾盂造影仅适用于其他方法不能确定结石的部位或结石以下尿路系统病情不明时。

（2）CT检查 能发现X线检查不能显示的或较小的输尿管中、下段结石，但很少作为结石患者首选的诊断方法。

（3）肾图 可判断泌尿系梗阻程度及双侧肾功能。

（4）B超检查 能发现平片不能显示的小结石和透X线结石，还能显示肾结构改变和肾积水等。

3. 内镜检查 指肾镜、输尿管镜、膀胱镜检查，可直接观察到结石，以明确诊断或同时进行治疗。

【治疗要点】

1. 非手术治疗 适用于结石直径 <0.6cm、表面光滑、无尿路梗阻、无感染，纯尿酸或胱氨酸结石的患者。措施包括：①止痛；②预防肾和输尿管结石形成和增大的最有效的方法是大量饮水，保持每日尿量大于2000mL；③防治感染；④调节尿 pH；⑤调节饮食；⑥中西医结合疗法；⑦应用影响代谢的药物。

2. 体外冲击波碎石（extracorporeal shock wave lithotripsy，ESWL） 此法最适宜于结石直径小于2.5cm、结石以下输尿管通畅、肾功能良好、未发生感染的上尿路结石患者。在X线、B超定位下，将冲击波聚焦后作用于结石使之粉碎，然后随尿流排出。必要时可重复治疗，但再次治疗间隔时间不少于7日。临床实践证明它是一种安全有效的非侵入性治疗，但伴有结石远端梗阻、严重心脑血管病、急性尿路感染、出血性疾病、妊娠者不宜使用此法。

3. 手术治疗

（1）微创手术 ①输尿管镜取石或碎石术（ureteroscopic lithotomy or lithotripsy，URL）：适用于因肥胖、结石梗阻、停留时间长而不能用 ESWL 的中、下段输尿管结石者；②经皮肾镜取石（percutaneous nephrolithotomy，PCNL）或碎石术：适用于直径大于 2.5cm 的肾盂结石及下肾盏结石，此法可与 ESWI 联合应用治疗复杂性肾结石；③腹腔镜输尿管取石（laparoscopic ureterolithotomy，LUL）：适用于直径大于 2cm 的输尿管结石，原考虑开放手术或经 ESWL、输尿管镜手术失败者，一般不作为首选方案。

（2）开放手术 适用于结石远端存在梗阻、部分泌尿系畸形、结石嵌顿紧密、既往非手术治疗失败、肾积水感染严重或病肾无功能等尿路结石患者。手术方式有肾盂切开取石术、输尿管切开取石术等传统的开放性取石术。

（二）膀胱结石

膀胱结石有明显的地区性，常见于 10 岁以下的男孩。结石大部分在膀胱内形成，也有少部分来自肾、输尿管结石。

【临床表现】

1. 膀胱刺激症状 如尿频、尿急和排尿终末疼痛。

2. 排尿困难 典型症状为排尿突然中断，疼痛放射至远端尿道及阴茎头部，伴膀胱刺激症状，变换体位后又能继续排尿。

3. 血尿 膀胱结石损伤黏膜产生血尿，以终末血尿为多。合并感染时可出现脓尿。

【辅助检查】

1. X 线检查 能显示绝大多数结石。

2. B 超检查 能显示结石声影。

3. 膀胱镜检查 用于 X 线、B 超检查不能确诊时，可直观结石，并可发现膀胱病变。

【治疗要点】

根据其临床表现、结合相关辅助检查结果，可明确诊断。主要采取手术治疗，经尿道膀胱镜取石或碎石适用于结石 <2～3cm 者；对一些坚硬、不易夹碎的结石以及较大的结石需做耻骨上膀胱切开取石。

（三）尿道结石

绝大多是来自肾、膀胱，有尿道狭窄、异物、尿道憩室等存在时可致尿道结石。尿道结石多见于男性，可直接损伤尿道引起出血，并引起梗阻和感染。

【临床表现】

典型表现为排尿困难、点滴状排尿及尿痛，甚至造成急性尿潴留。前尿道结石可沿尿道扪及，后尿道结石经直肠指检可触及。

【辅助检查】

1. X 线检查　能显示绝大多数结石

2. B 超检查　能显示结石声影。

3. 直肠指诊　可触及后尿道结石。

【治疗要点】

根据其临床表现、结合相关辅助检查结果，可明确诊断。前尿道结石可采取局麻下压迫结石近端尿道以阻止结石后退，向尿道内注入无菌液状石蜡后，轻轻向尿道远端推挤，然后再将结石钩出或取出。后尿道结石用尿道探条将结石轻轻推入膀胱，再按膀胱结石处理。

三、泌尿系统肿瘤

泌尿系统各部均可发生肿瘤，大多数为恶性，最常见的是膀胱癌，其次是肾癌。

（一）膀胱癌

膀胱癌发病率在我国泌尿系统肿瘤中占第一位，高发病年龄为 50～70 岁，男女之比约为 4:1。

【病因】

引起膀胱癌的病因复杂，真正的发病原因尚不完全清楚，一般认为与下列危险因素相关：①长期接触某些致癌物质：在工业发达国家中很早就发现直接从事苯胺染料的工人，膀胱癌发病率特别高；②吸烟是最常见的致癌因素，吸烟量越大、吸烟史越长，发生膀胱肿瘤的危险性越大；③膀胱慢性感染及异物长期刺激会增加发生膀胱癌的危险；④长期、大量服用镇痛药非那西丁，内源性色氨酸的代谢异常等，均可能为膀胱癌的病因或诱因。

【病理生理】

1. 组织类型　95% 以上来源于上皮细胞，而其中 90% 以上为移行细胞癌，鳞状细胞癌和腺癌较少见，但恶性程度远高于移行细胞癌。近 1/3 的膀胱癌为多发性肿瘤。

2. 分化程度　根据肿瘤细胞形态、核改变及分裂相等，将膀胱癌的分化程度分为三级：Ⅰ级为高分化乳头状瘤，低度恶性；Ⅲ级为低分化乳头状瘤，高度恶性；Ⅱ级为中分化乳头状瘤，恶性度介于Ⅰ级和Ⅲ级。

3. 生长方式　分为原位癌、乳头状癌和浸润性癌，不同生长方式可单独或同时存在。移行细胞癌多为乳头状，鳞癌和腺癌为浸润性癌。

4. 浸润深度　多采用 TNM 分期标准。

5. 转移途径　肿瘤扩散以直接向膀胱壁内浸润为主。淋巴转移是最主要的转移途径，主要转移至盆腔淋巴结；血行转移多在晚期，主要转移至肝、肺、骨和皮肤等处。

【临床表现】

1. **血尿** 是膀胱癌最常见和最早出现的症状。常表现为间歇性无痛性肉眼血尿，常能自行停止或减轻，容易造成"治愈"或"好转"的错觉而贻误治疗。血尿程度与肿瘤大小、数目、恶性程度可不完全一致，非上皮肿瘤血尿情况一般不很明显。

2. **膀胱刺激症状** 多为膀胱癌的晚期表现。

3. **排尿困难和肾积水** 三角区及膀胱颈部肿瘤可梗阻膀胱出口，造成排尿困难和尿潴留；浸润输尿管口时可引起肾积水。

4. **体征** 晚期有贫血、浮肿、腹部肿块等表现。

【辅助检查】

1. **尿脱落细胞学检查** 该检查简便易行，可作为膀胱癌的初步筛选，但分化良好者不易检出；也可用于肿瘤治疗效果的评价。

2. **B超** 膀胱充盈状态下可看到肿瘤的位置、大小等。

3. **CT、MRI** 除能观察到肿瘤的大小、部位外，还能观察到肿瘤与膀胱壁的关系。

4. **IVU** 可了解肾盂、输尿管有无肿瘤，以及膀胱肿瘤对上尿路的影响。膀胱造影可见充盈缺损。

5. **膀胱镜检查** 是诊断膀胱癌最直接、最重要的方法。可直接看到肿瘤生长的部位、大小、数目，并可根据肿瘤表面形态，初步估计其恶性程度，并进行活检以明确诊断。

【治疗要点】

1. **手术治疗** 膀胱肿瘤治疗以手术切除为主。

2. **非手术治疗**

（1）放射、化疗治疗 T_4期肿瘤用姑息性放疗和化疗可减轻症状。

（2）预防复发 术后严密随诊，每3个月复查膀胱镜1次，2年无复发，改为每半年复查1次。膀胱灌注BCG、丝裂霉素、阿霉素、噻替哌、羟喜树碱等抗癌药，可预防或推迟肿瘤复发。

（二）肾癌

肾癌占原发性肾恶性肿瘤的85%，高发年龄为50~70岁，男女之比约为2:1。

【病因】

肾癌的发病原因尚不清楚。吸烟可能是肾癌的危险因素。有研究认为通过肾脏排泄的化学致癌物质可诱发肾癌，但尚未得到证实。肾癌亦有家族发病倾向。目前认为还与环境污染、职业暴露、染色体畸形、抑癌基因缺失等有关。

【病理生理】

肾癌常累及一侧肾，多单发。瘤体多数为类圆形的实质性肿瘤，外有假包膜。

1. **组织学类型** 有3种基本细胞类型，即透明细胞、颗粒细胞和梭形细胞，均来源于肾小管上皮细胞，单个癌内可有多种细胞。临床上以透明细胞癌最多见，梭形细胞较多的肾癌恶性程度高，预后差。

2. 转移途径 肾癌生长迅速，可经血液和淋巴转移。最常见的转移部位是肺，其他为肝、脑、骨骼、肾上腺等。淋巴转移最先到肾蒂淋巴结。

【临床表现】

1. 肾癌三联征 即血尿、腰痛、肿块。①间歇无痛性全程肉眼血尿常是患者就诊的初发症状，表明肿瘤已侵及肾盏、肾盂；②疼痛常为腰部钝痛或隐痛，血块梗阻输尿管时可引起肾绞痛；③肿瘤较大时，可在肋缘下触及包块，质较硬，表面不平，如癌和周围组织粘连则因固定不随呼吸上下活动，双手合诊时，肾脏肿块触诊更为清晰。出现上述症状中任何 1 项都是病变发展到较晚期的临床表现。

2. 副瘤综合征 常见表现有发热、高血压、血沉增快、红细胞增多、消瘦、贫血等。10% ~40% 的肾癌患者可出现副瘤综合征，以往称肾外表现。

3. 转移症状 病灶远处转移患者，可出现转移病灶的症状。

【辅助检查】

1. B 型超声检查 发现肾癌的敏感性高，可检出直径 1cm 以上的肿瘤，且使用方法具有无创伤性，能重复检查。B 超能准确分辨病变性质是囊性还是实性占位性，目前已经作为普查肾肿瘤的方法。

2. X 线检查 泌尿系统平片可见肾外形增大、不规则，偶有钙化影。排泄性尿路造影可见肾盏肾盂因肿瘤挤压或侵犯，出现不规则变形、狭窄、拉长、移位或充盈缺损；肿瘤较大、破坏严重时患肾不显影，须做逆行肾盂造影显示患肾情况。

3. CT、MRI、肾动脉造影 有助于早期诊断和鉴别肾实质内肿瘤的性质。CT 是目前诊断肾癌最可靠的影像学方法，不仅能正确分辨病变性质是囊性还是实性外，还可明确肾肿瘤大小、部位、邻近器官有无受累等，有助于肿瘤的分期和手术方式的确定，已列为目前肾癌术前的常规检查。

【治疗要点】

根治性肾切除术是肾癌最主要的治疗方法，一经确诊，应尽早行肾切除。肾癌具有多药物耐药基因，对放疗和化疗不敏感。免疫治疗如干扰素、白介素等对预防复发或缓解病情发展有一定疗效。

四、良性前列腺增生

良性前列腺增生（benign prostatic hyperplasia，BPH）简称前列腺增生，是引起老年男性排尿障碍原因中最为常见的一种疾病。男性自 35 岁以后，前列腺开始增生，大多在 50 岁以后出现临床症状。其病理改变主要为前列腺组织及上皮增生，故称前列腺增生。

【病因】

病因尚未完全明确，目前公认发病的两个重要因素是老龄和有功能的睾丸。前列腺间质细胞和腺上皮细胞相互影响，各种生长因子的作用，随年龄增长出现的睾酮、双氢睾酮、雌激素水平的改变及失去平衡是前列腺增生的重要因素。

【病理生理】

尿道梗阻是前列腺增生的主要危害。前列腺由腺体和平滑肌组成，腺体又分为两组：外组称前列腺组，构成腺主体；内组称尿道腺组，分布于尿道黏膜和黏膜下层。大多认为，尿道腺组形成结节是前列腺增生的最初部位，既有纤维组织和平滑肌组织，也有腺组织，三者所占的比例各有不同，增生结节的不断生长，使其周围真正的前列腺组织受到挤压，并被推向外围而形成所谓的外科性包膜，此包膜与增生的前列腺组织之间有明显的界线，为手术摘除增生的前列腺提供了有利的条件。

前列腺增生多发生在两侧叶及中叶，前叶很少发生，从不发生于后叶。增生部分主要是中叶和两侧可突入膀胱内，使膀胱出口抬高超过膀胱底部的水平，从而引起膀胱排尿障碍。前列腺、膀胱颈部有丰富的 α-肾上腺素能受体。前列腺增生后可引起尿道的机械性梗阻，当 α-肾上腺素能受体兴奋时，又加重了尿路梗阻的症状。梗阻的早期膀胱有代偿功能，不会出现残余尿；晚期由于膀胱代偿功能衰竭，膀胱残余尿越来越多，使膀胱内压增高导致输尿管扩张和肾积水，使肾功能受损，严重者可出现慢性肾功能衰竭。

【临床表现】

前列腺增生的症状取决于梗阻的程度、病变发展的速度及是否合并感染等，与前列腺体积的大小不成比例。随着病情加重而出现尿频、尿急、排尿困难、尿潴留、尿失禁等症状。

1. 症状

（1）尿频、尿急　早期最常见的症状是尿频，夜间更为明显。尿频的原因早期是由于膀胱颈部充血导致膀胱逼尿肌反射性亢进，后期随着梗阻加重，残余尿量增多，膀胱有效容量减少，尿频更加明显。前列腺增生合并感染或结石时，可出现尿频、尿急、尿痛等膀胱刺激症状。

（2）排尿困难　进行性排尿困难是前列腺增生最主要的症状。典型表现为排尿缓慢、尿细而无力、断续、射程短、终末滴沥、排尿时间延长等。

（3）急性尿潴留、尿失禁　前列腺增生的任何阶段，可因受凉、饮酒、劳累、便秘、久坐等诱因，引起前列腺突然充血、水肿而导致急性尿潴留。患者表现为膀胱极度膨胀，尿意频繁，疼痛，辗转不安、难以入眠。膀胱过度充盈时，少量尿液自尿道口溢出，称充盈性尿失禁。

（4）其他　可并发无痛性血尿、感染、结石、憩室，甚至引起双侧肾功能损害。长期排尿困难者可并发腹股沟疝、膀胱结石、内痔或脱肛。

2. **体征** 直肠指诊可摸到增大的前列腺，表面光滑、质韧、有弹性，边缘清楚，中间沟变浅或消失。直肠指诊前列腺不大时，不能否定其增生的存在，因前列腺中叶增生或增大的腺体大部突入膀胱，指诊不一定能触及增大的腺体，需用其他检查方能确诊。

【辅助检查】

1. **B 型超声检查** 可测定前列腺的大小、包括横径、前后径与上下径，形态呈椭圆形，左右对称。前列腺增生时前列腺明显增大，前后径增大较横径更显著。

2. **尿流动力学检查** 可确定前列腺增生患者排尿的梗阻程度。检查时要求排尿量在 150 ~ 200mL，若最大尿流率 < 15mL/s 提示排尿不畅；尿流率 < 10mL/s 提示梗阻严重，为手术指征之一。

3. **血清前列腺特异抗原（PSA）测定** 前列腺体积增大、有结节或较硬时，应测定血清 PSA，能排除合并前列腺癌的可能。

4. **残余尿的测定** 反映膀胱代偿衰竭的严重程度，因此是重要的诊断步骤之一。排尿后立即导尿，导出的全部尿液即为残余尿量，正常人残尿量为 0 ~ 10mL，如果残余尿 > 50mL 应手术治疗。

5. **直肠指诊** 可扪及增大的前列腺。

【治疗要点】

50 岁以上男性有尿频、排尿困难、尿潴留，排尿后直肠指检触及增大的前列腺，表面光滑、质韧、中央沟变浅或消失，可初步诊断前列腺增生。前列腺增生如无尿路梗阻症状及膀胱、肾功能障碍者不需治疗，若已影响排尿及正常生活时，应给予治疗。

1. **急性尿潴留的治疗** 急性尿潴留时，患者尿意窘迫，需紧急处理。处理方法：应用 α - 肾上腺素受体阻滞；放置留置导尿管以引流尿液，导尿管置入困难时可用钢丝作管芯将导尿管放入，仍无法置入时可行耻骨上膀胱穿刺造瘘术。

2. **非手术治疗** 尿路梗阻较轻或年老体弱不能耐受手术者，应给予非手术治疗。

（1）观察随访 无明显症状或症状较轻者，一般不需治疗，需密切随访。

（2）药物治疗 适用于刺激期和代偿早期的前列腺增生患者。①激素治疗：雌激素可使前列腺腺体缩小，改善排尿症状，但停药后可复发。②α - 肾上腺素能受体阻滞剂：可有效降低膀胱颈及前列腺平滑肌的张力，减少尿道阻力，从而改善排尿功能。③注射疗法：将药物直接注入前列腺，使前列腺组织发生无菌性坏死、液化吸收使前列腺缩小。此法效果不稳定，复发率高。

3. **手术治疗** 手术切除外科包膜以内的增生部分。适用于前列腺增生梗阻严重、残余尿量较多、症状明显，但药物治疗效果不好，且身体状况能耐受手术者。手术方式有经尿道前列腺切除术、经尿道前列腺汽化切除术、耻骨上经膀胱前列腺切除术和耻骨后前列腺切除术。

4. 其他治疗 适用于尿道梗阻较重而又不能耐受手术者。包括激光治疗、经尿道气囊高压扩张、经尿道高温治疗、体外高强度聚焦超声、前列腺尿道网状支架等。

项目三　泌尿外科疾病患者的护理

一、泌尿系统损伤患者的护理

【护理评估】

1. 术前评估

（1）健康史　了解患者受伤的时间、地点、暴力性质、作用部位。

（2）身体状况　了解患者的临床表现、病理类型，尿外渗、排尿困难、血肿、瘀斑、有无合并伤、移动性浊音和感染等情况，以及患者生命体征和重要器官功能，有无休克及休克程度。认真评估特殊检查的结果及患者对手术的耐受性。

（3）心理-社会支持状况　评估患者对伤情、手术危险性、术后并发症产生的恐惧、焦虑程度，家属的认知程度。

2. 术后评估　了解术后伤口引流管是否通畅，引流液的颜色、性质和量，是否合并感染；切口愈合情况和肾功能恢复情况。

【常见护理问题】

1. 疼痛　与损伤后局部肿胀和尿外渗有关。

2. 组织灌注量改变　与肾损伤或同时合并其他器官损伤引起大出血有关。

3. 有感染的危险　与损伤后血肿、尿外渗和免疫能力低有关。

4. 焦虑/恐惧　与外伤打击、害怕手术和担心预后不良有关。

5. 潜在并发症　休克

【护理措施】

1. 非手术治疗患者的护理

（1）一般护理　绝对卧床休息2~4周，即使血尿消失，仍需继续卧床休息至预定时间。过早、过多离床活动，均有可能引起再度出血。

（2）病情观察　观察血尿的动态变化，每2~4小时留取一份尿液于试管内，若血尿颜色逐渐加深，说明出血加重；准确测量并记录腰腹部肿块的大小、观察腹膜刺激征的轻重，以判断渗血、渗尿情况，若肿块逐渐增大，说明有进行性出血或尿外渗；定时观测体温和血白细胞计数，以判断有无继发感染；定时检测血红蛋白和血细胞比容，以了解出血情况及其变化。

（3）维持水、电解质及血容量的平衡 及时输液，保持足够尿量，在病情允许 de 情况下，应鼓励患者多经口摄入；使用止血药物，减少或控制出血；根据病情及时输血以补充血容量，预防休克的发生。

（4）对症护理 高热患者给予物理或药物降温，腰腹部疼痛明显且诊断明确者可根据医嘱适当给予止痛、镇静剂，以减轻疼痛，避免因躁动而加重出血。

2. 手术治疗患者的护理

（1）术前护理

1）病情观察 密切观察生命体征变化，每隔 1~2 小时测量血压、脉搏、呼吸 1 次，并注意患者全身症状。

2）防治休克 及时给患者输血、输液，补充血容量。

3）完善术前准备 有手术指征者，在抗休克治疗的同时，积极进行各项术前准备，条件允许时，术前行肠道清洁；危重患者尽量少搬动，以免加重损伤和出血。

4）心理护理 关心、帮助患者和家属了解治疗的方法，解释手术治疗的必要性和重要性，解除其思想顾虑，以取得配合。

此外，必要时留置尿管引流尿液。

（2）术后护理

1）一般护理 麻醉药作用消失后血压平稳者，可取半卧位，便于引流和呼吸；肾损伤修补、肾周引流术后患者需卧床休息 2~4 周，禁食 2~3 天，待肠蠕动恢复后开始进食。

2）预防感染 严格无菌操作，加强损伤局部的护理，早期应用广谱抗生素，预防感染；定时观察体温，了解血、尿白细胞计数变化，及时发现有无感染。

3）伤口护理 保持手术切口清洁、干燥，换药时严格无菌操作。

4）引流管的护理 妥善固定肾周围引流管及集尿袋，防止牵拉和滑脱，保持引流通畅，翻身活动时避免引流管被拉出、扭曲及引流袋接口脱落；观察引流物的颜色、性状、量和气味；引流管一般于术后 3~4 天拔除，若发生感染或尿瘘，则应适当延长拔管时间。

5）防止逆行性感染 无菌集尿袋应低于尿路引流部位，防止尿液逆流，保持瘘口周围清洁干燥，及时更换敷料。尿道内留置导尿管者，每日用 0.1% 苯扎溴铵棉球消毒尿道口及外阴 2 次，除去分泌物及血痂。定时放出集尿袋中的尿液，每周更换 1 次导尿管及连接管，每周做尿常规和尿细菌培养 1 次。

6）饮水 患者应多饮水，每日饮水 2000~3000mL，以起到冲洗作用。

7）心理护理 术后给予患者及家属心理上的支持。解释术后恢复过程中的一些不适，如术后疼痛、胃肠功能不良多为暂时性；说明各种引流管放置的意义，以及积极配合治疗和护理对康复的重要性。

（3）尿道扩张术的护理　护士应主动关心、体贴患者，耐心解释尿道扩张术是治疗尿道狭窄、解除排尿困难的唯一措施，使其消除恐惧心理，积极配合治疗。

做好并发症的预防及护理：①操作前应了解狭窄部位、程度，后尿道弯曲度，探子前端弯度及年龄较大患者因前列腺增生致尿道曲度的改变。②扩张时不宜用过细或过粗的尿道探子，手法要轻柔，切忌暴力，以免引起损伤或大出血。③术后观察有无穿破后尿道导致的前列腺及膀胱周围尿外渗，严密观察会阴、直肠、耻骨上区疼痛及排尿困难，一经发现应及时报告医师，并协助处理。④术后嘱患者休息以观察有无尿道口出血。损伤轻微出血不多时，患者仅感尿道疼痛及轻微血尿，排尿时疼痛加重。患者应多饮水，合理使用抗生素，留院观察 2～3 小时。大出血时，血凝块可阻塞尿道，引起排尿困难，应遵医嘱及时给予处理并应用止血剂。⑤应观察患者有无尿频、尿急、尿痛、灼烧感等尿路感染的表现。若术后数小时即出现畏寒、高热、呕吐、全身不适者，应遵医嘱应用抗生素。

【健康教育】

1. 肾损伤非手术治疗患者出院后应保证伤后绝对卧床休息 2～4 周，防止损伤部位再次继发损伤。患者应适时变换体位，预防压疮的发生。

2. 非手术治疗、病情稳定后的患者，出院后 3 个月不宜从事体力劳动或竞技运动。

3. 损伤肾切除后的患者须注意保护健肾，防止外伤，不使用对肾功能有损害的药物，如氨基糖苷类抗菌药等。

4. 向患者说明膀胱损伤的情况，加强其对治疗的配合；解释留置导尿管、防脱落及保持通畅的重要性，适当多饮水和拔除留置导尿管前夹闭导尿管训练排尿的意义。

5. 向患者解释留置导尿及膀胱造瘘的意义和后期扩张尿道的重要性。

二、泌尿系统结石患者的护理

【护理评估】

1. 术前评估

（1）健康史　了解患者的年龄、生活环境、职业、饮食特点、饮水习惯及特殊爱好；既往有无结石史，有无代谢和遗传性疾病史，有无泌尿系梗阻、感染和异物史；有无甲状旁腺功能亢进、痛风、肾小管酸中毒、长期卧床病史；疼痛性质，有无血尿、排尿困难、膀胱刺激症状和尿路感染的表现；止痛药物、钙剂等药物的应用情况。

（2）身体状况　①局部：评估疼痛的部位、程度，血尿的特点等；②全身：肾功能状态和营养状况，有无其他合并疾病的体征；③辅助检查：包括实验室、影像学和有关手术耐受性方面的检查，了解结石情况及对尿路的影响，判断总肾功能和分肾功能。

（3）心理－社会支持状况　评估患者是否担心尿石症的预后，患者及家属对相关知识的掌握程度和对治疗的期望。

2. 术后评估 评估患者麻醉及手术种类，手术过程，是否留置引流管及引流管情况；结石排出、尿液引流和切口愈合情况；有无尿路感染、ESWL后有无"石街"形成等并发症；尿路梗阻解除程度，肾积水和肾功能恢复情况，残余结石对泌尿系统功能的影响。

【常见护理问题】

1. 疼痛 与结石刺激引起的炎症、损伤及平滑肌痉挛有关。

2. 排尿型态异常 与结石或血块引起尿路梗阻有关。

3. 焦虑 与结石引起的绞痛及肾功能减退有关。

4. 知识缺乏 缺乏预防尿石症的知识。

5. 潜在并发症 出血、感染、"石街"形成。

【护理措施】

1. 非手术治疗与护理

（1）尿液的观察 为促使结石自排，常用药物排石，通过尿液可以观察碎石排出情况。每次排尿于玻璃瓶内给予过滤，并保留结石以便分析其成分。经常检查尿 pH，对尿酸和胱氨酸结石的预防可口服枸橼酸合剂、碳酸氢钠等，以碱化尿液。口服氯化铵使尿酸化，有利于防止感染性结石的形成。监视有无血尿及尿路感染等情况。

（2）缓解疼痛 嘱患者卧床休息，采取舒适的卧位，必要时给予软枕支托，局部热敷，指导患者做深呼吸、放松以减轻疼痛。肾绞痛的患者，可遵医嘱注射阿托品、哌替啶、钙通道阻滞剂、黄体酮等；或用消炎痛栓肛门塞入。

（3）给予适当液体 大量饮水，日饮水量3000mL以上可稀释尿液，睡前应饮250mL以增加尿量，保持每日尿量在2000mL以上，以降低尿中形成结石物质的浓度，减少晶体沉积。此法是预防结石形成和增大的有效方法，有利于结石排出。

（4）饮食调节 尿酸结石不宜服用高嘌呤食物，如动物内脏等；含钙结石应限制含钙、草酸丰富的食物，避免高动物蛋白、高糖和高动物脂肪饮食；多食用含纤维素丰富的食物。

（5）适当活动 在不增加患者心肺负荷、体力能承受的情况下，可适当做一些跳跃式运动或经常改变体位，有助于结石排出。

（6）指导患者药物治疗 ①纯尿酸结石的治疗，给予碱化尿液、调节饮食，口服别嘌呤醇有治疗作用，效果较好；②感染性结石应给予控制感染，酸化尿液，应用尿酶抑制剂，有控制结石长大的作用；③应用氢氧化铝凝胶可限制肠道对磷的吸收，有预防作用；④胱氨酸结石给予碱化尿液，使 pH > 7.8；D - 青霉胺、X - 酰甘氨酸、乙酰半胱氨酸有溶石作用。

2. 体外冲击波碎石的护理 ESWL 安全、有效。通过 X 线、B 超等对结石进行定位，将冲击波聚焦后作用于结石。结石过大残余结石率高，常需多次碎石。结石长期停留已与周围组织粘连，胱氨酸、草酸钙结石质硬不易击碎，或碎石后难以排出。碎石后血尿较常见，不需特殊治疗。

（1）术前护理　向患者及家属解释 ESWL 的方法、碎石效果及配合要求，解除患者的顾虑；术前 3 日忌食产气食物，术前 1 日口服缓泻药，术日晨禁食并行泌尿系统 X 线平片复查，了解结石是否移位或排出，复查后用平车接送患者，避免活动；教患者练习手术配合体位、固定体位，确保碎石定位的准确性。

（2）术后护理　硬脊膜外麻醉者，卧床休息 6 小时后可给予常规饮食，视患者情况给予止吐剂以预防恶心；鼓励患者多饮水，每日饮水 3000mL 以上，以利于冲洗尿路，排出结石；碎石经过输尿管排出时，患者可能出现肾绞痛感觉，可用解痉剂和镇痛剂；定期拍泌尿系平片，以了解碎石排出的情况；如果细碎石迅速大量涌入输尿管，形成"石街"梗阻尿路时，亦可急诊行输尿管肾镜取石术，有时会继发感染，若需再次治疗，间隔时间不少于 7 天；出院后若出现肾绞痛、发热、血尿等异常现象时，需立即复诊；出院时，碎石并未完全排出者，需定期到门诊做追踪检查。

3. 非开放性手术与护理　该方法具有损伤小、恢复快的特点。

（1）输尿管肾镜取石或碎石术　适用于中、下段输尿管结石，或平片不显影结石，因肥胖、结石硬、停留时间长而不能用 ESWL 的患者。亦可用于治疗 ESWL 所致的"石街"现象。若结石大取出困难，用超声、气压弹道法碎石后取出。损伤性并发症如穿孔、假道等应注意观察。

（2）经皮 – 肾镜取石或碎石术　经腰背部细针穿刺直达肾盏或肾盂，扩张皮肤至肾内通道，放入肾镜，在直视下碎石、取石，适用于直径 >2cm 的肾结石及下肾盏结石。

术后常规放置造瘘管，需要时放置输尿管引流管。手术可并发肾实质损伤或穿破、出血、感染、损伤周围脏器等，术前应向患者做好解释工作。术后会出现血尿，血尿严重应报告医师及时处理；手术前后常规应用抗生素预防感染，如体温升高达 38.5℃ 以上，应考虑有感染，宜选用有效抗生素；发生输尿管穿孔主要表现为尿外渗，易继发感染，术后早期应特别注意观察，必要时切开引流尿外渗；经皮肾造瘘管应妥善固定，保持通畅；肾实质裂伤出血患者需卧床休息，应用止血药物。

4. 开放性手术的护理　以上处理方法无效时，则需考虑开放手术治疗。

（1）术前护理　按医嘱给抗生素控制感染，鼓励患者多饮水，起到内冲洗作用；患者害怕手术后肾功能恢复不好，残余结石、切口感染等而感到忧虑，护理人员需给予解释；皮肤准备根据手术部位而定；女患者需给予会阴冲洗，以保持会阴部清洁；手术当天送患者至手术室前，再照一张泌尿系平片，确定结石的位置是否有移动，作为选择切开部位的参考。

（2）术后护理

1）维持呼吸道通畅　肾脏和输尿管上部手术，通常是肋缘下切口，手术切口正好在横膈下方，当深呼吸时会引起疼痛，以至于影响呼吸状况，导致肺扩张不全或其他的呼吸道并发症。减轻患者疼痛，维持适当通气的方法是：手术后 24～48 小时，每 3～4 小时依据患者情况给予止痛剂，止痛剂给予后 30 分钟，指导患者做深呼吸运动，有效咳嗽及翻身。当患者主诉患侧肌肉疼痛时，可给予按摩、热敷等；安排合适的体位，术后 48 小时内，取半卧位，以利于呼吸及引流；鼓励患者早期离床活动；引流管阻塞或血块通过输尿管时也会引起绞痛，需维持引流管的通畅，避免压迫或扭曲。

2）观察尿液排出情况 手术后几天内需仔细观察尿液排出情形，以确定肾功能和引流是否适当。每小时尿量至少应维持 50mL，如果患者的摄入量充足而每小时尿量仅 20～30mL（各引流管引流通畅）时，需立即通知医师。尿量包括由肾造瘘管、膀胱造瘘管或导尿管引流出尿液量和渗湿敷料估计量的总和。注意尿液的颜色，手术后 12 小时尿液大都带有血色，若鲜红而浓的血尿时，常是出血的征象，及时通知医师处理。

3）伤口护理 保持伤口敷料的干燥与无菌，尿液浸湿敷料时需及时更换。

4）维持引流管通畅 根据各种手术方式地不同留置各种不同的引流管，以利于伤口的愈合。护士必须了解引流管插入的部位及其目的。各种引流管需维持通畅，没有医嘱不可关闭引流管。尤其是肾造瘘者，肾造瘘管按常规不冲洗，以免引起感染，必须冲洗造瘘管时，应严格无菌操作。引流管要适当地固定，避免脱落、扭曲；引流袋放置要低于肾脏，下床走路时一定要低于髋部；观察引流液的量、颜色、有无出血现象。如输尿管切开取石后第一次经尿道排出的尿液为血性，则提示输尿管通畅。如输尿管内放置支架管者，必须妥善固定，记录体外部分的长度，严防脱落。

5）饮食及药物护理 术后肠蠕动恢复后方可进食，结石患者每天应饮水 2500～3000mL。尿内沉淀物过多时，按医嘱口服药物，调整尿的酸碱性，防止结石复发。

6）出血、腹胀的护理 ①出血：因肾实质脆、含丰富的血管，故肾实质切开取石患者术后必须绝对卧床 2 周，以减轻肾的损伤，防止继发出血。密切观察敷料及引流液的颜色，若有鲜红色引流液且量较多伴有血凝块形成，应密切观察血压、脉搏的变化，如发现异常，及时通知医生。②腹胀：肾、输尿管术后，大多数患者出现腹胀。发生腹胀时，应禁食 24～48 小时，必要时行胃肠减压，以及给予促进肠蠕动的药物，以减轻腹胀症状。

【健康教育】

1. 大量饮水 指导患者大量饮水，可增加尿量、稀释尿液、减少尿中晶体沉积。成人保持每日尿量在 2000mL 以上，饮水后应鼓励多活动，以利于结石的排出。睡前及半夜饮水效果更好。

2. 饮食指导 根据结石成分调节饮食。含钙结石者宜食用含纤维丰富的食物，限制含钙、草酸成分多的食物，如牛奶、奶制品、豆制品、巧克力、坚果等含钙高，浓茶、菠菜、番茄、土豆、芦笋等含草酸量高，避免大量摄入动物蛋白、精制糖和动物脂肪；尿酸结石者不宜食用含嘌呤高的食物，如动物内脏、豆制品、啤酒。

3. 药物预防 根据患者结石成分及血、尿酸、尿钙磷、胱氨酸和尿 pH 的测定结果，应用药物降低有害成分、碱化或酸化尿液，预防结石复发。维生素 B_6 有助于减少尿中草酸含量，氧化镁可增加尿中草酸溶解度；枸橼酸钾、碳酸氢钠等可使尿 pH 保持在 6.5 以上，对尿酸和胱氨酸结石有预防意义；口服别嘌呤醇可减少尿酸形成，对含钙结石有抑制作用；口服氯化铵使尿液酸化，有利于防止磷酸钙及磷酸镁铵结石的生长。

4. 预防骨脱钙 应鼓励长期卧床者进行功能锻炼，防止骨脱钙，减少尿钙含量；伴甲状旁腺功能亢进者，必须手术摘除腺瘤或增生组织。

5. 复诊 定期进行尿液、B 超或 X 线检查，观察有无复发及残余结石情况。若出现剧烈肾绞痛、恶心、呕吐、血尿、寒战、高热等症状，应及时到医院就诊。

三、泌尿系统肿瘤患者的护理

【护理评估】

1. 术前评估

（1）健康史 了解患者年龄、性别及职业、吸烟史、家族史，以及有无其他伴随疾病等。

（2）身体状况 了解患者血尿程度，排尿型态，肿瘤的位置、大小、数量及浸润程度，癌细胞分化程度，以及重要器官功能状况，特殊检查和手术耐受性等情况。根据患者的临床表现、特殊检查和病理学检查结果，正确评估肿瘤的临床分期和预后。

（3）心理-社会支持状况 了解患者及家属对病情、拟采取的手术方式、术后并发症、排尿型态改变的认知程度，心理和家庭经济承受能力。

2. 术后评估 评估患者的麻醉方式、手术种类、手术过程，了解各种引流管引流液的性状及量、切口愈合情况，以及膀胱全切后输尿管皮肤造口、回肠膀胱或可控膀胱术后有无尿瘘、感染等。

【常见护理问题】

1. 焦虑/恐惧 与对疾病和手术的恐惧、担心疾病预后有关。

2. 营养失调，低于机体需要量 与癌症慢性消耗、长期血尿、手术创伤、化疗的副作用有关。

3. 排尿异常 排尿困难或尿潴留、膀胱刺激症状等，与肿瘤浸润及出血等有关。

4. 潜在并发症 手术后出血、感染、尿外渗、尿瘘、体液平衡失调。

【护理措施】

泌尿系肿瘤患者的护理，除按肿瘤患者的护理常规和围手术期护理常规进行护理外，还应做好以下护理工作。

1. 膀胱癌患者的护理

（1）术前护理

1）心理护理　告知患者手术、尿流改道术对于疾病治疗的必要性，同时鼓励家属多关心、支持患者，增强战胜疾病的信心。

2）饮食与营养　进食高热量、高蛋白、高维生素易消化饮食；进食量不足者可通过静脉补充，纠正营养失调的状态。

3）肠道准备　适用于行肠道代膀胱术者。术前 3 日进少渣半流质饮食，术前 1~2 日进无渣流食并口服肠道不吸收抗生素，术前 1 日及术晨进行清洁灌肠；女患者术前 3 天开始冲洗阴道，每天 1~2 次。

4）其他　术前戒烟 2 周，积极治疗呼吸道感染。

（2）术后护理

1）观察病情与体位　术后即刻密切观察生命体征、尿量及意识的变化。生命体征平稳后，患者取半坐卧位，利于尿液及伤口引流，

2）引流管护理　安置输尿管支架管的目的是支撑输尿管、引流尿液。护理时应保持引流管的通畅，妥善固定、定时挤捏引流管，引流袋位置应低于膀胱以防止尿液反流；密切观察引流尿液的颜色、量、性状，有异常立即通知医师处理；该管道一般于术后 10~14 日拔除。

3）代膀胱冲洗　冲洗的目的是预防代膀胱的肠黏液过多导致管道堵塞。时间一般在术后第 3 日开始进行代膀胱冲洗，每日 1~2 次，也可适当增加次数。

4）造口护理　目的使尿液能够顺利流出，防止造口感染。

5）并发症的观察及护理

①术后出血：若有活动性出血的表现，患者脉搏加快、血压下降，引流管内流出鲜血超过 100mL/h 以上，且易凝固，应立即报告医师处理。

②术后感染：术后监测体温的变化，保持引流管道的通畅并妥善固定，更换引流袋时严格执行无菌操作，敷料渗湿应及时更换，随时保持伤口的清洁、干燥，必要时遵医嘱应用抗生素。若患者出现体温升高、伤口疼痛并有渗液、引流液浑浊或有恶臭，并伴有血白细胞计数和中性粒细胞比例升高等，常提示有感染，应及时通知医师处理。

③尿瘘：易发生在输尿管与新膀胱吻合处、贮尿囊、新膀胱与后尿道吻合处，表现为盆腔引流管引流出尿液、切口部位渗出尿液、导尿管引流量均减少，患者出现体温升高、腹痛、血白细胞计数升高等感染征象。护理措施：取半坐卧位，保持各引流管道的通畅，遵医嘱使用抗生素。

6）膀胱灌注化疗的护理　术后早期进行，每周 1 次，嘱患者灌注前 4 小时禁饮水，并排空膀胱；无菌操作下置入导尿管，应将化疗药物用蒸馏水或等渗盐水稀释至 30~

50mL，经导尿管缓慢注入膀胱内，然后钳夹尿管或拔出，协助患者每15~30分钟变换一次体位，分别取俯、仰、左、右侧卧位，药物保留1~2小时后排出。灌注后嘱患者多饮水，起到生理性膀胱冲洗的作用。

2. 肾癌患者的护理

（1）术前护理

1）营养支持 指导患者进食营养丰富的食物，提供良好的就餐环境，以促进患者的食欲；胃肠功能障碍者给予静脉营养，贫血者给予少量多次输血治疗。

2）心理护理 告知患者手术治疗的必要性和可行性，主动关心、鼓励患者，以稳定其情绪。

（2）术后护理

1）卧床与休息 肾全切术患者术后一般需卧床3~5天，肾部分切除术者常需卧床1~2周。术后生命体征稳定后可取健侧卧位，避免过早下床。

2）并发症的观察及护理 ①出血：术后密切观察引流量及性状，定时观察生命体征及意识变化，若有活动性出血表现应立即通知医师处理。遵医嘱给予止血药物应用及输液、输血；治疗后出血仍未停止者，应积极做好手术止血的准备。②感染：敷料渗湿及时更换，保持切口的清洁、干燥；遵医嘱给予抗生素治疗，鼓励患者多饮水；出现感染表现及时通知医师并处理。

【健康教育】

膀胱癌患者的健康教育主要包括以下几点：

1. 从事染料、塑料制品、橡胶皮革、油漆及有机化学加工等职业的人员，应做好劳动保护，避免直接接触有害物质。

2. 戒烟、减少咖啡饮用量、慎用镇痛药非那西丁和环磷酰胺等药物。

3. 及时治疗尿路结石、膀胱慢性炎症等疾病。

4. 对尿流改道的患者，教会其护理的方法；告知膀胱癌患者，术后3年内应定期复查。

四、前列腺增生患者的护理

【护理评估】

1. 术前评估

（1）健康史 了解患者的年龄、生活习惯、发病诱因、既往排尿困难情况及治疗经过，以及有无其他伴随疾病，如心脑血管疾病、糖尿病、肺气肿等。

（2）身体状况 了解患者排尿困难程度、夜尿次数、膀胱刺激症状，以及有无合并血尿、肾积水、肾功能不全等；了解重要器官的功能、营养状况，评估患者对手术的耐受性；了解辅助检查的阳性结果。

（3）心理－社会支持情况　了解患者的心理反应，评估患者及家属是否了解疾病拟采取的治疗方法及护理措施，以及术后可能导致并发症的认知程度。

2. 术后评估　评估术后引流是否通畅，膀胱冲洗液的颜色、血尿程度及持续时间，以及切口愈合情况；是否出现膀胱痉挛、水电解质平衡紊乱、TUR 综合征等。

【常见护理问题】

1. 恐惧/焦虑　与担心手术及预后有关。

2. 疼痛　与手术、管道刺激引起的膀胱痉挛有关。

3. 有感染的危险　与尿路梗阻、伤口引流不畅、留置导尿、术后抵抗力降低有关。

4. 排尿型态异常　与膀胱出口梗阻、留置导尿管和手术刺激有关。

5. 潜在并发症　TUR 综合征、出血、尿失禁。

【护理措施】

1. 非手术疗法护理/术前护理

（1）心理护理　向患者宣讲有关知识，使其情绪稳定，主动配合治疗。

（2）饮食护理　给予进食易消化、高营养和适量粗纤维食品，保持大便通畅，鼓励多饮水。但应忌饮酒及进食辛辣刺激的食物，勿在短时间内大量快速饮水，亦不宜饮用有利尿作用的饮料。

（3）适当活动　协助或指导患者适当起床活动，以增强体力，有利于手术后康复；指导患者练习深呼吸和有效咳嗽，防止手术后肺部并发症的发生。

（4）急性尿潴留的预防与护理

1）预防　避免过度劳累、饮酒、受凉、便秘引起急性尿潴留。

2）护理　发生急性尿潴留者，首先安慰患者，嘱其不要多饮水，同时尽快解除尿潴留。导尿是最简单、常用的方法，应及时施行导尿术，若导尿管不能插入时紧急膀胱穿刺排尿；必要时做好准备，配合医生施行耻骨上膀胱造瘘术。在导尿管或膀胱造瘘管留置期间，应嘱患者多饮水。

（5）术前护理　①术前应协助做好心、脑、肝、肺、肾等重要器官功能的检查，了解患者全身情况，评估其对手术的耐受性。②留置导尿或膀胱造瘘的患者，每日膀胱冲洗1～2次。③指导患者有效咳嗽、排痰的方法；术前晚灌肠，防止术后便秘。

2. 术后护理

（1）观察病情　持续心电监护，密切观察患者的意识、体温、脉搏、血压及呼吸等的变化。当患者年龄大、身体状况较差时，应于术后24～48小时内密切观察意识、生命体征、重要脏器功能状况。

（2）手术后出血的观察及预防　是术后护理的重点。①患者应卧床休息。固定从尿道引出的三腔气囊导尿管的肢体应保持伸直外展 15°，不得随意变换体位，维持牵引时间一般 8～10 小时。②密切观察导尿管引流的血尿情况：血尿明显时，及时检查气囊内充液情况（一般应保留液体 20～30mL）及牵引是否松脱，遵医嘱应用止血剂，必要时手术止血。③预防便秘：遵医嘱给患者口服缓泻剂，术后 1 周内禁止灌肠或肛管排气，避免刺激前列腺窝引起出血。

（3）膀胱冲洗护理　术后生理盐水持续冲洗膀胱 3～7 天，防止凝血块形成致尿管堵塞和感染。护理措施包括：

1）冲洗液温度　控制在 25～30℃，可有效预防膀胱痉挛。

2）冲洗速度　早期出血较多，冲洗速度要快，以后根据出血量多少随时调节冲洗速度。

3）确保膀胱冲洗及引流通畅　如发现冲洗不畅，可能为血块堵塞，可采取挤捏尿管、加快冲洗速度、施行高压冲洗、调整尿管位置等方法，若无效可用无菌注射器吸取无菌生理盐水反复进行抽吸冲洗，直至引流通畅。

4）观察、记录引流液的颜色与量　①术后随冲洗持续时间的延长，血尿颜色逐渐变浅；若尿色加深，应警惕活动性出血，及时通知医生处理。②准确记录尿量、冲洗量和排出量，尿量＝排出量－冲洗量。③拔除尿管后，应嘱患者多饮水、勤排尿，注意询问患者排尿情况。

（4）防治感染　①敷料渗湿者及时更换，保持手术伤口、尿道外口、耻骨上膀胱造瘘和耻骨后引流管口的清洁、干燥；②引流管的接管和尿袋须每周更换 2 次，每日擦洗尿道外口 2 次；③耻骨上膀胱造瘘管于手术后 2 周拔除，耻骨后引流管于手术后 3～4 天拔除；④遵医嘱正确使用抗生素预防感染。

（5）饮食护理　患者宜进食易消化、富含营养与纤维的食物，防止便秘。留置尿管期间鼓励患者多饮水，以稀释尿液、预防感染。

（6）其他护理　加强心理护理，减轻患者痛苦。做好基础护理，预防压疮、肺部感染和下肢静脉血栓形成。

【健康教育】

1. 患者出院后要多饮水，勤排尿，忌烟酒及辛辣刺激性的食物，加强营养，避免感冒；适度活动，经常进行会阴部括约肌舒缩锻炼；3 个月内避免较剧烈活动，如跑步、骑自行车等，防止继发性出血。

2. 定期复查：遵医嘱定期做尿流动力学、前列腺 B 超检查，复查尿流率及残余尿量。

3. 指导永久性膀胱造瘘的患者学会造瘘管的护理，防止感染和结石形成。

考纲摘要

1. 肾损伤的原理、病理、分类、临床表现、辅助检查、处理原则、护理。

2. 膀胱损伤的原理、病理、分类、临床表现、辅助检查、处理原则、护理。

3. 尿道损伤的原理、病理、分类、临床表现、辅助检查、处理原则、护理。

4. 尿路结石的形成机制；尿石症的病因、病理生理；泌尿系结石的预防、无创及微创治疗。

5. 肾及输尿管结石的临床表现、辅助检查、处理原则、护理。

6. 膀胱结石的临床表现、辅助检查、处理原则、护理要点。

7. 无创及微创治疗泌尿系结石患者的护理、健康教育。

8. 良性前列腺增生的病因、病理、临床表现、辅助检查、处理原则、护理、健康指导。

9. 急性尿潴留的病因、临床表现和诊断、处理原则、护理。

10. 肾癌的病因、病理和分型、临床分期、临床表现、辅助检查、处理原则、护理。

11. 膀胱癌的病因、病理和分型、临床分期、临床表现、辅助检查、处理原则、护理。

复习思考

1. 男性尿道损伤有哪些特点？

2. 肾和输尿管结石常见的临床表现有哪些？

3. 简述前列腺增生患者的主要临床表现和术后护理措施。

4. 简述膀胱破裂的种类、临床表现和辅助检查方法。

5. 案例讨论

某患者，男，26 岁。行走时不慎滑倒，右腰部撞于石头上，伤者自觉右腰部疼痛剧烈。查血压正常，右腰部压痛，轻叩痛。尿检每高倍镜下红细胞 8 个。请回答：

（1）该患者发生了哪种类型的体液失衡？

（2）该患者的医疗诊断可能是什么？

（3）可对该患者提出的护理诊断有哪些？

（4）如何实施护理措施？

扫一扫，知答案

骨外科疾病患者的护理

【学习目标】

1. 掌握：骨折和脱位的概念、专有体征、护理措施；脊柱骨折及脊髓损伤、骨与关节感染、腰腿痛、颈椎病、骨肿瘤患者的护理措施；牵引术、石膏绷带固定术、小夹板固定术患者的护理措施。

2. 熟悉：四肢骨折、脱位、脊柱骨折及脊髓损伤、腰腿痛、颈椎病、骨与关节感染、骨肿瘤的临床表现、辅助检查及治疗原则。

3. 了解：四肢骨折、脱位、脊柱骨折及脊髓损伤、腰腿痛、颈椎病、骨与关节感染、骨肿瘤的病因、病理及分类。

案例导入

某患者，男，23岁。交通事故后就诊，主诉右小腿局部剧烈疼痛，不能活动。检查：右小腿中部软组织损伤，肿胀较重，可见骨折端外露，出现反常活动。入院第2天出现患肢小腿部剧烈疼痛、进行性加重，严重肿胀，足趾麻木，足背动脉搏动微弱等症状。

问题：①如何评估患者当前的身体状况？②针对患者的病情，首先应该怎样做？目前的急救护理措施有哪些？③怎样做好患者的健康教育工作？

项目一　常见骨外科疾病概述

一、骨外科疾病基础知识

【病因】

骨折（fracture）是指骨的完整性或连续性中断。创伤是骨折的主要原因，造成骨折的原因有：

1. 直接暴力 在暴力直接作用的部位发生骨折，可合并软组织损伤，亦可有开放性伤口。如石块撞击小腿，致使胫、腓骨骨折。

2. 间接暴力 暴力通过传导、杠杆或旋转作用，在作用点的远处发生骨折。如跌倒时手掌撑地，可发生锁骨骨折。

3. 牵拉暴力 因肌肉突然猛烈收缩，将肌肉附着处的骨质撕脱。如骤然跪倒时股四头肌猛烈收缩，引起髌骨骨折。

4. 长期劳损 长期、反复的慢性应力，集中在骨骼的某一点上而发生骨折。如远距离行军引起第 2、3 跖骨骨折，又称疲劳性骨折。

5. 骨骼病变 骨骼本身有病变，较小的外力即可引起骨折。如骨髓炎、骨肿瘤并发骨折，称病理性骨折。

【分类】

1. 根据骨折端是否与外界相通分类

（1）闭合性骨折 骨折处皮肤或黏膜完整，与外界不相通。

（2）开放性骨折 骨折处皮肤或黏膜破损，与外界相通。耻骨骨折引起尿道或膀胱的破裂、尾骨骨折引起直肠破裂均属于开放性骨折。

2. 根据骨折的程度分类

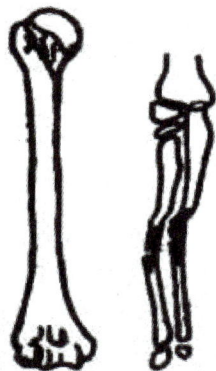

（1）裂缝　（2）青枝

图 19-1 不完全性骨折

（1）不完全性骨折 骨的完整性或连续性部分中断。如裂缝骨折、青枝骨折（图19-1）。

（2）完全性骨折 骨的完整性或连续性完全中断，根据骨折线的方向又可分为横形骨折、斜形骨折、螺旋形骨折、粉碎性骨折、嵌插骨折、压缩性骨折、骨骺分离（19-2）。大多数完全性骨折骨折段均有不同程度的移位，表现为侧方移位、缩短移位、分离移位、旋转移位、成角移位（图19-3）。

3. 根据骨折的稳定性分类

（1）稳定性骨折 骨折端不易移位或复位后不易再发生移位。如青枝骨折、裂缝骨折、压缩性骨折、横形骨折、嵌插骨折等。

（2）不稳定性骨折 骨折端易移位或复位后易再移位。如斜形骨折、螺旋形骨折、粉碎性骨折等，此种骨折的复位、固定较困难，预后较差。

4. 根据骨折的时间分类

（1）新鲜骨折 1~2 周内的骨折称新鲜骨折，在此期内复位、固定的骨折，预后均好。

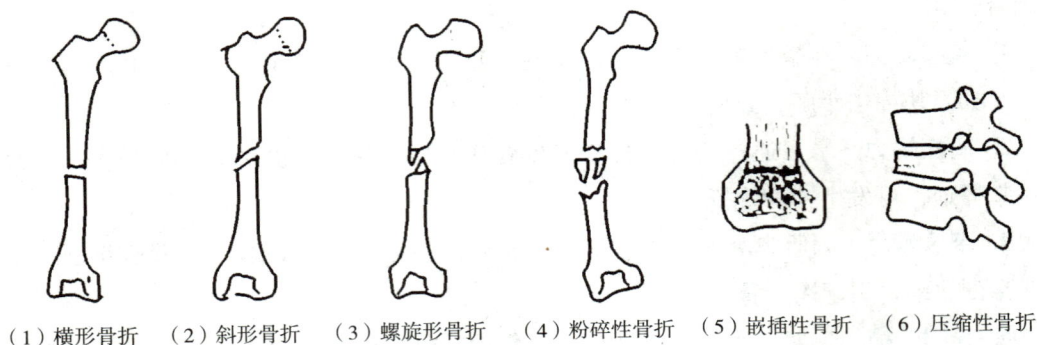

（1）横形骨折　（2）斜形骨折　（3）螺旋形骨折　（4）粉碎性骨折　（5）嵌插性骨折　（6）压缩性骨折

图 19-2　完全性骨折

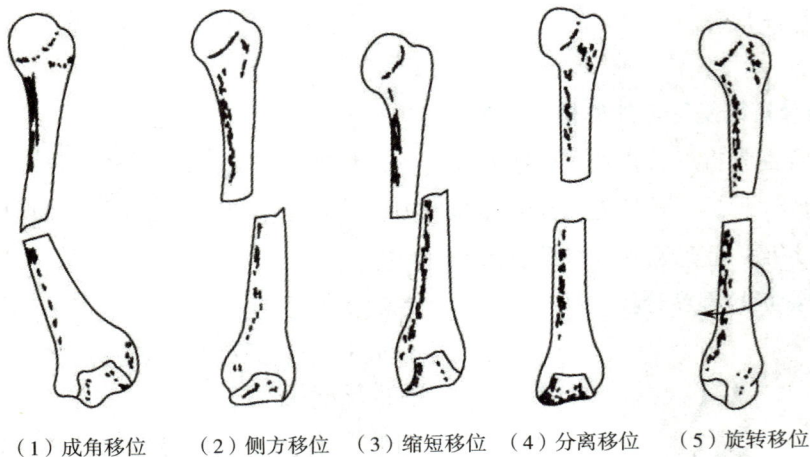

（1）成角移位　（2）侧方移位　（3）缩短移位　（4）分离移位　（5）旋转移位

图 19-3　骨折移位

（2）陈旧性骨折　骨折超过 3 周称陈旧性骨折，因纤维组织形成，有的出现骨痂，阻碍复位，多数需手术复位，愈合较慢，有的畸形愈合或不愈合。

【病理】

1. 骨折的愈合过程　一般需 3~4 个月，大致可分为以下 3 个阶段。

（1）血肿机化期　骨断端及周围软组织内形成血肿，数天后毛细血管、成纤维细胞侵入血肿形成纤维组织，达到纤维愈合需 2~3 周。

（2）原始骨痂形成期　断端骨膜成骨细胞形成骨样组织，钙化称为骨膜内骨化，形成内骨痂和外骨痂；同时断端的血肿形成纤维组织，逐渐转化为软骨组织并增生钙化为桥梁骨痂。内、外、桥梁骨痂三者汇集融合，成为骨断端的支持，达到骨折的临床愈合。从伤后 3 周开始，此期需 4~8 周。

（3）骨痂改造塑型期　应力轴线上骨痂加强和改造，应力轴线外骨痂逐渐被清除，原始骨痂塑型为永久骨痂，称骨性愈合。此期需 8～12 周。

2. 影响骨折愈合因素

（1）全身因素　年龄、营养、健康状况、慢性疾病等。

（2）局部因素　骨折的类型和程度、骨折部位的血运情况、周围软组织损伤的程度、骨质缺损较多、骨折局部感染或软组织嵌入。

（3）治疗和护理措施不当　过度牵引、复位不及时或复位不当、固定不妥、手术操作不当、过早或不恰当的功能锻炼。

3. 愈合标准　①局部无压痛及纵向叩击痛；②局部无反常活动；③X 射线片显示骨折模糊，有骨痂通过骨折线；④外固定解除后，上肢向前平举 1kg 重量达 1 分钟，下肢不扶拐平地连续步行 3 分钟，不少于 30 步；⑤连续观察 2 周骨折处不变形。

【临床表现】

大多数骨折一般只引起局部症状，严重骨折和多发性骨折可导致全身反应。

1. 局部表现

（1）骨折的一般表现　①疼痛与压痛：骨折处均有疼痛，检查时局部有压痛，经妥善固定后可缓解或消失；②肿胀瘀斑：骨折部位骨髓、骨膜及周围软组织内的血管破裂出血而形成血肿，严重时出现水疱；③功能障碍：骨折致使肢体的支架作用消失，加之局部的疼痛，患肢丧失大部分或全部功能。

（2）骨折的特殊体征　①畸形：骨折段移位后，患部形状改变出现畸形，例如成角或短缩畸形；②反常活动（假关节活动）：骨折后在肢体无关节部位出现假关节活动，尤以四肢完全性骨折明显；③骨擦音或骨擦感：骨折端互相摩擦而产生骨擦音和骨擦感。以上 3 个特殊体征，只要有其中之一，即可确诊。

2. 全身表现

（1）发热　骨折患者体温一般在正常范围。损伤严重或因血肿吸收，可出现低热，但一般不超过 38℃。开放性骨折出现高热，多由感染引起。

（2）休克　因骨折部位大量出血、剧烈疼痛或合并内脏损伤引起失血性或创伤性休克，多见于骨盆骨折、股骨骨折、多发性骨折、严重的开放性骨折和合并内脏损伤者。

3. 常见的并发症

（1）早期并发症

1）休克　严重创伤、骨折因大出血或重要内脏损伤所致。

2）感染　开放性骨折患者体温升高超过 38℃时，应考虑发生化脓性感染和厌氧菌感染的可能性大。

3）血管损伤　骨折可被刺破或压迫邻近的大血管，引起肢体循环障碍。如肱骨髁上骨折可损伤肱动脉（图 19－4），股骨下端骨折及胫骨上端骨折可损伤腘动脉。重要的动

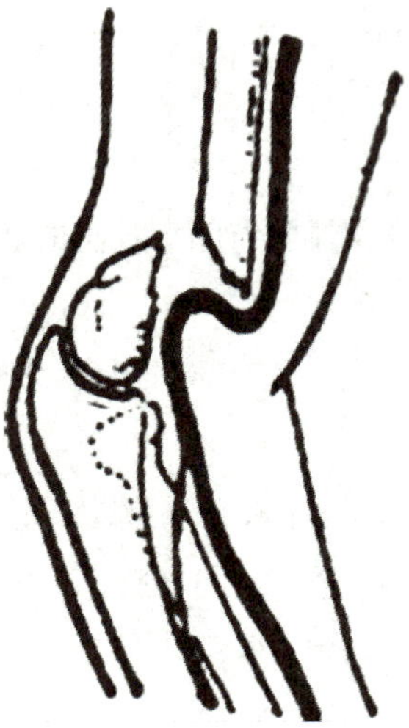

图 19-4　伸直型肱骨髁上骨折（伤及肱动脉）

脉损伤可危及生命，引起肢体坏死或缺血挛缩。

4）神经损伤　由骨折时直接损伤神经或石膏绷带过紧压迫所致。较多见的有上肢骨折可能损伤桡神经、正中神经和尺神经。腓骨小头和腓骨颈骨折时可能引起腓总神经损伤。

5）脂肪栓塞　多发生于成人，因骨折处髓腔内血肿张力过大，骨髓被破坏，脂肪滴进入引起肺、脑脂肪栓塞。肺栓塞表现为呼吸困难、发绀、心率加快和血压下降等。脑栓塞表现为意识障碍，如烦躁不安、谵妄、抽搐、昏迷等。

6）骨筋膜室综合征　由骨、骨间膜、肌间隔和深筋膜形成的骨筋膜室内肌肉和神经急性缺血而产生的一系列早期综合征。表现为疼痛进行性加剧、严重肿胀、指呈屈曲、皮肤苍白发凉、毛细血管充盈时间延长及肢体远端动脉搏动消失。如未及时处理，可发生缺血性肌挛缩或肢体坏疽。最多见于前臂掌侧和小腿，常由创伤骨折的血肿和组织水肿使骨筋膜室内容物体积增加或外包扎过紧、局部压迫等导致压力增高所致。

（2）晚期并发症

1）坠积性肺炎　长期卧床，老年体弱及慢性病患者。

2）压疮　长期卧床，身体骨骼突起处受压形成，如骶骨部、髋部、足跟部。

3）骨化性肌炎　关节附近的骨折，骨膜剥离形成骨膜下血肿，处理不当致使血肿扩大、机化并在关节附近软组织内广泛骨化，造成关节活动功能严重障碍。

4）创伤性关节炎　关节内骨折，关节面被破坏，又未能准确复位，致使关节面不平整，长期磨损引起创伤性关节炎。

5）缺血性骨坏死　骨折使某一骨折段的血液供应被破坏，造成该骨折段的缺血性坏死，常见的有股骨颈骨折后股骨头缺血性坏死。

6）缺血性肌挛缩　骨折最严重的并发症之一，是骨筋膜室综合征处理不当的严重后果（图 19-5）。

【辅助检查】

1. X 线检查　可进一步明确骨折的形态、移位情况，以及与软组织损伤和关节脱位鉴别。检查时必须包括正、侧位片及邻近关节，必要时要加摄特定位置或健侧对照片。

2. CT 检查　可更准确地了解骨折移位情况，如髋臼骨折、脊柱骨折。

3. MRI 检查　对于脊柱骨折合并脊髓损伤的患者用 MRI 检查能更清楚地了解骨折的

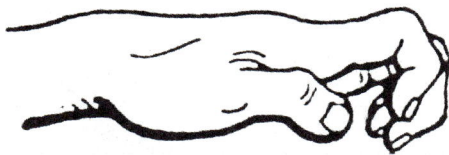

图 19 - 5　缺血性肌挛缩

类型及脊髓损伤的程度。

【治疗要点】

闭合性骨折的治疗包括复位、固定、功能锻炼；开放性骨折可在清创的基础之上，配合内固定治疗。

1. 复位　将移位的骨折段恢复正常或接近正常的解剖关系，重建骨骼的支架作用。常用复位方法有以下 3 种：

（1）手法复位　最为常用。麻醉后在对抗牵引下，用一定的手法纠正或消除骨折端的移位和畸形（图 19 - 6）。

（2）持续牵引复位　既有复位作用，又有固定作用。持续牵引包括持续皮牵引和持续骨牵引。

（3）手术复位　手术切开复位常配合内固定。适用于骨折端有软组织嵌入者，关节内骨折，有较大肌肉附着的撕脱骨折，合并重要血管、神经损伤的骨折，陈旧性骨折或骨折不愈合、手法复位或持续牵引复位失败的骨折。

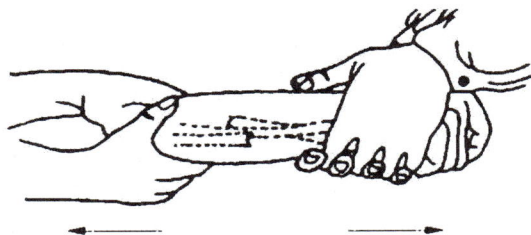

图 19 - 6　手法复位

复位标准：①解剖复位，即对位、对线良好，恢复正常的解剖学位置；②功能复位：即对位、对线稍差，未达到解剖关系对合，但愈合后对功能无明显的影响。

2. 固定　将骨折维持在复位后的位置，防止复位后的骨折再移位，直至骨折愈合。固定的方法分为外固定和内固定。常用的外固定有小夹板、石膏绷带持续牵引、骨折外固定器及外展支架等；内固定是手术切开复位后，将固定物直接固定于骨折两端，常用的内固定有接骨板、螺丝、髓内钉、钢针等（图 19 - 7）。

3. 功能锻炼　功能锻炼是在不影响固定的情况下，尽快恢复患肢肌肉、肌腱、韧带、关节囊等软组织的舒缩活动。功能锻炼可促进新陈代谢和血液循环，避免肌肉萎缩、关节

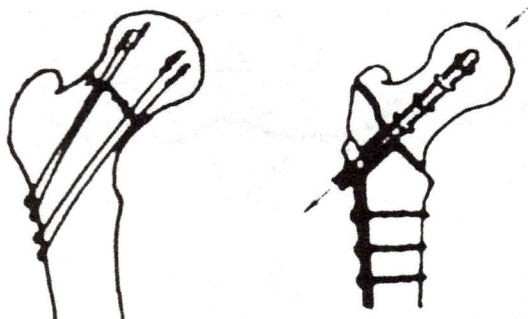

图 19 - 7   骨折内固定示意图

僵硬，预防软组织粘连，尽可能保持或恢复关节的正常活动范围。

二、常见四肢骨折

1. 锁骨骨折   锁骨骨折多发生于锁骨中、外 1/3 交界处，是常见的骨折之一。患者多为儿童和青壮年。锁骨骨折多由间接暴力引起，如跌倒时手掌着地或肘、肩着地，暴力均可传达至锁骨引起骨折。骨折线多位于中段。儿童骨质柔软，多表现为青枝骨折，无移位，仅向上成角状或使前弓加大；成年人多发生横断骨折，偶尔为斜行骨折或粉碎骨折，常有移位。骨折断端除重叠移位外，近折端受胸锁乳突肌的牵拉向上、向后移位，远折端受三角肌、胸大肌和肢体重量的牵拉向前、向下移位。

2. 肱骨髁上骨折   肱骨髁上骨折是指肱骨远端内、外髁上方的骨折，多发生于 10 岁以下的儿童，成年人很少见。肱骨髁上骨折多由间接暴力所致，根据暴力来源和移位方向，可分为伸直型骨折和屈曲型骨折。若受伤时肘关节伸直，手掌着地，暴力传导可致伸直型骨折，临床上常见；骨折近端向前移位，可压迫或刺伤肱动脉、肱静脉和损伤正中神经，从而引起前臂缺血性肌挛缩，造成爪形手畸形；合并骨骺损伤者，以后可出现肘内翻畸形。若受伤时肘关节屈曲，肘后着地，暴力传导可致屈曲型骨折，临床上较少见。

3. 肱骨干骨折   肱骨干骨折指肱骨外科颈下 1～2cm 至肱骨髁上 2cm 内的骨折。肱骨中下 1/3 段后外侧的桡神经沟中有桡神经紧贴肱骨干通过，肱骨中下段骨折时易造成桡神经损伤。

4. 尺骨干、桡骨干骨折   尺骨干、桡骨干双骨折临床上较为多见，以青少年居多。骨折多发生于前臂中 1/3 和下 1/3 部。此类骨折多数由直接暴力引起，两骨骨折线在同一平面，呈横断骨折、粉碎骨折或多段骨折，整复后不稳定；少数为跌倒时手掌着地间接暴力向上传导所致，两骨骨折线不在同一平面，多为桡骨中 1/3 和尺骨低位骨折，复位困难。因前臂肌肉丰富，可合并骨筋膜室综合征。

5. 桡骨下端骨折   桡骨下端骨折是指距桡骨下端关节面 3cm 范围内的骨折，以中年人和老年人多见，儿童多为桡骨远端骨骺分离。此类骨折多由间接暴力所致。受伤时因腕部背伸手掌着地而引起的桡骨下端骨折，称为伸直型骨折，又称科雷骨折（Colles 骨折），临床上多见，骨折远端向背侧及桡侧移位（图 19 - 8）。受伤时腕部屈曲位手背着地而发生的桡骨下端骨折，称为屈曲型骨折，又称史密斯骨折（Smith 骨折），骨折远端向掌侧及桡侧移位（图 19 - 9）。

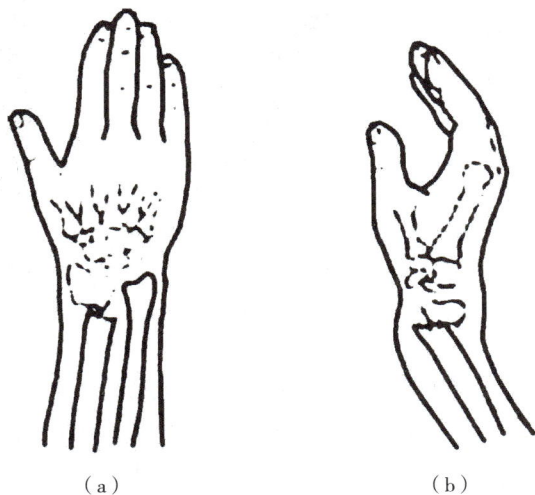

（a）　　　　　　　（b）

图 19 - 8　伸直型桡骨下端骨折典型移位

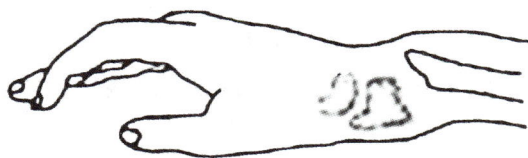

图 19 - 9　屈曲型桡骨下端骨折典型移位

6. 股骨颈骨折　股骨颈骨折是指股骨头下至股骨颈基底部之间的骨折，常发生于老年人，以女性多见。主要因摔倒时扭转伤肢，暴力传导至股骨颈而引起骨折。根据发生的部位可为头下型骨折、经颈型骨折和基底型骨折。头下型骨折和经颈型骨折，由于股骨头的血液循环大多中断，易出现骨折不愈合或股骨头缺血性坏死；基底型骨折，因骨折断端血运良好，骨折较易愈合。

7. 股骨干骨折　股骨干骨折指股骨小转子以下 2~5cm 至股骨髁上 2~5cm 的股骨骨折，多见于青壮年，男性多于女性。股骨干骨折多由强大的直接或间接暴力造成，因创伤较重、出血较多，容易发生休克。直接暴力常引起股骨横断或粉碎性骨折，间接暴力多引起股骨的斜形或螺旋形骨折，骨折发生的部位以股骨干中下 1/3 交界处为最多。骨折端因受暴力作用的方向、肌群的收缩、下肢本身重力的牵拉和不适当的搬运与手法整复而可能发生各种不同的移位（图 19 - 10）。

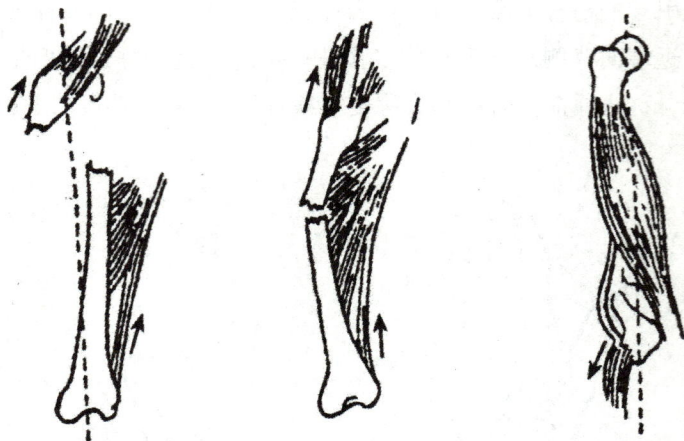

（1）股骨干上1/3骨折　　（2）股骨干中1/3骨折　　（2）股骨干下1/3骨折

图 19 – 10　股骨干不同部位骨折的移位情况

8. **胫腓骨干骨折**　胫腓骨干骨折是指发生于胫骨平台以下至踝上部分的骨折，以青壮年和儿童多见，为长骨骨折中最多见的一种。此类骨折大多由直接暴力造成，因胫骨前内侧及腓骨下端都处于皮下表浅部位，故常呈开放性骨折。小腿肌肉丰富，骨折后可并发骨筋膜室综合征。

【临床表现】

1. **锁骨骨折**　局部肿胀、疼痛，锁骨中外 1/3 畸形；肩关节活动受限，患肩下垂，患者常以健手扶托患肘以减轻因牵拉造成的疼痛；局部压痛，可摸到移位的骨折断端，可触及异常活动与骨擦感。

2. **肱骨髁上骨折**　伤处疼痛、肿胀、压痛，伤侧肘关节功能丧失，出现畸形，但肘后三角关系正常；若合并血管、神经损伤，则出现桡动脉搏动减弱或消失，手部的感觉减弱和运动功能障碍。

3. **肱骨干骨折**　肱骨干骨折可出现上臂畸形、反常活动、骨擦感等。应特别注意有无桡神经损伤的临床表现：垂腕、手背桡侧皮肤感觉减退、掌指关节不能背伸。

4. **尺骨干、桡骨干骨折**　伤侧前臂疼痛、肿胀、压痛、功能障碍，可有明显畸形、骨擦音和反常活动；合并骨筋膜室综合征时，可表现出急性神经、肌肉缺血的症状和体征。

5. **桡骨下端骨折**　伤侧腕关节疼痛、肿胀、活动障碍，伸直型骨折的典型畸形为侧面观呈"餐叉"样畸形，正面观呈"枪刺"样畸形（图19 – 11）。屈曲型骨折与伸直型骨折的症状相似，畸形则相反。

6. **股骨颈骨折**　伤侧髋部疼痛，除嵌插骨折外，均有移动患肢时疼痛加重、不敢站立或行走等表现，但嵌插骨折患者仍能行走；伤侧髋部有压痛，叩击足跟髋部疼痛，大转子明显突出，伤肢呈短缩、外旋畸形（图19 – 12）。患者年龄较大，卧床时间较长，容易

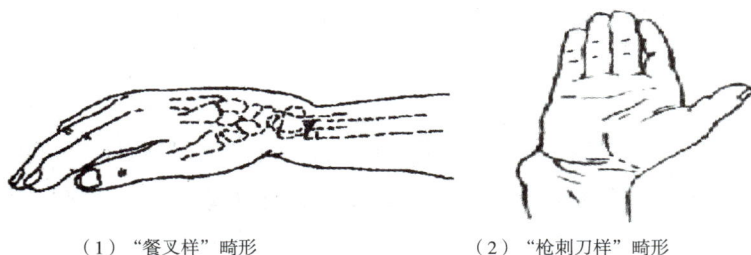

（1）"餐叉样"畸形　　　　　　（2）"枪刺刀样"畸形

图 19－11　伸直型桡骨下端骨折典型畸形

出现压疮、坠积性肺炎及泌尿系统感染等并发症。

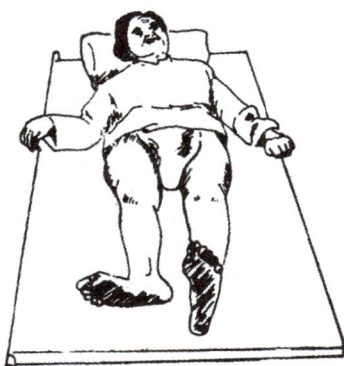

图 19－12　股骨颈骨折伤肢呈短缩和外旋畸形

7. 股骨干骨折　伤侧大腿疼痛、肿胀、活动障碍，局部有畸形、反常活动、骨擦音或骨擦感。上 1/3 骨折，骨折近段屈曲、外旋、外展；中 1/3 骨折，骨折移位与暴力方向有关；股骨干下 1/3 骨折可伴腘血管和坐骨神经损伤。可有失血性休克的症状和体征。

8. 胫腓骨干骨折　伤侧小腿出现疼痛、肿胀、压痛、功能障碍，局部有畸形、反常活动、骨擦音或骨擦感，开放性骨折时可见刺破皮肤的骨折断端；合并骨筋膜室综合征时，可出现急性神经、肌肉缺血的症状和体征。

【辅助检查】

X 线检查可以显示骨折和移位的情况。

【治疗要点】

1. 锁骨骨折

（1）非手术治疗　①三角巾悬吊：对无移位的锁骨骨折可采用三角巾悬吊 3 周；②手法复位"8"字形绷带固定：对有移位的锁骨骨折，手法复位后使患者维持双肩后伸的体位，然后采用"8"字形绷带固定。

（2）手术治疗　对开放性锁骨骨折合并有血管神经损伤或合并有肩胛骨骨折、骨折移位明显、骨折断端有穿破皮肤危险或骨折不愈合伴有明显疼痛者，应行切开复位、内固定术治疗。

2. 肱骨髁上骨折

（1）非手术治疗 伸直型肱骨髁上骨折可在臂丛麻醉或局部麻醉后进行手法复位。如果局部肿胀严重，不能进行手法复位时，可先做尺骨鹰嘴骨牵引，待肿胀基本消退后，再行手法复位和石膏托固定。

（2）手术治疗 对手法复位失败或合并神经、血管损伤者，宜行切开复位，用加压螺钉或交叉骨针做内固定。

3. 肱骨干骨折

（1）非手术治疗 手法复位外固定。

（2）手术治疗 如手法复位不成功或骨折断端分离（可有桡神经嵌入，伴桡神经损伤的表现），须切开复位内固定。

4. 尺骨干、桡骨干骨折

（1）非手术治疗 手法复位外固定，用石膏托或特制小夹板固定。

（2）手术治疗 手法复位困难者，应行切开复位，用钢板、螺钉或髓内钉做内固定。

5. 桡骨下端骨折

（1）手法复位（小夹板或石膏绷带固定） 在局部麻醉下行手法复位，用小夹板或石膏绷带固定 3~4 周（图 19-13）。

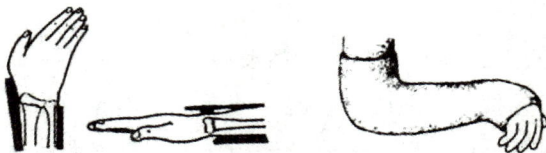

（1）小夹板固定　　　　（2）石膏绷带固定

图 19-13　伸直型桡骨下端骨折固定示意图

（2）切开复位（内固定） 以下情况时采用切开复位，并做内固定：①严重粉碎骨折，桡骨下端关节面破坏；②手法复位失败，或复位成功，但外固定不能维持复位，以及嵌插骨折导致尺骨、桡骨下端关节面显著不平衡。

6. 股骨颈骨折

（1）持续皮肤牵引 用于无明显移位的外展嵌插骨折。

（2）手法复位（内固定） 用于内收骨折或有移位骨折等，即在 X 线透视下行手法复位，用 3~4 根加压螺钉经皮做内固定。

（3）人工股骨头置换或全髋关节置换　用于年龄在 60 岁以上，头下型骨折有明显移位或旋转、并发股骨头坏死或不愈合的患者。

知 识 链 接

人工关节置换

　　人工关节是指用生物相容性和机械性能良好的金属材料制成的一种类似人体骨关节的假体。利用手术方法将被疾病或损伤所破坏的关节置换成人工关节，其目的是切除病灶、清除疼痛、恢复关节的活动与原有的功能。人工关节置换具有关节活动较好、患者可早期下地活动、可减少老年患者长期卧床的并发症等优点。

7. 股骨干骨折

（1）牵引治疗　3 岁以内小儿，用垂直悬吊皮肤牵引；成人使用骨牵引。

（2）手术治疗　用于非手术治疗失败、伴有多发性损伤或血管神经损伤、不宜长期卧床的老年患者或病理性骨折者，可采用切开复位，用钢板或髓内钉做内固定。

8. 胫腓骨干骨折
对横断骨折和短斜行骨折，采用手法复位做小夹板固定或石膏绷带固定；对不稳定的长斜行骨折和螺旋骨折，可采用切开复位，用螺钉、交锁髓内钉或钢板做内固定；对较为严重的开放性骨折或粉碎骨折，可用外固定支架复位和固定。

三、脊柱骨折

脊柱骨折（spinal fracture）又称脊椎骨折，占全身骨折的 5%～6%。脊柱骨折往往病情严重而复杂，常合并脊髓损伤或马尾神经损伤，特别是颈椎骨折－脱位合并脊髓损伤时，可严重致残，甚至危及生命。

【病因】

脊柱骨折绝大多数由间接暴力引起，如自高处坠落时，头、肩或足、臀部着地，地面对身体的阻挡使身体猛烈屈曲所产生的垂直分力可导致椎体压缩性骨折，若水平分力较大则可同时发生脊椎脱位；弯腰时重物落下打击头、肩或背部，也可发生同样的损伤。少数由直接暴力所致，如锐器、火器、爆炸物等可直接作用于脊椎而引起脊柱骨折。

【分类】

脊柱骨折可分为多种类型。

1. 根据暴力作用的方向分类

（1）屈曲型　最多见，易发生于胸、腰段的楔形压缩性骨折。

（2）伸直型　少见，常发生于高速行驶的汽车突然撞车，头部受力后仰引起颈椎骨折脱位或伴有颈髓损伤。

（3）屈曲旋转型　暴力使脊柱不仅屈曲且伴有旋转，除发生脊柱骨折外，常有关节突骨折及脱位。

（4）垂直压缩型　暴力与脊柱纵轴方向一致，垂直挤压椎骨，使椎骨裂开，骨折块常突向椎管压迫脊髓。

2. 根据骨折后的稳定性分类

（1）稳定型　骨折后较稳定，不易移位。如单纯压缩性骨折，椎体压缩不超过原高度的1/3。

（2）不稳定型　损伤严重，暴力不仅有压缩，还伴有旋转力量，复位后不稳定。如过度压缩的骨折、椎体粉碎骨折、伴有脱位的椎体骨折等。不稳定型脊柱骨折易引起脊柱后突畸形和进行性神经症状。

【临床表现】

受伤局部疼痛、肿胀，脊柱活动受限，骨折处棘突明显，有压痛和叩痛。胸、腰段损伤时，常有局部后突畸形。由于腹膜后血肿刺激自主神经，可出现腹胀、肠蠕动减弱等症状。合并脊髓损伤时，有脊髓损伤的症状和体征，可伴有四肢的感觉、运动、肌张力、腱反射及括约肌功能异常等。

【辅助检查】

1. X线检查　X线检查可显示骨折的部位、类型和程度，以及关节脱位、棘突间隙改变等。

2. CT检查和MRI检查　CT检查可显示骨折情况及椎管内有无出血和碎骨片，MRI检查能显示脊髓损伤的程度和范围。

【治疗要点】

1. 危及生命的急症优先处理　患者若伴有多发性损伤，如颅脑损伤、胸部损伤、腹部损伤、严重的内外出血及休克等危及生命的急症，应优先处理。

2. 胸、腰椎骨折

（1）单纯压缩性骨折　①椎体压缩不足1/3者或老年患者不能耐受复位和固定者，应卧于硬板床上，骨折部位加厚枕，使脊柱过伸；3天后开始腰背肌锻炼，起初臀部不离床左右移动，之后背伸臀部离开床面，逐渐加大力度；伤后第3个月可以少许下床，3个月后逐渐增加下床活动时间。②椎体压缩大于1/3的年轻患者，可用两桌法（图19-14）或双踝悬吊法（图19-15）过伸复位。给患者麻醉后，应用高低桌或双踝悬吊复位，复位后使用石膏背心固定3个月，固定期间坚持每日做腰背肌锻炼。

（2）爆破性骨折　①无神经症状，并经CT检查确定无骨折片挤入椎管内时，可用双踝悬吊法复位；②有神经症状和有骨折片挤入椎管内时，施行手术治疗。

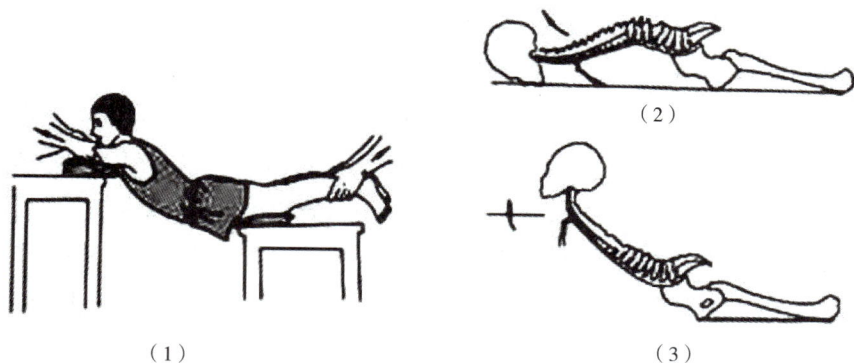

（1）两桌一高一低，患者悬于两桌之间，牵引上臂和小腿进行复位；（2）示意第1腰椎压缩性骨折形成后突畸形；（3）示意复位时使脊柱过伸，后突畸形消失，压缩成楔形的椎体已复位

图 19 – 14　两桌法复位

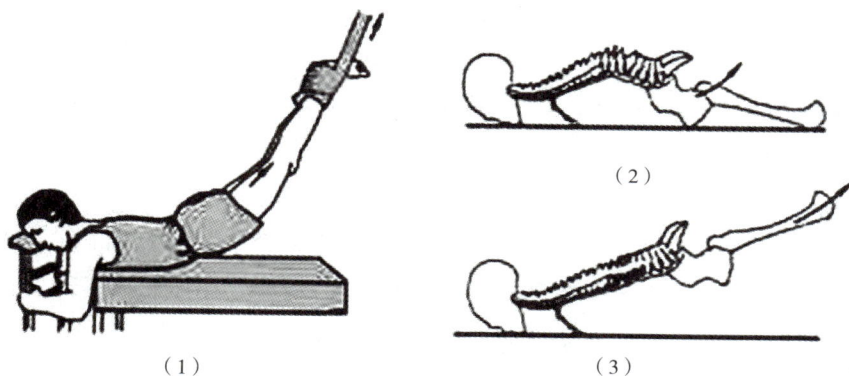

（1）患者双手把持固定物，双踝悬吊复位；（2）示意第1腰椎压缩性骨折形成后突畸形；（3）示意复位时使脊柱过伸，后突畸形消失，压缩成楔形的椎体已复位

图 19 – 15　双踝悬吊法复位

3. 颈椎骨折

（1）**稳定型骨折**　牵引复位，复位后采用石膏绷带固定。①颌枕带牵引：轻度压缩骨折采用颌枕带卧位牵引复位，牵引重量为3kg，复位后用头颈胸石膏绷带固定3个月，石膏绷带干固后患者可起床活动。②颅骨牵引：压缩明显或双侧椎间关节脱位时采用持续颅骨牵引复位，牵引重量为3～5kg，复位后再牵引2～3周，之后采用头颈胸石膏绷带固定3个月。

（2）**爆破性骨折伴有神经症状**　原则上施行手术治疗。一般经前路手术，再进行去除骨折片、减压、植骨融合及内固定。该类损伤一般病情严重，若存在严重并发伤，待病情稳定后再行手术。

四、脊髓损伤

脊髓损伤（spinal cord injury）是脊柱骨折、脱位的严重并发症。移位的椎骨或突入椎管内的骨折片可压迫或损伤脊髓或马尾神经，产生不同程度的损伤。多发生于30岁左右的年轻人，平时损伤大多由交通、工伤事故等导致，在战时或地震伤中尤为多见。

脊髓损伤最常见的原因是闭合性钝性外伤，损伤以胸、腰段最为多见。若损伤平面以下的感觉、运动、反射及括约肌功能部分丧失，称为不完全瘫痪；若这些功能完全丧失，称为完全瘫痪。骨折在胸、腰椎，引起脊髓损伤，出现下肢瘫痪，称为截瘫；如颈髓损伤，双上肢也出现瘫痪，称为四肢瘫痪或四瘫。

【病理分类】

根据脊髓损伤的程度和部位，可分为以下类型：

1. 脊髓震荡（脊髓休克） 脊髓遭受强烈震荡后立即发生弛缓性瘫痪，损伤平面以下感觉、运动、反射及括约肌功能全部丧失，因在组织形态学上并无病理变化发生，只是暂时性功能抑制，在数分钟或数小时内即可完全恢复，这是最轻微的脊髓损伤。

2. 脊髓挫伤 脊髓外观似完整，但内部有不同程度的改变。轻者出现点状出血、轻度水肿；重者出现大出血、细胞破坏、神经传导纤维断裂等，可引起脊髓软化或瘢痕形成。

3. 脊髓受压 骨折移位，碎骨片与破碎的椎间盘被挤入椎管内可以直接压迫脊髓，而皱褶的黄韧带与急速形成的血肿亦可以压迫脊髓，使脊髓产生一系列病理变化。如能及时去除压迫物，脊髓的功能可望部分或全部恢复；若果压迫时间过久，脊髓因血液循环障碍而发生软化、萎缩或瘢痕形成，则难以恢复。

4. 脊髓断裂 损伤重，脊髓的连续性中断，可为不完全断裂和完全断裂，前者常伴有挫伤，称为脊髓挫裂伤。脊髓断裂恢复无望。

5. 马尾神经损伤 第2腰椎以下脊椎骨折脱位可导致马尾神经损伤，受伤平面以下发生弛缓性瘫痪。马尾神经很少发生完全断裂。

【临床表现】

1. 脊髓震荡 损伤后出现短暂的功能障碍，表现为弛缓性瘫痪，损伤平面以下的感觉、运动、反射及括约肌功能丧失，数分钟、数小时或稍长时间后逐渐恢复，直至完全恢复，一般不留后遗症。

2. 脊髓挫伤和脊髓受压 伤后出现损伤平面以下的感觉、运动、反射及括约肌功能部分或完全丧失，可以是单侧，也可是双侧，双侧多在同一平面。其预后取决于脊髓损伤的程度、受压解除的时间。一般2~4周后逐渐演变为痉挛性瘫痪，则肌张力增高、腱反射亢进，出现病理性锥体束征。胸段脊髓损伤表现为截瘫，颈段损伤表现为四肢瘫，上颈段损伤表现为四肢痉挛性瘫痪，下颈段损伤表现为上肢弛缓性瘫痪和下肢痉挛性瘫痪。

3. 脊髓半切征 损伤平面以下同侧肢体的运动和深感觉功能丧失，对侧肢体的痛觉和温度觉丧失。

4. 脊髓断裂 损伤平面以下的感觉、运动、反射和括约肌功能完全丧失。

5. 脊髓圆锥损伤 成人脊髓终止于第 1 腰椎的下缘。当第 1 腰椎骨折时可损伤脊髓圆锥，表现为会阴部皮肤鞍状感觉消失、括约肌功能及性功能障碍，而双下肢的感觉和运动功能保持正常。

6. 截瘫指数 脊髓损伤后出现瘫痪，但由于损伤的程度不同，瘫痪的表现也有差异。截瘫指数是将瘫痪程度量化，分别用"0""1""2"表示。"0"表示没有或基本没有瘫痪；"1"表示功能部分丧失；"2"表示完全瘫痪或接近完全瘫痪。一般记录肢体的自主运动、感觉及大小便 3 项功能，最后数字相加即是该患者的截瘫指数。如某患者，自主运动功能完全丧失，而其他两项功能部分丧失，其截瘫指数为 2 + 1 + 1 = 4。截瘫指数最大为 6，最小为 0。

【辅助检查】

1. 实验室检查 除检查血常规、尿常规、大便常规外，还要进行血、尿的生化检查，包括检测血 pH 值、血钾、血钠、血氯、血磷、血尿素氮、磷酸酶、动脉血氧分压和二氧化碳分压等。

2. X 线检查 尽早拍 X 线平片，包括整个脊柱的正、侧位，必要时拍斜位，观察骨折、脱位及移位情况。做脊髓造影时经颅底穿刺，注入造影剂，观察造影剂下流是否受阻。

3. CT 检查和 MRI 检查 可显示脊髓受压和椎管内软组织的情况。

【治疗要点】

1. 固定 为防止脊髓进一步损伤，复位后应及早采取合适的固定方法。

2. 解除脊髓受压 尽早解除椎骨骨折、脱位及血肿等对脊髓的压迫，以免压迫过久发生不可恢复的损害，这是保证脊髓功能恢复的关键。

3. 减轻脊髓水肿 ①应用激素治疗；②脱水利尿；③高压氧治疗。

五、关节脱位

（一）关节脱位概述

关节脱位俗称脱臼，是指关节面失去正常的对合关系。本病多见于青壮年和儿童。常见发生脱位的关节有肩关节、肘关节及髋关节，临床上最常见的是肩关节脱位，其次是肘关节脱位。

【分类】

1. 按关节脱位的原因分类

（1）创伤性关节脱位　因暴力作用于正常关节而发生的关节脱位。如外伤性肩关节脱位。

（2）先天性关节脱位　因胚胎发育异常或胎儿在母体内受到外界因素影响，使关节发育不良，出生后即可出现的关节脱位。如髋臼或股骨头发育不良引起的先天性髋关节脱位。

（3）病理性关节脱位　因关节结构遭受病变破坏而发生的关节脱位。如关节结核或类风湿关节炎所致的关节脱位。

（4）习惯性关节脱位　某个关节反复出现脱位达3次或3次以上，即为习惯性关节脱位。因创伤性关节脱位时，关节囊及韧带在骨性附着处被撕脱，使关节存在不稳定因素，以至于轻微的外力作用即可引起关节脱位。如习惯性肩关节脱位、习惯性颞下颌关节脱位。

2. 依据关节脱位后的时间分类

（1）新鲜脱位　脱位发生在3周以内。

（2）陈旧性脱位　脱位发生在3周以上。

3. 按脱位程度分类

（1）全脱位　关节面完全失去正常的对合关系。

（2）半脱位　关节面部分失去正常的对合关系。

4. 依据脱位后关节腔是否与外界相通分类

（1）闭合性脱位　关节腔不与外界相通。

（2）开放性脱位　关节腔与外界相通。

【临床表现】

1. 局部症状　关节脱位多无明显的全身症状。

（1）一般症状　局部疼痛和压痛、肿胀、瘀斑、功能障碍。

（2）专有体征　①脱位畸形：形态上的改变，如肩关节脱位的"方肩畸形"；②弹性固定：关节的某个方向的活动受到限制，被动活动出现疼痛，外力消除后，关节又回到脱位时的体位；③关节盂空虚：关节面失去正常的对应关系后，触诊可以感到关节内空虚感。

2. 并发症　可出现关节内外骨折，关节附近血管、神经损伤，骨化性肌炎及创伤性关节炎等并发症。

【辅助检查】

X线检查确定有无脱位及脱位方向，并了解有无骨折。

【治疗要点】

闭合性关节脱位的治疗包括复位、固定、功能锻炼；开放性关节脱位要及早清创并尽可能一期闭合关节腔。

1. **复位** 手法复位为主，早期进行手法复位效果好，而且越早越好。脱位后血肿机化，瘢痕组织充填关节盂，给手法复位造成困难。伴有关节内骨折及软组织嵌入、陈旧性脱位手法复位失败的患者采用手术复位。

2. **固定** 复位后固定有利于关节囊、韧带及周围软组织的修复，但时间不可过长，以免引起关节僵硬，一般固定 2～3 周。

3. **功能锻炼** 功能锻炼的目的是防止肌肉萎缩、关节僵硬。固定后即开始功能锻炼，早期舒缩活动患部周围肌肉及其他关节的活动；去除固定后，逐渐活动患部关节，主动活动为主，被动为辅，配合理疗。

（二）常见关节脱位

1. **肩关节脱位** 肩关节脱位是最常见的关节脱位。肩关节活动范围大，关节盂面积小而浅，肱骨头相对大而圆，周围的韧带较薄弱，关节囊松弛，使关节结构不稳定，容易发生脱位。肩关节脱位好发于青壮年，男性居多。多为间接暴力引起，身体侧位跌倒时，手掌着地，外展、外旋的暴力撕破关节囊前部，肱骨头滑出肩胛盂窝而脱位；也可发生于向后跌倒时，肱骨后侧被撞击，暴力使肩关节前脱位。肩关节脱位依暴力作用方向及受伤时的体位分为前脱位、后脱位、下脱位、盂上脱位 4 种类型，前脱位多见。前脱位又分为喙突下脱位、锁骨下脱位和盂下脱位，以喙突下脱位多见。肩关节脱位可伴有肩锁关节脱位和肱骨大结节撕脱骨折。

2. **肘关节脱位** 肘关节脱位较常见，发生率仅次于肩关节脱位。根据脱位后关节头所在的位置分为前脱位和后脱位，以后脱位多见。肘关节脱位多由间接暴力引起。跌倒时，上臂伸直、手掌着地，暴力传至尺骨、桡骨上端，尺骨鹰嘴突产生杠杆作用，使尺骨、桡骨近端向后上方移位，形成后脱位。当肘后方受直接暴力打击，可发生尺骨鹰嘴骨折和肘关节前脱位，较少见。严重的肘关节脱位可导致神经血管损伤，甚至发生 Volkmann 前臂缺血性挛缩。

3. **髋关节脱位** 髋关节为杵臼关节，髋臼为半球形，深而大，周围有坚强韧带与肌群，结构相当稳定，仅在强大的暴力作用下才能发生脱位，多发生于青壮年。髋关节脱位由间接外力所致，即当髋关节屈曲或伴有内收时，膝部受到强大的暴力作用，经股骨干传至股骨头向后冲出关节囊。也可于患者弯腰工作时，暴力作用于腰、骶段，同样可使股骨头向后冲出关节囊，发生髋关节后脱位。由于是强大的暴力作用引起关节脱位，所以常常伴有髋臼骨折和多发性损伤。髋关节脱位按脱位后股骨头的位置分为 3 类，即后脱位、前脱位和中心脱位；其中以后脱位最多见，占 85%～90%；前脱位和中心脱位少见，多发生于重大交通事故；中心脱位都伴有骨盆骨折，甚至盆腔内脏器损伤，一般都出现失血性休克。

【临床表现】

1. 肩关节脱位

（1）症状　肩关节疼痛、肿胀、功能障碍。

（2）体征　三角肌塌陷，方肩畸形（图19-16），关节盂空虚，关节盂外触及肱骨头。搭肩试验（Dugas征）阳性：即将手掌搭到健侧肩部时，肘部不能贴近胸壁，或将患侧肘部贴近胸壁时，手掌搭不到健侧肩部。

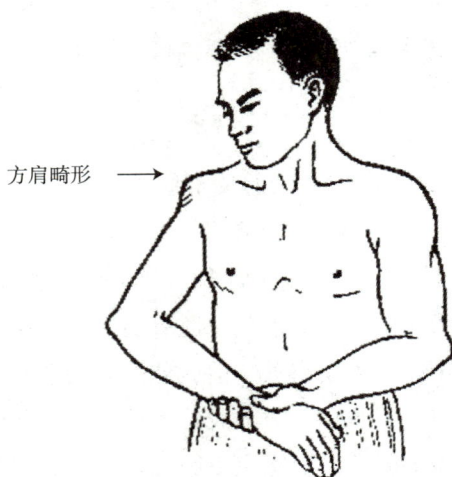

方肩畸形 →

图19-16　肩关节脱位方肩畸形

2. 肘关节脱位　肘部疼痛、肿胀、活动障碍，明显畸形，肘部变粗，上臂变短，肘后可摸到凹陷，尺骨鹰嘴后突明显，肘部弹性固定在半屈位，肘后三角失去正常关系。

3. 髋关节脱位　伤侧髋部疼痛、肿胀，下肢活动和站立功能障碍，髋关节后脱位时下肢呈屈曲、内收、内旋、缩短畸形（图19-17），臀部可触及脱位的股骨头，大转子上移。

【辅助检查】

X线检查可显示关节脱位类型及有无骨折。

【治疗要点】

1. 肩关节脱位

（1）复位　以手法复位为主。复位方法有患者取卧位的手牵足蹬法（Hippocrates法）（图19-18）和患者取坐位的牵引回旋法（Kocher法）。

（2）固定　复位后将肩关节固定于内收、内旋、屈90°，用三角巾悬吊于胸前，固定3周。

图 19-17　髋关节后脱位时下肢呈屈曲、内收、内旋、缩短畸形

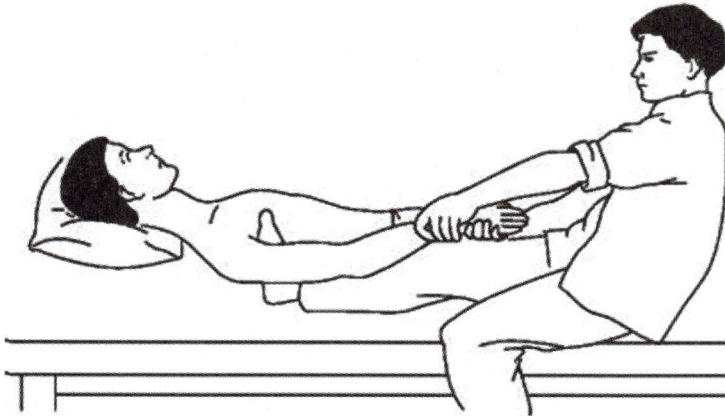

图 19-18　肩关节脱位的手牵足蹬法复位

（3）功能锻炼　固定期间活动手和腕，解除固定后逐渐活动肩关节。

2. 肘关节脱位

（1）复位　尽早施行手法复位，少数手法复位失败时采用手术切开复位。

（2）固定　复位后用长臂石膏托固定肘关节于屈肘90°的位置，前臂三角巾悬吊于胸前3周。

（3）功能锻炼　固定期间活动手指及肩部，去除固定后逐渐活动肘部，以主动活动为主，被动活动要轻柔，以免引起损伤和骨化性肌炎。

3. 髋关节脱位

（1）复位　复位宜尽早进行，48小时后再复位较困难。一般应采用蛛网膜下腔麻醉或全身麻醉下行手法复位。常用复位方法有提拉法（Allis法）（图19-19）和问号法

（Bigelow 法）（图 19 - 20）。对于闭合复位失败者，应做好手术切开复位的准备。

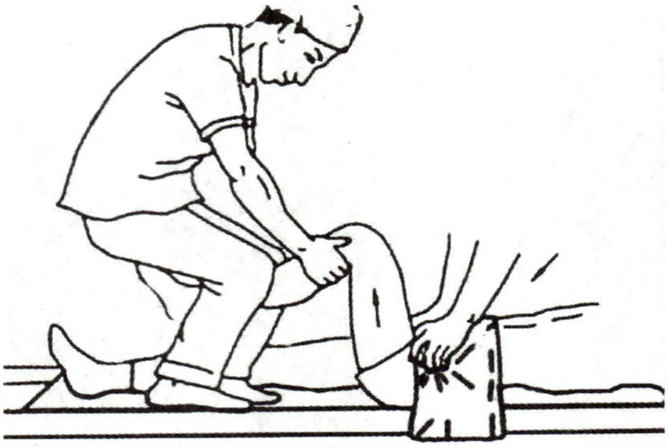

图 19 - 19　髋关节后脱位提拉法复位

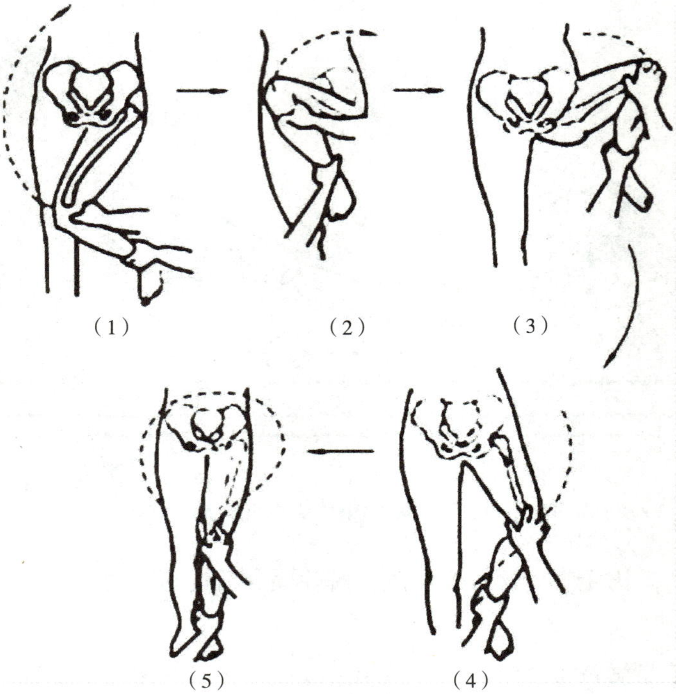

（1）　　　　　　（2）　　　　　　（3）

（5）　　　　　　（4）

（1）→（2）牵引，屈膝屈髋，内收内旋；（2）→（3）外展，外旋；

（3）→（4）逐渐伸直；（4）→（5）伸直下肢

图 19 - 20　髋关节后脱位问号法复位

（2）固定　复位后置患肢于外展中立位做皮肤牵引或穿丁字鞋固定 3～4 周，严禁屈曲、内收、内旋动作，避免关节再脱位。

（3）功能锻炼　固定期间做股四头肌等长收缩，4 周后扶拐下地，3 个月内患肢不负重，以防止股骨头变形。

六、骨与关节感染

（一）化脓性骨髓炎

化脓性骨髓炎是骨膜、骨密质、骨松质及骨髓受到化脓性细菌感染引起的炎症。依据感染途径可分为以下 3 类：①血源性骨髓炎，细菌从患者身体其他部位的化脓性病灶经血流传播至骨骼；②外源性骨髓炎，邻近软组织感染直接蔓延到骨骼；③创伤后骨髓炎，由开放性损伤或骨与关节手术后引起化脓性感染。化脓性骨髓炎又可按发病的急缓分为急性和慢性。临床上多见于儿童，以急性血源性骨髓炎多见。

1. 急性血源性骨髓炎 是由于化脓性细菌感染引起的骨膜、骨质及骨髓的急性化脓性炎症。常见于儿童。致病菌多为金黄色葡萄球菌，其次为溶血性链球菌、大肠杆菌等。好发于股骨下段、胫骨上段及肱骨的干骺端。早期骨质破坏，形成窦道、死骨，晚期以新生骨形成为主，新生骨包围骨干外形成"骨性包壳"。

2. 慢性骨髓炎 多数是由急性骨髓炎迁延而来。急性骨髓炎未能彻底治疗，遗留下死骨、无效腔、分泌物，以及窦道和瘢痕，长期不愈，反复发作，最后发展为慢性骨髓炎。少数患者是由低毒病菌引起的，开始即表现为慢性过程。

【临床表现】

1. 急性血源性骨髓炎 起病急，中毒症状明显。早期患肢剧痛、皮温升高、深压痛及活动疼痛。3～5 天后，肿胀和压痛明显，待脓肿穿破骨膜时，红、肿、热和压痛更重。

（1）全身症状 表现为寒战、高热等全身中毒症状。

（2）局部体征 患肢局部持续性疼痛及压痛，当骨膜下脓肿形成或已破入软组织中，才出现明显的局部红、肿、热、痛。

（3）并发症 脓肿穿破组织可形成窦道，易并发病理性骨折和化脓性关节炎。

2. 慢性骨髓炎 患者一般都有贫血、消瘦、营养不良。在静止期多无明显改变，可见患肢增粗、畸形、窦道周围皮肤色素沉着、瘢痕及窦道。在急性发作期，患肢红肿、疼痛、压痛明显，已经暂时闭合的窦道破溃，流出臭味脓液或排出小死骨片，同时伴有全身感染中毒表现。

【辅助检查】

1. 急性血源性骨髓炎

（1）实验室检查 白细胞和中性粒细胞增高，血沉快，血细菌培养阳性。

（2）局部分层穿刺 局部分层穿刺抽出脓液，并做涂片检查、细菌培养和药物敏感试验，发现脓细胞或细菌可明确诊断。

（3）影像学检查 早期 X 射线片无特殊表现，对早期诊断意义不大，起病 2 周后干骺端出现虫蚀样骨质破坏，向髓腔扩散；CT 检查可较早发现骨膜下脓肿；同位素骨扫描一般发病后 48 小时即可出现阳性结果，能间接帮助诊断。

2. 慢性骨髓炎

（1）X 线检查　X 线检查可显示骨骼增粗、变形、骨质硬化、骨髓腔不规则，可见密度增高的死骨。经窦道插管造影检查，可显示脓腔和死骨情况。

（2）CT 检查　可显示脓腔和死骨情况。

【治疗要点】

1. 急性血源性骨髓炎

（1）非手术治疗　①抗生素治疗：早期联合、大剂量应用抗生素，体温下降后至少用 3 周；②全身支持治疗：高热时降温、补液，纠正水、电解质紊乱和酸碱失衡；补充维生素，输新鲜血液，增强抗病能力；③局部制动：患肢持续皮肤牵引或石膏固定于功能位，以减轻疼痛，防止畸形和病理性骨折。

（2）手术治疗　早期抗生素治疗 2～3 天无效，局部分层穿刺抽得脓液，及早行钻孔引流或开窗减压术。骨髓腔内放 2 根引流管持续冲洗引流。近端放置细引流管接冲洗的输液瓶，24 小时连续滴入加抗生素的溶液 1500～2000mL，远端放置粗引流管接引流瓶。连续冲洗 3 周，3 次细菌培养阴性可拔管。

2. 慢性骨髓炎　以手术治疗为主。原则是清除死骨和炎性肉芽组织，消灭无效腔。可行病灶清除术，消灭无效腔。其他方法有碟形手术、肌瓣填塞手术、闭式灌洗、庆大霉素－骨水泥珠链填塞和二期植骨术等。

（二）化脓性关节炎

化脓性关节炎是指关节内的化脓性感染。血源性者多见于儿童，受累的多为单一的肢体大关节，如髋关节、膝关节及肘关节等。主要致病菌是金黄色葡萄球菌，约占 85%，其他的有白色葡萄球菌、链球菌、淋病双球菌、大肠杆菌等。侵犯途径包括远处病灶经血行播散、邻近病灶直接蔓延或关节开放性损伤，以及化脓菌直接侵入。

【临床表现】

1. 全身表现　起病急骤，全身炎症反应明显，出现乏力、食欲减退、寒战、高热等表现，体温可在 39℃以上，严重感染可引起谵妄、惊厥、昏迷等精神症状。

2. 局部表现　病变关节剧痛、红肿、功能障碍。关节呈半屈位，拒绝活动和检查。如膝关节化脓性炎症检查可出现浮髌试验阳性。

【辅助检查】

1. 实验室检查　血白细胞计数和中性粒细胞比例增高，红细胞沉降率增加。

2. X 线检查　早期 X 线平片显示关节周围软组织肿胀，关节间隙增宽；后期显示关节间隙变窄或消失，软骨下骨质破坏，骨面毛糙，严重者可有骨性强直。

3. 关节前穿刺　早期为浆液性液体，中期关节液浑浊，后期关节液为黄白色脓性，

镜下可见大量脓细胞。

【治疗要点】

1. 非手术治疗

（1）全身治疗　早期、足量、全身性使用有效抗生素。

（2）局部治疗　①可采用关节腔内注射抗生素和关节腔灌洗等方法，适用于表浅的大关节。在关节部位选择两个穿刺点，分别置入滴注管和引流管进行灌洗。每日经滴注管滴入含抗生素的溶液 2000～3000mL，直至引流液清澈、细菌培养结果呈阴性为止。②进行牵引或石膏固定。

2. 手术治疗

（1）关节切开引流术　适用于深部的大关节，术后置管灌洗。

（2）关节矫形术　适用于关节破坏严重、功能明显受损的患者。

（三）骨与关节结核

骨与关节结核是最常见的肺外继发性结核，占结核患者总数的 5%～10%。原发病灶多为肺结核，其次是消化道结核、淋巴结核。儿童和青少年好发。最多见于脊柱，约占50%，其次是膝关节、髋关节和肘关节。

最初的病理变化是单纯性滑膜结核或单纯性骨结核，以后者多见。发病初期，病灶局限于长骨干骺端，关节软骨面完好。此时若治疗及时得当，关节功能可不受影响。如病变进一步发展，病灶可波及关节腔，使关节软骨面受到不同程度的损害，称为全关节结核。单纯性滑膜结核在早期可仅表现为关节腔积液，但随病变发展，滑膜呈乳头样增生并侵犯关节软骨及骨，形成全关节结核。全关节结核必定遗留各种关节功能障碍。全关节结核如不能控制，可形成瘘管或窦道并引起混合感染。

【临床表现】

1. 全身表现　
起病缓慢，症状隐匿。可无全身症状或仅有轻微的中毒症状。患者常有低热、乏力、盗汗、食欲不振、消瘦、贫血等结核中毒症状。全关节结核时，还可有高热、寒战等急性症状。

2. 局部表现

（1）疼痛　早期轻微疼痛，活动或负重物时加剧。儿童熟睡后，由于保护性肌痉挛解除，翻身或活动关节时引起疼痛，突然哭叫，称为"夜啼"。

（2）畸形　肘、膝等关节呈梭形肿胀，关节积液，浮髌试验阳性，脊柱结核可致病理性骨折而脊柱后凸，形成"驼背"。

（3）功能障碍　脊柱结核由于病椎周围肌肉保护性痉挛，出现异常姿势。如腰椎结核患者，腰不能前弯，从地上拾物时，需挺腰、屈膝下蹲，称拾物试验阳性；脊柱结核可引起截瘫；髋关节结核，早期表现跛行，关节活动严重受限。检查时嘱患者仰卧，放平双下肢，因髋关节屈曲畸形，故腰部不能贴紧床面而向前凸起；或将腰部贴于床面，令患者双手抱住健膝、骨盆放平，则患髋、膝部屈曲，称托马斯征（Thomas 征）阳性（图 19 – 21）。

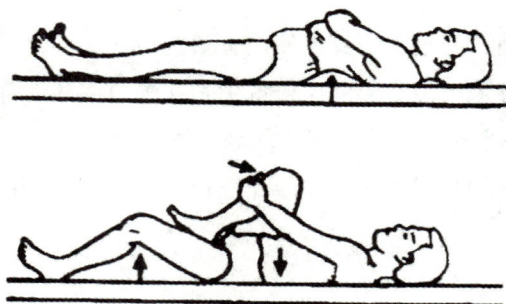

图 19 – 21　托马斯征阳性表现

（4）寒性脓肿及窦道　结核脓肿常局限于病灶附近，一般无红热，称冷脓肿或寒性脓肿。脊柱结核脓肿可局限于椎旁，称椎旁脓肿，也可经筋膜间隙流注到远离病灶处。如颈椎结核脓肿发生于咽后壁或颈部；腰椎结核脓肿可沿腰大肌下流至髂窝部、腹股沟区或大腿上内侧。脓肿破溃后症状缓解，形成窦道，有稀薄脓液、干酪样物或死骨流出。经久不愈的窦道又可合并混合感染，出现急性炎症表现。

【辅助检查】

1. 实验室检查　①血沉（ESR）：可用来检测病变是否静止和有无复发。在病变活动期血沉明显增快，静止期多正常。②血细胞：患病过久者血红细胞、血红蛋白可减少。寒性脓肿或窦道发生混合感染时，血白细胞计数增高和中性粒细胞比例增加。③病原菌：对寒性脓肿穿刺获得脓液进行抗酸染色或结核分枝杆菌培养可找到结核分枝杆菌，阳性率为 70% 。

2. 影像学检查　①多在 6 ~ 8 周后出现 X 线片改变。特征性表现：区域性骨质疏松和周围存在少量钙化的破坏性病灶，病灶周围有软组织肿胀影。②CT 检查可发现 X 线片不能发现的病灶，可清晰显示病灶周围的寒性脓肿、死骨、病骨。③MRI 检查具有早期诊断价值，在炎症浸润阶段即可显示异常信号，还可观察脊髓有无受压和变性。④B 超检查可探测到寒性脓肿的位置和大小。⑤关节镜和滑膜活检对滑膜结核很有价值。

【治疗要点】

应采用综合疗法，包括休息、营养、抗结核药物治疗和病灶清除，抗结核药物治疗贯穿整个治疗过程，在综合治疗中占主导地位。

1. 全身治疗

（1）支持疗法　约 1/3 的患者可通过支持疗法改善或控制病变。措施包括：①注意休息，必要时严格卧床休息；②合理营养，保证摄入足够的蛋白质和维生素，多食水果、蔬菜；③贫血者及时纠正贫血。

（2）抗结核药物治疗　原则是早期、联合、适量、全程。需联合用药，一般主张异烟肼加利福平方案，或利福平加乙胺丁醇方案，严重患者则用异烟肼加利福平加乙胺丁醇方案。

（3）控制细菌感染　对伴有混合性感染者，急性期可给予抗生素治疗。

2. 局部治疗

（1）局部制动　①石膏、支架固定：目的是保证病变部位休息，减轻疼痛。一般小关节结核固定 1 个月，大关节结核固定 3 个月。②牵引：皮牵引主要用于解除肌痉挛，减轻疼痛，防止病理性骨折和脱位，并可纠正轻度关节畸形；骨牵引主要用于纠正成人重度关节畸形。

（2）局部注射抗结核药物　适用于早期单纯性滑膜结核。优点是用药量小，局部药物浓度高，全身不良反应轻。常用药物是链霉素和异烟肼，或两者合用。

（3）手术治疗　①切开排脓：对合并化脓性感染的寒性脓肿，体温高、中毒症状明显、全身情况差者，可行脓肿切开引流；不能耐受病灶清除术时，可先行脓肿切开引流，等全身情况改善后再行病灶清除术。②病灶清除术：采用合适的手术切口途径，直接进入骨关节结核病灶部位，把脓液、死骨、结核性肉芽组织和干酪样坏死物质彻底清除，再放入抗结核药物。③其他手术：关节融合术，适用于关节已破坏且不稳定的患者；关节成形术，可改善关节功能；截骨术，用以矫正畸形。

七、颈椎病及腰椎病

（一）颈椎病

颈椎病是指颈椎间盘退行性病变及其继发的椎间关节退行性病变所致颈脊髓、颈脊神经根、椎动脉或交感神经受累引起的临床表现。发病年龄多在 50 岁以上，男性居多，好发部位依次为 $C_{5\sim6}$、$C4_{\sim5}$、$C_{6\sim7}$ 节段。

【病因】

1. 颈椎间盘退行性改变　颈椎间盘退行性改变是颈椎病的基本原因，随着年龄的增长，颈椎间盘逐渐发生退行性改变，颈椎间盘突出，关节囊松弛，颈椎的稳定性降低，并继发颈椎间关节及其周围韧带变性、增生、钙化，因此对脊髓、神经根、椎动脉或交感神经造成静态或动态的压迫。颈椎稳定性降低又促使颈椎间盘退行性改变，形成恶性循环。

2. 损伤　慢性损伤（如长久地伏案工作）对已发生退行性改变的颈椎可加速其退行性改变的过程而导致发病；急性损伤（如颈椎不协调的活动）也可加重已退行性改变的颈椎和椎间盘的损害而诱发本病。

3. 先天性颈椎管狭窄　若颈椎管发育异常，当颈椎管矢径小于正常值（14～16mm）

时，极易引起颈椎管内神经组织受压，引起颈椎病。

【临床表现】

根据受压或刺激的组织不同，本病一般分为 4 型。若患者表现以某一型为主，并伴有其他型的部分表现，则称为复合型。

1. 神经根型颈椎病　神经根型颈椎病最常见，发病率为 50% ~60%。主要是由退行性改变导致突出的椎间盘、增生的骨赘或肥大的关节突刺激或压迫神经根所致。其症状为颈肩疼痛及僵硬，可向上肢放射，引起单侧或双侧上肢麻木、感觉过敏、无力，或有放电样串痛，当咳嗽、打喷嚏或颈部活动时加重。主要体征为头偏向患侧，上肢相应神经根性感觉减退、过敏或感觉异常，肌力下降，腱反射减弱。臂丛牵拉试验呈阳性（图 19 - 22），压头试验也可呈阳性（图 19 - 23）。

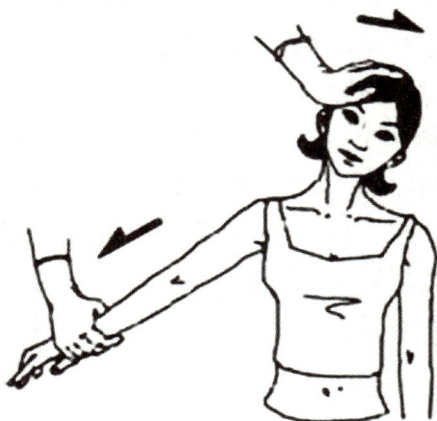

图 19 - 22　臂丛牵拉试验　　　　图 19 - 23　压头试验

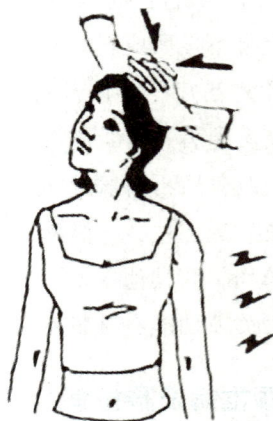

2. 脊髓型颈椎病　脊髓型颈椎病的发病率占颈椎病的第 2 位，为 10% ~15%，是脊髓受到后突的髓核、椎体后缘的骨赘、增生肥厚的黄韧带、钙化的后纵韧带的刺激或压迫所致。表现为四肢无力，握力弱，精细活动失调，步态不稳，有踩棉花样感觉；病情加重后出现上运动神经元损伤的表现，四肢反射亢进，肌张力增强，出现病理征，躯体有感觉障碍平面，并可有括约肌功能障碍。

3. 椎动脉型颈椎病　椎动脉型颈椎病是由椎动脉供血不足所致，常由于颈椎退行性改变、颈椎横突孔增生狭窄、上关节突增生肥大、周围韧带松弛或钙化对椎动脉刺激或压迫引起。表现为椎 - 基底动脉缺血的症状，主要有颈性眩晕（即颈部活动尤其是仰头时引起眩晕）、平衡障碍和共济失调，甚至猝倒。

4. 交感神经型颈椎病　此型颈椎病是由颈椎不稳定、刺激颈交感神经所致。表现复杂多样，主要有头痛、头晕、耳鸣、听力下降、视物模糊、上睑下垂、面部麻木无汗、心律失常等。

【辅助检查】

1. X 线检查　X 线检查可显示颈椎生理前凸消失，椎间隙狭窄，椎体前、后缘骨赘形成，椎间孔变窄及后纵韧带骨化等。

2. CT 检查和 MRI 检查　CT 检查和 MRI 检查可显示椎间盘突出、椎管和神经根管狭窄及颈神经受压，以及椎动脉局部受压、梗阻的表现。

3. 椎动脉造影　椎动脉造影可显示椎动脉局部受压、梗阻、血流不畅等迹象。

【治疗要点】

1. 非手术治疗　治疗原则是祛除压迫因素、消炎止痛、恢复颈椎的稳定性。可根据病情选择适宜的方法。

（1）颌枕带牵引　可解除肌肉痉挛、增大颈椎间隙、减少颈椎间盘的压力，使嵌顿于小关节内的滑膜皱襞复位，减轻对神经、血管的压迫和刺激。脊髓型颈椎病不宜采用此法。

（2）颈托和围领固定　佩戴颈托和围领可限制颈部活动的范围，有利于增加颈椎的稳定性。

（3）推拿和按摩　可松弛肌肉，改善局部血液循环。应由专业人员操作，一般每日2次，每次20～30分钟。脊髓型颈椎病忌用此法。

（4）物理治疗　可改善颈肩部血液循环情况，松弛肌肉，消炎止痛。常用方法有热疗法、磁疗法、超声疗法或电刺激疗法等。

（5）局部封闭治疗　常用醋酸泼尼松龙做局部痛点注射，有助于减轻症状。

（6）药物治疗　无特效药物，可使用非甾体类抗炎药、肌肉松弛剂及镇静类药物等做对症治疗。

2. 手术治疗　对于诊断明确、经非手术治疗无效、反复发作、压迫症状进行性加重，尤其是脊髓型颈椎病者，应考虑手术治疗。治疗颈椎病的手术有颈前路手术、颈前外侧手术及颈后路手术。手术目的在于切除突出的椎间盘、椎体后方及钩椎关节的骨赘，切除椎板或行椎板成形术，以解除对脊髓、神经根、椎动脉的压迫；同时可进行椎体间植骨术以融合椎间关节，稳定脊柱。

（二）腰椎间盘突出症

腰椎间盘突出症是指椎间盘变性后纤维环破裂和髓核组织突出，刺激、压迫神经根或马尾神经而引起的一种综合征，是腰腿痛最常见的原因之一。好发年龄为20～50岁，男性多于女性。

【病因】

腰椎间盘突出症的常见病因有以下几个方面：

1. **椎间盘退行性改变** 随着年龄增长，纤维环和髓核水分逐渐减少，弹性降低，椎间盘结构松弛、软骨板囊性变，是腰椎间盘突出症的基本病因。

2. **腰部急、慢性损伤** 尤其是反复弯腰、扭转等积累伤力是椎间盘突出的重要诱发因素；长期处于坐位及颠簸状态，腰椎间盘承受较大的压力，也可诱发椎间盘突出。

3. **遗传因素** 本症有家族性发病的报告，有色人种发病率较低。

4. **妊娠** 妊娠时体重突然增长，腹压增高，肌肉、韧带相对松弛，易于使椎间盘膨出。

【临床表现】

1. **症状**

（1）腰痛 最多见，一般早期仅有腰痛，可为急性剧烈疼痛或慢性隐痛。当患者腹压增加如咳嗽、喷嚏、排便或弯腰时，可引起疼痛或使疼痛加重。

（2）坐骨神经痛 由突出的组织压迫或刺激坐骨神经引起，多表现为一侧，疼痛从下腰部向臀、下肢、足背或足外侧放射，可伴有麻木感。中央型腰椎间盘突出可为双侧坐骨神经痛，表现为双侧大腿和小腿后侧疼痛。坐骨神经痛可因腹压增加而加剧。

（3）马尾神经受压 中央型的腰椎间盘突出，由于突出的组织直接作用，使马尾神经受压，表现为双侧大腿、小腿、足跟后侧及会阴部感觉迟钝，大、小便功能障碍。

2. **体征**

（1）脊柱变形和活动受限 半数以上患者脊柱正常，生理弯曲消失，出现腰椎侧凸、前凸或后凸，以腰椎前凸为多见；腰部各方向活动受限，以前屈受限最明显；疼痛严重者出现跛行。

（2）压痛和叩痛 在病变椎间隙的棘突旁侧 1cm 处有深压痛、叩痛，并伴有向下肢的放射痛。

（3）直腿抬高试验及加强试验阳性 患者仰卧，患侧膝关节伸直，被动直腿抬高患肢，若抬高到 60°以内即出现坐骨神经放射痛，称为直腿抬高试验阳性。在直腿抬高试验阳性的基础上，缓慢降低患肢高度，至放射痛消失时再被动背屈踝关节以牵拉坐骨神经，若又出现放射痛，称为加强试验阳性（图 19-24）。本试验表示因神经根受压或粘连，移动范围减小或消失，当牵拉坐骨神经时即可出现相应神经根受刺激而引起的疼痛症状。

（4）感觉、肌力和腱反射改变 主要为受压神经支配的相应部位出现感觉异常或麻木、肌力减退、肌肉萎缩、膝或跟腱反射减弱等。

【辅助检查】

1. **X 线检查** X 线检查可显示腰椎间盘退行性改变，如椎体边缘增生和椎间变窄，同时可见腰椎侧突等。

2. **CT 和 MRI 检查** CT 检查可显示黄韧带是否增厚及椎间盘突出的大小、方向。MRI 检查可显示椎管形态，全面反映出各椎体、椎间盘有无病变及神经根和脊髓受压情况，对

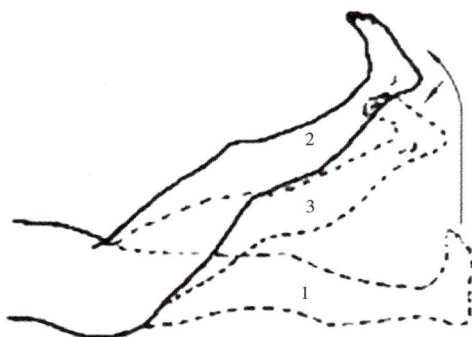

图 19 - 24　直腿抬高试验和加强试验

本病的诊断价值大。

3. 脊髓造影　可显示有无腰椎间盘突出及突出的程度。

4. 电生理检查　肌电图检查可了解神经受损的范围与程度。

【治疗要点】

1. 非手术治疗

（1）绝对卧床休息　症状初次发作时就应绝对卧硬板床休息，有利于缓解脊柱旁肌肉痉挛，以减轻疼痛。一般卧床 3 周，之后戴腰围下床活动，3 个月内不做弯腰动作，以后酌情行腰背肌锻炼。

（2）持续牵引　持续牵引增大椎间隙，减轻椎间盘内压力和肌肉痉挛，可缓解疼痛。应用骨盆带牵引，重量一般为 7 ~ 15kg，持续 2 ~ 3 周；也可进行间断牵引，每日 2 次，每次 1 ~ 2 小时。

（3）硬膜外注射糖皮质激素　其作用是减轻神经根周围的炎症和粘连。常用醋酸泼尼松龙，每周 1 次，3 次为 1 个疗程。

（4）理疗、推拿和按摩　除中央型椎间盘突出外，均可应用理疗、推拿和按摩，有助于缓解肌肉痉挛和疼痛，减轻椎间盘压力。

2. 手术治疗　非手术治疗无效，或巨大骨化椎间盘、中央型椎间盘压迫马尾神经者，可行腰椎间盘突出物摘除术、人工椎间盘置换术或经皮穿刺髓核摘除术。

（三）腰椎管狭窄症

腰椎管狭窄症是指由于腰椎管发育不良或椎管的退行性病变，引起椎管狭窄，导致马尾神经或神经根受压的临床综合征。多见于 40 岁以上人群。

【临床表现】

1. 症状

（1）间歇性跛行　患者行走数百米即可出现下肢疼痛、麻木、无力，休息后行走又出现上述症状。

（2）腰腿痛逐渐加重　患者站立、长时间行走时加重，身体前屈、蹲位时减轻或消失。

（3）马尾神经受压　患者伴双大小腿、足跟后侧及会阴部感觉障碍，大小便功能障碍。

2. 体征　腰部后伸受限及压痛。

【辅助检查】

1. X 线平片检查　颈椎发育性椎管狭窄主要表现为颈椎管矢状径减少。因此，在标准侧位片行椎管矢状径测量是确诊本病准确而简便的方法。

2. CT 检查和 MRI 检查　CT 可清晰显示颈椎管形态及狭窄程度。MRI 可准确显示颈椎管狭窄的部位及程度，并能纵向直接显示硬膜囊及脊髓的受压情况。

3. 脊髓造影检查　能早期发现椎管内病变，确定病变部位、范围及大小，具有一定的诊断价值。

【治疗要点】

1. 非手术治疗　大多数患者经过非手术治疗，症状可得到明显缓解。

（1）卧床休息　一般取屈髋、屈膝位侧卧，休息 3～5 周症状可缓解或消失。对于老年患者长期卧床易引起肌肉萎缩、深静脉血栓及肺炎等并发症，建议不宜超过 3 周。

（2）药物治疗　给予适量的非类固醇性抗炎药物。硬膜外间隙注入类固醇药物可起到局部消炎作用，部分患者暂时缓解疼痛；但不是理想方法，曾有骶管内注射后病情加重及瘫痪者；且多次注射引起神经粘连，增加手术难度。

（3）功能锻炼　腰椎屈曲可使椎管容量和有效横截面积增大，减轻对马尾神经的挤压。腹肌肌力的增强也可拮抗神经组织所受到的椎管机械性压力。

（4）其他　牵引、局部封闭、针灸、推拿等。

2. 手术治疗　如果保守治疗 3 个月无效，自觉症状明显且持续性加重，影响正常生活和工作；或出现明显的神经根痛和明确的神经功能损害，尤其是严重的马尾神经损害，以及进行性加重的腰椎滑脱、侧弯伴随相应的临床症状出现，则需要进行手术治疗。手术方法是单纯椎管减压术或减压植骨融合内固定术。术后护理同腰椎间盘突出症。

八、骨肿瘤

骨肿瘤是发生在骨组织及其附属组织的肿瘤，分原发性和继发性两大类，多为良性肿瘤，如骨血管瘤、骨软骨瘤等。恶性肿瘤以骨肉瘤、软骨肉瘤和纤维肉瘤多见。以下重点介绍骨肉瘤。

骨肉瘤是最常见的恶性骨肿瘤，又称成骨肉瘤。多见于 15～25 岁青少年，男性居多，死亡率较高。发生在股骨下端及胫骨上端的约占所有骨肉瘤的 3/4，其他处如肱骨、股骨上端、腓骨、脊椎、髂骨等亦可发生。多数为溶骨性，也有少数为成骨性，侵蚀干骺端的骨密质产生病理性骨折。病理检查可见高度异形的肉瘤细胞。

【临床表现】

1. 疼痛　起初为间断性疼痛，渐转为持续性剧烈疼痛，尤以夜间为甚。一般止痛剂难以奏效。

2. 局部症状　局部出现肿胀和包块，无明显边界，压痛明显。局部皮温高，静脉怒张，可有病理性骨折。

3. 早期肺转移　早期经血行途径转移到肺是骨肉瘤的特征。

4. 全身症状　消瘦、乏力、贫血、食欲减退等表现。

【辅助检查】

1. 血常规　血沉增快，血碱性磷酸酶增高。

2. X 射线检查　基本表现为骨的新生和溶骨性破坏相结合。

（1）Codman 三角　肿瘤组织膨胀，可掀起骨膜，形成骨膜下的三角状新骨，称为Codman 三角（图 19－25）。

（2）日光放射影　反应骨与肿瘤骨沿放射状长入的血管方向沉积，表现为"日光放射"影。

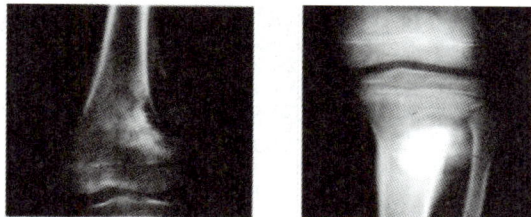

图19－25　骨肉瘤 X 射线检查 Codman 三角和"日光放射"影

（3）肺部转移病灶　可见肺部大小不等的棉团样阴影。

3. 其他检查　CT、MRI、病理检查等。

【治疗要点】

1. 诊断明确后，应尽早做截肢术或关节离断术。

2. 手术前后配合化疗和放疗可能提高疗效，单纯应用化疗或放疗效果不大。

项目二　骨外科疾病患者的护理

一、常见骨折患者的护理

【护理评估】

1. 术前评估

（1）健康史　①详细询问患者的受伤时间和部位，暴力作用的性质、方向、强度，有助于了解骨折的部位；②询问病情变化经过。

（2）身体状况　①有无局部疼痛、肿胀、瘀斑、功能障碍；②是否伴畸形、异常活动、骨擦音和骨擦感；③了解血常规、X射线等检查结果；④观察并发症情况，及时评价治疗效果。

（3）心理-社会支持状况　骨折是骨外科常见急症，患者多伴烦躁、焦虑、紧张等心理反应，当需手术时更易产生恐惧。评估患者及家属对本次损伤相关知识的了解程度。

2. 术后评估

（1）手术情况　包括麻醉和手术的方式、术中补液、输血情况等。

（2）康复状况　包括生命体征、引流状况、伤口愈合及功能恢复程度，以及有无并发症的发生。

（3）心理和认知状况　患者和家属对术后康复治疗的配合、活动，对康复锻炼相关知识的了解程度及心理反应等。

【常见护理问题】

1. 疼痛　与骨折局部软组织创伤、肿胀、血肿压迫、骨折端移动刺激、肌紧张及牵引固定不当有关。

2. 有周围神经、血管损伤的危险　与骨折及骨折未及时处理有关。

3. 躯体移动障碍　与肢体骨折、制动或石膏固定、牵引等有关。

4. 焦虑　与肢体活动受限、生活不能自理、担心残疾有关。

5. 知识缺乏　缺乏骨折的诊治、预后、护理及术后功能锻炼等知识。

6. 潜在并发症　脂肪栓塞综合征、关节僵硬、损伤性骨化（骨化性肌炎）、创伤性关节炎、缺血性骨坏死、缺血性肌挛缩及骨筋膜室综合征。

【护理措施】

1. 非手术治疗的护理

（1）病情观察　抬高患肢，注意患肢肿胀、疼痛、制动情况。重病患者密切观察生命体征、精神状态，注意有无休克、出血征象的发生。

（2）饮食护理　多吃含粗纤维多的食物，加强营养，多饮水，预防便秘及泌尿系统感染和结石的发生。

（3）卧床护理　注意生活护理，做好大小便护理，鼓励患者主动功能锻炼。常翻身，加强皮肤护理预防褥疮，练习深呼吸运动等。

（4）疼痛的护理　疼痛时观察局部和全身情况，注意有无感染的发生，针对疼痛的原因对症护理。由于肿胀压迫引起的疼痛，应抬高患肢，伤后局部早期冷敷，24 小时后热敷，以消除水肿。前臂和小腿部骨折要警惕骨筋膜室综合征的发生，必要时切开减压。石膏外固定的患者，如为石膏压迫引起的疼痛，可开窗减压或拆除石膏，严禁向石膏内填塞棉花、纱布等，以免引起褥疮。遵医嘱给予止痛剂。

（5）小夹板外固定的护理　主要适用于四肢长管骨的较稳定骨折。①选用大小合适的小夹板及衬垫；②固定松紧合适，以固定带可上下移动 1cm 为宜；③抬高患肢，减轻肿胀，注意观察末梢循环及感觉有无异常；④指导患者功能锻炼；⑤定期摄片复查。

（6）石膏绷带外固定和牵引患者的护理　见项目三骨科外固定的护理。

2. 手术治疗后的护理

（1）病情观察：观察生命体征、精神状态；患肢有无肿胀、疼痛、苍白、麻木等异常发生。

（2）体位：患肢制动抬高，减轻水肿。

（3）遵医嘱使用抗生素。

（4）指导患者功能锻炼。

【健康教育】

1. 向患者提供疾病的治疗、护理知识。

2. 指导患者早期进行功能锻炼，防止关节强直的发生。

3. 进食易消化食物，加强营养，促进骨折愈合。

4. 定期复查。

二、脊柱与脊髓损伤患者的护理

【护理评估】

1. 健康史　了解患者受伤的时间、原因和部位，受伤时的体位，伤后急救、搬运和运送方式等；以往有无脊椎疾病史，如结核、肿瘤、腰椎间盘突出、腰椎管狭窄、颈椎病、腰椎骨折等。

2. 身体状况　测量患者的生命体征，尤其注意有无呼吸困难、中枢性高热等颈髓损伤症状。了解疼痛的部位、程度；检查有无局部畸形、压痛、叩痛；测试痛觉、温度觉、触觉及位置觉的丧失平面及程度，躯体、肢体瘫痪的平面及程度；有无腹胀、便秘、肛门失禁或尿潴留、尿失禁、括约肌反射减退或消失等症状。就诊较晚者，尚需注意有无压疮、坠积性肺炎、尿路感染等并发症表现。

3. 心理 - 社会支持状况　了解患者和家属对疾病的认识及对治疗的态度，脊椎骨折和脊髓损伤多需长期卧床和依赖照顾，患者和家属容易产生焦虑、无能为力、悲观失望等心理反应。还应了解患者的家庭经济状况及有无可利用的社会资源等。

【常见护理问题】

1. 疼痛　与脊椎骨折、软组织损伤等有关。

2. 低效性呼吸型态　与颈髓损伤肋间肌、腹肌瘫痪有关。

3. 清理呼吸道无效　与肌肉瘫痪、无力咳嗽、痰液黏稠等有关。

4. 自理缺陷　与脊柱骨折后治疗的限制、脊髓损伤后躯干或肢体瘫痪等有关。

5. 体温过高或体温过低　与高位颈髓损伤自主神经系统功能紊乱有关。

6. 潜在并发症　压疮、尿路感染、坠积性肺炎、便秘等。

【护理措施】

1. 心理护理　脊椎骨折或伴有脊髓损伤，患者心理负担很重，担心治疗效果、长期卧床、生活不能自理等，表现为焦躁不安，性格改变，甚至产生轻生念头。要加强心理支持，主动关心患者，使其正视现实，增强治疗信心。

2. 脊柱骨折护理

（1）卧位　安置患者卧硬板床，取仰卧位或俯卧位。

（2）预防压疮　每 2 ~ 3 小时进行一次轴式翻身，并保持床单清洁干燥、无皱褶，使用气垫、气圈等使骨突部悬空，对受压部位进行按摩。

（3）康复训练　指导患者进行腰背肌训练和日常生活能力训练。

3. 脊髓损伤护理

（1）生活护理　提供全面周到的生活照顾，做到"四到床边"，即饭、药、水、便器到床边。指导患者摄取营养丰富、易于消化的饮食，多食新鲜水果和蔬菜，多饮水，以保持大便通畅。坚持做好基础、皮肤和口腔护理，加强大小便护理。鼓励患者逐渐加大锻炼强度和范围，尽量做到生活自理。外伤性截瘫患者 3 个月后，指导患者练习坐起，逐渐使用拐杖或轮椅下地活动。

（2）遵医嘱用药　脊髓损伤者，遵医嘱给予地塞米松、20% 甘露醇静脉滴注，以减轻脊髓水肿和继发损伤。

（3）胃肠减压　做好胃肠减压护理，以减轻腹胀。

（4）维持正常体温　高热者采取降温措施，如降低室内温度，采用酒精擦浴，冰袋、冰帽、冰囊物理降温等。因脊髓受损后交感神经功能抑制，发汗功能障碍，故药物降温效果不佳。对体温过低者采取保温措施，如提高室内温度、加盖棉被，或使用热水袋或电热毯等，但应注意预防烫伤。

（5）观察病情　注意观察体温、呼吸、脉搏、血压、感觉、肌力、肢体活动等变化，观察有无压疮、肺部感染、尿路感染、便秘等并发症，发现异常及时通知医生，并协助处理。

4. 截瘫并发症护理

（1）呼吸道护理　骨折后的疼痛、瘫痪导致的长期卧床、呼吸肌麻痹等因素均可导致呼吸不畅，发生坠积性肺炎，甚至呼吸衰竭。护理时鼓励患者深呼吸、有效咳嗽、翻身拍背。同时，可雾化吸入抗生素、地塞米松或糜蛋白酶，以稀释分泌物，利于排出，必要时吸痰。对于应用呼吸机进行辅助呼吸的患者，注意呼吸机的监管。有气管切开的患者，保持呼吸道通畅，加强气管切开的护理。

（2）泌尿系统护理　做好留置导尿管的护理。早期留置导尿管持续引流，2～3周后定时开放，每4～6小时开放1次，平时夹闭，以使膀胱充盈，防止膀胱萎缩及感染，并训练自律性膀胱。鼓励患者多饮水，可预防泌尿系统感染和结石。

（3）皮肤护理　截瘫长期卧床的患者，骨突起部位的皮肤长时间受压，易发生压疮。预防的关键是间歇性解除压迫。防治方法是保持床褥平整、皮肤清洁，应用气垫或分区充气床垫，定时翻身，每2～3小时1次，24小时不间断。对骨突起部位进行局部50%乙醇擦洗和按摩。已发生压疮的，浅表的可用红外线灯烘烤，压疮深的去除坏死组织，换药，待炎症控制后植皮。

（4）便秘护理　长期卧床使胃肠功能受到抑制，出现消化功能和胃肠活动减弱，易引起腹胀和便秘。护理时鼓励患者多进食富含膳食纤维的食物、新鲜水果和蔬菜，多饮水。指导或协助患者在饭后30分钟从右至左沿大肠行走方向做腹部按摩，以刺激肠蠕动。对于顽固性便秘者，遵医嘱给予灌肠或缓泻药物。

（5）废用综合征护理　对完全瘫痪的患者，应保持髋、膝伸直位，用枕头托垫于腘下，用防垂足板固定踝关节，并定时进行肌肉和关节的被动锻炼，以预防关节畸形，促进康复；对不全瘫痪的患者，应鼓励其加强功能锻炼，预防废用综合征，提高生活自理能力。

5. 指导功能锻炼

（1）根据患者病情，制订合理的功能锻炼计划。

（2）指导和协助患者进行未瘫痪肌的主动锻炼。按脊柱骨折的训练方法做颈部活动、上肢各关节活动、深呼吸运动、腹背肌锻炼等。

（3）指导患者利用床上拉手定期引体上升，以锻炼上肢及腰背肌力量。

（4）对瘫痪肢体，应指导患者及家属做全范围被动活动和肌肉按摩。每日2～3次，每次30～60分钟。

（5）注意适度锻炼。活动度从小到大，手法轻柔，力度适中，不可过急过猛以防加重损伤。锻炼时间及次数应以患者不感到疲惫为宜。

【健康教育】

1. 指导患者、家属及亲友注意患者的安全，保证家庭环境中无有害物体存在，并能满足患者的特殊需要（如轮椅）。

2. 鼓励患者继续按计划进行功能锻炼。

3. 指导患者培养自理生活能力，尽可能自行完成日常生活活动。

4. 指导患者进行膀胱及直肠功能训练。

5. 教会患者及家属皮肤护理及预防压疮的方法。

6. 指导患者及家属所用药物的方法及注意事项。

三、关节脱位患者的护理

【护理评估】

1. 健康史

（1）详细询问患者的受伤时间和部位，暴力作用的性质、作用方向、强度，有助于了解关节脱位的原因。

（2）询问病情变化经过。

2. 身体状况

（1）有无局部疼痛、肿胀、瘀斑、功能障碍。

（2）是否伴畸形、弹性固定和关节盂空虚。

（3）了解血常规、X 射线等检查结果。

（4）观察并发症情况，及时评价治疗效果。

3. 心理－社会支持状况　关节脱位是骨外科常见急症，患者多伴烦躁、焦虑、紧张等心理反应。当需手术时，更易产生恐惧。评估患者及家属对本次损伤相关知识的了解程度。

【常见护理问题】

1. 疼痛　与软组织损伤和关节脱位有关。

2. 焦虑　与疼痛有关。

3. 皮肤完整性受损　与使用石膏、夹板有关。

4. 有废用综合征的可能　与患肢制动有关。

5. 知识缺乏　缺乏本病的治疗与康复知识。

【护理措施】

1. 心理护理　耐心倾听患者诉说，关心患者的病痛，细心照顾患者的生活，解除患者的恐惧与焦虑情绪。

2. 密切观察 观察患者的生命体征，有无休克。观察局部脱位症状，复位后是否消失。

3. 疼痛护理 操作要轻柔，避免引起不必要的疼痛。伤后 24 小时内冷敷，减轻肿胀疼痛，之后热敷促进吸收、减少肌肉痉挛疼痛。疼痛较重者查明原因后可酌情应用止痛剂。

4. 协助复位和固定

（1）手法复位与外固定 复位前向患者说明复位的方法，取得患者的合作；安置患者取复位所需的体位，较大关节脱位应先协助麻醉，以使肌肉松弛便于复位。复位时应配合固定躯干或牵引肢体，以利于复位操作。复位后协助固定关节于功能位，并做好固定后的有关护理。

（2）手术复位与内固定 手术前按骨科手术做好准备。手术后固定关节于治疗所需位置；用牵引或石膏固定的患者，按牵引或石膏固定后护理。观察术侧肢体末端的温度、颜色、肿胀、感觉、运动、动脉搏动等情况；观察切口敷料有无松脱、渗血，切口有无红、肿、热、痛等感染征象。若发现异常情况，应及时通知医师，并协助处理。

5. 患肢护理 患肢抬高，以利于静脉回流，减轻肿胀。

6. 功能锻炼 复位固定后开始功能锻炼，防止关节僵硬和肌肉萎缩。早期固定范围内肌肉等长舒缩，解除固定后逐渐增加活动力量和范围，其他关节始终保持功能锻炼。

7. 并发症护理 对并发骨折的患者，要及时发现，合理治疗。对伴有血管神经损伤的患者应加强护理，观察病情进展情况，促进功能恢复。伴有内脏损伤者观察治疗效果。髋关节脱位可导致股骨头坏死，切忌伤后 3 个月内患肢负重。

【健康教育】

1. 向患者及家属宣教有关疾病治疗和康复的知识，尤其是注意保持有效固定和坚持功能锻炼，预防习惯性关节脱位发生。

2. 教会患者有关外固定护理及功能锻炼的方法。

3. 让患者了解可能发生的并发症及其预防措施。

4. 教育患者平时如何注意安全，以减少或避免事故发生。

四、骨与关节感染患者的护理

（一）化脓性骨髓炎和化脓性关节炎患者的护理

【护理评估】

1. 术前评估

（1）健康史 了解患者的年龄、性别，是否有其他部位的感染或开放性骨折。

（2）身体状况 ①局部症状是否反复发作、迁延不愈，有无功能障碍的表现；②有无全身感染中毒症状，如寒战、发热等；③了解血常规、血沉、细菌培养及影像学等检查检查结果。

（3）心理－社会支持状况 急性骨髓炎起病急、病情发展迅速，对患者及家属是突如其来的打击，会有不同程度的心理应激反应。慢性骨髓炎患者则因病程长、反复发作，加上疼痛、行动不方便，以及关节挛缩造成的残障等，容易有悲观失望的情绪反应。了解患者及家属对此病的认识及对患者的支持程度。

2. 术后评估

（1）手术状况 麻醉方式、手术方式、术中情况。

（2）身体状况 症状是否缓解，引流是否通畅，患肢是否能妥善固定，治疗效果如何，能否按计划进行功能锻炼。

（3）心理和认知状况 患者及家属对疾病的过程、治疗和护理的了解程度。

【常见护理问题】

1. **体温过高** 与致病菌侵入及骨髓化脓性感染有关。

2. **疼痛** 与炎症刺激及骨髓腔压力增加有关。

3. **躯体移动障碍** 与患肢疼痛及制动有关。

4. **皮肤完整性受损** 与炎症溃疡、窦道有关。

5. **焦虑** 与疾病迁延不愈、担心功能障碍有关。

【护理措施】

1. 术前护理

（1）降温 ①观察生命体征，每4小时监测体温脉搏1次。②体温高于39℃时应用物理降温，如酒精或温水擦浴、冰袋冷敷、冰水灌肠等，必要时给予药物降温，用降温措施后应观察患者的体温变化。发热患者，由于液体丢失过多应鼓励多饮水，并遵医嘱给予补液维持水、电解质及酸碱平衡；患者出汗较多时应及时擦洗更换衣裤、床单，注意保暖，卧床休息。

（2）控制感染 抗生素应现配现用，以免降低疗效；注意药物配伍禁忌；按计划滴入以保持血液中抗生素的浓度。注意观察有无药液的过敏反应及毒副作用，待获得细菌培养及药敏实验结果后做相应调整。

（3）缓解疼痛 ①制动：局部用皮牵引或石膏托妥善固定，以减轻疼痛和预防病理性骨折。对于固定患者，应按牵引或石膏护理常规进行。②抬高患肢以利于静脉血液回流，减轻肿胀或疼痛。③保护患肢：尽量减少物理刺激，搬动肢体时应协助支托上下关节，动作轻柔，以防诱发病理性骨折。④床上安置护架：避免棉被直接压迫患处加重疼痛。

2. 术后护理

（1）引流管的护理　术后留置引流管、持续冲洗的患者保持冲洗引流的通畅，防止管道扭曲、受压，滴入管应高于床面 60 ~ 70cm，引流瓶应低于患肢 50cm，以防止引流液逆流。术后 12 ~ 24 小时内应快速滴入，以后减慢至每分钟 50 ~ 60 滴。若连续冲洗时间达到 3 周或经冲洗后体温恢复正常，引出液清亮、连续 3 次细菌培养结果阴性，应做好拔管准备。冲洗期间密切观察并记录冲洗液量及引流物的颜色、量、性质，若出入量差额较大时提示有管道堵塞，应调整引流管位置、加大负压吸引或加压冲洗，冲洗液应及时更换，严格无菌操作。

（2）促进皮肤愈合　保持石膏敷料干燥整洁，对消瘦衰弱者，每两小时翻身 1 次，按摩骨隆突处及长期受压部位皮肤，防止压疮的发生，协助医师定期更换敷料，保持创口干燥。

（3）预防肢体畸形　练习患肢肌肉的等长收缩，以感到肌肉轻微酸痛为度；帮助患者按摩患肢；未固定的肢体应做关节全方位的活动。

（4）心理支持　护理人员及家属应关心患者，鼓励其多与他人接触。提供娱乐活动，以分散注意力。骨髓炎的脓性引流液常因具有恶臭而使患者自尊受损，可向患者解释此为感染常见的征象。使用除臭剂维持清新空气，可减少患者的不安。

【健康教育】

1. 向患者及家属解释长期彻底治疗的必要性，并强调出院后继续服用抗生素的重要性，没有医嘱不可随意停药，以防骨髓炎转成慢性。遵医嘱拍摄 X 线片以观察治疗效果。

2. 指导伤口的护理及饮食调节，注意进食高蛋白、高热量、高维生素、易消化饮食，以增加机体免疫力，促进创口愈合。

3. 指导患者有计划地进行功能锻炼，日常活动时注意预防意外伤害及病理性骨折。

（二）骨与关节结核患者的护理

【护理评估】

1. 术前评估

（1）健康史·患者的年龄及一般状况；有无呼吸系统、消化道或淋巴结核病史；有无引起抵抗力下降的因素。

（2）身体状况　①全身：有无低热、脉速、盗汗、疲乏、食欲不振、消瘦、贫血等结核症状，小儿有无急躁或夜啼现象。②局部：疼痛的时间、部位、性质、程度、诱发、加重或缓解的因素，有无放射痛。局部肿胀与脓肿发生的时间、部位、程度、范围、性质，有无压痛及波动感，有无伴随症状。有无局部溃疡及窦道，窦道内有无异物排出。膝关节浮髌试验是否阳性。是否有脊柱活动受限，跛行。拾物试验、"4"字试验及托马斯征是否阳性。脊柱有无畸形，骨关节有无屈曲、强直及短缩畸形；有无脊髓受压引起的截瘫症状和体征。③辅助检查：红细胞沉降率是否加快，关节穿刺、关节镜、X 线、CT 检查有无异常发现。

（3）心理－社会支持状况　因结核病程缓慢，治疗持续时间较长，病情严重者可遗留残疾，患者往往有不同程度的焦虑、恐惧、悲观等不良情绪，影响疾病的康复。家属对此病的认识和态度。

2. 术后评估

（1）手术情况　麻醉方式、手术名称、手术经过。

（2）身体状况　患者生命体征是否平稳；全身症状是否改善，术后肢体的感觉、运动功能是否恢复；关节融合术后固定是否妥当；能否按计划进行功能锻炼，有无并发症发生的征象。

（3）心理和认知状况　患者及家属对手术、术后康复、疾病复发和后遗症的认知和心理状态，是否掌握并能复述与疾病相关的健康教育内容。

【常见护理问题】

1. 疼痛　与局部肿胀、炎症反应等有关。

2. 皮肤完整性受损的危险　与脓肿破溃、窦道排脓等有关。

3. 焦虑、恐惧　与治疗时间长、担心复发有关。

4. 潜在并发症　截瘫、关节脱位、畸形等。

【护理措施】

1. 非手术治疗患者的护理

（1）一般护理　卧床休息，适当限制活动以缓解疼痛，防止感染蔓延扩散，防止病理性脱位或骨折。注意保持身体的功能位，防止关节畸形，改善营养状况，给予高蛋白、高热量、富含维生素、易消化饮食，必要时少量多次输入新鲜血，提高抵抗力。

（2）抗结核药物治疗　遵医嘱合理应用抗结核药物，注意药物的毒性反应及不良反应的发生和预防。

（3）皮肤护理　长期卧床的患者注意皮肤及生活护理，换药时严格无菌操作，注意消毒隔离措施，避免交叉感染的发生。

（4）心理护理　保持病房整洁、安静、舒适，空气流通，阳光充足。根据患者的心理状态，采取适当的护理措施。给患者和家属讲解骨与关节结核的有关知识，使其对疾病有充分的了解，正确面对现实，减轻焦虑和恐惧，保持稳定的情绪和平和的心态，积极配合治疗和护理。

2. 术后护理

（1）体位　术后安置患者卧硬板床，取平卧位，待麻醉作用消失、血压平稳后再根据手术的部位和术式调整适当体位。脊柱结核手术后可改侧卧位或俯卧位，但必须保持脊柱伸直，避免扭曲；髋关节结核手术后患肢外展15°，伸直中立位；膝关节结核手术后，下肢抬高，膝关节屈曲 10°～15°。

（2）观察病情　监测生命体征，必要时进行连续心电监护。胸椎结核术后若患者出现胸闷、术侧呼吸音减低且叩诊呈鼓音，应考虑气胸，立即报告医师，必要时行胸腔闭式引流术。若患者出现意识改变、尿量减少、肢体发凉、皮肤苍白、毛细血管充盈时间延长等，应考虑循环血量不足，及时通知医师并协助处理。

（3）继续药物治疗　术后应遵医嘱给予抗结核药物 3～6 个月，有化脓菌混合感染者继续应用抗生素治疗。告知患者继续抗结核治疗的重要性，并指导患者坚持用药，注意药物的不良反应，一旦发现异常及时就诊。

（4）切口护理　观察敷料固定是否牢靠，有无渗血渗液，切口有无红、肿、热、痛等感染征象，一旦发现异常立即报告医师并协助处理。

（5）翻身护理　脊柱病灶清除术后，翻身要轻而稳，采取轴线翻身，注意保证脊柱在一直线上，不能使脊柱扭转。

（6）功能锻炼　若病情允许，应根据具体情况指导患者进行功能锻炼。如腰椎结核手术后第 2 日可进行直腿抬高练习，活动下肢各关节，以防肌肉萎缩、关节粘连。功能锻炼的强度应视病情而定，并遵循"循序渐进，持之以恒"的原则。

（7）其他　如休息与制动、加强营养、皮肤护理、生活照料等。

【健康教育】

1. 加强结核病防治宣传工作。

2. 加强营养，多食高蛋白、高热量、富含维生素饮食以增强机体抵抗力。

3. 告知患者遵医嘱坚持服药，注意药物的毒副作用。如出现耳鸣、听力异常、肝肾损害及多发性神经炎，应及时复诊。

4. 帮助患者及家属了解功能锻炼的正确方法，最大限度地恢复关节功能。

五、颈腰椎病患者的护理

（一）颈椎病患者的护理

【护理评估】

1. 术前评估

（1）健康史　①一般资料：性别、年龄、职业等；②既往史：有无颈部慢性损伤史和肩部长期固定史，以往的治疗方法和效果；③家族史：家族中有无类似病史。

（2）身体状况　①全身：有无头晕、眩晕、头痛、耳鸣等发生。②局部：颈部疼痛的部位、性质，诱发、加重或缓解的因素；有无四肢的感觉、活动、肌力、反射异常及躯干部的紧束感；上肢牵拉、压头试验是否阳性。③辅助检查：影像学检查有无异常。

（3）心理-社会支持状况　长时间疼痛及肢体功能障碍，给患者身体和心理造成很大

381

的痛苦，造成生活质量下降。严重时患者对治疗失去信心。需手术治疗的患者则因担心手术和并发症而产生焦虑、恐惧等不良情绪。

2. 术后评估

（1）手术情况　麻醉方式、手术名称、术中情况、引流管的数量及位置。

（2）身体状况　动态评估患者的生命体征；引流液的量、色、质；切口情况；术后疼痛缓解、双上肢神经功能及关节活动范围恢复情况；日常生活能否自理；能否按计划进行功能锻炼；有无并发症发生的征象。

（3）心理和认知状况　患者及家属对手术、术后康复、疾病复发和后遗症的认知和心理状态，是否掌握并能复述与疾病相关的健康教育内容。

【常见护理问题】

1. 疼痛　与神经、血管受刺激或压迫有关。

2. 躯体移动障碍　与颈肩痛、活动障碍、肌肉无力、眩晕等有关。

3. 有受伤的危险　与椎动脉供血不足所致的眩晕有关。

4. 潜在并发症　术后出血、呼吸困难等。

【护理措施】

1. 非手术治疗的护理　多数患者在门诊或家中治疗。应告知患者非手术治疗的目的和方法，使其能按照医嘱接受规范治疗。此外，还需指导患者做好自我保健，如选择合适的枕头、纠正不良姿势、进行颈肩部功能锻炼等。

（1）颌枕带牵引　应指导患者取坐位或卧位，头微屈，牵引重量为 2 ~ 6kg，每日 1 ~ 2 次，每次 1 天；若无不适，也可行持续牵引，每日 6 ~ 8 天，2 周为一个疗程。

（2）颈托和围领固定　应协助患者选择规格合适的颈托或围领，目前常用充气式颈托，既有固定作用，也有一定的牵张作用；帮助患者围好后，根据需要充气和调节充盈度，以预防局部压伤，保持固定有效。

（3）药物治疗　应说明药物治疗只是对症处理不能祛除病因，在症状严重影响正常生活和工作时可短期使用；还应说明药物的不良反应，一旦表现出较严重的不良反应，应及时与医生取得联系，以便及早处理。

（4）局部封闭治疗　应询问患者有无不宜注射的情况，如糖尿病、高血压等；注射前指导患者清洁皮肤，准备醋酸泼尼松龙、2% 利多卡因及消毒用品，并协助注射，注射后告知患者 3 天内局部不可沾水；每周注射 1 次，3 次为一个疗程，必要时间隔 2 ~ 3 周后再进行下一个疗程。

2. 手术治疗的护理

（1）术前护理　①心理护理：消除悲观情绪，增强治疗信心。②术前训练：颈前路手术的患者，术前要推移气管并进行食管训练，以适应术中牵拉气管和食管；颈后路手术的患者，术前应进行俯卧训练，以适应术中长时间俯卧。③功能锻炼：进行颈部功能锻炼，做前屈、后伸、侧屈和侧转活动。

（2）术后护理

1）观察伤口出血　颈前路手术因骨面渗血或术中止血不完全易发生术后出血，当出血量大或引流不畅时，可形成血肿压迫气管，如发现不及时可危及生命。术后观察伤口有无出血，引流是否通畅、是否脱出，颈部是否肿胀，呼吸是否困难，面部有无青紫等。如患者确有颈部肿胀、呼吸困难、面部青紫，要迅速拆除缝线，去除血肿；拆线后如呼吸无改善，立即行气管切开，以挽救生命。术后床旁常规放置气管切开包，以备急需。

2）观察呼吸　一旦出现呼吸困难，面部青紫，应立即通知医生，并做好气管切开手术的准备。颈前路手术术中牵拉气管时，如术前训练不够、术中牵拉过度或时间过长，可使气管黏膜水肿，导致呼吸不畅，严重的可引起呼吸困难。术前加强训练，术中牵拉适度，术后避免受凉、有效咳嗽、密切观察等，均可防止意外发生。

3）颈部制动　颈前路手术一般都行植骨固定椎体融合，制动十分重要。术后搬运患者时，应用围领固定颈部，并由专人护送；回病房后取平卧位，维持颈部稍前屈位，颈肩部两侧用沙袋固定，制动头颈部；患者在咳嗽、打喷嚏时用手轻按颈前部；术后1周以颈围固定颈部，摇高床头坐起，也可行头颈胸石膏或支架固定，以后再逐渐下床。

4）并发症的护理　①颈深部血肿：密切观察，及时发现，正确处理。②植骨滑脱：主要表现为呼吸困难、面部发绀，尤其在颈部活动后突然发生。处理方法是立即通知医生，做好气管切开及再送手术室的准备。③呼吸困难：是颈前路手术最严重的并发症，多数发生在术后1～3天内，可以是出血的血肿，也可以是气管黏膜水肿，或由植骨滑脱引起。

【健康教育】

健康教育的主要目的是避免颈椎急性、慢性损伤，保持颈椎的相对稳定性。

1. 养成良好的坐、站、行及工作姿势，睡眠时调整合适的枕高，平时转动头的动作要轻而慢。

2. 一般在术后2～3周协助患者下床活动，坚持四肢肌肉功能锻炼；1年内避免负重劳动、便秘、受凉及颈部的过度活动。

3. 由于颈椎病恢复期较长，要调整好心理状态，增强耐心和信心；遵医嘱定期到医院复查。

（二）腰椎间盘突出症患者的护理

【护理评估】

1. 术前评估

（1）健康史　①一般资料：性别、年龄、职业、身高、营养状况等。②既往史：是否有先天性椎间盘疾病，有无腰部外伤、慢性损伤史；有无疼痛及下肢感觉障碍史；是否做过腰部手术。③家族史：家族中有无类似病史。

（2）身体状况 ①症状：疼痛的部位、性质、诱发或加重的因素，缓解疼痛的措施及效果。评估本次患者疼痛发作后治疗的情况，如是否使用镇静剂、肌松剂等药物。②体征：下肢的感觉、运动和反射情况，有无马尾神经受压性征象。评估时，应两侧对比。③辅助检查：各项检查结果有无异常。

（3）心理-社会支持状况 长时间的急慢性腰腿疼痛和下肢感觉异常，给患者带来很大痛苦，严重时导致患者生活能力下降，影响正常生活与工作，并由此产生一系列不良情绪，应注意观察患者的情绪变化。评估患者的家庭及社会支持系统对本病的了解程度及对患者的支持帮助能力等。

2. 术后评估

（1）手术情况 麻醉方式、手术名称、术中情况、引流管的数量及位置。

（2）身体状况 动态评估患者的生命体征，引流液的量、色、质，切口情况，术后神经功能恢复情况；能否按计划进行功能锻炼；有无并发症发生的征象。

（3）心理和认知状况 患者及家属对术后康复、后遗症等方面的心理状态和康复锻炼程度；家属对患者的支持程度。

【常见护理问题】

1. 疼痛（腰腿痛） 与腰椎间盘突出、腰椎管狭窄使神经受刺激或压迫有关。

2. 躯体移动障碍 与疼痛所致的功能障碍、治疗限制等有关。

3. 焦虑 与疼痛、活动障碍、对手术治疗的担忧等有关。

4. 潜在并发症 术后脑脊液漏、尿潴留、感染、肌肉萎缩、神经根粘连等。

【护理措施】

1. 非手术治疗患者的护理

（1）绝对卧床休息 急性期需绝对卧硬板床休息，要求患者保持卧床体位吃饭、排便。一般需卧床3周，或至症状缓解后戴腰围下床。3个月内不能做弯腰持重物的动作。

（2）持续骨盆水平牵引护理 牵引重量一般为7~15kg，持续2周。孕妇、高血压、心脏病患者禁用骨盆牵引治疗。

（3）硬脊膜外隙封闭护理 指导患者配合治疗和护理方案，封闭结束后按硬脊膜外麻醉后进行护理。

2. 手术治疗的护理

（1）术前护理 做好骨科手术前常规准备，术前训练床上使用便器、正确翻身及术后功能锻炼的方法。

（2）术后护理

1）体位　术后 24 小时内平卧，不翻身，以压迫伤口，利于止血；24 小时后可给予患者翻身，翻身时保持脊柱平直。

2）病情观察　注意伤口渗血及引流情况；观察下肢的运动、感觉、反射情况，发现异常，及时报告医师。

3）并发症的预防　术后 1 周开始进行腰肌、臀肌的等长收缩锻炼，以后逐渐增加活动量及范围。在病情允许的情况下，帮助患者做直腿抬高训练，防止神经根粘连。以后鼓励患者逐渐进行主动锻炼。

【健康教育】

1. 保持正确坐姿，坐时最好选择高度合适的靠背椅；行走时抬头、挺胸、收腹；站立时尽量使腰部平坦伸直，收腹、提臀。经常变换体位，避免长时间用同一站姿或坐姿。

2. 采取保护措施，腰部劳动强度大的工人应佩戴有保护作用的宽腰带。

3. 积极参加适当的体育锻炼。

六、骨肉瘤患者的护理

【护理评估】

1. 术前评估

（1）健康史　①详细询问患者局部有无创伤和接触射线史；②询问病情变化经过。

（2）身体状况　①有无局部疼痛、肿胀、浅静脉怒张；②是否伴有肢体畸形、关节活动异常；③了解血常规、X 线等检查结果。

（3）心理 - 社会支持状况　骨肉瘤是骨外科常见的恶性肿瘤，由于愈后较差，患者及家属多伴有烦躁、恐惧等心理反应；因大多需要手术治疗，易担心手术效果和治疗费用。评估患者及家属对骨肉瘤相关知识的了解程度。

2. 术后评估

（1）手术情况　麻醉和手术的方式，术中补液、输血情况等。

（2）康复状况　包括生命体征、引流状况、肢体残端愈合情况、局部血液循环及肢体功能状态。

（3）心理和认知状况　患者和家属对术后康复治疗的配合、活动，对康复锻炼相关知识的了解程度及心理反应等

（4）预后判断　根据患者的临床症状、特殊检查、手术情况和术后病理学检查结果，评估骨肿瘤的分期和预后。

【常见护理问题】

1. 焦虑和恐惧　与患者担心病情、手术截肢等有关。

2. **疼痛**　与肿瘤压迫、手术创伤、截肢后的患肢痛有关。

3. **自我形象紊乱**　与肿瘤引起的肢体畸形和手术截肢有关。

4. **组织完整性受损**　与长期卧床、放疗副作用及化疗药物外渗有关。

5. **营养失调**　与恶病质、化疗和放疗后食欲减退有关。

【护理措施】

1. **术前护理**

（1）心理护理　给予患者心理支持，帮助患者逐渐接受和坦然面对自身形象。

（2）协助检查　解释诊断性检查的目的和必要性。

（3）手术前准备　备皮，术前2周开始手术肢体锻炼。

（4）控制疼痛　协助患者取舒适体位；进行肌肉松弛活动；转移注意力；疼痛剧烈时遵医嘱给予止痛药。

（5）加强营养支持治疗　给予高蛋白、高热量、高维生素饮食，必要时静脉补液维持体液代谢平衡。

2. **截肢术后患者护理**

（1）心理支持　外观改变会使患者产生压抑、悲哀情绪。护士和家属应多关心患者，指导患者进行仪表修饰，自我调节。

（2）病情观察　密切观察生命体征的变化，患肢疼痛程度，局部血运状况，残肢端有无水肿、发红、水疱、皮肤坏死或感染。

（3）体位　抬高患肢，术后膝关节屈曲15°，髋关节外展中立或内旋，防内收外旋脱位。

（4）防止伤口出血　观察残端渗血情况、创口引流液量和性质，常备止血带、弹力绷带，必要时包扎止血。

（5）患肢痛护理　查明原因，可行局部热敷，敲打残肢端，或遵医嘱使用止痛剂。

（6）功能锻炼　术后48小时开始肌肉等长收缩，大腿截肢易出现屈髋外展畸形，可在早期进行内收后伸练习。2周拆线后截肢残端制作临时假肢，进行功能锻炼消除水肿，促进残端成熟。使用辅助设备帮助行走，下床活动，为安假肢做准备。

【健康教育】

1. **生活指导**　指导帮助患者卧床期间的生活。

2. **饮食指导**　鼓励多进食高蛋白、高热量、高维生素、易消化的饮食，多饮水。

3. **指导锻炼**　鼓励功能锻炼，防止肌肉萎缩、关节强直和静脉血栓形成。一般术后48小时主要是肌肉收缩运动，术后3周可进行手术部位远近关节的活动，但不能负重，术后6周可加大活动量和范围。

4. **使用助行器**　指导患者使用各种助行器，如拐杖、轮椅，尽快适应新的行走方式。

指导患者安装假肢。

5. **复诊** 定期回院复查和化疗。

项目三　外固定患者的护理

一、小夹板固定患者的护理

小夹板固定术是指采用合适的材料（如柳木、杉树皮、竹片等），根据肢体形态加以塑形，制成适用于各部位的夹板，并用布带扎缚，以固定垫配合保持骨折复位后的位置。原理是通过适当的牵引力和反牵引力，加以小夹板的固定包扎，达到骨折端复位、制动和解除肌肉痉挛等作用，重新恢复肢体内部动力的平衡，以保障骨折顺利愈合。小夹板固定术的治疗常用于：①四肢闭合性骨折者；②四肢开放性骨折，但创面小或经处理的闭合伤口者；③陈旧性四肢骨折运用手法修复者。一些关节骨折、关节附近骨折及骨颈骨折等不适宜采用小夹板固定术治疗。

【适应证】

1. 适用于四肢闭合性管状骨骨折、手法复位后需固定者，但股骨骨折因大腿肌肉丰富、牵拉力大，需结合持续骨牵引。

2. 指骨骨折可用纸板、木片等材料制成的超小夹板，外粘胶布固定即可。

【禁忌证】

肿胀严重、疑有血管及神经损伤、合并感染的开放性骨折，以及需长途运送者等。

【操作方法】

1. **选择合适的夹板及固定垫**　根据骨折的部位，一般夹板长度以不超过骨折上、下关节为宜。所用夹板宽度总和应小于肢体周径，使各夹板间有一定的间隙和厚度，以具备足够的支持力。固定垫的种类有平垫、塔形垫、葫芦垫、分骨垫等，应根据骨折的类型、移位情况来选用适当的固定垫，采用两点或三点加压方法（图 19 – 26）。

2. **包扎方法**　夹板固定的包扎方法如下：

（1）续增包扎法　在骨折局部外敷药物并盖上敷料，然后从肢体远端向近端较松地包扎 1～2 层绷带；放置固定垫，并放置两块起主要作用的夹板，用绷带包扎两周，再放置其他夹板，然后用绷带包扎，最后绑缚 3～4 条扎带。续增包扎法的优点是夹板不易移动，肢体受压均匀，固定较为牢靠。

（2）简单包扎法　敷药、放置固定垫等步骤同续增包扎法，只是在安放夹板时一次将所有夹板等距放置于肢体四周，然后绑缚 3～4 条扎带（图 19 – 27）。

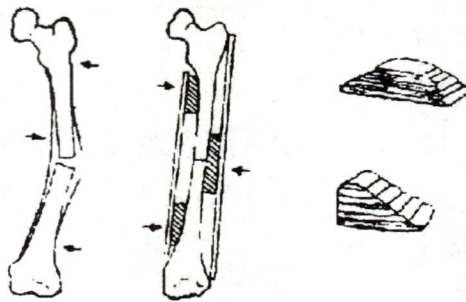

图 19 –26　固定垫放置法

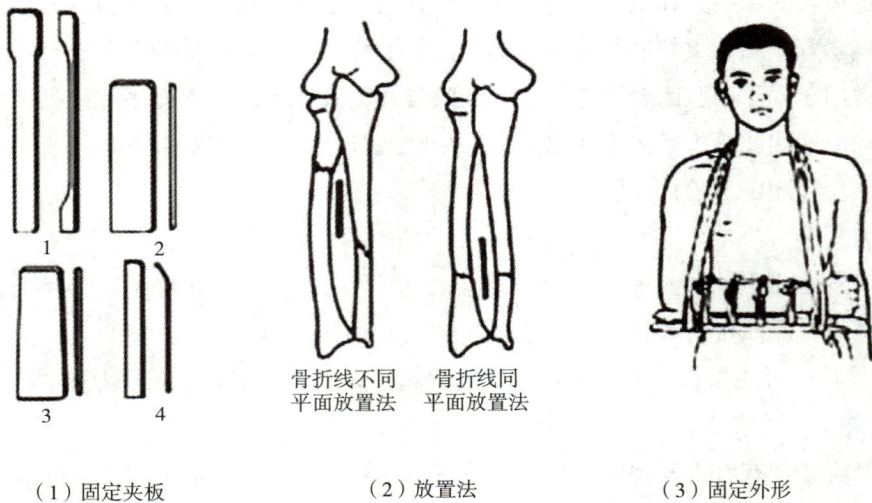

（1）固定夹板　　　　　（2）放置法　　　　　（3）固定外形

骨折线不同　　骨折线同
平面放置法　　平面放置法

图 19 –27 前臂骨折夹板固定示意图

【护理要点】

1. **体位护理**　保持关节功能位，抬高患肢以利于消肿。

2. **观察患肢血运情况**　固定后 1 ~ 4 天应注意观察患肢末端的颜色、温度、感觉、肿胀程度、手指或足趾活动等情况。若发现血液循环障碍应立即松解外固定物，通知医生并继续严密监视病情变化。

3. **及时调整夹板松紧度**　每日检查扎带的松紧度，以不费力拉动扎带上下移动 1cm 为宜，扎带过松或过紧，都应及时调整。

4. **防止皮肤受压**　若加垫部、夹板两端及骨突部出现固定痛，应及时检查，以防发生压疮。

5. **定期做 X 线检查**　复位后 2 周内应视情况做 X 线检查，观察骨折有无再移位，以便及时调整。指导患者早期进行功能锻炼。

二、石膏绷带固定患者的护理

石膏绷带是常用的外固定材料，含脱水硫酸钙粉末，吸水后具有很强的塑形性，能在短时间内逐渐结晶、变硬，维持住原塑件的形状，起到固定作用（图19－28）。优点是能够根据肢体的形状塑形，易于达到三点固定的治疗原则，固定效果好，护理方便，便于长途运送；缺点是较沉重，透气性及X线透光性差。一般须超过骨折部的上、下关节，使用时可导致关节僵硬。广泛应用于骨折、关节脱位、软组织损伤的治疗及畸形的预防、矫正中。近年来已多用树脂绷带替代石膏绷带。

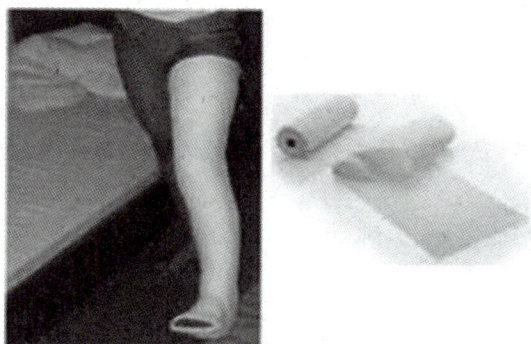

图19－28　石膏绷带固定

【适应证】

1. 骨折切开复位内固定术后。

2. 不适宜小夹板固定的四肢闭合性骨折。

3. 关节损伤及脱位复位后的固定。

4. 周围神经、血管、肌腱损伤修复后的制动。

5. 急、慢性骨关节炎症的局部制动。

6. 矫形手术后的固定。

【禁忌证】

1. 全身功能较差者，心、肺功能不全及腹腔积液者。

2. 伤口疑有厌氧杆菌感染者。

3. 年龄过大者或新生儿、婴幼儿等不宜做大型石膏固定者。

4. 孕妇不可做躯干部大型石膏固定。

【操作方法】

1. 用物准备　大小适当的石膏绷带卷、普通绷带、温水（40℃左右）、石膏刀、剪、木板、衬垫物、彩色笔等。

2. 患者准备 向患者及家属告知包扎注意事项及石膏绷带固定的必要性。洗净擦干固定部位。有伤口者可换药，但不要贴胶布，以免引起皮炎。打石膏前由操作人员协助摆好固定体位，加好衬垫，再打石膏。

3. 步骤 用盆或桶盛40℃左右的温水，桶内水面要高过石膏绷带。气泡停止表明石膏绷带已被浸湿，取出后用手握其两端向中间轻轻挤压，挤出多余的水分后即可使用（图19-29）。助手将患肢保持在功能位或治疗需要的特殊位置。包扎管形石膏时，术者将石膏绷带始端平铺在肢体上，自近端向远端环绕肢体包扎。包扎时动作要敏捷，用力均匀，不能拉紧，每圈应覆盖上一圈的1/3，并随时用手将每层石膏绷带安抚妥帖，才能使石膏绷带层层凝固为一个整体（图19-30）。助手托扶肢体时，不能在石膏绷带上留下手指压痕，以免其干固后压迫肢体。包扎完毕应将边缘部分加以修齐并使表面光滑，用彩色笔在石膏绷带表面标记好包扎日期。为了更换敷料方便，伤口的部位需在石膏绷带未干固前开窗。处理完毕后，将肢体垫好软枕，保持10~20分钟不动，以防止石膏绷带变形或折裂。

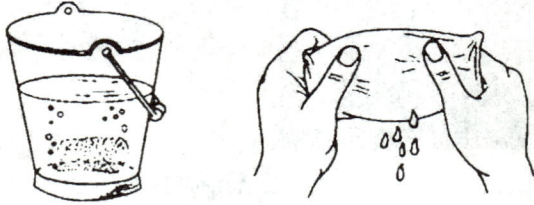

图 19-29　石膏绷带的浸泡及挤水法

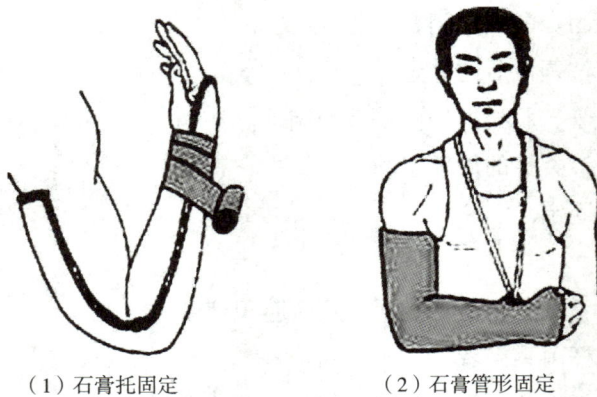

（1）石膏托固定　　　　　　（2）石膏管形固定

图 19-30　石膏绷带包扎

【护理要点】

1. 石膏干固前的护理

（1）促进石膏干固　石膏固定前应积极创造条件加快其干固。夏季可将石膏暴露在空气中，或用电扇吹干，冬天可用烤灯烘架，但要注意避免灼伤。

（2）正确搬运　石膏未干透时，搬动患者只可用手掌平托而不能用手指压迫，以避免产生的石膏凹陷而压迫血管、神经和软组织，致缺血、坏死或溃疡。

（3）适当支托，维持恰当体位　未干石膏不可直接置于硬板床上，可置于防水软枕上，不可在石膏上放置重物。石膏固定术后8小时内，嘱患者不可翻身，之后应协助患者翻身或改变体位，注意保护、支托关节部位。搬动患肢应平托，禁忌在关节处用力，以防石膏折断。

（4）石膏的开窗　为方便检查伤口、拆除缝线、伤口换药及解除骨突处的压迫，应协助医师在石膏干固前在相应的位置上开窗。

2. 石膏干固后的护理

（1）维持良好体位　患肢抬高，减轻肿胀，上肢可用悬吊法，下肢可用软枕垫高。对刚刚完成石膏固定的患者应进行临床交接班。

（2）保持石膏清洁　保持石膏的清洁，不被大小便污染。有污垢者用软毛巾擦洗，且毛巾内水不可过多，以免石膏软化。换药时伤口周围应盖厚敷料，石膏开窗换药应防止液体流入石膏管内。严重污染的石膏应及时更换。

（3）保护皮肤，预防压疮　石膏未干时避免局部施压，以免造成局部突起、受压。石膏边缘应修剪光滑、整齐，避免皮肤受压和摩擦。拆石膏后皮肤敏感，不要搔抓，用温水清洗并涂润肤霜。定时帮助患者翻身。局部皮肤按摩，用手指蘸乙醇伸入石膏边缘里面按摩皮肤及尾骶部、足外踝未包石膏等骨突部位。床单保持清洁、平整、干燥、无碎屑。

（4）加强患肢观察　①观察血液循环：观察肢体末端血液循环情况，肢端剧痛、皮肤发绀或苍白、皮肤温度降低、感觉减退、不能主动活动或被动活动时疼痛加重等情况都是缺血的表现。可能因石膏绷带压迫所致，须及时报告医师，并协助医师剪开石膏减压甚至拆除石膏，可采取石膏正中切开、局部开窗减压等措施。不要随便应用镇痛剂，以免掩盖病情。②观察石膏内出血及感染：石膏里面伤口出血可渗到石膏表面，可沿着血迹边界用铅笔做记号，并注明时间，若发现血迹边界不断扩大，说明石膏内有出血。若患者发热，石膏内发出腐臭气味，邻近淋巴结有压痛，说明石膏内有感染，应及时报告医师处理。

3. 并发症的预防及护理

（1）压疮　石膏绷带包扎前，加好衬垫，尤其是骨突起处应加较厚棉垫。石膏绷带包扎时严禁指尖按压，要用手掌托扶。协助患者翻身，更换体位。如出现局部持续疼痛，要警惕压疮。嘱患者和家属不可向石膏绷带内塞垫子，必要时更换石膏绷带。

（2）失用性骨质疏松和关节僵硬　长期卧床，石膏绷带制动，可引起骨质脱钙、疏松。关节固定不动会导致关节僵硬。预防办法是加强功能锻炼。

（3）化脓性皮炎　长期使用石膏绷带固定，皮肤脱屑、出汗和与石膏绷带摩擦，都可使皮肤瘙痒，出现水疱，或用异物伸入抓痒，使局部感染。

（4）骨筋膜室综合征　两种原因可引起骨筋膜室综合征。一种是骨筋膜内肿胀、出血，压力增高，常见于前臂或小腿骨折；另一种是肢体包扎过紧，尤其是用石膏绷带包扎。

（5）石膏绷带综合征　如石膏背心固定的患者，因上腹包裹过紧影响胃容量及进食后的胃扩张功能，可出现腹痛、呕吐。胸部石膏过紧，可出现呼吸困难、胸闷等症状。一旦出现及时上报医师。预防方法是用石膏绷带包扎时适当留有余地、进食量不要过多、上腹开窗等。

4. 拆除石膏方法　协助医师用石膏刀、剪、电锯等全层剖开石膏，再用撑开器将石膏撑开，即可拆除。也可用温水将石膏浸泡、浸湿后，用剪刀逐层剪开纱布，但若石膏内有伤口则不可用此法。

5. 指导功能锻炼　石膏固定后，指导患者每日坚持主动和被动运动。未固定的关节应尽量活动，以防肌肉萎缩、关节僵硬。拆石膏绷带后，鼓励患者尽快恢复患肢各关节的活动。

三、牵引固定患者的护理

牵引术是指利用适当的持续牵引力和对抗牵引力达到对骨折或脱位整复和固定的目的，同时也用于炎症肢体的制动、肢体挛缩畸形的矫治和功能锻炼。其原理是以悬垂重力为牵引力，以身体重量为反牵引力作持续牵引。临床上常用的牵引技术有皮肤牵引、骨牵引和兜带牵引。

（一）皮牵引

借助胶布贴于伤肢皮肤上或用泡沫塑料布包压于伤肢皮肤上，利用肌肉在骨骼上的附着点将牵引力传递到骨骼的形式，称为皮肤牵引，又称间接牵引。皮肤牵引的优点是操作简便，不需要穿入骨组织，为无创性；缺点是不能承受过大拉力，重量一般不能超过5kg，否则容易把胶布撕脱。皮肤牵引的应用较局限，多使用于患儿或老年患者。牵引时间不宜过久，一般为2~4周。

【适应证】

皮肤牵引常用于患儿或老年患者的骨折复位与制动，关节炎屈曲畸形的矫正，术前、术后患者的制动。被牵引的患肢有静脉曲张、皮炎、皮肤损伤、严重肿胀等时不宜使用。

【用物准备】

复方安息香酊、胶布、扩张板、牵引锤、绷带、棉纸、牵引绳、滑轮、牵引支架、床脚抬高木梯（或垫）。

【操作方法】

取肢体最小周径的 1/2 宽的胶布，大腿牵引上端起自大腿中上 1/3 处，小腿牵引上端起自胫骨结节下缘。两侧粘胶布，每侧胶布纵向撕开 2/3，下方距足底 10cm 处将胶布粘在有中心孔的扩张板上，扩张板的宽度稍大于胶布宽度，自中心孔穿过牵引绳。患者患肢剃去汗毛、洗净擦干后，涂上复方安息香酊，未干时，将胶布纵向粘在肢体两侧，粘紧后，再用绷带包扎，在内、外踝骨突起处垫好纱布，半小时后加牵引锤牵引（图 19 - 31）。

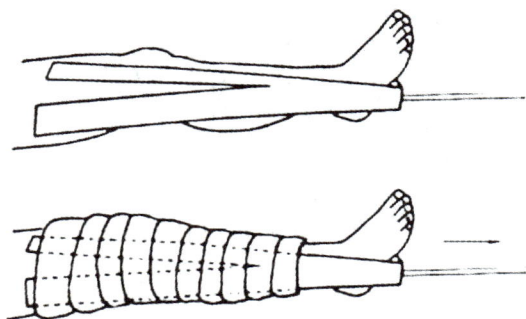

图 19 – 31　皮肤牵引示意图

（二）骨牵引

骨牵引是指通过贯穿于骨端松质骨内的骨针或不锈钢针和牵引弓、牵引绳及滑轮装置，对骨折远侧端施加重量而直接牵引骨骼，又称直接牵引。优点是力量大，对皮肤无刺激，持续使用的时间较长，且能做有效的调节；缺点是有创性，可增加患者的痛苦和感染机会。

【适应证】

颅骨牵引适用于颈椎骨折、脱位；尺骨鹰嘴牵引适用于复位困难的肱骨髁上骨折；胫骨结节和股骨髁上牵引适用于成年人大腿骨折；跟骨牵引适用于胫腓骨干双骨折等。

【操作方法】

1. **用物准备**　骨针、牵引弓、牵引绳、牵引砝码、骨钻、颅骨钻、颅骨牵引弓及局部麻醉剂、消毒剂等用物（图 19 - 32）。

2. **步骤**　将穿刺部位的皮肤洗净、剃毛，消毒皮肤，做局部麻醉，然后由医生在无菌条件下用手术刀于穿刺部位刺破皮肤。将骨针固定在颅骨钻上，通过皮肤切口，沿与骨干垂直方向横穿骨端或骨隆起处。到达对侧皮下时，再用手术刀刺破该处皮肤，使骨针穿出。穿针的针眼用酒精消毒，用无菌纱布包盖骨针两端，可插上无菌小瓶，以免骨针刺伤

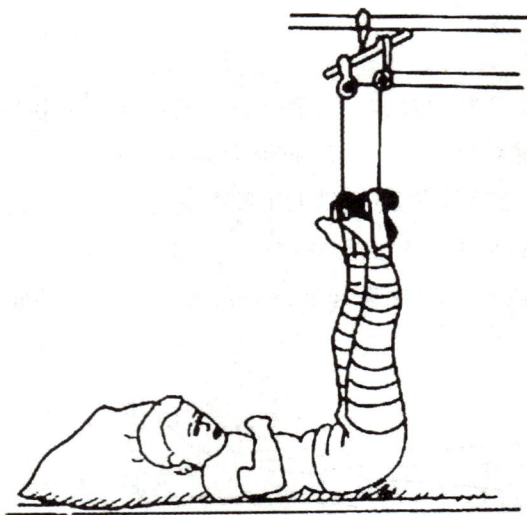

图 19 –32　骨牵引部分用物

健肢或他人；然后安装牵引弓，将牵引绳连接在牵引弓上，通过滑车，在牵引绳末端系挂牵引砝码，即可对骨直接牵引（图 19 –33）。

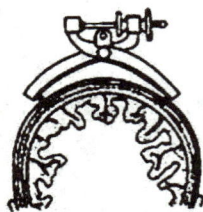

固定颅骨牵引弓

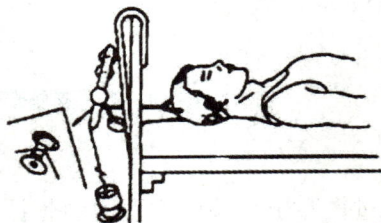

（1）颅骨牵引

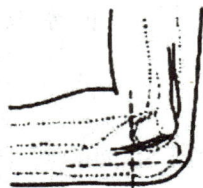

罗针部位

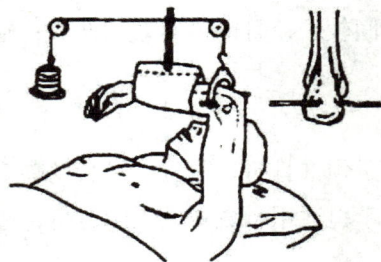

（2）尺骨鹰嘴牵引

图 19 –33　骨牵引示意图

（三）兜带牵引

兜带牵引是指利用布带或海绵兜带兜住身体突出部位并施加牵引力，可持续牵引，也可间歇牵引。临床上常用的有枕颌带牵引、骨盆带牵引和骨盆悬吊牵引。

1. 枕颌带牵引 采用特制的吊带，下方分开，前侧带托住下颌，后侧带托住枕骨粗隆，两带向上合二为一，两侧用牵引棒分开，宽度保持比头稍宽，以牵引绳向头顶方向牵引，牵引重量为3~10kg。适用于颈椎骨折、颈椎脱位、颈椎病和颈椎间盘突出症等（图19-34）。

2. 骨盆带牵引 利用骨盆带包裹骨盆，带宽的2/3在髂嵴以上腰臀部，两侧分别牵引，总牵引重量为10kg，床脚抬高20cm以对抗牵引，适用于腰椎间盘突出症的治疗（图19-35）。

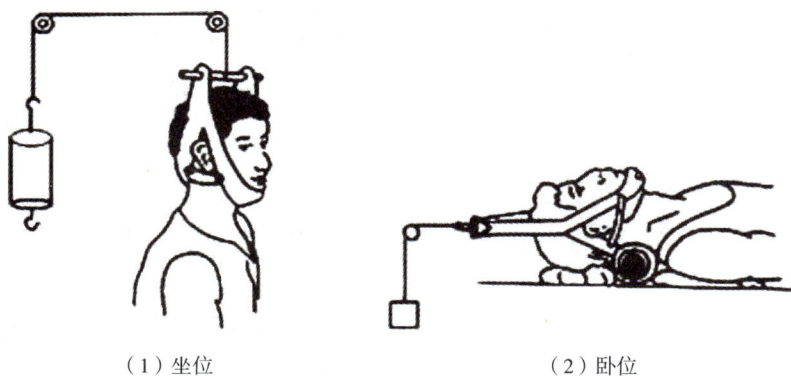

（1）坐位　　　　　　　　　　　　　　（2）卧位

图19-34　枕颌带牵引

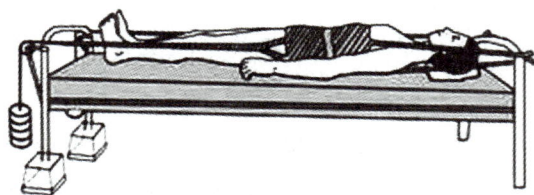

图19-35　骨盆带牵引

3. 骨盆悬吊牵引 将悬吊带自后向前兜住骨盆，上方到髂骨翼，下方到达股骨大转子，牵引重量以臀部抬离床面为宜，适用于某些骨盆骨折的治疗（图19-36）。

【护理要点】

1. 维持良好的血液循环 密切观察患肢的血液循环。肢端可因纱布缠绕过紧而压迫血管、神经，引起发绀或出现肿胀、发冷、麻木、疼痛等感觉与运动障碍及脉搏细弱，应仔细检查。发现情况及时报告，或松开绷带重新缠绕，解除压迫。股骨干骨折用垂直悬吊皮牵引，要警惕小腿骨筋膜室综合征。肱骨髁上骨折牵引，要警惕缺血性肌挛缩。

2. 保持有效牵引

（1）保持牵引重量　根据病情设置合理牵引力，力量过小达不到矫正和复位的目的，力量过大可因过度牵引导致骨折不愈合。不可随意增减牵引重量。保持牵引锤悬空，如坠

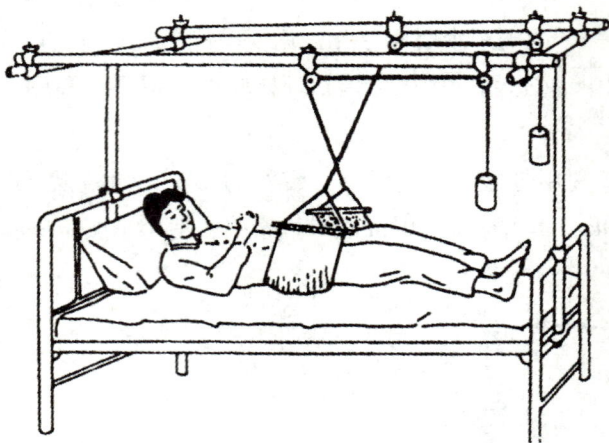

图 19 – 36   骨盆悬吊牵引

落在地或傍靠床栏都会失去牵引作用，应及时纠正。定期测定患肢长度并与健侧对比，及时调整牵引力。

（2）保持牵引绳的效果   牵引绳要与患肢在一条轴线上；牵引绳不可脱离滑轮；不可随意放松牵引绳；生活用物、被褥不可压在牵引绳上而影响牵引效果。定期检查牵引绳是否脱离滑车的滑槽，滑车是否灵活。

（3）保持反牵引   床尾应抬高，皮牵引时抬高 10～15cm，骨牵引时抬高 20～25cm，而颅骨牵引时则抬高床头。牵引中如头或脚抵住了床头和床尾，失去身体的反牵引作用，应及时纠正。

（4）牵引中定期检查   皮牵引时注意胶布或绷带有无松散或脱落。定期检查骨牵引针是否松动和移位，若有移位应严格消毒后送回。可套用抗生素药瓶或木塞，防止牵引针外露部分损伤皮肤或钩破衣被。注意定期拧紧牵引弓的螺母，防止脱落。

3. 常见并发症防治及护理

（1）皮肤水疱、溃疡及压疮   ①保持床单位整洁、干燥；每日温水擦洗皮肤；骨隆突处加垫，并早晚用50%乙醇按摩，搽涂滑石粉。②牵引重量不宜过大，以免造成胶布滑脱或损伤皮肤。③胶布过敏者的皮肤水疱要及时处理。④胶布边缘溃疡面积大者应去除胶布或改骨牵引。

（2）血管神经损伤   加强观察患肢远端的感觉、运动和循环情况。若患者出现肢端疼痛、麻木伴皮温降低和色泽改变，动脉搏动减弱，毛细血管充盈缓慢，被动活动指（趾）时有剧痛，应及时检查有无局部包扎过紧或牵引重量是否过大，并给予对症处理。

（3）牵引针眼感染   保持牵引针眼局部清洁、干燥。每日用75%乙醇两次点滴针孔处，局部覆盖无菌敷料。及时清除局部分泌物，注意观察针孔周围有无感染迹象。

（4）关节僵硬、肌萎缩　鼓励并协助患者进行主动与被动活动、关节活动和按摩，以促进血液循环，维持肌肉和关节的正常功能，同时可预防血栓性静脉炎。

（5）垂足畸形　腓总神经受压及跟腱挛缩致垂足畸形。用托脚板将足底垫起，踝关节保持功能位，加强足部功能锻炼也可预防畸形。

（6）呼吸、泌尿系统感染　鼓励患者利用牵引架上拉手抬起上身，练习深呼吸，有效咳嗽，协助翻身拍背，促进痰液排出；多饮水，排净膀胱尿液。

（7）便秘　鼓励患者摄入足够的水分，多进食植物纤维。每日进行腹部按摩，促进肠蠕动。鼓励并协助患者适当床上活动。必要时给予缓泻剂。

✒ 考纲摘要

1. 骨折的定义、病因、分类、病理生理、临床表现、辅助检查、处理原则及护理。

2. 四肢骨折，包括肱骨干骨折、肱骨髁上骨折、尺桡骨干双骨折、Colles 骨折、股骨颈骨折、股骨干骨折、胫腓骨干骨折的病因与类型、临床表现和辅助检查、处理原则及护理要点。

3. 脊柱骨折的病因和分类、临床表现与辅助检查、处理原则及护理；脊髓损伤的病理、临床表现与辅助检查、处理原则及护理。

4. 骨盆骨折的病因、病理、临床表现与辅助检查、处理原则及护理。

5. 关节脱位的定义、病因和分类、病理生理、临床表现、辅助检查、处理原则及护理。

6. 几种常见关节脱位，包括肩、肘、髋关节脱位的病因与分类、临床表现与辅助检查、处理原则及护理要点。

7. 颈椎病的病因、分型、临床表现与辅助检查、处理原则及护理。

8. 腰椎间盘突出症的解剖生理、病因、病理和分型、临床表现与辅助检查、处理原则、护理、健康教育。

9. 腰椎管狭窄症的病因与病理、临床表现与辅助检查、处理原则。

10. 急性血源性骨髓炎及慢性血源性骨髓炎的病因病理、临床表现与辅助检查、处理原则及护理。

11. 化脓性关节炎的病因病理、临床表现与辅助检查、处理原则及护理。

12. 骨与关节结核的病因、病理生理、临床表现与辅助检查、处理原则及护理。

13. 骨肿瘤的病理分类；骨肉瘤的临床表现与辅助检查、处理原则与护理要点。

14. 牵引操作前的准备和护理、操作中的配合、操作后的护理。

15. 石膏绷带包扎操作前的准备和护理、操作中的配合、操作后的护理。

复习思考

1. 骨折和关节脱位的专有体征有哪些？

2. 腰椎间盘突出症的形成有哪些病因？

3. 案例讨论

某患者，男，75岁。摔倒后左髋部疼痛，不能站立行走，查体：左髋部压痛、肿胀、活动障碍、左大粗隆上移、左下肢呈外旋位。诊断为"左股骨颈骨折"，拟行非手术治疗。

请回答：

（1）该患者应选哪种牵引治疗？

（2）牵引重量应在什么范围？

（3）牵引期间应采取哪些护理措施？

扫一扫，知答案

模块二十

外科护理技能实训

项目一 器械护士的无菌准备

【实训目标】

1. **掌握** 外科洗手、穿无菌手术衣、戴无菌手套的方法，并树立牢固的无菌观念。

2. **熟悉** 外科洗手、穿无菌手术衣、戴无菌手套的目的。

3. **了解** 外科洗手、穿无菌手术衣、戴无菌手套的操作前准备。

【实训目的】

1. 去除手和手臂皮肤上的暂驻菌及部分常驻菌。

2. 预防患者手术中遭到感染，防止手术人员身体与服装所带的微生物感染患者。

3. 建立无菌屏障，保持无菌区域或无菌物品不被污染。

【实训前准备】

1. **个人准备** 取下手上饰物，修剪指甲，护士穿好洗手衣裤，戴帽子及外科口罩，检查双手臂皮肤有无破损，有破损及感染不能参与手术。

2. **用物准备** 无菌擦手巾、抗菌洗手液、外科手消毒液、无菌手术衣、无菌手套。

【实训内容及流程】

1. **外科手消毒**

（1）抗菌消毒液外科手消毒方法

1）清洗双手

①揉搓：取适量的清洁剂，按七步洗手法清洗双手、前臂至肘上 10cm。

②冲洗：用流动水由指尖至肘上 10cm，彻底冲净洗手液，始终保持手朝上、肘朝下的姿势，防止水从肘部流向前臂及手。

③擦干：无菌擦手巾从指尖到肘部依次擦干，不可逆向。

2）冲洗手消毒方法

①取液：用足量的外科手消毒剂依次涂抹双手、前臂至肘上6cm。

②揉搓：认真揉搓2~6分钟。

③冲洗：流动水由指尖至肘部依次冲洗。

④擦干：无菌擦手巾从指尖到肘部依次擦干，不可逆向。

（2）免冲洗外科手消毒方法　先清洁双手、前臂至肘上10cm，再用无菌擦手巾彻底擦干，取适量的免冲洗手消毒剂涂抹至双手的每个部位、前臂至肘上6cm，并认真揉搓至消毒剂干燥。

2. 穿无菌手术衣

（1）穿对开式手术衣　对开式手术衣是传统的、常见的手术衣（图20-1）。

①自无菌包内取出折叠好的无菌手术衣，选择较宽敞处站立，手持衣领，轻轻抖开，注意勿触碰到其他物品或地面。

②两手提住衣领两角，衣袖向前，将衣抖开，使手术衣的内侧面朝向自己。

③将手术衣向空中轻轻抛起，双手顺势插入袖中，两臂前伸，不可高举过肩，也不可向左右撒开，以免碰触污染。

④巡回护士在穿衣者背后抓住衣领内面，协助将袖口后拉，并系住衣领后带。

⑤穿衣者双手交叉，身体略向前倾，用手指夹起腰带递向后方，由背后的巡回护士接住并系好腰带。穿好手术衣后，双手保持在腰以上、胸前及视线范围内，并注意双手不能触摸衣服外面或其他物品。

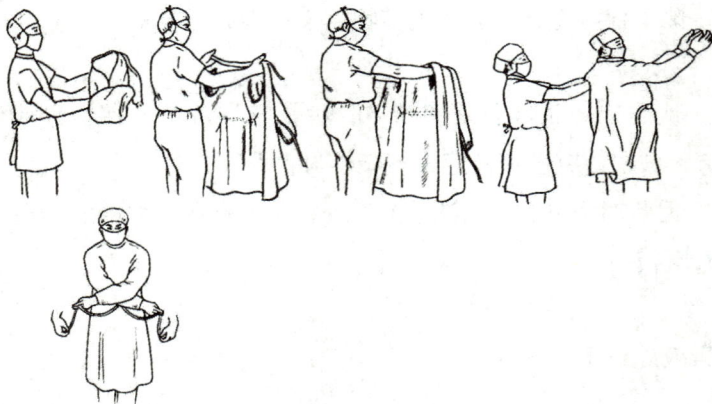

图20-1　穿对开式手术衣

（2）穿遮背式手术衣　有三对系带（图20-2）：领口一对系带；左页背部与右页内侧腋下各一系带组成一对；右页宽大，能包裹术者背部，其上一系带与左腰部前方的腰带组成一对。

①同传统方法穿上无菌手术衣，双手向前伸出袖口外，巡回护士协助提拉并系好领口的一对系带及左页背部与右页内侧腋下的一对系带。

②按常规戴好无菌手套。

③术者解开腰间活结（由左腰带与右包围页上的带子结成）。

④由手术护士直接或巡回护士用持物钳夹取右页上的带子，由术者后面绕到前面，使手术衣右页遮盖左页，将带子交术者与左腰带一起系结于左腰部前。

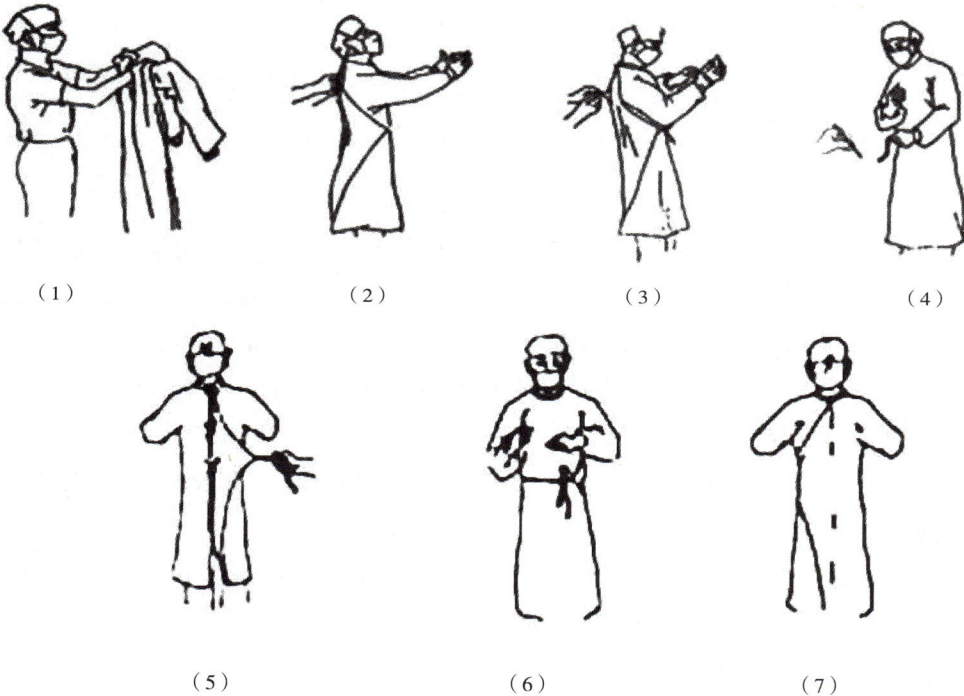

（1）　　　　　　　　（2）　　　　　　　　（3）　　　　　　　　（4）

（5）　　　　　　　　　（6）　　　　　　　　　（7）

图 20-2　穿遮背式手术衣

3. 戴无菌手套　各种手臂的消毒方法，都不能保证手臂的绝对无菌，因此必须戴无菌手套进行手术。下面介绍 3 种戴无菌手套的方法。

（1）闭合式戴无菌手套法

①取无菌手术衣，双手平行向前同时伸进袖内，手不出袖口。

②隔着衣袖取无菌手套放于另一只手的袖口处，手套的手指向前向上，注意与各手指相对。

③放有手套的手隔着衣袖将手套的侧翻折边抓住，另一只手隔着衣袖拿另一侧翻折边将手套翻于袖口上，手迅速伸入手套内。

④再用已戴手套的手，同法戴另一侧（图 20-3）。

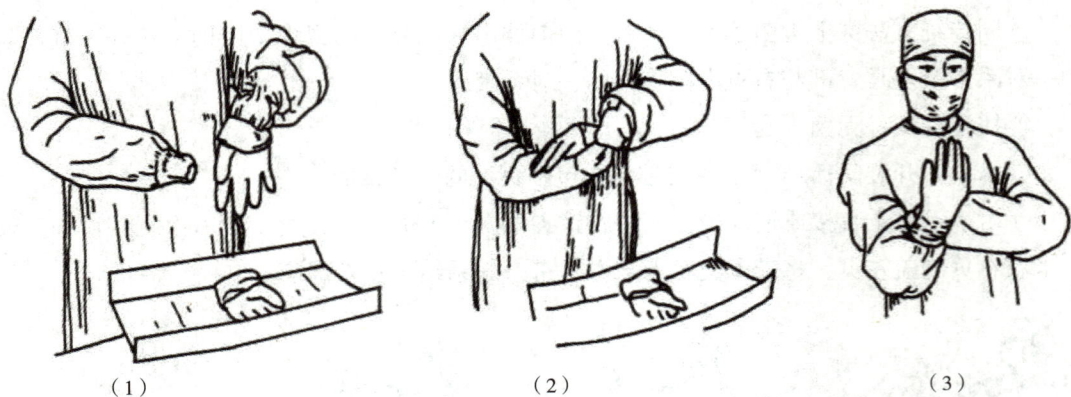

（1）　　　　　　　　　　（2）　　　　　　　　　　（3）

图 20 - 3　闭合式戴无菌手套法

（2）开放式戴无菌手套法

①从手套袋内取出滑石粉袋，轻轻擦于手背、手掌及指间（一次性无菌手套已涂有滑石粉，可省略此步骤）。

②掀开手套袋，捏住手套口的向外翻折部分（即手套的内面），取出手套。分清左右侧。

③左手捏住并显露右侧手套口，将右手插入手套内，戴好手套，注意未戴手套的手不可触及手套的外面（无菌面）。

④用已戴上手套的右手指插入左手手套口翻折部的内面（即手套的外面），帮助左手插入手套并戴好。

⑤分别将左、右手套翻折部翻回，并盖住手术衣的袖口。只能接触手套的外面（无菌面）。

⑥用无菌生理盐水冲净手套外面的滑石粉（图 20 - 4）。

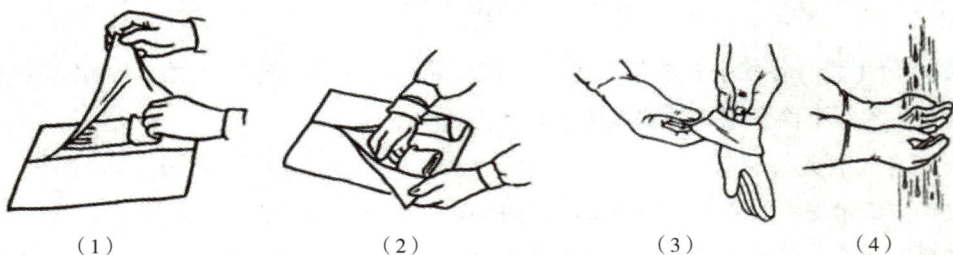

（1）　　　　　　（2）　　　　　　（3）　　　　（4）

图 20 - 4　开放式戴无菌手套法

（3）协助他人戴无菌手套法

①手术护士自行戴无菌手套后，取一只手套，将双手手指（拇指除外）插入手套翻折边外面的两侧，四指用力稍向外拉开，手套拇指朝向术者，其余四指朝下，呈"八"字

形，扩大手套入口，有利于术者穿戴。

②术者一侧各手指对准手套，五指向下，拇指朝向术者自己，手术护士向上提，并翻转手套翻折边压住术者衣袖口。

③同法戴另一侧。

（4）连台手术更换手术衣及换手套　手术完毕，如手套未破，需连续进行另一手术时可不重新刷手，在巡回护士的协助下先脱手术衣再脱手套，注意皮肤不与手术衣、手套的外面接触。用75%乙醇泡手5分钟，或用0.5%碘伏擦手和前臂3分钟，再穿上无菌手术衣，戴上无菌手套。若前一台手术为污染手术，则应重新洗手。

4. 脱手术衣及手套

（1）脱手术衣法

①他人帮助脱手术衣法：手术人员双手抱肘，由巡回护士将手术衣肩部向肘部翻转，再向手的方向拉扯脱下手术衣，手套的腕部亦随之翻转于手上。

②自行脱手术衣法：左手抓住手术衣右肩并拉下，使衣袖翻向外，同法拉下手术衣左肩，脱下手术衣，使衣里外翻，保护手臂及洗手衣裤不被手术衣外面所污染。

（2）脱手套法　用戴手套的手抓取另一手的手套外面翻转脱下，再用已脱手套的拇指伸入另一手套的里面翻转脱下，注意保护清洁的手不被手套外面污染。

【注意事项】

1. 护士内衣不得长于洗手衣，上衣扎于裤内。

2. 手术帽需遮盖头发，口罩遮住口鼻。

3. 在整个洗手过程中，应保持双手位于胸前并高于肘部。

4. 无菌擦手巾从手到肘擦干手臂，不可逆向。

5. 取手术衣时一次整件取。

6. 穿无菌手术衣时，选择较宽敞处，双手不能高举过头或伸向两侧。

7. 未戴手套的手不能触及手术衣正面。

8. 传递腰带时不能与巡回护士手相接触。

9. 未戴手套的手只能接触手套的内面，已戴手套的手只可接触手套的外面。

10. 器械护士无菌准备等待手术时，双手应拱手置于胸前，不可下垂或交叉置于腋下。

项目二　手术基本技能

【实训目标】

1. **掌握**　常用手术器械的正确使用方法。

2. **熟悉**　外科常用器械的结构特点和基本性能。

3. **了解** 外科常用的缝线与打结方法。

【实训目的】

迅速、主动、正确地向术者传递器械、敷料和缝针等。

【实训前准备】

1. **个人准备** 手术人员衣帽整齐，操作前修剪指甲，戴口罩和无菌手套，进行外科洗手。

2. **用物准备** 器械台上放置无菌器械包，无菌包内有常用外科器械；外科常用缝线。

【实训内容及流程】

1. **外科常用器械辨认**

（1）**手术刀** 由刀柄和可装卸的刀片两部分组成。刀柄一般根据其长短及大小来分型，一把刀柄可以安装几种不同型号的刀片。刀柄一般与刀片分开存放和消毒。刀片的种类较多，按其形态可分为圆刀、弯刀及三角刀等；按其大小可分大刀片、中刀片和小刀片（图 20 - 5）。

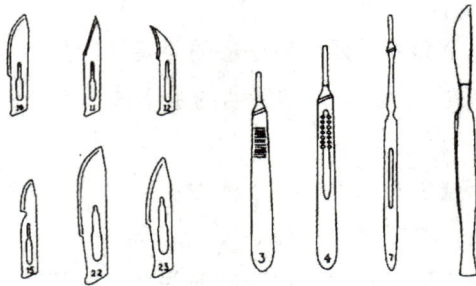

图 20 - 5　刀片与刀柄

1）**作用** 一般用于切开和剥离组织。

2）**刀法** 正确执刀方法有以下 4 种（图 20 - 6）。

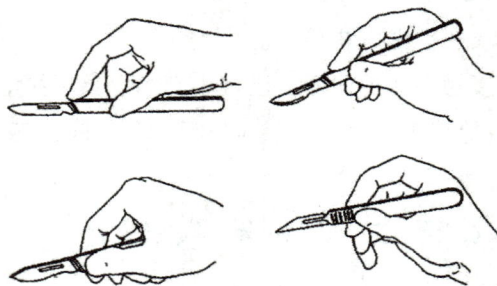

图 20 - 6

①执弓式：是常用的执刀法，用于较长的皮肤切口及腹直肌前鞘的切开等。

②执笔式：用于解剖血管、神经、腹膜切开和短小切口等。

③握持式：此法控刀比较稳定，用于切割范围广、用力较大的切开，如截肢、肌腱切开，较长的皮肤切口等。

④反挑式：多用于脓肿切开及血管、气管、胆管、输尿管等空腔脏器。

3）手术刀的传递　传递手术刀时，传递者应握住刀柄与刀片衔接处的背部，将刀柄尾端送至术者的手里，不可将刀刃指向术者传递，以免造成损伤（图20－7）。

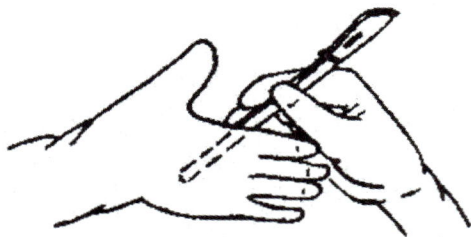

图 20 - 7　正确传递手术刀

4）装载刀片　用持针器夹持刀片前端背部，使刀片的缺口对准刀柄前部的刀楞，稍用力向后拉动即可装上。使用后，用持针器夹持刀片尾端背部，稍用力提取刀片向前推即可卸下（见20 - 8）。

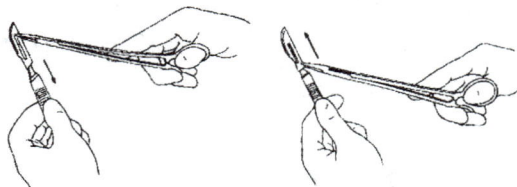

图 20 - 8　装卸刀片

（2）手术剪　根据其结构特点有尖、钝，直、弯，长、短各型。依据其用途分为组织剪、线剪（图20 - 9）。二者的区别在于组织剪的刃锐薄，线剪的刃较钝厚。

1）组织剪　多为弯剪，锐利而精细，用来分离、解剖和剪开组织。通常浅部手术操作用直剪，深部手术操作用弯剪。

2）线剪　多为直剪，又分剪线剪和拆线剪。剪线剪用于剪断缝线、敷料、引流物等。拆线剪用于拆除缝线。

3）用法　正确持剪刀法为拇指和第四指分别插入剪刀柄的两环，中指放在第四指环的剪刀柄上，食指压在轴节处起稳定和向导作用，有利于操作。

（3）血管钳

1）作用　主要用于钳夹血管或出血点，以达到止血的目的。用于止血时尖端应与组

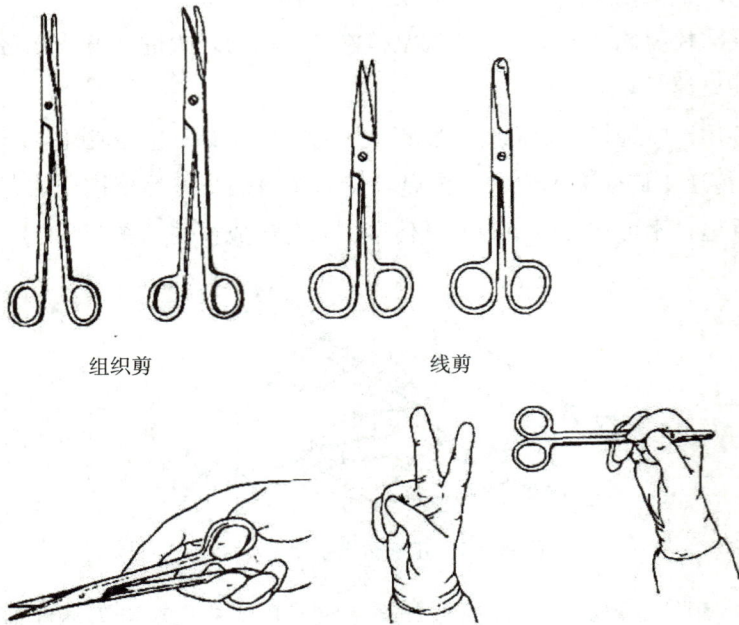

组织剪　　　　　　　线剪

图 20 - 9　　手术剪及传递方法

织垂直，夹住出血血管断端，尽量少夹附近组织。

2）分类　止血钳有各种不同的外形和长度，以适合不同性质的手术和部位的需要（图 20 - 10）。除常见的有直、弯两种，还有有齿血管钳（全齿槽）及蚊式直、弯血管钳。

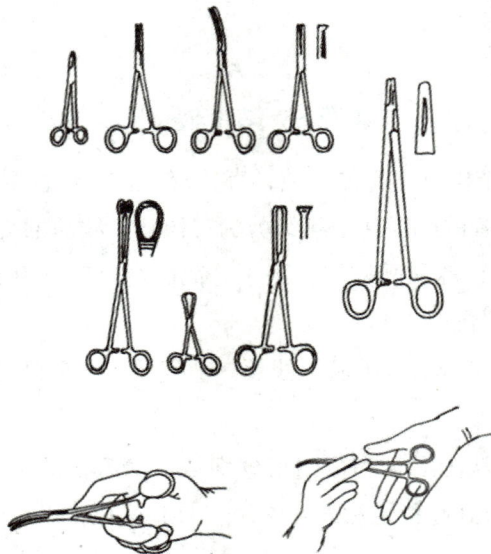

图 20 - 10　血管钳及传递方法

3）用法　血管钳的使用基本同手术剪，但放开时用拇指和食指持住血管钳一个环口，中指和无名指挡住另一环口，将拇指和无名指轻轻用力对顶即可。血管钳亦称止血钳，不得夹持皮肤、肠管等，以免组织坏死。止血时只扣上一、二齿即可。使用前应检查前端横形齿槽两页是否吻合，以防止血管钳夹持组织滑脱。

（4）手术镊

1）作用　用于夹持或提起组织，便于分离、剪开和缝合，也可夹持缝针及敷料等。

2. 分类　有不同的长度，分有齿镊和无齿镊二种。①有齿镊：又叫组织镊，尖端有齿，夹持牢固，但对组织有一定损伤。②无齿镊：又叫平镊或敷料镊，尖端无钩齿，用于夹持脆弱的组织、脏器及敷料。

3）用法　正确持镊是用拇指对食指与中指，执两镊脚的中、上部。

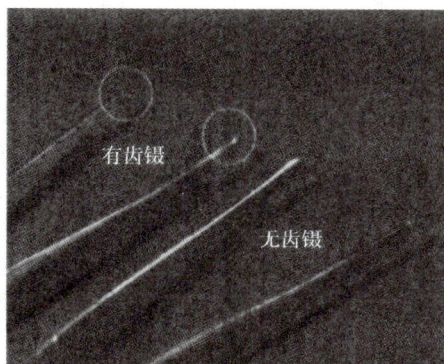

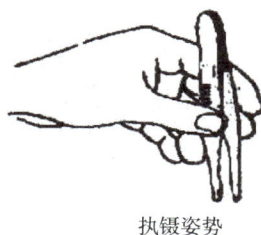

有齿镊

无齿镊

执镊姿势

图 20 – 11　手术镊及执镊方法

（5）持针钳/器

1）作用　主要用于夹持缝针，缝合各种组织，有时也用于器械打结。

2）用法　用持针器的尖端夹住缝针的中、后 1/3 交界处为宜，夹持的针尖应向左，返折缝线重叠 1/3 放于钳嘴内，以利于操作。

3）用法（图 20 – 12）

①握法：也叫一把抓或满把握，即用手掌握拿持针钳。此法缝合稳健，容易改变缝合针的方向，缝合顺利，操作方便。

②指套法：为传统执法。用拇指、无名指套入钳环内。用中指套入钳环内的执钳法，因距支点远而稳定性差，因而是错误的执法（图 20 – 13）。

③掌指法：拇指套入钳环内，食指压在钳的前半部做支撑引导，余三指压钳环固定于掌中。

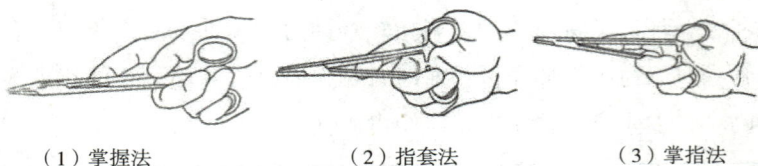

（1）掌握法　　　　　（2）指套法　　　　　（3）掌指法

图 20 - 12　执持针钳法

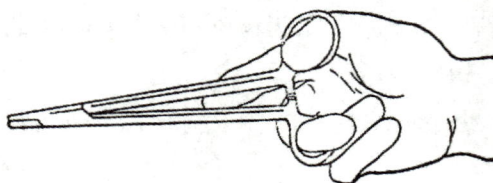

图 20 - 13　错误执钳法

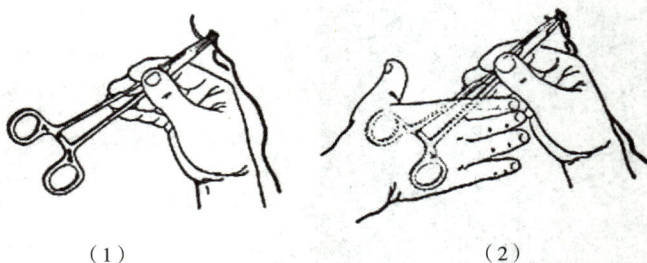

（1）　　　　　　　　　　　　　（2）

图 20 - 14　传递持针器方法

（6）其他常用钳类器械

1）海绵钳（卵圆钳）　也叫持物钳。分为有齿纹、无齿纹两种。有齿纹的主要用以夹持、传递已消毒的器械、敷料等；也用于钳夹蘸有消毒液的纱布，以消毒手术野的皮肤，或用于手术野深处拭血。无齿纹的用于夹持脏器，协助暴露。

2）组织钳　又叫鼠齿钳（Allis）。一般用以夹持软组织，不易滑脱。如夹持牵引被切除的病变部位，以利于手术进行；钳夹纱布垫与切口边缘的皮下组织，避免切口内组织被污染。

3）布巾钳　用于固定铺盖手术切口周围的手术巾，注意使用时勿夹伤正常皮肤组织。

（7）牵引钩类　牵引钩也叫拉钩或牵开器，是显露手术野必需的器械。常用的有以下几种拉钩（图 20 - 16）：

1）甲状腺拉钩　为平钩状，常用于甲状腺部位的牵拉暴露，也常用于腹部手术做腹壁切开时的皮肤、肌肉牵拉。

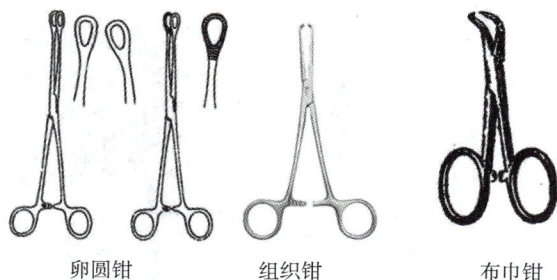

图 20 - 15　常用钳类器械

卵圆钳　　　　组织钳　　　　布巾钳

2）阑尾拉钩　亦为钩状牵开器，用于阑尾、疝等手术，用于腹壁牵拉。

3）腹腔平头拉钩　为较宽大的平滑钩状，用于腹腔较大的手术。

4）S 状拉钩　是一种如"S"状腹腔深部拉钩。使用拉钩时，掌心向上，用纱垫将拉钩与组织隔开，拉力应均匀，以免损伤组织。

5）自动拉钩　为自行固定牵开器，腹腔、盆腔、胸腔手术均可应用。

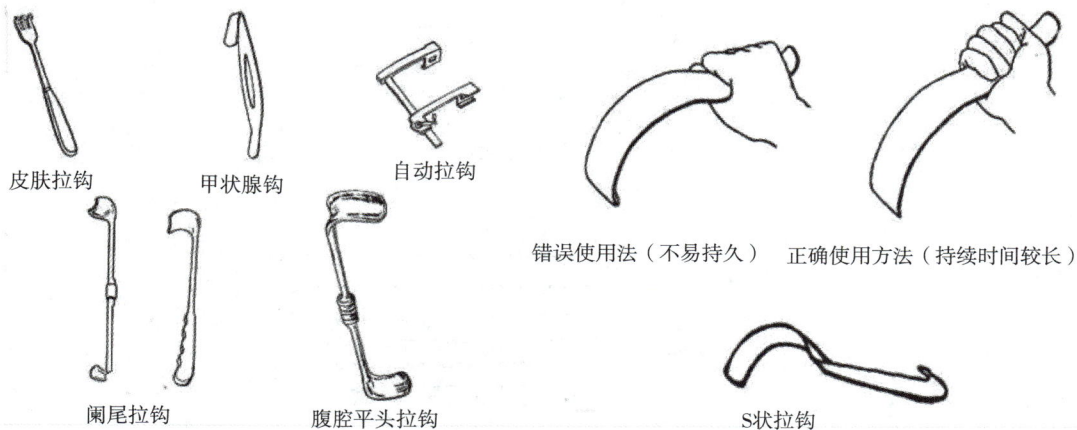

皮肤拉钩　　甲状腺钩　　　自动拉钩

错误使用法（不易持久）　正确使用方法（持续时间较长）

阑尾拉钩　　　腹腔平头拉钩　　　　S状拉钩

图 20 - 16　常用拉钩及使用方法

（8）吸引器　用于吸除手术野中的出血、渗出物、脓液、空腔脏器中的内容物，使手术野清楚，减少污染机会。吸引头主要有单管及套管型。单管吸引头用以吸除手术野的血液及胸腹内液体等；套管吸引头有多个侧孔及进气孔，主要用于吸除腹腔内的液体，以免大网膜、肠壁等被吸住、堵塞吸引头。见图 20 - 17。

（9）缝针　分为直针和弯针，或圆针和三角针（图 20 - 18）。三角针前半部为三棱形，较锋利，用于缝合皮肤、软骨、韧带等坚韧的组织，损伤较大。

2. 外科缝线　各种缝线的粗细以号数与零数表明，号数越大表示缝线越粗，常用的

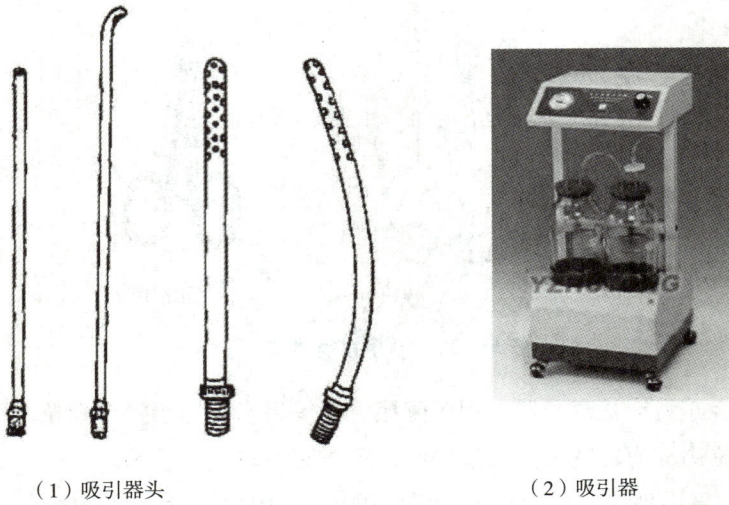

（1）吸引器头　　　　　　　　　　　　（2）吸引器

图 20 - 17　吸引器与吸引器头

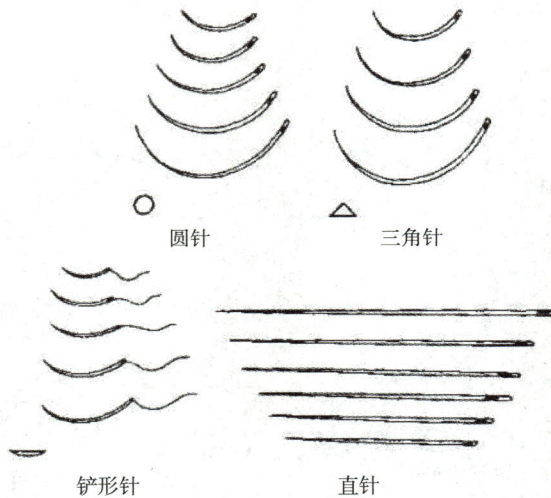

圆针　　　　　　　　三角针

铲形针　　　　　　　　直针

图 20 - 18　手术缝针

有 1#、4#、7#、10#；零数越多表示缝线越细，常用的有 1/0 ~ 10/0。

（1）医用丝线　是外科广泛、基本使用的缝线。多用于缝合体内各种组织、脏器及血管等。在组织内反应小，但在体内不吸收而形成异物，手术感染后影响切口愈合。丝线不宜重复消毒使用，以免影响拉力。

（2）无损伤缝线　分为不可吸收和可吸收线两种。

1）不可吸收线　有锦纶（尼纶）线、涤纶编结线、聚丙烯线。①锦纶线系人造纤维制成。常用于血管、神经的吻合与修补，也用于输卵管吻合手术。②涤纶编结线，是除铜线外最强韧的缝线，常用于心脏瓣膜置换、矫形外科肌腱修补及显微血管吻合手术。③聚丙烯缝线又名滑线，多用于吻合血管神经等。使用滑线打结时，须将手打湿，防止拉断。

2）可吸收缝线 是目前较理想的一种缝线，表面光滑、吸收快、损伤小、组织反应小。其型号有0~9/0，带针。针有大、小、圆针与三角针之分，使用时应根据临床用途进行选择。常用于肠道、胆道、肌肉、关节囊、子宫、腹膜等组织脏器的缝合，也用于眼科和烧伤整形科手术。

（3）医用肠线 分普通肠线和铬制肠线两种，一般6~20天可完全吸收。目前肠线均采用一次性无菌包装，使用方便。

1）普通肠线 用羊肠或牛肠黏膜下层组织制作成的易吸收缝线。吸收快，但组织对肠线的反应稍大。多用于愈合较快的组织、皮下组织、结扎血管和缝合感染伤口等，一般常用于子宫、膀胱等黏膜层。

2）铬制肠线 炎症反应比普通肠线少。一般多用于妇科及泌尿系统手术，是肾脏及输尿管手术常选用的缝线。使用时用盐水浸泡，待软化后拉直，以便于手术操作。

项目三　手术体位的安置

【实训目标】

1. 掌握 手术体位安置的原则。

2. 熟悉 手术体位安置的各种方法。

3. 了解 手术体位安置的准备工作。

【实训目的】

1. 患者手术过程安全舒适，避免神经、血管、肌肉等压迫性损伤。

2. 充分暴露手术野。

3. 不影响患者呼吸和循环功能。

【实训前准备】

1. 个人准备 ①了解手术部位及体位选择；②操作者穿好洗手衣裤，戴好口罩、圆帽；③做好核对解释，取得配合。

2. 用物准备 手术床、头架、软垫、约束带、搁手架等。

【实训内容及流程】

1. 仰卧位

（1）水平仰卧位 常用于胸部、腹部、下肢等手术。患者仰卧，两臂用中单固定在体侧，头部置软枕，膝部用较宽固定带固定，膝下放一软枕，足跟部用软垫保护。手术床的头端放置麻醉架，注意患者口鼻部要外露，以利于呼吸和病情观察，足端放升降器械台，离患者身体约20cm。

（2）乳房手术仰卧位　患者仰卧位，手术侧靠近台边；肩胛下垫以卷折的中单，上臂外展，置于臂托上，对侧上肢用中单固定于体侧，其余与水平仰卧位相同。

（3）颈部手术仰卧位　患者仰卧位，手术台躯干部抬高 $10^0 \sim 20^0$；头板适当下落，颈后垫以圆枕，双肩下垫一肩垫，使头颈向后仰或转向健侧，其余与水平仰卧位相同。

2. 侧卧位

（1）胸部手术　患者健侧侧卧 90^0，背部、胸部、腋下各垫一软枕，两手伸直固定在托手架上，多数需上腿屈曲 90^0，下腿伸直，两腿间用软枕垫妥，髋部及膝部以固定带固定。

（2）肾部手术　患者健侧侧卧 90^0，肾区对准手术台腰桥，两手臂伸展，固定在托手架上，腰部垫软枕，将手术台桥架摇起，上腿伸直，下腿屈曲 90^0，两腿间用软枕垫平，将头尾部适当摇低，使腰部抬高便于暴露手术野，臀部及腘窝用固定带约束。

3. 俯卧位
用于脊柱及其他背部手术。患者俯卧，头转向一侧或支撑于头架上，在胸上部、耻骨及髂前上棘处各放大小合适的软枕，使患者腹部不接触床面，减轻对胸腹部压迫，患者双臂半屈，置于头旁，小腿、足背垫一软枕，使踝关节自然下垂，腘窝部用固定带固定，手术床的头、足端均摇低，使胸椎间隙拉开，充分暴露术野。

4. 膀胱截石位
适用于会阴部、尿道、肛门部手术。患者仰卧，臀部位于手术床尾部摇折处，臀下及手术台摇折下垂部覆以橡皮单，必要时在臀下放一小枕，以便手术操作；患者套上袜套，两腿分别放在两侧搁脚架上，角度为 $60° \sim 90°$，双腿高度以患者腘窝的自然屈曲下垂为准；腘窝部垫以软垫，外用约束带固定。

5. 半坐卧位
适用于鼻及咽部手术，如鼻中隔矫正术、鼻息肉摘除及扁桃体手术等。可减少出血，防止血液流入气管。将手术床头端摇高 $75°$，床尾摇低 $45°$，使患者屈膝半坐在手术床上；整个手术床后仰 $15°$，双臂用中单固定于体侧。

【注意事项】

1. 患者固定牢固、舒适。
2. 爱惜手术室物品。

项目四　手术区域准备

【实训目标】

1. 掌握　手术区铺单方法。
2. 熟悉　手术区备皮、消毒方法。
3. 了解　手术区域准备内容。

一、手术区皮肤准备

【实训目的】

1. 去除手术区毛发和污垢。

2. 为手术时皮肤消毒做准备。

3. 预防手术后切口感染。

【实训前准备】

1. **个人准备**　①衣帽整齐、洗手、戴口罩；②核对医嘱、评估患者；③关好门窗，适当遮挡患者；④用物摆放有序便于操作。

2. **用物准备**　治疗车、治疗盘、一次性安全剃须刀、弯盘、换药碗内盛20%肥皂液及软毛刷、纱布、绷带、棉签、75%乙醇、手电筒、橡胶单及中单、脸盆内盛温水、毛巾，必要时备汽油、屏风。

【实训内容及流程】

1. 核对床号、姓名、性别、手术部位、手术时间。

2. 解释备皮的临床意义及方法。

3. 协助患者取舒适体位。

4. 暴露备皮区，下垫橡胶单、中单。

5. 用软毛刷蘸肥皂液涂抹备皮区域。

6. 左手持纱布绷紧皮肤，右手持安全剃须刀呈30°，从上至下轻巧地剃去毛发，备皮应片片相接，不要出现盲区。

7. 剃毕用手电筒照射，仔细检查毛发是否剃净，皮肤有无割痕、割伤。

8. 用温水毛巾洗净擦干皮肤。腹部手术者，应除去脐窝污垢。

【注意事项】

1. 皮肤准备范围不可少于手术切口15～20cm。

2. 顺着毛发生长方向剃除毛发，动作轻柔，勿剃破皮肤。

3. 若发现手术区皮肤有湿疹、疖等，通知医生。

4. 注意保暖。

二、手术区域消毒与铺巾（以腹部手术为例）

（一）手术区域消毒

【实训目的】

消灭拟作切口处及其周围皮肤上的细菌。

【实训前准备】

1. 个人准备 ①手术医生、器械护士应戴口罩、帽子，正规洗手、穿手术衣、戴手套；②患者置正确体位，暴露手术切口标志；③巡回护士倒好消毒溶液。

2. 用物准备 多功能手术床、仿真模拟人、0.5%碘伏、无菌持物钳、棉球或纱布、无菌治疗碗或无菌弯盘。

【实训内容及流程】

1. 消毒

（1）巡回护士将消毒布单包放置器械车上并打开，器械护士穿好手术衣、戴好手套站于器械车旁，准备递送消毒物品。

（2）消毒者（手术医生）手臂消毒后站于患者的右侧，接过器械护士递给的消毒钳和盛有碘伏棉球的弯盘，左手托持弯盘，右手钳夹碘伏棉球或纱布涂擦术野。

（3）消毒顺序：先滴数滴消毒液于脐窝处，然后以拟做切口处为中心向外环形旋转展开或按从上到下，从内到外的顺序叠瓦式涂擦皮肤；待干后，换另一把消毒钳夹取蘸有0.5%碘伏棉球或纱布按照上述方法再涂擦一次，但不得超过第一次消毒范围；最后用棉球擦拭脐窝。

（4）上腹部手术消毒范围上至乳头连线，下达耻骨连合下，两侧至腋中线。

2. 皮肤消毒范围（图20-19）

（1）颅脑手术　头及前额。

（2）口、唇部手术　面唇、颈及上胸部。

（3）颈部手术（如甲状腺手术）　上至下唇，下至乳头，两侧至斜方肌前缘。

（4）锁骨部手术　上至颈部上缘，下至上臂上1/3处和乳头上缘，两侧过腋中线。

（5）胸部手术　（侧卧位）前后过中线，上至锁骨及上臂1/3处，下过肋缘。

（6）乳腺根治手术　前至对侧锁骨中线，后至腋后线，上过锁骨及上臂，下过肚脐平行线。如大腿取皮，则大腿过膝，周圈消毒。

（7）上腹部手术（如胃大切手术）　上至乳头、下至耻骨联合，两侧至腋中线。

（8）下腹部手术（如阑尾炎手术）　上至剑突、下至大腿上1/3，两侧至腋中线。

（9）腹股沟及阴囊部手术　上至肚脐线，下至大腿上1/3，两侧至腋中线。

（10）颈椎手术　上至颅顶，下至两腋窝连线。

（11）胸椎手术　上至肩，下至髂嵴连线，两侧至腋中线。

（12）腰椎手术　上至两腋窝连线，下过臀部，两侧至腋中线。

（13）肾脏手术　前后过中线，上至腋窝，下至腹股沟。

（14）会阴部手术　耻骨联合、肛门周围及臀，大腿上1/3内侧。

（15）四肢手术　周圈消毒，上下各超过一个关节。

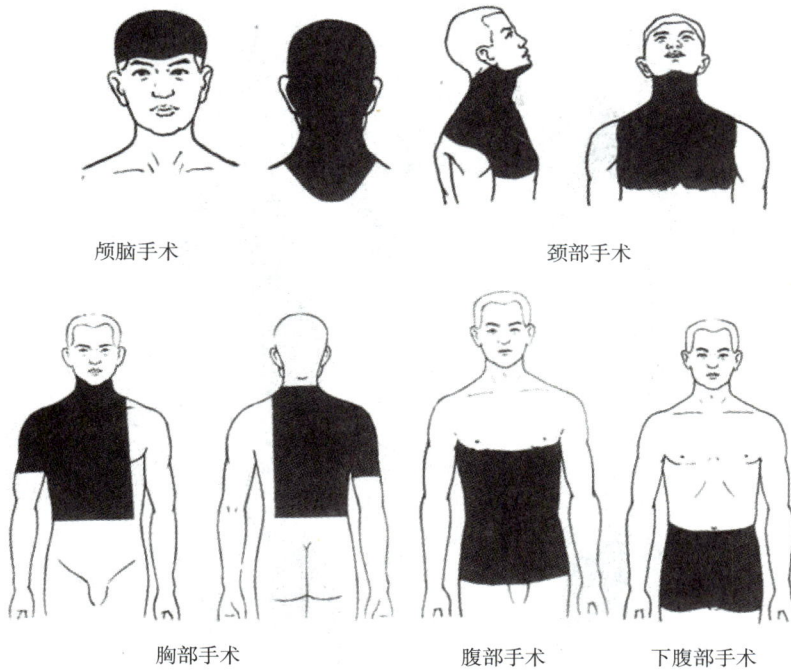

颅脑手术　　　　　　　颈部手术

胸部手术　　　　腹部手术　　　下腹部手术

图 20 – 19　常见手术皮肤消毒范围 1

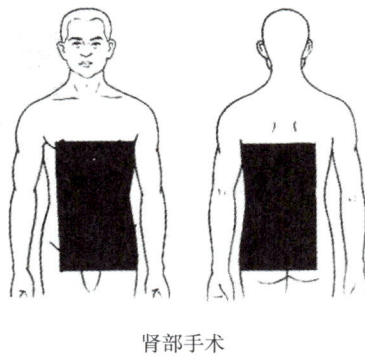

肾部手术

图 20 – 19　常见手术皮肤消毒范围 2

【注意事项】

1. 涂擦各种消毒溶液时，应稍用力，以便增加消毒剂渗透力。

2. 碘酒纱球勿蘸过多，以免流散他处，烧伤皮肤，脱碘必须干净。

3. 接触消毒范围边缘或污染部位的消毒纱布，不能再返擦清洁处。

4. 消毒者双手勿与患者皮肤或其他未消毒物品接触。

5. 消毒用物不可放回手术器械桌。

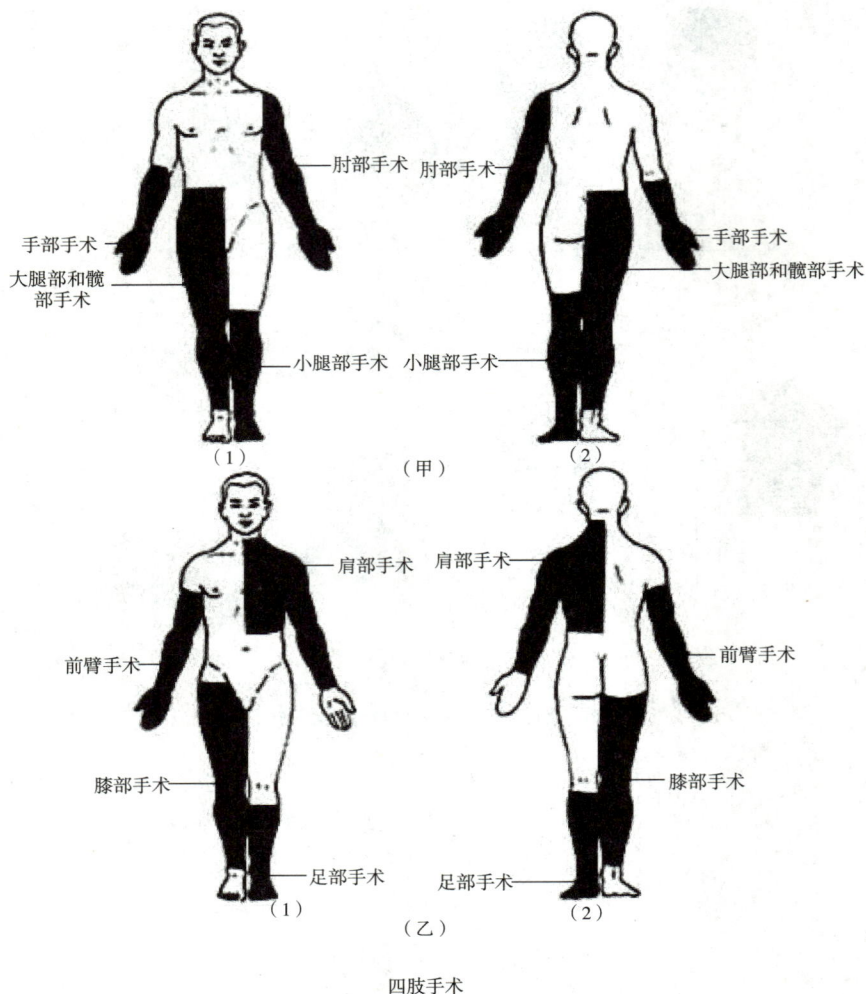

肘部手术　肘部手术

手部手术　　　　　　　　　　　手部手术

大腿部和髋部手术　　　　　　大腿部和髋部手术

小腿部手术　小腿部手术

（1）　　　（甲）　　　（2）

肩部手术　肩部手术

前臂手术　　　　　　　　　　　前臂手术

膝部手术　　　　　　　　　　　膝部手术

足部手术　足部手术

（1）　　　（乙）　　　（2）

四肢手术

图 20 – 19　常见手术皮肤消毒范围 3

（二）铺巾

【实训目的】

1. 建立无菌区，有效阻止微生物侵入外科创口。

2. 尊重患者的隐私，避免不必要的暴露。

【实训前准备】

1. **个人准备**　①手术医生、器械护士应戴口罩、帽子，正规洗手、穿手术衣、戴手套；②患者置正确体位，暴露手术切口标志，做常规皮肤消毒；③巡回护士到位。

2. **用物准备**　无菌布单包一个（内含卵圆钳 2 把、布巾钳 4 把、手术巾 4 块、中单 3块、腹单 1 条、弯盘 1 个、大棉球或纱布 2～3 块），器械车一辆、升降器械台 1 个、教学模特、洗手及消毒物品。

【实训内容及流程】

1. 器械护士递第1、2、3块无菌巾，折边对向手术助手，依次铺盖切口的下方、对侧、上方（图20－20）。

2. 第4块无菌巾，折边对向自己，铺盖切口的同侧，用4把布巾钳固定交界处（或粘贴伤口保护膜）。

3. 铺手术中单2块，与切口处向上外翻遮盖上身及头架，向下外翻遮盖下身及托盘，保护双手不被污染。

4. 铺大洞单1块，切口处的箭头朝上，遮盖全身、头架及托盘。

5. 对折中单1块，铺于托盘上。若行肝、胆、脾、髂窝、肾移植等手术时，则先在术侧身体下放铺对折中单1块。

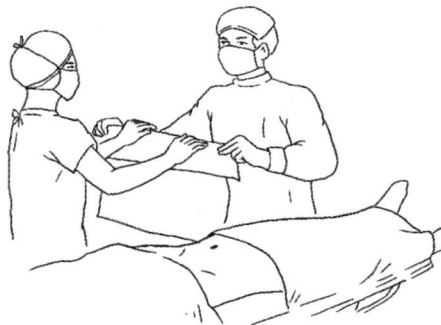

图20－20 铺巾

【注意事项】

1. 铺无菌巾由器械护士和手术医生共同完成。

2. 铺巾前器械护士应穿戴整齐，手术医生操作分两部分：未穿手术衣，未戴手套，直接铺第一层切口巾；双手臂重新消毒一次，穿戴好手术衣及手套，方可铺其他无菌单。

3. 铺无菌单时，距离切口中心2～3cm，切口四周及手术托盘上应铺置4层以上。其他部位应至少2层以上，无菌单下垂无菌平面下至少30cm。

4. 护士传递无菌巾或中单时，手持两端向内翻转遮住双手，医生接时可避免接触护士的手。

5. 打开无菌中单时，无菌单不可触及腰以下的无菌手术衣。

6. 严格遵守铺巾顺序。已铺置的无菌巾不可随意移动。如铺置不准确，只能向切口外移动。

7. 铺第一层无菌巾可用布巾钳固定或皮肤保护膜覆盖，其他层次固定不得使用布巾钳，可用组织钳。

8. 铺置第一层无菌巾后，医生手臂应再次消毒并穿无菌手术衣、戴无菌手套后再铺其他层的无菌单。

9. 铺置大的无菌单，在展开时，要手持单角，向内翻转遮住手背，以免双手被污染。

项目五　无菌器械台管理

【实训目标】

1. **掌握**　铺无菌器械台的方法及树立牢固的无菌观念。

2. **熟悉**　铺无菌器械台的用物准备。

3. **了解**　无菌器械台的构造。

【实训目的】

1. 建立无菌屏障，防止无菌手术器械及敷料再污染。

2. 加强手术器械管理，防止手术器械、敷料遗漏。

【实训前准备】

1. **个人准备**　①正规更衣、戴帽子口罩；②核对所有无菌物品的品名、外包装有无潮湿、破损、有效期，包外灭菌指示胶带的灭菌时间、书写是否规范以及是否变色。③将器械台放在手术间合适位置（离墙最少30cm以上）。

2. **用物准备**　清洁器械台、无菌手术器械包、无菌持物钳、筒（一套）、无菌生理盐水一瓶、一次性无菌缝线、无菌单包。

【实训内容及流程】

1. 将无菌器械包放于器械台中央。

2. 打开无菌持物钳、筒，检查灭菌指示卡是否变色、品名是否相符、内容是否齐全。

3. 打开无菌器械包，打开一角系带，卷好，并按无菌操作原则用手打开其他三角。

4. 以无菌持物钳打开无菌包的第二、三层两端，再展开对侧，最后展开近侧。

5. 检查包内灭菌指示卡是否变色。

6. 打开无菌缝线，查看缝线规格，双手捏住外包装反折处打开，稍用力，将缝线弹至无菌器械台上。

7. 打开无菌单包，将包托在手中打开，另一手将包布四角抓住，将包内物品妥善投置于器械台上。

8. 器械护士将器械按使用先后分类，顺序从左向右摆于器械桌上，顺序为血管钳、刀、剪、镊、拉钩等。

【注意事项】

1. 无菌包应在手术体位安置后打开。

2. 打开无菌包时，手与未消毒物品不能触及包内面，操作时不能跨越无菌区域。

3. 器械台布单要求平整，四层各边下缘下垂 30cm 以上。

4. 手术器械台缘平面以下应视为有菌区，物品不可超过台缘，戴无菌手套的双手不得扶持无菌台边缘。凡垂落台缘平面以下的物品，必须重新更换。

5. 术中接触胃肠道的器械、用物不能直接放回器械台面，应放于台面上固定的弯盘等容器内，避免污染其他无菌物品。

6. 器械护士应及时清理无菌台上的器械及用物，以保持无菌器械台清洁、整齐、有序，保证及时供应手术人员所需的器械及物品。

7. 各类物品放有定数，传出收回均应心中有数，关闭体腔（胸、腹、颅腔）前，必须清点器械、敷料、缝针，并记录签名。

8. 器械台位置应与手术台呈钝角。

项目六　手术巾的折叠及打包

【实训目标】

1. **掌握**　手术巾的折叠与打包方法。

2. **熟悉**　手术巾的构造。

3. **了解**　常见的手术巾清洗要求。

【实训目的】

为手术室提供无菌物品。

【实训前准备】

1. **个人准备**　①环境符合要求；②操作者洗手，戴口罩、圆帽；③手术巾清洗干净，无破损。

2. **用物准备**　治疗巾 4 块、中单 6 块、大洞巾（剖腹单）1 块、手术衣 4 件、打包台、大包布（内层、外层各 2 个）、封口胶带、化学指示卡、化学指示胶带。

【实训内容及流程】

1. **治疗巾**

（1）将治疗巾平铺在打包台上。

（2）由近侧折向对侧。

（3）将上半部分再向内对折。

（4）同法铺对侧。

（5）将折好的治疗巾横向两次对折。

2. 手术中单

（1）两位操作者将手术中单平铺在打包台上。

（2）将手术中单横向两次对折。

（3）再次对折。

（4）操作者从两端分别做"S"折。

（5）将化学指示卡放中间。

（6）由一人对折手术中单。

3. 剖腹单

（1）两位操作者将剖腹单平铺在打包台上。

（2）以孔裂为中心将剖腹单横向两次对折。

（3）操作者从两端分别做"S"折。

（4）将化学指示卡放中间。

（5）由一人对折剖腹单。

4. 手术衣

（1）手持内面肩缝将手术衣衣身反面向外折叠，腰带打活结。

（2）衣袖顺身长方向摆平整。

（3）将衣身之后身两侧部分分别向正面内折叠两折，再对折使其重叠。

（4）然后将身长两端按1/3内折，领口在外。

5. 打包法

（1）将外层包布菱形、内层包布正常平铺在打包台上。

（2）将剖腹单、中单6块、治疗巾4块按顺序从下至上摆好在包布中央。

（3）将近侧内层包布覆盖上述物品，再同法铺对侧。

（4）将外层包布近侧覆盖上述物品，左右两边依次对折，边外翻。

（5）将对侧外层包布折向近侧。

（6）分别在外层包布左右两边、包布边缘贴上封口胶和化学指示胶带。

（7）同法打包手术衣，并在其内放上化学指示卡。

【注意事项】

1. 治疗巾折叠好后，单面向外反折。

2. 剖腹单对折要确保孔裂在外边。

3. 打包时所有物品包裹严实。

项目七 更换敷料

【实训目标】

1. **掌握** 更换敷料的具体操作方法。

2. **熟悉** 更换敷料的时间和注意事项。

3. **了解** 更换敷料的目的。

【实训目的】

1. 观察伤口情况，处理伤口异常情况。

2. 保持伤口清洁、引流通畅，控制局部感染。

3. 保护、促进伤口新生肉芽组织和上皮组织生长，防止并发症发生，促使伤口尽快愈合。

【实训前准备】

1. **个人准备** ①换药环境准备：准备专用换药室，保持室内空气清洁、光线明亮、温度适宜；②换药人员准备：穿工作服，戴好帽子、口罩，操作前清洗双手，戴无菌手套；③患者准备：取舒适体位，充分暴露伤口，亦有利于操作。

2. **用物准备** 根据伤口情况，准备不同的无菌物品。一般要求准备碘伏、生理盐水、棉球、棉签、敷料、油纱、胶布、一次性换药碗等。若伤口分泌物较多，可准备棉垫。肉芽组织过度增生准备剪刀，肉芽生长缓慢准备刮匙。

【实训内容及流程】

1. **基础知识讲解** 更换敷料也称为换药，用于创伤和手术后伤口、感染性伤口、体表溃疡及窦道等。其目的是观察伤口情况，处理伤口异常，保持伤口清洁、引流通畅，控制局部感染，保护、促进伤口新生肉芽组织和上皮组织生长，防止并发症发生，促使伤口尽快愈合。

（1）无菌原则 更换敷料要严格遵守无菌操作原则。凡是接触伤口的器械、敷料等物品必须无菌，防止发生院内感染。

（2）更换敷料的顺序 根据伤口情况安排换药顺序，先换清洁伤口，再换污染伤口，最后换感染伤口。特异性感染伤口安排专人换药，使用一次性换药物品，用后焚毁。

（3）双镊操作法 在换药过程中始终坚持用两把镊子操作，即右手持镊接触伤口，左手持镊从换药碗中夹取无菌物品并传递给右手镊子。操作过程中两镊子不可接触。

（4）更换敷料时间 根据伤口情况确定更换敷料的时间，一般缝合伤口术后 2~3 天换药 1 次，若无感染至拆线前再换药；一般感染伤口，每日或隔日换药 1 次；脓性分泌物多、感染严重的伤口，每日换药 1 次或数次。

2. 实训能操作

（1）揭除伤口敷料　伤口外层绷带和敷料可用手揭出，内层敷料用右手持镊揭除。揭除敷料时应注意方向与伤口纵轴方向平行。若发现敷料与伤口粘连，可用生理盐水棉球湿润敷料，待软化后再揭除，避免伤口损伤和减轻疼痛。

（2）处理伤口　双手持镊操作。左手持镊夹取碘伏棉球，传递给右手镊子对伤口周围皮肤消毒2次，一般伤口由创缘向外周消毒，化脓伤口由外周向创缘消毒。碘伏消毒时，应注意每次碘伏干燥后再进行其他操作。若发现伤口局部红肿、疼痛，甚至局部有波动感，伴体温升高，应对已形成脓肿部位拆除缝线，清除脓液，充分引流。若发现新生肉芽组织颜色淡红，表面光滑，不易出血，提示肉芽水肿，可给予高渗盐水纱布覆盖消肿。若发现肉芽组织高出创缘，提示肉芽生长过度，应用剪刀进行修剪。感染重，有脓腔者，应在换药时用双氧水和生理盐水反复清洗脓性分泌物，去除坏死组织，充分引流，脓腔内放置油纱填塞，但应注意不能填塞过满、过紧，以免影响肉芽组织生长。

（3）覆盖敷料并固定　伤口处理完毕后，用无菌敷料覆盖伤口，至少需要覆盖2张（8层），若分泌物较多，应增加敷料张数。随后用胶布或绷带固定。

【注意事项】

1. 换药结束后，剪刀等锐器冲洗干净后放入相应回收桶中，待集中消毒灭菌、分装后再使用。更换下的敷料、使用后的棉球等废物放入黄色垃圾袋中。使用后的刀片、针头放入锐器回收桶。

2. 清理完物品后，清洗双手。

3. 帮助患者恢复正常体位，穿好衣服，盖好被子，注意肢体末梢循环情况，注意敷料是否松脱或被浸透。

项目八　引流管的护理

【实训目标】

1. **掌握**　引流管、造瘘管和胸腔闭式引流管的护理要点。

2. **熟悉**　引流管、造瘘管和胸腔闭式引流管的适应证。

3. **了解**　引流管、造瘘管和胸腔闭式引流管装置。

【实训目的】

1. 引流体内的积液、积脓和积气。

2. 有效地控制炎症。

3. 促进创面的愈合及疾病的恢复。

【实训前准备】

1. 个人准备 ①环境准备：空气清洁、光线明亮、温度适宜；②人员准备：穿工作服，戴好帽子、口罩，操作前清洗双手，戴无菌手套；③患者准备：取舒适体位，充分暴露伤口。

2. 用物准备 根据引流情况，准备不同的无菌物品。一般要求准备络合碘、生理盐水、棉球、棉签、敷料、油纱、胶布、一次性换药包等。

【实训内容及流程】

1. 常见引流管的护理

（1）目的　引流疏松组织内、间隙内、腔道内及手术创野内的积液、积脓和积气，有利于腔隙的闭合、炎症的控制和创面的愈合。

（2）护理要点

1）标记引流管　患者术后留置多根引流管，为区分每个引流管的引流部位和作用，应标记各引流管，注明名称、引流部位、安置时间等，以免混淆。

2）妥善固定　留足够长的引流管，避免翻身、牵拉等原因造成引流管脱落。定时巡查引流管，注意引流管有无松脱，若发现有意外松脱，及时报告医生，协助固定。

3）保持引流通畅　避免引流管扭曲、受压、折叠阻塞。定时挤捏引流管，若发现引流管堵塞，可给予负压吸引或生理盐水冲洗。

4）观察和记录　观察并记录引流液的量、颜色、性状，一旦发现异常，及时报告医生。

5）严格无菌操作　应正确连接各引流装置，定时更换引流袋，操作时严格无菌操作。

6）拔管　浅表部位的乳胶引流片，一般术后1~2天拔除。预防性引流渗血的腹腔引流管，若引流液少，一般术后1~2天拔除。预防腹腔并发症的腹腔引流管，保留至并发症可能发生时间后再拔除，一般术后5~7天拔除。胃肠减压管在肠功能恢复，肛门排气后拔除。其他引流管视具体情况而定。

2. 造瘘管的护理

（1）分类　可分为胃造瘘管、空肠造瘘管、肾造瘘管和膀胱造瘘管。

（2）护理要点

1）妥善固定　在管口做好标记，留足够长的造瘘管，避免翻身、牵拉等原因造成造瘘管脱落。定时巡查造瘘管，注意造瘘管有无松脱，若发现有意外松脱，及时报告医生，协助固定。

2）造瘘口护理　保持造瘘口清洁、干燥，每天做好皮肤消毒护理。注意伤口敷料情况，若被渗液浸润，及时更换。若造瘘口周围皮肤瘙痒，可涂擦氧化锌软膏予以保护。

3）观察和记录　注意观察引流液的性状、颜色和量。

4）保持通畅 引流袋位置应低于造瘘口，有利于引流，定时挤压引流管，防止堵塞，若发现被堵塞，可反复用生理盐水冲洗。

5）胃、空肠造瘘管的特殊护理 患者病情稳定后，可经胃、空肠造瘘管注入食物。早期注入流质饮食，后期逐渐转变为糊状食物，如蔬菜水果泥、蔬菜粥或蒸蛋、鱼肉汤等。注入食物期间患者应取半卧位，注入速度不宜太快、太多，每次150mL左右，注入前和注入后需注入少量温水冲洗管道。喂食后为避免食物反流，需静卧半小时，避免搬动。注意观察患者面色、生命体征、腹部症状和体征，警惕食物反流引起误吸等并发症。根据患者基本情况，及时调整食物品种和量。

6）肾、膀胱造瘘管的特殊护理 以造瘘管为中心可形成结石，因此多饮水，保持24小时尿量2000mL左右，不憋尿。避免饮酒，高尿酸患者避免服用富含嘌呤类食品，如动物内脏、菠菜等。高尿酸钙者，应适当限制乳制品服用。长期带造瘘管者，2~4周更换造瘘管一次，引流袋每周更换，更换时严格无菌操作。引流袋低于造瘘口位置，防止尿液逆流造成感染。肾造瘘管拔管前应先试行夹管2~3天，若患者无畏寒、发热、腰部胀痛等不适，静脉造影检查提示肾盂、输尿管排泄功能良好，可拔管。拔管后，患者健侧卧位，以减少尿外渗。

3. 胸腔闭式引流管的护理

（1）目的 ①引流胸膜腔内渗液、血液及气体；②重建胸膜腔内负压，维持纵隔的正常位置；③促进肺的膨胀。

（2）适应证 ①中、大量气胸，开放性气胸，张力性气胸；②需使用机械通气或人工通气的气胸或血气胸者；③开胸手术后的引流；④胸腔穿刺术治疗下肺无法复张者等。

（3）置管位置和种类 引流积气者，在患侧前胸壁锁骨中线第2肋间；引流积液者，在患侧腋中线与腋后线之间第6~8肋间；引流脓液者，在脓液积聚的最低位（图20-21）。排气的胸膜腔引流管应选用质地较软、管径1cm的塑胶管；排液和脓液的胸膜腔引流管应选用质地较硬，不易折叠，管径1.5~2cm的橡皮管。

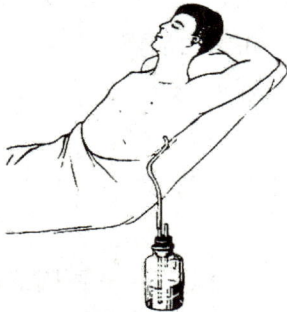

图20-21 闭式胸膜腔引流术

（4）引流装置 传统的胸膜腔闭式引流装置有单瓶、双瓶和三瓶3种，但目前已被一次性使用的塑料胸膜腔引流装置所取代。

（5）护理要点 保持管道密闭是胸腔闭式引流有别于其他外科引流的特殊之处。因此，护理时必须牢牢把握这一原则。

1）保持管道密闭 使用之前严格检查引流管是否通畅和整个装置是否密闭，有无裂缝、裂口，各衔接处是否紧密。随时检查引流管有无脱落，皮肤切口处有无漏气。保持水封瓶内长管始终没入水面以下 3~4cm，并保持直立。

2）严格无菌操作　引流装置使用前灭菌处理，使用过程中严格无菌操作。定时更换引流管口处的敷料，保持伤口敷料清洁干燥。保持引流瓶低于胸壁引流口平面 60~100cm，防止瓶内液体逆流入胸膜腔，引起逆行感染。定时更换引流装置，更换时严格遵守无菌操作。

3）妥善固定　留足够长的引流管，避免翻身、牵拉等原因造成引流管脱落。搬动患者或更换引流瓶时，双重夹闭引流管，防止空气进入。若引流管连接处脱开或引流瓶破损，须用双钳夹闭胸壁引流导管，更换引流装置。若引流管自胸膜腔脱出，应立即用手捏紧伤口处皮肤，协助医师进一步处理。

4）保持引流管通畅　患者血压平稳后，取半卧位，有利于呼吸和引流。定时挤捏胸膜腔引流管，防止管道阻塞、扭曲、受压，挤压时应从上往下，必要时用生理盐水冲洗。鼓励患者用力咳嗽、深呼吸及经常变换体位，以利于胸膜腔内液体、气体的排出，促进肺扩张。

5）观察和记录引流情况　观察水封瓶长管水柱波动情况，正常情况下水柱上下波动范围为 4~6cm。若水柱波动过大，提示可能存在肺不张。若水柱无波动，嘱患者咳嗽，若水柱恢复波动，提示肺已完全复张；若仍无波动，提示引流管不通畅。引流管阻塞，通过捏挤、负压抽吸或生理盐水冲洗等恢复其通畅；观察、记录引流液体的颜色、性质和量。

6）拔管　一般引流 48~72 小时后，无气体溢出，或引流液颜色变淡，或 24 小时引流液小于 50mL、脓液小于 10mL，患者无呼吸困难，听诊呼吸音恢复，X 线检查肺提示膨胀良好，即可拔管。拔管时，嘱患者深吸气后屏气，在吸气末将导管迅速拔出，立即用凡士林纱布和厚敷料封闭、包扎伤口。拔管后需注意患者有无呼吸困难、胸闷、引流管口渗液、漏气、出血、皮下气肿等情况，如发现异常，及时通知医师处理。

项目九　人工肛门的护理

【实训目标】

1. **掌握**　人工肛门的护理措施。

2. **熟悉**　人工肛门袋的正确使用。

3. **了解**　人工肛门袋。

【实训目的】

1. 正确观察患者人工肛门的一般情况。

2. 指导患者及家属正确使用结肠造口袋。

【实训前准备】

1. 个人准备 ①环境准备：空气清洁、光线明亮、温度适宜，注意保护患者隐私；②人员准备：穿工作服，戴好帽子、口罩，操作前清洗双手，戴无菌手套；③患者准备：取舒适体位，充分暴露操作部位。

2. 用物准备 一次性人工肛门袋、造口袋、测量板、剪刀、一次性换药包、干纱布、温水、污物袋、盐水棉球等。

【实训内容及流程】

1. 造口开放前护理 造口周围用凡士林纱条进行保护。一般于术后 2~3 天肠蠕动恢复后拆除纱条，擦洗肠管分泌物、渗液等，及时更换外层敷料，避免感染。定时观察造瘘口肠黏膜的血液循环，注意有无肠管的出血、坏死和回缩等情况。

2. 造口观察

（1）高度 肠造口一般突出皮肤表面 1~2cm，有利于排泄物进入造口袋。

（2）颜色 正常肠造口黏膜的颜色呈新鲜红色，表面光滑湿润。术后早期造口肠黏膜轻度水肿属于正常情况，1 周左右水肿逐渐消退。若造口肠黏膜呈暗红色或淡紫色，提示肠黏膜缺血；若局部或全部肠黏膜变黑，提示肠管缺血坏死。

（3）性状和大小 肠造口一般为圆形或椭圆形，结肠造口比回肠造口直径要大。

3. 腹部切口保护 造口开放后，早期大便次数多、稀薄，为避免大便污染伤口，继发感染，患者应取左侧卧位，用塑料薄膜将腹部手术切口和造口隔开。

4. 造口周围皮肤保护 及时清理流出的大便，用温水清洗并消毒造口周围皮肤，涂擦氧化锌软膏。注意有无造口周围皮肤红肿、破溃等现象。

5. 造瘘袋的使用

（1）常用人工肛门袋 有一件和两件之分。一件式肛门袋的底盘与便袋合为一体，使用时将底盘胶质贴面直接贴合在皮肤上即可。其使用方法简单，但反复撕脱，易出现撕脱性皮炎。两件式人工肛门袋是底盘和便袋分开。使用时将底盘固定于造口周围皮肤，再将便袋安装在底盘上。其便袋清洗方便，可在造口周围皮肤涂擦软膏保护皮肤。

（2）造瘘袋的正确使用和更换

1）一件式人工肛门袋 取造瘘袋时，动作轻柔，避免皮肤损伤。用生理盐水或温水清洗造口周围皮肤，用清洁柔软的毛巾、湿巾或纱布擦拭。造口周围皮肤干燥后，根据造口大小，在底盘上裁剪出合适的开口，底盘开口大于造口直径 0.2cm。撕出底盘上的粘贴保护纸，将底盘平整粘贴在造口周围皮肤上，用手均匀按压底盘边缘各处，使其与皮肤紧密贴合。扣好便袋尾端的袋夹。

2）两件式人工肛门袋 先将底盘用上述方法贴合在造口周围皮肤上，再将便袋沿着浮动环扣于底盘上，紧密连接。当便袋内容物充满 1/3 时，应及时更换便袋。更换的便袋可用中性洗涤剂和清水清洗，晾干后再用。

6. 饮食指导 嘱患者进食高热量、高蛋白、高维生素、易消化、少渣熟食，避免食用过多的粗纤维饮食和产气、刺激性食品，多饮水。

7. 预防并发症

（1）造口出血 由于造口处肠管黏膜和皮肤的毛细血管、小静脉出血引起，或肠系膜小动脉未结扎或结扎线脱落引起。少量出血可用棉球和纱布压迫止血。出血较多时，用1%肾上腺素浸湿的纱布压迫或外涂云南白药粉止血。大量出血时需缝扎止血。

（2）造口缺血坏死 由于造口血运不良、张力过大引起。正常造口颜色为粉色，表面光滑湿润。在术后3天内应密切监测患者造口肠段的颜色，若颜色变暗、发黑，应及时报告医生，解除造口压迫因素。

（3）造口狭窄 瘢痕挛缩可引起造口狭窄。可在造口拆线后，用食指、中指缓慢插入造口肠段扩张肠管，每天1次。

（4）造口皮肤黏膜分离 由于造口局部坏死、缝线脱落、感染等引起。表浅的分离，可涂擦溃疡粉，用防漏膏隔离后贴合底盘；较深的分离，先用可吸收性敷料填塞，防漏膏隔离后贴合底盘。

（5）造口回缩 可能因为造口肠段系膜牵拉回缩、造口感染等因素引起。需手术重建造口。

（6）造口脱垂 因肠管固定欠佳、腹壁肌层开口过大、乙状结肠保留过长、术后腹内压增高等引起。轻度不需处理，中度手法复位后腹带加压包扎，重度手术处理。

（7）皮炎 粪水刺激造口周围皮肤引起。给予患者使用合适的造口用品，正确护理可预防。

（8）造口旁疝 因造口位于腹直肌外，或腹壁肌肉力量薄弱、腹内压持续性升高等因素引起。应指导患者避免腹内压增高的因素，佩戴特制的疝气带，严重者手术修补。

8. 指导患者及家属参与

（1）心理护理 与患者及家属沟通，鼓励患者说出内心的真实感受，及时消除患者及家属的负面消极情绪。通过讲座、联谊会等方式，使患者间、家属间及与志愿者之间交流，排除负面情绪，能积极乐观地面对造口。

（2）在换药、更换人工肛门等护理操作时，注意保护患者隐私。鼓励患者家属在旁协助，消除其厌恶情绪。

（3）引导、鼓励患者，使其逐步获得独立护理造口的能力。

（4）鼓励患者逐渐恢复生活，参加适量的运动和社交活动。

复习思考

1. 更换敷料的注意事项有哪些?

2. 胸腔闭式引流管的护理要点有哪些?

3. 人工肛门的护理要点有哪些?

扫一扫，知答案

模块二十一

临床见习

外科护理是一门实践性很强的临床护理学科，临床见习是外科护理学习的重要组成部分。在见习过程中，需要将书本理论知识与临床实践密切结合，融会贯通，使知识不再停留在基础水平，而是被吸收、提高、升华。外科护理包括总论、颅脑外科、颈胸外科、普通外科、泌尿外科、骨科等疾病患者的护理，对于接受高等职业教育的学生来讲应掌握外科常见病及多发病的护理与防治。学生在临床见习中，应结合课本理论知识，综合运用护理程序，正确评估患者，提出护理诊断，制定护理措施，掌握专科疾病常用的临床操作技能。

见习要求：着装整齐，穿工作服，戴工作帽，带教老师清点人数，事先分组，准时到达见习医院指定地点。同学们应遵守医院规章制度，服从医院管理，尊重患者隐私。由带教老师带往各科病房参观学习，进行护理查房。

项目一　颈胸外科见习

【见习目标】

1. **掌握**　甲状腺功能亢进的临床表现、术前准备的内容、主要并发症的预防和处理；甲状腺功能亢进的护理评估、诊断及措施；急性乳腺炎、乳腺癌的临床表现、诊断要点、处理原则；急性乳腺炎、乳腺癌的护理评估、诊断及措施；乳腺癌患者术后功能锻炼方法。

2. **熟悉**　甲状腺功能亢进的病因、病理、辅助检查及基础代谢率的计算。

3. **学会**　乳腺及甲状腺正确的自查方法。

【见习内容】

1. **地点**　颈胸外科病房。

2. **内容**

（1）示范甲亢和乳腺癌患者的自我体检方法。

（2）示范乳腺癌的备皮范围及功能锻炼方法。

（3）示范乳腺癌术后上肢功能锻炼操。

3. 形式与方法 理论讲授、示范操作、病案分析。

（1）选择一个典型的甲亢患者，通过床边询问病史及床边查体，对甲亢患者进行护理评估。

（2）学生提出相关常见护理问题，制定相应护理措施。

（3）教师示范有关护理的操作及护理措施。

（4）学生集中讨论。

（5）教师答疑。

4. 典型病例 某患者，女，28 岁。因多食易饥、怕热多汗伴颈粗 1 个多月而入院。既往体健，无药物过敏史。查体：脉搏 90 次/分，血压 124/59mmHg，双眼无明显突出，颈软，气管居中，甲状腺呈对称、弥漫性Ⅱ度肿大，质地稍韧，未闻及明显血管杂音，未扪及区域明显肿大淋巴结，指颤实验阳性，余无特殊。辅助检查：甲功五项示 TSH < 0.01μIU/mL（0.27 ~ 4.2），FT$_3$ 33.35pmol/L（3.1 ~ 6.8），FT4 > 100.00pmol/L（12 ~ 22），An – TPO 243.00IU/mL（0 ~ 34），An – TG 115.90IU/mL（0 ~ 115）；甲状腺核素扫描示甲状腺位置正常，双侧甲状腺弥漫性肿大，放射性分布浓聚，提示原发性甲亢；甲状腺彩超示甲状腺肿大并实质弥漫性病变，血彩异常丰富；双侧颈部多发实性结节考虑淋巴结。入院诊断：原发性甲亢。拟行甲状腺大部分切除术。

（1）主要护理问题 ①营养失调（低于机体需要量）；②焦虑和恐惧；③吞咽困难；④潜在并发症。

（2）护理措施

1）术前护理 ①心理护理：手术前后保持良好的心理状态是保证手术成功的前提之一。对于精神过度紧张或失眠者可予镇静剂或安眠药物。②完善相关检查：心电图、喉镜检查，测定血钙、血磷浓度。③药物准备：指导患者正确服用碘剂。④饮食护理：因患者基础代谢率高，能量消耗大，予高蛋白、高热量、高维生素饮食。患者出汗多，多饮水。⑤体位训练：练习头低肩高体位，使颈部适应手术体位的改变。

2）术后护理 ①体位：术后平卧位，生命体征平稳后取半卧位。保持头颈部固定，以免伤口出血。②病情观察：监测生命体征，警惕甲状腺危象，注意伤口渗血情况，切口常规放置引流管。观察有无声音嘶哑和音调降低，了解患者饮水后有无呛咳和误咽。③饮食护理：术后 6 小时可进少量温凉流质饮食，术后 3 ~ 4 天恢复平时的进食习惯，避免刺激性及粗糙食物。④药物应用：继续服用碘剂，从 16 滴开始，每天减少 1 滴，直到每次 3 滴。

3）术后并发症的护理 略。

【时间安排】

1 学时。

【成绩考核】

1. 课间提问

（1）简述甲状腺功能亢进患者术前服用碘剂的方法及目的。

（2）简述乳腺癌术后的主要护理措施。

2. 参观学习结束后同学们书写见习报告。

项目二　胃肠外科见习

【见习目标】

1. **掌握**　腹股沟疝的发病机制、临床表现、治疗原则及护理；急性化脓性腹膜炎及腹部损伤的临床表现、处理原则及护理；胃癌、肠道肿瘤的临床表现、诊断方法和治疗原则；胃、肠疾病手术患者的术前准备，重点是肠道准备的内容；胃、肠疾病手术后并发症的护理及观察；急性阑尾炎的临床表现、治疗原则及护理措施。

2. **熟悉**　胃肠道疾病的病理和分类。

【见习内容】

1. **地点**　胃肠外科或普通外科病房。

2. **内容**

（1）示范胃肠减压的护理。

（2）示范人工肛门的护理及人工肛门袋的使用。

（3）讲解肠道准备、清洁灌肠的护理要点及注意事项。

3. **形式与方法**　理论讲授、示范操作、病案分析。

（1）选择一个典型的急性阑尾炎患者，通过床边询问病史及床边查体，对阑尾炎患者进行护理评估。

（2）学生提出相关常见护理问题，制定相应护理措施。

（3）教师示范有关护理的操作及护理措施。

（4）学生集中讨论。

（5）教师答疑。

4. **典型病例**　某患者，男，33 岁。因右下腹疼痛 1 天入院。自诉 1 天前无明显诱因出现上腹部疼痛，随后出现右下腹疼痛，无放射痛，伴畏寒，无发热，不伴恶心呕吐，疼痛稍可自行缓解，缓解时间约 20 分钟，症状反复，未予处理。为求诊治，来院就诊。血常规：WBC $13.79 \times 10^9/L$。拟"急性阑尾炎"收住入院治疗。既往体健。入院查体：T 36.5℃，P 68 次/分，R 20 次/分，BP 128/64mmHg。心肺无异常。专科检查：腹部平坦，未见肠型及胃肠蠕动波，腹肌无紧张，右下腹可触及压痛、反跳痛，肠鸣音可闻及。

入院诊断：急性阑尾炎。拟行急诊手术。

（1）主要护理问题　①疼痛；②体温升高；③潜在并发症。

（2）护理措施

1）术前护理　①病情观察：密切观察生命体征和腹部体征。②对症护理：镇静、解痉止痛、抗生素、补液。③术前准备：禁食、备皮。④心理护理。

2）术后护理　①一般护理。体位：生命体征平稳后取半坐卧位。饮食：肛门排气后开始进流质。活动：主张早日下床活动。②病情观察：生命体征、并发症及注意引流管。③切口、引流管护理：肛门排气后拔除胃肠减压管，腹腔引流管一般术后 24～48 小时拔出。术后 3 天给伤口换药。④并发症的观察和护理。⑤用药护理：术后继续抗感染治疗。

【时间安排】

1 学时。

【成绩考核】

1. 课间提问

（1）简述胃肠减压的护理。

（2）简述结肠癌术后人工肛门的护理。

2. 参观学习结束后同学们书写见习报告。

项目三　肝胆外科见习

【见习目标】

1. 掌握　胆囊炎、胆囊结石的临床表现、治疗原则及护理措施；继续梗阻性化脓性胆管炎的临床表现、处理原则及护理措施；肝癌的诊断方法、临床表现及护理措施；T 管引流的护理要点及注意事项；腹腔镜胆囊切除术前及术后护理措施；急性胰腺炎的临床表现及护理措施。

2. 熟悉　胆道疾病辅助检查的护理要点。

3. 了解　肝胆系统生理、解剖。

【见习内容】

1. 地点　肝胆外科病房。

2. 内容

（1）示范置 T 管期间的观察和护理、引流袋的更换。

（2）示范腹腔镜胆囊切除术前准备护理要点。

3. 形式与方法　理论讲授、示范操作、病案分析。

（1）选一胆囊炎、胆囊结石典型病例，通过床边询问病史及床边查体，对患者进行护理评估。

（2）学生提出相关常见护理问题，制定相应护理措施。

（3）教师示范有关护理的操作及护理措施。

（4）学生集中讨论。

（5）教师答疑。

4. 典型病例　某患者，男，44岁。皮肤黄染，恶心呕吐半个月。体格检查：T36.5℃，P120次/分，R30次/分，BP110/70mmHg。神志模糊，精神差，查体不合作，全身湿冷，皮肤、巩膜重度黄染，腹膨隆，腹肌稍紧，上腹部明显压痛，肝肋可扪及约三横指，墨菲征阳性。无反跳痛。急查血常规，结果示：白细胞 15.0×10^9/L，淀粉酶465U/L，总胆红素163.7μmol/L，PT$_4$异常。B超结果示：①胆总管多发结石伴肝内胆管扩张；②胆囊多发结石、胆囊炎；③脂肪肝。医嘱予一级护理，禁食、禁饮、持续低流量吸氧、留置胃管、消炎、补液等对症治疗。医嘱拟急诊手术，积极完成术前准备在全麻下行胆囊切除＋胆总管探查取石术＋T管引流术。

（1）主要护理问题　①腹痛；②体液不足；③黄疸；④体温升高；⑤营养失调；⑥潜在并发症。

（2）护理措施　①腹痛：与手术有关，遵医嘱酌情用解痉镇痛剂，半卧位减轻腹壁张力；②恶心、呕吐：予禁食、禁饮、胃肠减压；③精神异常：予24小时留陪护、三防、予保护性约束；④黄疸：保持皮肤干燥，避免长期受压；⑤发热：予物理降温，抗生素治疗；⑥营养失调：予胃肠外补充营养，适当给予白蛋白输注等治疗；⑦引流管护理：观察引流液的量、颜色及性质，妥善固定引流管，保持引流管通畅，预防感染。予每日2次尿道口、口腔护理。

【时间安排】

1学时。

【成绩考核】

1. 课间提问

（1）简述夏柯（Charcot）三联征。

（2）简述雷诺兹（Reynolds）五联征。

（3）试述门脉高压症患者的护理要点。

2. 参观学习结束后同学们书写见习报告。

项目四 泌尿外科见习

【见习目标】

1. **掌握** 泌尿系损伤的临床表现、处理原则、护理评估与措施；肾、输尿管、膀胱结石、前列腺增生症的临床表现及处理原则；泌尿系结石术后的护理评估、护理问题及措施；前列腺增生症的护理措施及健康教育。

2. **熟悉** 肾、膀胱、尿道损伤的病因、病理及泌尿系结石的诊断方法。

3. **了解** 泌尿系损伤的 X 线表现。

【见习内容】

1. **地点** 泌尿外科病房。

2. **具体内容临床见习**

（1）在带教老师指导下阅读腹部平片，了解泌尿系损伤的程度。

（2）在带教老师指导下阅读腹部平片，熟悉结石部位阴影及了解结石大小的测定。

（3）在带教老师指导下进行腹部体格检查，了解泌尿系血肿与尿渗出的严重程度。

（4）老师示范肾损伤患者的正确体位、翻身及尿道损伤患者导管的护理。

（5）老师示范腰部切口患者的正确翻身、输尿管外支架管的引流护理、肾盂冲洗患者的护理要点及注意事项。

（6）讲解结石碎石后的主要护理及注意事项。

（7）讲解膀胱冲洗的护理要点及注意事项。

3. **形式及方法** 理论讲授、示范操作、病案分析。

（1）选择一个典型的泌尿系疾病患者，通过床边询问病史及床边查体，对泌尿系损伤患者进行护理评估。

（2）学生提出相关常见护理问题，制定相应护理措施。

（3）教师示范有关护理的操作及护理措施。

（4）学生集中讨论。

（5）教师答疑。

4. **典型病例** 某患者，男，32 岁。于 2015 年 9 月 26 日凌晨 1 时 20 分左右出现左下腹绞痛，放射到同侧会阴部，伴有呕吐，呕吐物为胃内容物，不伴肉眼血尿及尿频、尿急、尿痛。既往体健。体格检查：生命体征平稳，急性痛苦面容，心肺检查无异常。左肾区叩击痛。到附近医院就诊，查 B 超示：左肾盂输尿管移行处见一 9mm×6mm 强光团伴声影。尿常规：每高倍镜下红细胞 5 个。目前诊断：左肾输尿管上段结石、左肾积水。

（1）主要护理问题 ①疼痛；②焦虑和恐惧；③有感染的风险；④潜在并发症。

（2）护理措施 ①大量饮水：成人 24 小时尿量 2000mL 以上。②调整饮食：上尿路结石多为草酸钙结石，因此少吃菠菜、浓茶、竹笋和番茄等食物。③药物治疗：予阿托品和盐酸哌替啶解痉止痛，同时配合维生素 B_6 治疗。④活动：鼓励患者多运动，有利于结石的排出。⑤必要时行体外震波碎石。

【时间安排】

1 学时。

【成绩考核】

1. 课间提问

（1）肾结石患者饮食方面的注意事项。

（2）体外冲击波碎石的术前及术后护理。

（3）膀胱冲洗的护理要点及注意事项。

2. 参观学习结束后同学们书写见习报告。

项目五 骨外科见习

【见习目标】

1. 掌握 骨折、关节脱位的定义；常见骨折和关节脱位的诊断、处理原则和急救措施；腰椎间盘突出症、颈椎病和骨肿瘤的临床表现、诊断要点和治疗原则；能对腰椎间盘突出症、颈椎病和骨肿瘤患者进行正确护理评估，提出护理诊断，并针对护理诊断采取相应的护理措施；功能锻炼的目的和原则，并能正确指导患者进行功能锻炼。

2. 熟悉 牵引术及护理；石膏绷带术及小夹板固定的操作及并发症和护理；四肢骨折及脊柱骨折的病因、临床表现、处理原则及护理。

【见习内容】

1. 地点 骨科病房、骨科石膏室。

2. 具体内容

（1）在教师指导下阅读骨折、关节脱位及常见骨肿瘤 X 片。

（2）示范牵引术及护理，讲解注意事项。

（3）示范四肢骨骨折小夹板固定护理及注意事项。

（4）示范腰椎间盘突出症术后患者的康复训练。

（5）讲解并示范脊柱骨折患者的搬运及翻身。

（6）选择临床病例，在教师指导下对患者进行护理评估，提出护理诊断，制定护理措施。

3. 形式及方法 理论讲授、示范操作、病案分析。

（1）选择一个典型的骨折患者，通过床边询问病史及床边查体，对骨折患者进行护理评估。

（2）学生提出相关常见护理问题，制定相应护理措施。

（3）教师示范有关护理的操作及护理措施。

（4）学生集中讨论。

（5）教师答疑。

4. 典型病例　某患者，男，40 岁。因右足部肿痛、活动受限 2 小时入院。患者家属诉患者下楼梯时不慎摔伤，感右足部肿痛、活动受限，遂被送院就诊，未做特殊处理，陪人扶送收住入院。伤后患者无昏迷呕吐史，无抽搐，无麻木。既往体健。体格检查：T 36.6℃，P 84 次/分，R 20 次/分，BP 132/20mmHg。心肺无异常。专科检查：右下肢未见畸形，右足部稍肿胀，右足部中段外侧压痛明显，可触及骨擦感，右足部负重及活动受限，余部未见明显异常，末梢血运、感觉、运动可。门诊摄片检查，诊断为"右足第 5 跖骨基底部骨折"。目前主要诊断：右足第 5 跖骨基底部骨折。

（1）主要护理问题　①疼痛；②活动受限；③知识缺乏；④焦虑。

（2）护理措施　①心理护理：安慰和体贴患者。②饮食护理：予高蛋白、高维生素、高钙及粗纤维饮食。③患肢制动，避免活动后引起骨折移位。④予以石膏托固定，注意石膏固定的松紧度适宜，根据情况随时调整。并嘱患者抬高患侧下肢，以利于水肿消退。⑤指导患者进行正确的功能锻炼。⑥定期复查：一般术后 2 周、1 个月、3 个月复查 X 片。

【时间安排】

2 学时。

【成绩考核】

1. 课间提问：

（2）简述牵引的方法、种类、护理。

（2）简述石膏绷带术及小夹板固定术的护理、注意事项。

（3）简述骨折的处理原则及急救护理。

2. 参观学习结束后同学们书写见习报告。

附：　　　　临床见习报告的内容与要求

外科护理临床见习报告

见习日期：＿＿＿＿＿　　临床科室：＿＿＿＿＿　　带教老师：

见习内容：

见习方法：

临床病例：

姓名：＿＿＿＿＿＿　　性别：＿＿＿＿＿＿　　床号：＿＿＿＿＿＿　　住院号：

护理评估：

1. 主观资料

2. 客观资料

3. 护理诊断：

4. 护理目标：

5. 护理措施：

6. 见习小结及心得：

主要参考书目

[1] 汪建平. 外科学. 第8版. 北京：人民卫生出版社，2014.

[2] 梁桂仙，宫叶琴. 外科护理学. 北京：中国医药科技出版社，2016.

[3] 李乐之，路潜. 外科护理学. 北京：人民卫生出版社，2012.

[4] 江跃华，刘伟道. 外科护理. 第4版. 北京：人民卫生出版社，2014.

[5] 皮红英，张黎明，刘华平等. 外科护理技能实训. 北京：科学出版社，2014.

[6] 王雪文. 外科护理学. 北京：中国中医药出版社，2012.

[7] 高国丽. 外科护理. 北京：中国中医药出版社，2015.

[8] 陈德兴. 消化道微创外科手术学. 北京：人民卫生出版社，2011.

[9] 陈孝平. 器官移植临床指南. 北京：科学出版社，2013.

[10] 钱健，周嫣. 实用手术室护理. 上海：上海科学技术出版社，2005

[11] 曾俊，任辉. 实用手术室护理学. 北京：北京科学技术出版社，2007.

[12] 柏树令. 系统解剖学. 北京：人民卫生出版社，2004.

[13] 全国护士执业资格考试用书编写专家委员会. 全国护士执业资格考试指导. 北京：人民卫生出版社，2017.

[14] 全国护士执业资格考试用书编写专家委员会. 全国护士执业资格考试指导要点精编. 北京：人民卫生出版社，2017.